東邦大学第1整形外科教授 **勝呂 徹**
帝京大学溝口病院整形外科助教授 **出沢 明** 編著

# ナースの整形外科学

中外医学社

## 執筆者一覧 (執筆順)

|  |  |
|---|---|
| 出沢　明 | 帝京大学医学部附属溝口病院整形外科助教授 |
| 山口大介 | 東京大学医学部救急部集中治療部 |
| 矢作直樹 | 東京大学医学部救急部集中治療部教授 |
| 謝　宗安 | 前帝京大学医学部附属溝口病院麻酔科教授 |
| 加藤　興 | 帝京大学医学部附属溝口病院整形外科 |
| 須藤啓広 | 三重大学医学部整形外科講師 |
| 内田淳正 | 三重大学医学部整形外科教授 |
| 河野昌史 | 三思会 東名厚木病院麻酔科部長 |
| 長谷川徹 | 川崎医科大学整形外科助教授 |
| 中山富貴 | 京都大学医学部附属病院整形外科 |
| 高橋　寛 | 東邦大学医学部整形外科講師 |
| 勝呂　徹 | 東邦大学医学部整形外科教授 |
| 山野美智子 | 帝京大学医学部附属溝口病院手術部 |
| 手柴奈々美 | 帝京大学医学部附属溝口病院手術部 |
| 脇本信博 | 帝京大学医学部整形外科講師 |
| 野口昌彦 | 東京女子医科大学附属第二病院整形外科助教授 |
| 井上和彦 | 東京女子医科大学附属第二病院整形外科教授 |
| 松末吉隆 | 滋賀医科大学整形外科教授 |
| 桑子賢司 | 前帝京大学医学部附属溝口病院内科教授 |
| 谷　俊一 | 高知大学医学部運動機能学教授 |
| 紺野慎一 | 福島県立医科大学医学部整形外科助教授 |
| 加藤真介 | 徳島大学大学院ヘルスバイオサイエンス研究部運動機能外科教授 |
| 吉永勝訓 | 千葉大学医学部附属病院リハビリテーション部助教授 |
| 北川明人 | 東京海上日動メディカルサービス（株） |
| 金森昌彦 | 富山医科薬科大学整形外科助教授 |
| 佐藤　毅 | 本荘第一病院整形外科科長 |
| 井樋栄二 | 秋田大学医学部整形外科教授 |
| 関口昌之 | 東邦大学医学部整形外科 |
| 吉田　綾 | 筑波大学附属病院整形外科 |
| 奥津一郎 | おくつ整形外科クリニック院長 |
| 本村朋英 | 日本赤十字社医療センター整形外科 |
| 松山幸弘 | 名古屋大学大学院医学研究科整形外科講師 |
| 松田芳郎 | 宇和島社会保険病院院長 |
| 原田義忠 | 千葉大学大学院整形外科講師 |
| 工藤幸彦 | 東邦大学医学部整形外科講師 |
| 山本高裕 | 東邦大学医学部整形外科 |
| 村上秀友 | 昭和大学医学部神経内科 |
| 河村　満 | 昭和大学医学部神経内科教授 |
| 土谷一晃 | 東邦大学医学部整形外科助教授 |
| 笠井裕一 | 三重大学医学部整形外科講師 |
| 阿部哲士 | 帝京大学医学部整形外科講師 |
| 渋谷　勲 | 帝京大学医学部附属溝口病院整形外科 |
| 後藤澄雄 | 国立精神・神経センター国府台病院部長（整形外科・リハビリテーション部） |
| 西須　孝 | 千葉県こども病院整形外科医長 |
| 亀ヶ谷真琴 | 千葉県こども病院整形外科部長 |
| 雄賀多聡 | 千葉労災病院整形外科部長 |

# 序

　整形外科学とは，運動器と神経を含めた，重要な臓器を治療する分野であり，かつ新生児から高齢者までの広い年齢層を診る領域である．すなわち人が歩む一生を通じ関与することから益々必要性と重要性が高まっている．本邦における本格的な高齢社会を迎えつつある今日では，疾患構成と診断技術および治療手技の変化が求められている．すなわち高次機能と技術革新の中で，整形外科領域に携わる看護師やコメディカルスタッフの役割分担と責任が益々重要となっている．看護師やコメディカルスタッフが整形外科学の最新の基本的知識や技術を習得しておくことで，患者からのニードに対する責務をはたすために日々の研鑽が求められている．

　本書は整形外科疾患をわかり易く解説するとともに，この領域で行う基本的な各種治療法や術前術後管理など臨床で必要とされる最新の知識を具体的に記述し，その学習に役立てて頂くべく著されたものである．看護師やコメディカルスタッフを目指す学生のためのテキストとして，またすでに臨床に出て現場で働く方々にとっての学習書として，今日の時点で必要にして十分な知識を効率よく学べることを目標とした．

　今日の医療で重視されるようになったクリニカルパスの実例を出来るだけ織り込んだのも本書の特徴である．学ぶべきことが多く時間が足りないと嘆いている学生の方々や，多忙な毎日の仕事中で本書によりミニマムエッセンシャルとなる知識を習得し，整形外科領域の現場でエキスパートとして役立てて頂けることを期待している．

2005年2月

編　者

# 目　次

## ── 総　論 ──

### 1　クリティカルパス, EBM, インフォームド コンセントについて 〈出沢 明〉 2

- A. クリティカルパスとは …………………………………………………… 2
- B. EBM（evidence based medicine）とは ……………………………… 3
- C. インフォームド コンセントとは………………………………………… 4
- D. ナイチンゲール誓詞とヒポクラテスの宣誓 …………………………… 7

### 2　ショック 〈山口大介　矢作直樹〉 9

- A. ショックの分類・鑑別（通常とは異なる外傷のショック分類とその考え方）…………………………………………………………… 9
    1. 出血性ショック ……………………………………………………… 10
    2. 非出血性ショック …………………………………………………… 10
- B. ショックの診断（身体所見からショックを見抜く）………………… 10
    1. 理学的所見 …………………………………………………………… 11
    2. バイタルサイン ……………………………………………………… 11
- C. ショックの治療（どのショックにどんな治療を行うのか？）……… 12
    1. 気道確保ならびに酸素投与 ………………………………………… 12
    2. 静脈路の確保および輸液療法 ……………………………………… 12
    3. 輸血療法 ……………………………………………………………… 13
    4. 循環作動薬の投与 …………………………………………………… 13
    5. 出血源の検索・止血操作 …………………………………………… 13
    6. その他の療法 ………………………………………………………… 14
- D. ショック治療の評価とゴール（どこまで治療すればよいか？）… 14
    1. 循環管理のモニタリング …………………………………………… 14
    2. 呼吸管理のモニタリング …………………………………………… 15

### 3　救命救急と看護 〈謝 宗安〉 16

**心肺蘇生法** ………………………………………………………………… 16
- A. 一次救命処置 ……………………………………………………………… 16

　　　　　1. 緊急コール ……………………………………………… 16
　　　　　2. 気道確保とマスクの持ち方 …………………………… 16
　　　　　3. 人工呼吸と心マッサージ ……………………………… 18
　　　　　4. アンビューバッグと酸素療法 ………………………… 19
　　　　　5. 除細動 …………………………………………………… 19
　　　B. 二次救命処置 ………………………………………………… 20
　　　　　1. 気管挿管 ………………………………………………… 20
　　　　　2. 人工呼吸器と使用法 …………………………………… 21
　　　　　3. 静脈確保 ………………………………………………… 21
　　　　　4. 循環作動薬 ……………………………………………… 21
　　　　　5. 輸液と輸血 ……………………………………………… 22
　　　　　6. 薬剤の気管内投与 ……………………………………… 23
　　　　　7. 蘇生中と後のモニター ………………………………… 23
　　　　　8. 緊急検査 ………………………………………………… 24
　　　　　9. 蘇生術の中止 …………………………………………… 24
　　　　　10. 蘇生後の管理 …………………………………………… 24
　　　　　11. チェックポイント ……………………………………… 25
　　　　　12. 心肺蘇生と合併症 ……………………………………… 25

# 4 事故と看護　　　　　　　　　　　　　　〈加藤　興〉26

　　A. 熱傷 ……………………………………………………………… 26
　　　　　1. 熱傷の診断 ……………………………………………… 26
　　　　　2. 熱傷の病態 ……………………………………………… 28
　　　　　3. 熱傷の治療 ……………………………………………… 28
　　　　　4. 化学損傷 ………………………………………………… 30
　　　　　5. 電撃症 …………………………………………………… 32
　　　　　6. 広範囲熱傷の標準看護計画 …………………………… 32
　　B. 窒息 ……………………………………………………………… 34
　　C. 溺水 ……………………………………………………………… 34
　　D. 異物 ……………………………………………………………… 35
　　E. 熱中症 …………………………………………………………… 36
　　F. 凍傷 ……………………………………………………………… 38
　　G. 薬物ショック（特にアナフィラキシーショック）………… 38

# 5 感染と化学療法　　　　　　　　　　〈須藤啓広　内田淳正〉39

　　A. 感染の成立と日和見感染 ……………………………………… 39
　　B. 整形外科における感染症 ……………………………………… 39
　　C. 手術部位感染（SSI）…………………………………………… 39

|  |  |  |  |
|---|---|---|---|
|  |  | 1. 患者の特性 | 40 |
|  |  | 2. 手術上の特性 | 40 |
|  | D. | 院内感染 | 40 |
|  |  | 1. 血管内留置カテーテル | 40 |
|  |  | 2. 尿道留置カテーテル | 41 |
|  | E. | 感染対策チーム | 41 |
|  | F. | MRSA感染 | 41 |
|  | G. | 細菌性ショック | 42 |
|  | H. | 化学療法 | 42 |
|  |  | 1. 予防的抗菌薬投与 | 42 |
|  |  | 2. 治療的抗菌薬投与 | 42 |
|  | I. | 手術療法 | 43 |
|  | J. | 抗菌薬充填ハイドロキシアパタイト | 43 |
|  | K. | チェックポイント | 43 |

## 6 麻酔とペインクリニック 〈河野昌史〉 46

**整形外科の麻酔** 46

- A. 整形外科手術における病態と注意事項 46
- B. 術前評価 46
  1. 一般的注意 46
  2. 術前検査 47
- C. 前投薬 47
- D. 麻酔中のモニター 47
- E. 麻酔法 47
  1. 脊椎麻酔 47
  2. 硬膜外麻酔 49
  3. 腕神経叢ブロック 51
  4. 全身麻酔 51
- F. 術後の観察 51

**ペインクリニック** 52

- A. ペインクリニックとは 52
- B. ペインクリニックの適応となる疾患 52
- C. 整形外科領域におけるペインクリニック 53

## 7 輸液と栄養 〈長谷川 徹〉 54

- A. 輸液管理 54
  1. 水・電解質 54
  2. 水・電解質出納 55

    3. 維持輸液 …………………………………………………… 55
    4. 浸透圧 ……………………………………………………… 55
    5. 血漿製剤 …………………………………………………… 57
    6. 高齢者に対する輸液 ……………………………………… 57
  B. 栄養管理 ………………………………………………………… 58
    1. 外科栄養法 ………………………………………………… 58
    2. 高齢者に対する栄養管理 ………………………………… 58

# 8 抗がん剤 〈中山富貴〉 61

  A. 化学療法を行う疾患 …………………………………………… 61
    1. 骨肉腫 ……………………………………………………… 61
    2. ユーイング肉腫 …………………………………………… 61
    3. 横紋筋肉腫 ………………………………………………… 61
    4. 成人高悪性度軟部肉腫 …………………………………… 61
  B. 抗がん剤使用の一般的注意 …………………………………… 62
  C. 主な抗がん剤の使用上の注意と副作用 ……………………… 62
  D. 副作用対策 ……………………………………………………… 62
    1. 血管外漏出 ………………………………………………… 62
    2. 脱毛 ………………………………………………………… 63
    3. 骨髄抑制 …………………………………………………… 63
    4. 腎機能障害 ………………………………………………… 64
    5. 肝障害 ……………………………………………………… 64
    6. 心毒性 ……………………………………………………… 64
    7. 嘔気 ………………………………………………………… 64
    8. 口内炎 ……………………………………………………… 64
    9. 下痢 ………………………………………………………… 64
    10. 神経障害 …………………………………………………… 64

# 9 滅菌法と消毒法 〈高橋 寛 勝呂 徹〉 65

  A. 消毒薬の選択と使用方法 ……………………………………… 66
    1. 使用濃度 …………………………………………………… 67
    2. 作用温度 …………………………………………………… 67
    3. 作用時間 …………………………………………………… 67
  B. 消毒薬の種類 …………………………………………………… 67
    1. グルタラール ……………………………………………… 67
    2. 消毒用エタノール ………………………………………… 67
    3. 次亜塩素酸ナトリウム …………………………………… 69
    4. ポビドンヨード …………………………………………… 69

- 5. フェノール ……………………………………………… 69
- 6. クレゾール石けん ……………………………………… 69
- 7. 塩化ベンゼトニウム …………………………………… 70
- 8. 塩化ベンザルコニウム ………………………………… 70
- 9. グルコン酸クロルヘキシジン ………………………… 70
- 10. 塩酸アルキルジアミノエチルグリシン ……………… 70

C. 消毒薬の使い方 ……………………………………………… 71
- 1. 医療器具と環境に対して ……………………………… 71

D. 手指の消毒 …………………………………………………… 71
- 1. 手洗いのタイプ ………………………………………… 71
- 2. 手洗い方法 ……………………………………………… 72

E. 滅菌法の種類 ………………………………………………… 72
- 1. 高圧蒸気滅菌 …………………………………………… 74
- 2. 乾熱滅菌法 ……………………………………………… 74
- 3. ガス滅菌法 ……………………………………………… 74
- 4. 放射線滅菌 ……………………………………………… 74
- 5. 過酸化水素プラズマ滅菌法 …………………………… 74
- 6. 濾過除菌法 ……………………………………………… 74

# 10 手術室のための器械,器具と業務 〈山野美智子 手柴奈々美 出沢 明〉 75

A. 手術器械と器具 ……………………………………………… 75
B. 手術器械 ……………………………………………………… 75
C. 基本的な手術器械 …………………………………………… 79
- 1. 手術用メス ……………………………………………… 79
- 2. 剪刀 ……………………………………………………… 79
- 3. 鉗子 ……………………………………………………… 80
- 4. 鑷子 ……………………………………………………… 81
- 5. 鉤,開創器 ……………………………………………… 82
- 6. 持針器 …………………………………………………… 83
- 7. 鏡視下手術器械 ………………………………………… 83
- 8. その他の器械 …………………………………………… 83
- 9. 縫合糸について ………………………………………… 84

D. 手術器具 ……………………………………………………… 84
- 1. 手術台 …………………………………………………… 85
- 2. 無影灯 …………………………………………………… 85
- 3. 電メス(電気手術器) …………………………………… 86
- 4. 超音波手術器 …………………………………………… 87
- 5. 動力手術器 ……………………………………………… 88
- 6. インプラント …………………………………………… 88

E. 手術前手洗い法 …… 89
1. 手術前手洗いの目的 …… 89
2. 手術前手洗いの手順 …… 89
F. 手術介助業務 …… 90
1. 間接介助看護師の業務 …… 90
2. 直接介助業務（器械出し） …… 93

## 11 手術時の輸血管理 ―貯血式自己血輸血を中心として― 〈脇本信博〉 96

A. 貯血法の実際 …… 96
1. 適応となる患者 …… 96
2. 主治医の説明 …… 97
3. 採血スケジュールの決定 …… 97
4. 鉄剤投与 …… 97
5. 自己血採血法 …… 97
6. 輸血部や検査室などの保管場所からの搬出 …… 99
7. 自己血の返血 …… 99
8. 自己血不足時の対応 …… 99
B. 貯血法の合併症と対策 …… 99
1. 血管迷走神経反射 …… 99
2. 細菌汚染 …… 100
3. ABO 不適合輸血 …… 100
C. 同種血輸血製剤の使用法 …… 101
1. 循環血液量に対する出血量の割合が 20 %以下 …… 101
2. 循環血液量に対する出血量の割合が 20 ～ 40 % …… 101
3. 循環血液量に対する出血量の割合が 40 ～ 90 % …… 102
4. 循環血液量に対する出血量の割合が 90 %以上 …… 102

## 12 整形外科の術前術後管理 〈加藤 興〉 103

A. 最近の整形外科手術の動向 …… 103
B. 術前管理 …… 103
C. 術後管理 …… 108
1. 手術室にて …… 108
2. 帰室時 …… 108
3. 術直後に行う項目 …… 108
4. 術後輸液，栄養管理の基本 …… 108
D. 術後合併症とその処置 …… 110
E. 術後転倒や脱臼，リハビリテーション …… 110
F. 術前術後管理の重要性 …… 112

## 13 鏡視下手術 〈野口昌彦　井上和彦〉 113

- A. 関節鏡検査，鏡視下手術の利点と欠点 …………………………… 113
- B. 関節鏡器具 …………………………………………………………… 113
- C. 手技 …………………………………………………………………… 114
- D. 各部位における関節鏡検査，鏡視下手術の適応 ………………… 114
  - 1. 関節 ……………………………………………………………… 114
  - 2. 関節以外 ………………………………………………………… 117

## 14 生体材料とインスツルメント 〈松末吉隆〉 118

- A. 整形外科領域で用いられる生体材料 ……………………………… 118
- B. 金属性材料 …………………………………………………………… 118
  - 1. ステンレス鋼 …………………………………………………… 118
  - 2. チタン合金 ……………………………………………………… 119
  - 3. コバルト・クローム合金 ……………………………………… 119
- C. セラミック系材料 …………………………………………………… 119
  - 1. 人工骨材料 ……………………………………………………… 119
  - 2. 人工関節材料 …………………………………………………… 120
- D. 高分子材料 …………………………………………………………… 120
  - 1. 人工靱帯 ………………………………………………………… 120
  - 2. 人工関節部品 …………………………………………………… 121
  - 3. 骨セメント ……………………………………………………… 121
- E. 吸収性材料 …………………………………………………………… 121
  - 1. 縫合糸 …………………………………………………………… 121
  - 2. 骨折内固定材 …………………………………………………… 121
- F. 創外固定法 …………………………………………………………… 121
- G. 脊椎インスツルメント ……………………………………………… 122

## 15 整形外科治療上注意すべき疾患 〈桑子賢司〉 124

- A. 糖尿病 ………………………………………………………………… 124
- B. 心疾患 ………………………………………………………………… 125
  - 1. 狭心症と心筋梗塞 ……………………………………………… 125
  - 2. 心房細動 ………………………………………………………… 127
  - 3. 心不全 …………………………………………………………… 127
- C. 肝疾患 ………………………………………………………………… 128

## 16 各種検査法と看護 〈谷 俊一〉 131

- A. 関節造影検査 …………………………………………………… 131
    1. 目的 ………………………………………………………… 131
    2. 方法 ………………………………………………………… 131
    3. 実際 ………………………………………………………… 131
- B. 脊髄腔造影検査 ………………………………………………… 133
    1. 目的 ………………………………………………………… 133
    2. 方法 ………………………………………………………… 133
    3. 実際 ………………………………………………………… 133
- C. 神経伝導検査 …………………………………………………… 135
    1. 目的 ………………………………………………………… 135
    2. 方法 ………………………………………………………… 135
    3. 実際 ………………………………………………………… 135
- D. 筋電図検査 ……………………………………………………… 138
    1. 目的 ………………………………………………………… 138
    2. 方法 ………………………………………………………… 138
    3. 実際 ………………………………………………………… 138

## 17 各種治療法と看護 〈紺野慎一〉 140

- A. 牽引療法 ………………………………………………………… 140
    1. 牽引治療の目的と種類 …………………………………… 140
    2. フォームラバー牽引（スピードトラック牽引） ……… 141
    3. 骨盤牽引 …………………………………………………… 141
    4. 鋼線牽引の実際と看護のポイント ……………………… 142
- B. ギプス療法 ……………………………………………………… 143
    1. 材質の種類 ………………………………………………… 143
    2. プラスチックキャストの実際 …………………………… 143
- C. テーピング ……………………………………………………… 144
    1. 目的 ………………………………………………………… 144
    2. テーピングの実際と看護のポイント …………………… 145
- D. CPM（continuous passive motion） ……………………… 145
    1. 目的 ………………………………………………………… 145
    2. CPMの適応疾患 …………………………………………… 145
    3. CPMの問題点 ……………………………………………… 146
    4. CPMの実際と看護上のポイント ………………………… 146
- E. 運動療法 ………………………………………………………… 147
    1. 関節可動域訓練 …………………………………………… 147
    2. 筋力増強訓練 ……………………………………………… 147

　　　　3．バランス訓練・起立歩行訓練と看護上のポイント ………… 148
　　　　4．日常生活動作訓練と看護上のポイント ……………………… 148
　　F．硬膜外ブロック療法 ………………………………………………… 149
　　　　1．硬膜外ブロック療法とは ……………………………………… 149
　　　　2．治療効果機序 …………………………………………………… 149
　　　　3．主な適応疾患 …………………………………………………… 149
　　　　4．硬膜外ブロックの種類と使用薬剤 …………………………… 150
　　　　5．硬膜外ブロックの手順と看護のポイント …………………… 150
　　　　6．硬膜外ブロック療法の合併症 ………………………………… 151
　　G．神経根ブロック ……………………………………………………… 152
　　　　1．神経根ブロックとは …………………………………………… 152
　　　　2．主な適応疾患 …………………………………………………… 152
　　　　3．神経根ブロックの目的 ………………………………………… 152
　　　　4．神経根ブロックによる診断 …………………………………… 153
　　　　5．治療としての神経根ブロック ………………………………… 153
　　　　6．神経根ブロックの実際と看護のポイント …………………… 154
　　　　7．神経根ブロックの合併症 ……………………………………… 155

## 18　脊髄損傷と看護　〈加藤真介〉　156

　　A．疫　学 ………………………………………………………………… 156
　　B．麻痺と治療原則 ……………………………………………………… 156
　　　　1．脊髄損傷による麻痺 …………………………………………… 156
　　　　2．麻痺の予後 ……………………………………………………… 158
　　　　3．基本原則 ………………………………………………………… 159
　　C．主な合併症と対策 …………………………………………………… 159
　　　　1．超急性期 ………………………………………………………… 159
　　　　2．急性期 …………………………………………………………… 160
　　　　3．亜急性期〜慢性期 ……………………………………………… 161
　　D．障害の受容 …………………………………………………………… 162

## 19　整形外科疾患と介護保険　〈吉永勝訓〉　163

　　A．介護保険の概略 ……………………………………………………… 163
　　　　1．制度の仕組み …………………………………………………… 163
　　　　2．対象者 …………………………………………………………… 164
　　　　3．利用できるサービス …………………………………………… 164
　　B．整形外科疾患での介護保険利用の具体例 ………………………… 165

## 20 医療リスクマネジメント 〈北川明人〉 167

- A. 医療リスクマネジメント概論 …………………………………………… 167
  - 1. 今なぜリスクマネジメントが必要なのか？ ………………… 167
  - 2. 医療事故に対する看護師の法的責任 ………………………… 167
- B. リスクマネジメントプロセスの構築 ……………………………………… 168
  - 1. リスクコントロール，リスクファイナンシングの必要性 … 168
  - 2. リスクマネジメントプロセス ………………………………… 169
- C. リスクマネジメントから医療の質の向上・患者安全へ ……………… 171
  - 1. リスクから医療の質の向上を目指す ………………………… 171
  - 2. 医療の質の向上を目指すために年間の教育研修プログラムを策定する ……………………………………… 171
- D. 事故発生時の対応 ……………………………………………………… 172
  - 1. 患者被害拡大の防止プログラムの整備 ……………………… 172
  - 2. 現場の保全 …………………………………………………… 173
  - 3. 急変時の記録 ………………………………………………… 173
- E. 看護師のサバイバルリスクマネジメント ……………………………… 174
  - 1. 確認業務の重要性 …………………………………………… 174
  - 2. 看護業務工程の明確化 ……………………………………… 175
  - 3. チーム医療コミュニケーション …………………………… 175
  - 4. 事故に遭遇したときに必要なこと ………………………… 176

---

# 各 論

---

## 1 頚椎疾患 〈金森昌彦〉 180

- A. 臨床解剖と神経症候学 ………………………………………………… 180
  - 1. 頚椎の構造と機能 …………………………………………… 180
  - 2. 頚椎疾患の神経診断学 ……………………………………… 182
- B. 疾患の病態と治療 ……………………………………………………… 183
  - 1. 頚椎症 ………………………………………………………… 183
  - 2. 頚椎椎間板ヘルニア ………………………………………… 184
  - 3. 頚部脊柱管狭窄症 …………………………………………… 184
  - 4. 後縦靱帯骨化症 ……………………………………………… 185
  - 5. 頚椎損傷，頚髄損傷 ………………………………………… 186
  - 6. 頚椎腫瘍，頚髄腫瘍 ………………………………………… 188
- C. 頚椎手術のクリニカルパスと術前術後の看護 ………………………… 188
  - 1. 頚椎手術とクリニカルパス ………………………………… 188

　　　　2. 術前術後の管理とリスクマネジメント ………………………… 190

## 2　肩関節・肩甲帯疾患 —鎖骨骨折，肩鎖関節脱臼，肩関節脱臼，上腕骨近位端骨折— 〈佐藤毅　井樋栄二〉　191

　　A. 鎖骨骨折 ……………………………………………………………… 191
　　B. 肩鎖関節脱臼 ………………………………………………………… 194
　　C. 外傷性肩関節脱臼 …………………………………………………… 196
　　D. 上腕骨近位端骨折 …………………………………………………… 199

## 3　肘関節疾患 〈関口昌之〉　202

　　A. 上腕骨顆上骨折 ……………………………………………………… 203
　　B. 上腕骨外顆骨折 ……………………………………………………… 209
　　C. 上腕骨内側上顆骨折 ………………………………………………… 212
　　D. 上腕骨内側顆骨折 …………………………………………………… 214
　　E. 橈骨中枢端骨折 ……………………………………………………… 216
　　F. 肘頭骨折 ……………………………………………………………… 221
　　G. Monteggia 骨折 ……………………………………………………… 224

## 4　手疾患 228

　　A. 骨　折 ……………………………………………〈吉田 綾〉　228
　　B. 再接着 ……………………………………………〈奥津一郎〉　231
　　C. 腱鞘炎 ……………………………………………〈本村朋英〉　235
　　　　1. ばね指 ……………………………………………………………… 235
　　　　2. ドゥケルバン病 …………………………………………………… 236
　　　　3. 急性化膿性指屈筋腱腱鞘炎 ……………………………………… 237
　　　　4. リウマチ …………………………………………………………… 238
　　　　5. 腱鞘巨細胞腫 ……………………………………………………… 238
　　D. 奇　形 ……………………………………………〈本村朋英〉　238
　　　　1. 形成障害 …………………………………………………………… 238
　　　　2. 分離障害 …………………………………………………………… 242
　　　　3. 重複 ………………………………………………………………… 242
　　　　4. 過成長 ……………………………………………………………… 243
　　　　5. 低成長 ……………………………………………………………… 243

## 5 胸椎疾患 〈松山幸弘〉 244

- A. 靱帯骨化症 …………………………………………………………… 244
  1. 後縦靱帯骨化症 ……………………………………………… 244
  2. 黄色靱帯骨化 ………………………………………………… 244
- B. 転移性脊椎腫瘍 ……………………………………………………… 249
- C. 胸椎脱臼骨折 ………………………………………………………… 253
- D. 脊柱側弯症 …………………………………………………………… 256

## 6 腰椎疾患 〈松田芳郎〉 262

- A. 腰椎椎間板ヘルニア ………………………………………………… 262
- B. 腰部脊柱管狭窄症 …………………………………………………… 267
- C. 腰椎外傷 ……………………………………………………………… 272
- D. 腰椎の腫瘍 …………………………………………………………… 274
  1. 脊椎腫瘍 ……………………………………………………… 274
  2. 脊髄腫瘍 ……………………………………………………… 278

## 7 骨盤股関節疾患 〈原田義忠〉 279

- A. 骨盤骨折 ……………………………………………………………… 279
- B. 腫　瘍 ………………………………………………………………… 283
- C. 変形性股関節症 ……………………………………………………… 286
- D. 大腿骨頭壊死症 ……………………………………………………… 290
- E. 頚部骨折 ……………………………………………………………… 294

## 8 膝関節疾患 〈工藤幸彦〉 302

- A. 変形性膝関節症 ……………………………………………………… 302
- B. 骨折脱臼 ……………………………………………………………… 305
  1. 大腿骨遠位端骨折 …………………………………………… 305
  2. 脛骨近位端骨折 ……………………………………………… 309
  3. 膝蓋骨骨折 …………………………………………………… 310
  4. 膝関節内骨軟骨骨折 ………………………………………… 311
  5. 外傷性膝関節脱臼 …………………………………………… 312
  6. 外傷性膝蓋骨脱臼 …………………………………………… 314
- C. 靱帯損傷（ACL, PCL, MCL, LCL）………………………………… 315

## 9 足，足関節疾患 〈山本高裕〉 320

- A. 足関節脱臼骨折 …………………………………………… 320
  1. リスフラン関節脱臼骨折 ………………………… 326
  2. 足部の脱臼骨折 …………………………………… 327
  3. 足部の他の骨折 …………………………………… 327
- B. 変形性足関節症 …………………………………………… 328
- C. 足関節捻挫 ………………………………………………… 331
  1. 足関節外側側副靱帯損傷 ………………………… 331
  2. 内側側副靱帯損傷 ………………………………… 331
  3. 遠位脛腓靱帯損傷 ………………………………… 333
- D. 外反母趾 …………………………………………………… 334

## 10 中枢性神経疾患と筋疾患 〈村上秀友　河村　満〉 339

- A. パーキンソン病 …………………………………………… 339
- B. 筋萎縮性側索硬化症 ……………………………………… 341
- C. 進行性筋ジストロフィー ………………………………… 343
  1. Duchenne 型筋ジストロフィー ………………… 343
  2. 顔面肩甲上腕型筋ジストロフィー ……………… 343
  3. 肢体型筋ジストロフィー ………………………… 343
  4. 筋強直性ジストロフィー ………………………… 344
  5. 看護上の問題点 …………………………………… 345
- D. ギラン-バレー症候群 …………………………………… 345

## 11 末梢神経疾患（絞扼性神経疾患） 〈関口昌之〉 346

- A. 手根管症候群 ……………………………………………… 346
- B. 肘部管症候群 ……………………………………………… 350
- C. 腕神経叢麻痺 ……………………………………………… 355
- D. メラルギア　パレステジア（外側大腿皮神経痛，Roth-Bernhardt 症候群）………………………………………… 361
- E. 足根管症候群 ……………………………………………… 363

## 12 スポーツ外傷・障害 〈土谷一晃〉 366

- A. スポーツ外傷・障害の現状 ……………………………… 366
- B. 肩関節 ……………………………………………………… 367
  1. 肩インピンジメント症候群 ……………………… 367
  2. リトルリーグショルダー ………………………… 367

                3. 肩ベネット骨棘 ………………………………………… 367
        C. 肘関節 ………………………………………………………… 368
                1. 離断性骨軟骨炎 ………………………………………… 368
                2. 肘関節内側側副靱帯損傷 ……………………………… 368
                3. テニス肘 ………………………………………………… 369
        D. 骨盤, 股関節 ………………………………………………… 369
        E. 膝関節 ………………………………………………………… 369
                1. 膝関節靱帯損傷 ………………………………………… 369
                2. オスグッド-シュラッター病 ………………………… 370
                3. ジャンパー膝 …………………………………………… 371
                4. 腸脛靱帯炎, 鵞足炎 …………………………………… 371
        F. 足関節 ………………………………………………………… 371
                1. 足関節捻挫 ……………………………………………… 371
                2. アキレス腱周囲炎 ……………………………………… 372
                3. アキレス腱断裂 ………………………………………… 372
        G. 疲労骨折 ……………………………………………………… 373
        H. 肉離れ ………………………………………………………… 373
        I. 下腿コンパートメント症候群 …………………………… 374

# 13 炎症性変性疾患：リウマチ性疾患　〈勝呂 徹〉 375

        A. 関節リウマチ ………………………………………………… 375
        B. 痛風 …………………………………………………………… 381
        C. 強直性脊椎炎 ………………………………………………… 384

# 14 透析患者の整形外科的疾患　〈笠井裕一　内田淳正〉 387

        A. 脊椎病変 ……………………………………………………… 387
        B. 関節病変 ……………………………………………………… 387
                1. 股関節病変 ……………………………………………… 387
                2. 膝・肩関節病変 ………………………………………… 389
        C. 手根管症候群 ………………………………………………… 390
        D. 透析患者における整形外科的手術 ……………………… 390
                1. 手術適応 ………………………………………………… 390
                2. 手術前の注意点 ………………………………………… 390
                3. 術中の注意点 …………………………………………… 391
                4. 術後の注意点 …………………………………………… 391
                5. 後療法 …………………………………………………… 391
        E. その他の治療法 ……………………………………………… 391

## 15 骨腫瘍 〈阿部哲士〉 393

- A. 良性骨腫瘍 …………………………………………… 393
- B. 悪性骨腫瘍 …………………………………………… 398
  1. 骨肉腫 …………………………………………… 398
  2. ユーイング肉腫 ………………………………… 400
  3. 軟骨肉腫 ………………………………………… 400
  4. 悪性線維性組織球種 …………………………… 400

## 16 軟部腫瘍 〈渋谷 勲〉 401

- A. 良性腫瘍 ……………………………………………… 401
- B. 悪性腫瘍 ……………………………………………… 402

## 17 骨系統疾患 〈後藤澄雄〉 406

- A. 定義 …………………………………………………… 406
- B. 特徴 …………………………………………………… 406
- C. 病態と分類 …………………………………………… 407
- D. 診断 …………………………………………………… 407
- E. 代表的疾患 …………………………………………… 409
  1. 軟骨無形成症 …………………………………… 409
  2. 脊椎骨端異形成症 ……………………………… 411
  3. モルキオ症候群（酸性ムコ多糖症 IV 型）…… 411
  4. 骨形成不全症 …………………………………… 412
  5. 大理石骨病 ……………………………………… 413

## 18 小児整形外科 〈西須 孝　亀ヶ谷真琴〉 414

- A. 骨端線障害（成長軟骨帯障害）…………………… 414
- B. 先天性内反足 ………………………………………… 416
- C. 先天性股関節脱臼 …………………………………… 417
- D. 筋性斜頚 ……………………………………………… 419

## 19 老人疾患と看護 —老人に好発する骨折と看護を中心に— 〈雄賀多聡〉 421

- A. 骨粗鬆症 ……………………………………………… 421
- B. 骨粗鬆症を基盤とする骨折とその看護 …………… 424
  1. 大腿骨頚部骨折 ………………………………… 425
  2. 脊椎圧迫骨折 …………………………………… 426

3. 上腕骨頸部骨折 …………………………………………… 427
4. 前腕骨遠位端（橈骨下端）骨折 ………………………… 427
5. 疲労骨折 …………………………………………………… 428

**索　引** ………………………………………………………………… 429

# I

# 総論

# 1 クリティカルパス，EBM，インフォームド コンセントについて

## A クリティカルパスとは

〈定義〉 クリティカルパスとは治療や看護の手順を標準化して診療の効率化を図る方法である．パスの導入は治療期間の短縮，治療コストの節約，治療の標準化につながり，これにより病院経営の健全化を図ることができる．

クリティカルパスでは何をいつ適切に行ったらよいかという最重要事項が明確に示される（Giuliamo & Poirier 1991 年）．特定の診断名を有する患者に医療チームが行うべき医療上の達成目標（アウトカム）を示した集積であり，これらは事前に定められた時間枠に表示される（Goodwin 1992 年）．

〈呼称〉 クリニカルパスウェイ clinical pathway，パス法 path method などとよばれ，その他ケアマップ care maps，ケアガイド care guide，クリニカルパス clinical paths，ターゲットトラック target truck，クリニカルガイドライン clinical guidelines，クリニカルプログレション clinical progression，アンテシペイドリカバリープラン anticipated recovery plan，コーディネテッドケアプラン coordinated care plans と様々の呼称があるが，行政機関はクリティカルパス critical pathway を用いているため，ここではクリティカルパスに統一する．

〈目的〉 クリティカルパスは患者さんの満足度をいかに高めるかという観点から，1) インフォームド コンセントの充実，2) 安全性の向上，3) 診療の標準と質の向上，4) EBM の検証，5) 業務の効率化を図る目的で導入される．

〈歴史〉 クリティカルパス導入の目的は米国とわが国ではやや異なっている．

米国では在院日数の短縮が，日本ではその他にチーム医療の推進が主な目的である．1983年に米国の急性期疾患の診療群別定額前払い方式 DRG（diagnostic related group）/PPS（prospective payment system）が適応され，在院日数や医療の質の経済的側面から新たな発展がみられた．この出来高払いが定額払いになったことにより，病院経営は平均在院日数を短縮して病床の回転率をあげることを迫られた．このことが米国でのクリニカルパス導入をもたらしたのである．

すなわち 1950 年，米国で企業がシステム導入運営に科学的手法を導入し問題を解決する（オペレーションリサーチ）経営工学上の製造工程管理手法の一つであるクリティカルパス分析法 critical path method（CPM）が医療界に導入された．これは航空産業で実施された製品開発管理の PERT（program evaluation and review technique）法から派生したものである．第 2 次世界大戦中に米国海軍の作戦に応用され 1958 年にアメリカ海軍潜水艦ポラリスの開発計画に適用されたのがはじめである．その後 1969 年にアポロ 11 号にこの方法が応用され，月面着陸に NASA が成功したことから多くの注目を集めた．1963 年に医療の分野

にもこれが適応され，Bethesda 病院で手術管理に応用されたのである．最初は手術の術前準備に応用され，その後治療過程全体に応用されることとなった．そして 1985 年に初めて現在の様式の crinical pathways がボストンニューイングランド医療センターのカレン，ザンダー患者管理で使用されたのである．DRG や病院の競争激化の環境に対処するために，ソーシャルワークや精神科で使われたケースマネジメントの手法が発展して，25 の疾患や治療法に用いられるようになった．1988 年にはポール エルウッドにより，医療実践の結果（outcome）のリサーチが患者の特性に基づいて良好なアウトカムに至る過程を分析し，よりよい医療実践を実現するマネジメントが試みられた．さらに 1990 年には，E. Codman によって，構造（structure），過程（process），結果（outcome）の医療の質の評価が提示されたのである．

日本では 1995 年に多職種参加型パスの本格的な導入が始まった．1998 年 11 月 1 日，国立 8 施設，保険病院 2 施設を対象に疾患群別予見定額払い（DRG/PPS）の試行が開始され，日本版 DRG/PPS を視野に入れたクリティカルパスの開発が始まり，学会の設立もあり（1999 年にクリティカルパス学会，2000 年に医療マネジメント学会，クリニカルパス学会などが発足），この方法の導入に対する機運が高まった．

〈アウトカムマネジメント〉 アウトカムとは達成目標のことである．パスの導入には PDCA サイクル（Plan；クリティカルパスの作成，Do；医療活動，Check；バリアンスの分析，Action；パスの再検討）に基づいた，ききちんとした成果の評価が必要である．

1）治療成績や合併症などの臨床アウトカム，2）患者家族と医療従事者の満足度，3）在院日数，4）医療経済からみた財政のアウトカムが重要で，これらが相互に連携してパスの目的となっている．

このクリティカルパス導入に際して参考とされるのが，文献により EBM に基づいて最良の診療が達成されるのである．

## B EBM（evidence based medicine）とは

EBM とは立証された医療と訳され，入手可能で最も信頼できる科学的根拠を把握し，それにより個々の患者に特有な臨床状況と価値観を配慮した医療を行うために必要な一連の行動指針のことをいう．

これには臨床技能 clinical expertise，外的根拠 external evidence，患者の価値観，好み patient's value and preference の 3 因子がある．1991 年に Guyatt により提唱された．解決したい疑問点を明確にし，情報（文献）を検索し，その妥当性を評価し，患者へ適用し，最後に自己評価する手順である．ガイドラインの作成とともに EBM の導入は患者の治療のアウトカムが検証するための非常に重要な手段となっている．

EBM は 1993 年カナダのマクマスター大学の Evidence-based Medicine Working Group により世界的に広まった．診療ガイドラインは古くからあるが，がんスクリーニングの有効性評価が最初とされている．そして 1989 年の予防医学ガイドライン PSTF（US Preventive Services Task Force）など，次々と発表されるようになった．

## C インフォームド コンセントとは

〈定義〉 インフォームド コンセントとは，「日本医師会」は"医師の説明と患者の理解選択に基づく同意"と説明し，「日本弁護士連合会；日弁連」は"正しい説明を受け，理解した上で自主的選択同意拒否"と訳している．インフォームド コンセントの考え方によれば，患者はそのとき自分の体のなかでどのようなことが起こっているのか知る権利があり，医師にはそれを説明する義務があるとされている．患者は医師と相談して自分はどのようにしたいかの意志を決め，それにそって医療が行われる．

〈歴史〉（表 I-1） 1960 年までは科学進歩至上主義や国家主義により，個人の人権より国家や民族の進歩・発展が優先され，患者を非人間視する傾向の中で，医師による充分な説明もなく，一方的な医療がなされてきた．医療の専門化，高度化などにより，医療のパターナリズム（父権主義）の時代，すなわち「知らしむべからず，依らしむべし」という医師・患者の上下関係が続いた．いわゆる医師主導の父権主義，すなわち医師は高い倫理感と技能をもって最善をつくすというヒポクラテスの宣誓（表 I-2）に基づいた時代があった．19 世紀末から 20 世紀初めにかけてドイツ，アメリカで「医師の医療行為には患者の同意が必要である」との考えが起こった．インフォームド コンセントは 1957 年にアメリカで生まれた法律上

表 I-1 インフォームド コンセント確立への歴史

| | |
|---|---|
| 1947 | ニュールンベルグ細領（The Nuremberg Code） |
| 1948 | 世界人権宣言（UN: the Universal Declaration of Human Rights） |
| 1949 | 世界医師会：医療倫理国際規定（World Medical Association: International Code of Medical Ethics） |
| 1957 | ソルゴ裁判 インフォームド コンセントの用語が登場 |
| 1961 | 欧州評議会：欧州社会憲章（the European Social Charter） |
| 1964 | 世界医師会：ヘルシンキ宣言<br>生物・医学研究にかかわる医師のための勧告（WMA: Declaration of Helsinki Ethical Principles for Medical Research Involving Human Subjects） |
| 1966 | 国連人権理事会：市民・政治権国際誓約 国際法第 7 条項 |
| 1969 | 第 3 回世界医師会総会：国際医療倫理基準 |
| 1972 | カンタベリー事件 インフォームド コンセント確立 |
| 1973 | 米病院協会患者の権利章典（AHA: A Patient's Bill of Rights） |
| 1981 | 世界医師会：患者の権利に関するリスボン宣言（WMA: Declaration on the Rights of the Patient） |
| 1983 | ヴェニス宣言（末期医療に関する） |
| 1988 | 国民医療対策本部中間報告 |
| 1990 | 世界医師会（WMA）世界医師会の人権に関する決議<br>日本医師会 生命倫理懇談会 |
| 1991 | 国際連合：精神病者の保護および精神保健ケア改善のための原則 |
| 1993 | 世界保健機関・医学国際機構協議会：生物・ヒトを対象とする生物医学研究の国際的倫理指標 |
| 1994 | WHO 欧州会議：欧州における患者の権利の促進に関する宣言<br>日本病院会 インフォームド コンセントの病院基本姿勢 |
| 1997 | 欧州評議会：人権と生物医学に関する条約 ETS No.164 |

**表 I-2　ヒポクラテスの誓詞**

1. 医の実践を許された私は，全生涯を人道に捧げる．
1. 恩師に尊敬と感謝を捧げる．
1. 良心と威厳をもって医を実践する．
1. 患者の健康と生命を第一とする．
1. 患者の秘密を厳守する．
1. 医業の名誉と尊い伝統を保持する．
1. 同僚は兄弟とみなし，人種，宗教，国籍，社会的地位の如何によって，患者を差別しない．
1. 人間の生命を受胎のはじめより至上のものとして尊ぶ．
1. いかなる強圧にあうとも人道に反した目的のために，我が知識を悪用しない．
　　以上は自由意志により，また名誉にかけて厳粛に誓うものである．

の言葉で医師の説明義務として使われ，最近の生命倫理の側面から医療倫理面での意味合いをもつようになってきたのである．

　インフォームド コンセントの成立の背景として，(1) 医療が非常に高度化専門化されかつ機械化されて非人間的な要素が多くなってきた．(2) 公民権運動や消費者運動そして女性の権利運動などの社会運動の中から，自分のことは自分で決めようとする自己決定権への関心が高まった．1960 年以来の欧州やアメリカで起きたベトナム反戦運動，人種差別反対運動，ウーマンリブ運動などの公民権運動と消費者運動の一環でもある．(3) 第 2 次世界大戦のナチスの行った人体実験の残虐行為やアメリカ国内での臨床実験などから，個人の自由や社会的平等の考えが医学倫理に影響を与えた．合法的な民族浄化ユダヤ人迫害などの反省から 1946 年のニュールンベルクの医師裁判の裁判官，検事であった医師を中心に 1947 年医学研究において被検者は説明を受けた上で自由意志で合意または拒否する権利がある，というインフォームド コンセントの理念を中心としたニュールンベルク綱領が制定された．その綱領は 1948 年に世界医師会より提起された医の倫理綱領，世界人権宣言 The universal Declaration of Human Rights，ジュネーブ宣言に強い影響を与えた．そしてこれらは臨床研究被験者の人権保護の骨子となり 1964 年の世界医師会のヘルシンキ宣言へと発展していくのである．

　一方 1905 年アメリカでのモーア事件で初めて患者の同意による医療の選択権が示された．1914 年に起きたシェレンドルフ事件という医療裁判で患者が初めて勝訴した．これは患者の承諾を得ずに子宮筋腫の手術を麻酔の検査後に行ってしまい，患者の同意なしに行う手術はその損害の責任を負うとしたのである．また大動脈造影検査の後に下半身麻痺が生じた，1957 年のソルゴ裁判では，リスクを含めた充分な情報の開示がなされたか否かが論点とされた．このとき初めてインフォームド コンセントという用語が用いられ，法理が一般化した．治療を拒否する権利，死を選ぶ権利が尊重され，医師の良心に依存する従来型のパターナリズム（父権主義）から患者の自律と自己決定権が公民権運動と相まって重視されて，1973 年には全米病院協会患者の権利章典（AHA: A Patient's Bill of Rights）が採択されたのである．

　アメリカで一般医療にインフォームド コンセントが確立したのは 1972 年のカンタベリ

一事件である．これは脊髄腫瘍切除後の四肢麻痺の発生が裁判で争われて患者が勝訴した事件である．裁判所は手術に伴うまれな危険性を伝えていなかった場合に，たとえ手術手技にミスがなかったとしても術後の結果に医師は責任を負う義務があるとしたのである．

一方イギリスでも，脊椎手術の四肢麻痺は当時1～2%で神経根の傷害がある可能性を手術前日の説明でなされていた．しかし脊髄損傷の可能性は説明されていなかったにもかかわらず，医師の過失は認められなかったのである（1984年のシダウエイ事件）．イギリスでは患者への説明義務の判断基準は大きく医師にゆだねられていた．したがって国により異なるが，このように患者の自己決定権と同時に患者の同意能力判定が適応されて医師と患者の治療をめぐる裁判から培われてきている側面を無視できない．

わが国でも1980年に入ると医療の面で生命倫理という言葉が使われはじめ，インフォームド コンセントへの関心が高まった．1983年の第12回医事法学会で医師の説明義務規範が示され1988年に厚生省の国民医療対策本部中間報告として同意が提唱された．1990年の日本医師会の生命倫理懇談会で説明と同意について報告された（表I-3）．1994年には日本病院会がインフォームド コンセントの病院の基本姿勢について院内掲示や入院案内の標記の指針を発表した．

インフォームド コンセントがあまりに強調されすぎると守りの医療 defensive medicine が横行する可能性があり，もっと医師に裁量権を認めさせるべきだという意見もある．しか

**表 I-3 日本医師会生命倫理懇談会「説明と同意」についての報告の要旨**
（日本医師会雑誌 1990；103(4)：515-28．）

**日常医療における「説明と同意」の必要な場合**
1) 病状・処方薬剤および治療内容
2) 手術・検査の承諾
3) 新薬の臨床試験（治験）
4) 社会医学的処置
5) がんの告知
6) リビング ウィル（生前発効遺言）
7) 「エホバの証人」の場合を含めたその他の特殊症例

**医師の説明義務・範囲**
1) 病名と病気の現状
2) とろうとする治療の方法
3) その治療方法の危険度
4) 他の選択肢として可能な治療方法とその利害損失
5) その患者の疾病についての将来予測（予後）

患者が同意の意志決定をするのに必要な範囲のことを説明すれば，一応の義務を果たしたことになる．
例外としては，(1) 緊急事態で時間的余裕がない，(2) 患者が幼児とか精神障害があるとかで同意をするだけの能力がない場合をあげている．

**がん告知の前提条件**
1) 告知の目的がはっきりしている
2) 患者・家族に受容能力がある
3) 医師・医療従事者と患者・家族との関係が良い
4) 告知後の患者の精神的ケア・支援ができる

の4項目の前提条件が備わっている場合に限り，告知すべきである．

表 I-4　フローレンス・ナイチンゲールの誓詞〔Florence Nightingale（1820～1910）〕

われは此処に集ひたる人々の前に厳かに神に誓はん
わが生涯を清く過ごし，わが任務を忠実に尽くさんことを
われは総て毒あるもの，害あるものを絶ち悪しき薬を用ひることなく，又知りつつ之を進めざるべし
われは我が力の限り我が任務の標準を高くせんことを努むべし
わが任務にあたりて，取扱へる人々の私事のすべて，我が知り得たる家の内事のすべて，われは人にもらさざるべし
われは心より医師を助けわが手に托されたる人々の幸のために身を捧げん

しこれからは情報化文化の発達により権威主義から脱却し，根拠のある医療 EBM へ認識を変化させ，これらが自然の法則となってゆくものと思われる．

## D　ナイチンゲール誓詞とヒポクラテスの宣誓

　ナイチンゲール誓詞（表 I-4）は今から 100 年ほど前にアメリカで作られたものであり，ナイチンゲール Florence Nightingale（1820 年 5 月 12 日にイタリアのフローレンスで生まれる）自身が作ったものではない．

　ナイチンゲールの理論は，1893 年にアメリカ合衆国デトロイト州のハーパー病院 Harper Hospital 看護婦学校の監督であった Mrs. Gretter がナイチンゲールに敬意を表して，「ヒポクラテスの誓い（表 I-2）」を参考にして作成したもので，一般的に考えられているような奉仕と博愛のナイチンゲール精神とは異なっている．彼女はむしろ献身，従順という言葉を否定的に用いて，自ら責任をもって行動する看護の独自性を主張している．

　Mrs. Gretter は自分の学校を卒業して行く看護婦に読み聞かせ，誓わせたものとされている．Mrs. Gretter が参考にしたと思われる点は，一つは神の前に厳かに誓いの内容の実践を誓う点である．第二は職業家として患者に為すべきことと，為してはならぬことを記載している．

1. 純潔と忠実を旨として人生を送る
2. 務めにあたって誠の心を尽くす
3. すべて害のあるもの，毒あるものを絶ち，致死薬（悪しき薬 harmful drug）を用いることをしない
4. 職業上見聞し，知り得た人の私生活を他言しない

●文献
1) Bodenheimer TS, et al. Capitation or decapitation: keeping your head in changing times. JAMA 1996; 276: 1025-31.
2) Corbett C, Androwich I. Critical paths-implications for improving practice. Home Healthcare Nurse 1994; 12: 27-34.
3) Galliano, Poirier C. Nursing care management; critical pathways to desirable outcomes. Nursing Management 1991; 22: 52-5.
4) Kegel L. Case management, critical pathways: A care delivery system that works.

Critical Care Nurse 1996; 16: 98-111.
5) Roberts JS. A history of the joint commission on accreditation of hospitals. JAMA 1987; 258: 936-40.
6) Spath PL. Clinical paths; tool for outcomes management. American Hospital Association; 1994.
7) Sackett DL. Evidence-based medicine. Spine 1999; 23: 1085-6.
8) Zander K. Critical and anticipated recovery paths; only the beginning. Nursing Management 1994; 25: 34-7.
9) 福井次矢．EBMの歴史的背景と意義．福井次矢，編．EBM実践ガイド．東京：医学書院；1999. p. 8-16．

〈出沢 明〉

# 2 ショック

　整形外科は様々な科のなかでも，最も外傷と密接な関係にあり，常にショックと隣り合わせといっても過言ではない．その反面，全身状態の良好な患者が比較的多数を占めるため，ともすれば整形外科医師を含めたメディカルスタッフの多くがショック患者を目の前にしてパニックに陥ってしまうことが多い．こうした事態を避け，適切なショックの管理を行うためには，ショックの病態および治療についての知識を各人が有することが最も大切である．

　外傷診療の質の改善のために米国では80年代後半から「初療の標準化」が行われ，救急医を対象とするATLS（advanced trauma life support）や救急隊員を対象とするBTLS（basic trauma life support）によるプログラムが確立され，外傷初療に多くの成果を上げた．この章では整形外科におけるショックの特有性について詳説するとともに，BTLSに基づいたショックに対する治療を説明する（表 I-5）．

**表 I-5　この章での習得目標**

(1) 様々なショックの病態について知ること．特に整形外科領域特有の外傷性ショックについて熟知すること

(2) ショックを見逃すことなく診断できること．またいかなる病態のショックであるか鑑別診断ができること

(3) 各ショックにおける適切な治療，管理についての知識を有すること

(4) ショック治療の到達目標の知識を有し，それに向かい治療・管理・看護の計画を立てることができること

## A　ショックの分類・鑑別（通常とは異なる外傷のショック分類とその考え方）

　ショックとは「重要臓器の機能維持に必要な血液循環が得られない結果生じる重篤な病態を伴う症候群」である．生体での循環は① ポンプ作用（心収縮力），② 循環血液量，③ 血管容積の3要素から成り立つ．ショックではこれらの3要素の1つ，あるいは複数の障害により循環を適切に維持できない状態に陥る．

　周知のように，ショックはその機序から，心原性・出血性・敗血症性・アナフィラキシー性・神経原性ショックの5つに大分される．しかしながら，上記のショックの分類とは別に，外傷患者においては，循環の成立要素からみた分類で考えるほうが治療行為上において重要かつ有用である．外傷におけるショックは大部分が出血に伴う循環血液量減少によるもの（出血性ショック）であるが，整形外科領域ではこれに加え，脊椎損傷などによる血管拡

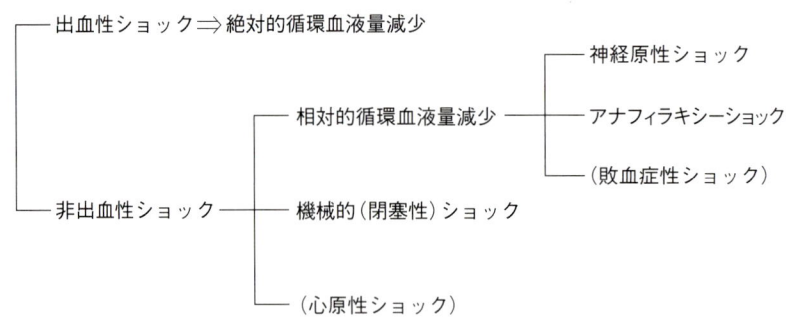

図 I-1 外傷におけるショックの分類

張によるもの（神経原性ショック），および肺塞栓（脂肪塞栓）による機械的閉塞によるものが特徴的である．よって大きく出血性ショック，非出血性ショックに大別した上で，さらに細分化して考えるべきである（図 I-1）．

## 1. 出血性ショック

出血により絶対的に循環血液量が減少した状態である．外傷による出血で循環血液量が減少すると，初期には生体は交感神経が緊張し，頻脈・末梢血管収縮などにより重要臓器への血流を維持しようと努める．しかし，さらに出血が進行した場合は，もはや代償しえなくなり重要臓器の還流が低下した状態となる．生体は次項で説明するように，交感神経活性が著しく上昇した症候を呈する．

## 2. 非出血性ショック

### a. 血管拡張型ショック

整形外科領域において代表的なものは神経原性ショックである．アナフィラキシーショックもこれに準ずる．非出血性ショックであり，循環血液量の絶対的な減少はないが，血管容積の拡張が生じるために生じる．つまり相対的に循環血液量が減少した状態である．

最も多い原因は脊髄の損傷である．脊椎の損傷により交感神経活性が消失するため血管の緊張が消失し，末梢血管の拡張をきたすことで生じる．

アナフィラキシーショックは，検査や治療に用いられる薬剤や造影剤により，I 型の即時型アレルギーによりヒスタミンが体内に放出され，これにより血管の著しい拡張をきたすことで生じる．

### b. 機械的（閉塞性）ショック

静脈還流の障害・心臓内部の血流や充満の障害により，心拍出量が減少し生じる．外傷においては，緊張性気胸や心タンポナーデなどによることが多い．整形外科領域では，長幹骨の骨折や開放骨折により，静脈に入った塞栓子（血栓，脂肪，空気）などが肺動脈を閉塞すること（肺塞栓）により，ショックをきたしやすい．

## B ショックの診断（身体所見からショックを見抜く）

ショックにおいては「ショックの診断と鑑別をいかに速やかに行い，適切な治療を開始で

## 1. 理学的所見

　　ショックにおいては観察可能な何らかの症候が必ず存在する．つまり，ショック状態であるという診断の第一歩は，その患者の理学的所見（身体所見）が最も重要である．ショックの病態（出血性ショックと非出血性ショック）によっては必ずしも一律の兆候を呈さない．ここでは整形外科領域で最も頻度の高い出血性ショックの症候をあげる（表Ⅰ-6）．つまり，「血の気のない顔でぐったりしていて，落ち着きがなく，全身に冷や汗をかいていて，脈拍は弱く速く，呼吸も促迫している」患者をみたら，その患者は出血性ショックを呈しているといえる．

表 Ⅰ-6　出血性ショックの症候

---
① 虚弱（四肢に力がなく，ぐったりしている）
② 口渇（口腔内が乾燥している）
③ 蒼白（顔面，四肢の皮膚色が血の気のない青白い色を呈している）
④ 発汗（全身に冷汗をかいている）
⑤ 頻呼吸（時に 30〜40 回/分に及ぶ）
⑥ 頻脈（時に 130〜140 回/分に及ぶ）
⑦ 末梢で弱く触れる脈
⑧ 精神状態の変化（不穏，落ち着きがない，意識低下，非合目的な運動）
---

〈補足1〉　神経原性ショックの理学的所見について

　　神経原性ショックは前述のように血管緊張や心拍出を調節する自律神経の機能異常が原因である．通常のショック患者はショック時に交感神経活性を高めることで代償的に循環動態を維持しようと努めるため，血管収縮，心拍数増加などの結果，末梢冷汗，頻脈，頻呼吸を呈するが，神経原性ショックではこれらの交感神経活性が失われているため，同じショックであっても，血圧は低いものの皮膚色や皮膚温は正常であり心拍数も頻脈にはならないことに留意しなければならない．

〈補足2〉　多発外傷患者のショックの原因について

　　脊椎を含む多発外傷の患者では，出血性ショックと神経原性ショックを合併していることを経験する．この場合，神経原性ショックは出血性ショックにマスクされ症状が顕性化しないことが多い．このような症例において，出血性ショックの通常の治療に反応しない抵抗性のショックを認めた場合には，常に神経原性ショックの併存を念頭に置き，麻痺や知覚低下などの神経学的検索を行うことが必要である．

## 2. バイタルサイン

　　上記の症候を呈している患者で，表Ⅰ-7の診断基準を満たせばショックと確定診断される．

表 I–7　ショックの診断基準

(1) 血圧低下
　　収縮期血圧 90 mmHg 以下
(2) 小項目
　　① 心拍数 100 回/分以上
　　② 微弱な脈拍
　　③ 爪床の毛細血管の rifilling 遅延（圧迫解除後 2 秒以上）
　　④ 意識障害（JCS　2 桁以上，または GCS　10 点以下），不穏，興奮状態
　　⑤ 乏尿，無尿（0.5 m$l$/kg/時以下）
　　⑥ 皮膚蒼白と発汗，または 39℃ 以上の発熱

（血圧低下＋小項目 3 項目以上でショックと診断する）

## C　ショックの治療（どのショックにどんな治療を行うのか？）

　患者がショックと診断されたら，前述のとおり可能な限り速やかに治療を開始しなければならない．では，まず何から始めればよいか？
　ショックは常に死と隣り合わせであり，まずは蘇生が必要か否かの判断をしなければならない．蘇生が必要と判断されれば，当然ながら BLS (basic life support) に則り，A（気道の確保）→ B（換気）→ C（循環管理）を行わなければならない．蘇生行為が不必要であれば，循環管理が最大の治療課題となる．
　治療の手順としては，① 静脈路の確保，② 輸液療法，③ 同時に出血源の検索，④ 止血操作である．
　特に整形外科領域においては，骨折を有する場合にはどうしても興味が骨折に移りがちであるが，まずは生命の維持が最優先であることをくれぐれも肝に銘じなければならない．骨折の治療は，出血のコントロールがつかない場合を除き，ショックの治療がゴールに到達し全身状態が改善してからである．

### 1. 気道確保ならびに酸素投与

　全てのショック患者に高濃度酸素の投与は必須である．特に出血性ショックにおいては，ヘモグロビンの減少によって酸素運搬能力が著しく減少しており，主要臓器の低酸素による障害や，末梢での循環不全，嫌気的代謝による代謝性アシドーシスが増悪するのを予防しなければならない．特にアナフィラキシーショックにおいては，気道浮腫による窒息が高率に発生する．このため常に呼吸音や呼吸様式に注意し，後手に回ることなく気道確保，呼吸管理を行わなければならない．

### 2. 静脈路の確保および輸液療法

　機械的（閉塞性）ショックを除き，ショック患者では循環血液量が絶対的・相対的のいかんにかかわらず不足している．このため，少なくとも 2 本の静脈ラインを確保し，最低限の循環が維持できるまで輸液を行う．輸液は乳酸リンゲル液または酢酸リンゲル液を用いる．生理食塩水の大量輸液はアシドーシスをきたしやすいので注意が必要である．糖質を含む輸

液はショック患者では著しい血糖の上昇をきたすことが多いので，低血糖や小児を除き避けるべきである．静脈路は中心静脈ではなく，末梢静脈で充分である．

### a. 出血性ショックの場合

通常成人では 2 *l*，小児では 20 m*l*/kg までの輸液を行う．輸液の投与量は推定出血量の3倍を目標にする．この輸液にもかかわらず循環系の反応が得られないときには，これ以上の輸液を行わず，速やかに輸血療法を開始するのが望ましい．また手術操作による積極的な止血を考慮しなければならない．充分に循環血液量を補うことをせずに，カテコラミンによる昇圧を図ることは禁忌である．いたずらに出血を増長させる原因となる．

### b. 非出血性ショックの場合

血管拡張がショックの本態であるため，カテコラミンによる血管収縮を図り，循環動態を維持することが必要であるが，非出血性であってもまずは輸液による循環血液量の確保に努める．ただし，アナフィラキシーショックにおいては速やかに，ステロイドおよびカテコラミンの投与を開始すべきである．

## 3. 輸血療法

上記の輸液療法に循環動態が反応しない出血性ショックでは，速やかに輸血（濃厚赤血球輸血）を開始すべきである．

各骨折による推定出血量を（表 I-8）に示す．輸血量は推定出血量を目安とし，全身の酸素運搬能力が得られる必要十分量を投与する（ヘモグロビンが正常値になるまで投与する必要はなく，目標ヘモグロビン値は 7～10 g/d*l* である）．

出血性ショック患者が病院に到着した時点で，その時点での輸血の必要の有無にかかわらず，速やかに血液型を調べ，同時に交差適合試験を提出する（クロスマッチした血液が到着するまで時間がかかるため）．出血量が大量であり，輸液療法のみで循環動態の維持が困難である場合は，クロスマッチをしていない血液であっても血液型適合血であれば躊躇なく投与する決断も必要である．この時，同時に手術の準備も平行して進める．

## 4. 循環作動薬の投与

非出血性ショックの患者においては，治療当初から積極的に循環作動薬を用いる．特に血管拡張性ショックにおいてはカテコラミン（ドーパミン，ノルアドレナリン，アドレナリン）の適切な使用による血管緊張の維持が必要である．

機械性ショックでは，循環動態が外因によって破綻しており，これらの外因を除去（ドレナージなど）しなければ循環動態の維持は困難であり，これが最優先治療となる．しかし補助的にカテコラミンを用い循環動態の是正を図ることも必要である場合が多い．

## 5. 出血源の検索・止血操作

### a. 外出血の場合

まずはできる限りしっかりと直接圧迫することで止血を

表 I-8 出血量の推定

| | |
|---|---|
| 上腕骨折 | 300～500 m*l* |
| 骨盤骨折による後腹膜出血 | 1000～4000 m*l* |
| 大腿骨折 | 1000～2000 m*l* |
| 下腿骨折 | 500～1000 m*l* |

（複数箇所の場合には，上記にさらに 500 m*l* 加算する）

行う．しかし，直接圧迫では止血が困難であり，生命の危機が切迫している四肢の大出血の場合には最終手段としてのタニケットも考慮し，速やかに緊急手術の準備を行う．

b. 内出血の場合

内出血の場合には，手術以外の止血は不可能であり，速やかに緊急手術の準備を行う．整形外科領域では骨盤骨折が代表的である．治療に先立ち，まずは簡易に施行できる**超音波検査および胸腹部単純 X 線検査**を施行し，出血源の精査および推定出血量を測る．

ショックパンツについてはいまだ定見はなく，ショックパンツによる血圧上昇がさらなる出血を助長し，死亡率の増加につながるとの報告もあり，各施設のプロトコールによらなければならない．

## 6. その他の療法

a. 保温療法

開放骨折などの症例や小児・老人では熱の放散による低体温を容易にきたす．初療室ではおおむね脱衣にて出血源の精査が行われ，そのまま止血されることが多い．加えて，大量輸液・輸血により容易に低体温症をきたしてしまう．低体温は，凝固能低下，高カリウム血症，心機能低下によるさらなる循環不全，不整脈，易感染性を誘発する．このため，**積極的に保温を行い，低体温を厳に予防しなければならない**．この時，体温は腋窩などの体表温ではなく，**食道・直腸・膀胱温で測定**すべきである．

この対策として，輸液を事前に電子レンジや保温機で温める，加温回路を用いて輸液する，外傷初療室の温度を上げる，体表から電気毛布やブランケットで温めるなどの工夫を積極的に行う．

b. 出血性ショックに対する大動脈遮断法

横隔膜レベルより尾側の大量出血（骨盤骨折や下肢多発骨折）において，生命の危機が切迫している状況では，開胸下に直接大動脈を血管鉗子で遮断したり，大腿動脈から大動脈遮断バルーン（IABO）を挿入することもある．

c. 胸腔・心嚢ドレナージ

胸部を強打したショック患者では，常に**血胸**などの出血性ショックに加え，**緊張性気胸**，**心タンポナーデ**などの機械性（閉塞性）ショックを考慮に入れなければならない．これらの病態では，いかなる治療よりも閉塞の外因を除去することが最優先される．

## D ショック治療の評価とゴール（どこまで治療すればよいか？）

ショック患者の治療を進める上で，常に治療の反応性を評価しつつ，その評価を治療に反映させていくことが必要である．そして，治療目標へいかに速やかに到達することができるかが重要である．

## 1. 循環管理のモニタリング

循環・呼吸管理の指標を表 I-9 にあげる．いずれもショック時の身体所見に基づくものであり，これらのパラメータが正常化するように管理することが必要である．ただし，生体は様々な機序でバイタルサインを恒常化しようとする働きがあり，血圧・脈拍のみではショ

表 I-9　循環・呼吸管理の指標

① 心拍数（頻脈の有無）
② 血圧（収縮期圧 90 mmHg 以上）
③ 心電図（不整脈の有無，二次性 ST-T 変化の有無）
④ 呼吸数（頻呼吸の有無）
⑤ 酸素飽和度（SpO$_2$　95% 以上）
⑥ 動脈血液ガス分析（酸素分圧，二酸化炭素分圧の正常化）
⑦ 体温（中枢温，末梢温ともに 36℃ 以上）
⑧ 尿量（0.5〜1 ml/kg/時以上）
⑨ 意識レベル（JCS/GCS 正常か否か）

ック治療のゴールの指標とはなりえない．経験的に最も循環動態の安定を表す指標は，末梢温と尿量である．末梢温が中枢温と乖離なく温かく，かつ尿量が 0.5〜1 ml/kg/時維持されることが望ましい．また，動脈血液ガスを頻回に測定することが可能であれば，酸塩基平衡（pH，過剰塩基，乳酸値）が正常化することもよい指標の一つである．

## 2. 呼吸管理のモニタリング

　ショックの治療において，パルスオキシメーターによる酸素飽和度測定はきわめて簡便であり有用な検査である．しかしながら酸素飽和度のみでは呼吸状態の評価は不十分である．これは動脈血液ガスにおいて酸素分圧や二酸化炭素分圧が正常範囲内であったとしても同様に不十分である．循環と同じように生体は頻呼吸や努力用呼吸などの様々な代償的な呼吸様式によって低酸素状態を回避し，重要臓器の酸素化に努めるからである．呼吸回数，胸郭と腹部の動き，副呼吸筋の使用，呼気の延長などの身体所見を得ることに努め，それらが正常化することが必要である．

### おわりに（よりよい医療の提供のために）

　我々は「予防しうる死」を適切にかつ確実に回避しなければならない．整形外科領域でのショックも同様である．そのために必要不可欠と思われる知識を列挙した．

　ショック治療は，医師一人の力をもって行うことはとうてい不可能である．複数の医師，複数のコメディカルスタッフのチームによる共同作業で，ショックから離脱を図り，治療ゴールへ向けて邁進しなければならない．そのためには医師と同じ知識を有し，同じように病態を理解し，同じ思考回路で治療に当たることが望ましいと考える．

　最後に，繰り返しになるが，整形外科領域のショックは外傷と切っても切れない関係にある．このため，さらなる知識のために BTLS（basic trauma life support）に関する出版物を一読されることをお勧めする．

〈山口大介　矢作直樹〉

# 3 救命救急と看護

## 心肺蘇生法

病院内で発生した心肺停止か,医療施設外で発生し病院に運ばれたケースを想定し,米国心臓協会の2000年ガイドラインにそって説明をする.

### A 一次救命処置

#### 1. 緊急コール

表I-10に一次救命処置の方法を段階的に示した.患者が倒れていたら,意識の有無を確かめる.これには大声でよびかけ体をゆする.それでも患者の返答がなく,呼吸がないときは緊急コールをし,つぎの**3つの救助**を求める.① 人の応援,最少必要人数は4人である.必要があれば,院内緊急放送をしてもらう.② 除細動器をもってきてもらう.③ 救急薬品と救急器具をもってきてもらう.表I-11に心肺蘇生に必要な道具,薬品,機器を示している.つぎに各処置の実際を示す.

#### 2. 気道確保とマスクの持ち方

##### a. 両手で気道確保

気道を片手で開通させることは難しい.難しいときは両手を使う.気道の確保に1人は専任する.方法は図I-2のようである.**頭を後屈させ**,両側小指を下顎角に置く.下顎の歯が上顎の歯より上にくるように前方に押し出す(**下顎挙上法は最も効果がある**).図I-2

表 I-10 一次救命処置:段階的手法

1. 大声をかけ反応をみる
2. 緊急コールをする
   除細動器,救急道具,薬品,モニターをもってきてもらう
3. 気道を開通させる
4. 呼吸の有無を調べる
5. 人工呼吸を2回行う
6. 脈拍を調べる
7. 胸壁圧迫心マッサージを行う
8. VF/VTなら,除細動:200J,200〜300J,360J
   非VF/VTなら,心肺蘇生を続ける
   ⇒ 二次救命処置へ

表 I-11　心肺蘇生で必要な道具，器械，薬品

| | | |
|---|---|---|
| 一次救命処置 | 1. アンビューバッグ | 4. 除細動器 |
| | 2. マスク | 5. エアウェイ（鼻 6〜10 mm） |
| | 3. 酸素 | |
| 二次救命処置 | 6. 喉頭鏡：大きさは E マック 3 | |
| | 7. 気管挿管チューブ：成人では太さは内径 7〜8 mm | |
| | 8. スタイレット：気管チューブを J 形にし，挿管をしやすくする. | |
| | 9. 気管チューブカフ用注射器：10 m$l$ | |
| | 10. キシロカインスプレー：スタイレットや吸引チューブが気管チューブ内をスムーズに出し入れできる. | |
| | 11. チューブ固定テープ：粘着力が強いテープが固定性に優れる. | |
| | 12. 吸引チューブ：12 Fr 以上の太いものがよい. | |
| | 13. バイトブロック：気管チューブが歯でもって，閉塞や損傷を受けることを防ぐ | |
| | 14. 聴診器 | |
| | 15. 静脈穿刺針：18〜20 ゲージ | |
| | 16. 駆血帯：2 本 | |
| | 17. 薬物：エピネフリン，リドカインなど | |
| | 18. モニター：血圧計，心電計 | |
| | 19. 検査器具：血液ガスキット | |

では口口人工呼吸を避け，酸素を与えるために，マスクをつけている.

### b. マスクの種類

　　黒いゴム製マスクは顔に当たる部分を空気で膨らませている．このマスクは顔面に密着させにくいので，ガス漏れが起こりやすい．マスク内圧が上がると，ビニル製マスクが皮膚に密着するタイプが，ガス漏れがなく優れている．

### c. マスクの持ち方

　　親指と人差し指で ABC の C 字形をつくり，マスクを顔に押し当てる．一方，中指，薬指，小指の 3 本で E 字形をつくる．下顎を前方にもち上げ，下からマスクに押し当てる．こうすることで，ガス漏れを防ぐことができる．

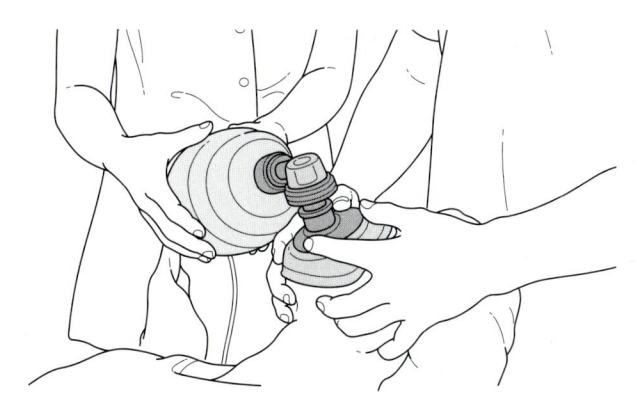

図 I-2　両手を使う気道確保とバッグマスク換気
　　2 人で行っている.

### d. 器具を用いた気道確保

もし手による気道確保が困難なときは，口咽頭エアウェイや鼻咽頭エアウェイを挿入する．多くの場合，思ったより簡単に気道が確保できるようになる．鼻咽頭エアウェイは開口できない場合にも挿入できる．

## 3. 人工呼吸と心マッサージ

呼吸がなければ，まず人工呼吸を行う．心マッサージ，気道確保，人工呼吸を1人で行うことはむずかしい．また1人では心マッサージや人工呼吸の回数が減るし，慣れない人がマスク換気を行うと，気道が開かずガス漏れが起こる．したがって蘇生効果が充分でない．病院内では，人の応援は容易である．2人以上の蘇生法が勧められる．呼気吹き込み法では，動脈血酸素分圧を充分に上げることはできないので，できるだけ早くマスクとアンビューバッグを用いた高濃度酸素人工呼吸を行う（図I-3を参照）．

胸骨圧迫心マッサージは胸骨の下半分を押す．押す場所を簡単にみつけるには，左右の乳頭を結んだ線をまずみつけ，それから手幅分足側の胸骨を圧迫する．圧迫時間と力を抜く時間の割合は等しくする．心マッサージ中の心拍出量は，正常の1/3〜1/4と著しく減少している．したがって洞性リズムに早く戻らせることが大事である．

### a. 蘇生を2人でする場合

1人は両手を使い，気道確保に専念する．もう1人は心マッサージを100回/分の速度で15回連続して胸骨を圧迫する．つぎにアンビューバッグで1回2秒間の呼吸を2回押し，人工呼吸を行う（バッグマスク換気）．心マッサージと人工呼吸の順序は逆でもよい．15回心マッサージと，2回人工呼吸を行うと，1セットで15×60/100秒＋2秒×2＝13秒を要する．これを繰り返す．

### b. 蘇生を3人でする場合

図I-3のように，気道確保に1人，人工呼吸に1人，心マッサージに1人と，計3人で蘇生術を行う．心マッサージは疲労が激しいので，人工呼吸の係りと交代しながら行う．

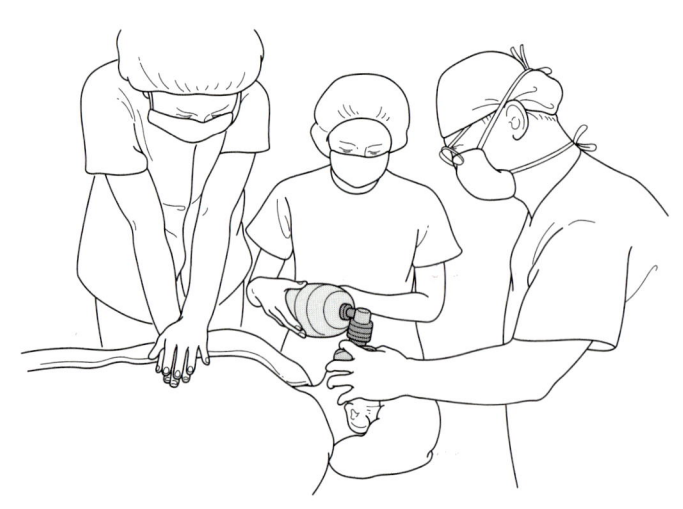

**図I-3 3人蘇生法**
1人は気道確保，2人目は人工呼吸，3人目は心マッサージを行う．

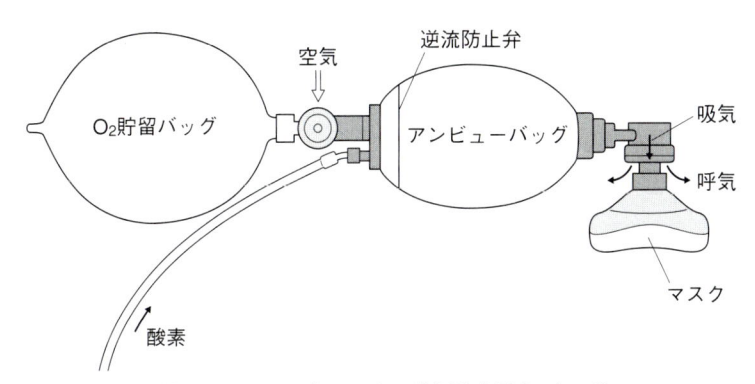

図 I-4 アンビューバッグと酸素貯気バッグ

## 4. アンビューバッグと酸素療法

　　アンビューバッグは尾側に逆流を防止する弁が入っている（図 I-4）．アンビューバッグを手で握ると，内部のガスは前方の患者の方に押し出され，肺が膨らむ．手をバッグから離すと，患者の肺内ガスは体外に出される．バッグは自動的に再び膨張し，尾側から空気が取り込まれる．

　室内空気で人工呼吸を始めたら，なるべく早く酸素を与える．図 I-4 のような器具をつけるとよい．酸素チューブをアンビューバッグに取りつける．酸素はアンビューバッグ内に入り，バッグを押している間は後につけた貯気バッグにたまる．アンビューバッグが再膨張するときは，貯気バッグ内から酸素が取り込まれる．酸素が不足したときは室内空気が取り込まれる．つぎの吸気では，より高濃度の酸素を患者に与えることができる．

## 5. 除細動

　　最も社会復帰率が高い心肺蘇生は，不整脈による心停止に対してである．除細動成功率は電流量，通電波形，心停止時間，心筋虚血の存在により左右される．心室細動 ventricular fibrillation（VF）や脈なし心室頻拍 pulseless ventricular tachycardia（VT）では，停止後早く細動を行うと，成功率が高くなる．1 分遅れるごとに，蘇生率は 7〜10％低下する（表 I-12）．病院内心停止は 3 分内の除細動が目標である．したがって細動が発生して短時間な

表 I-12 除細動までの時間と生存率

| 除細動までの時間 | 生存率％ |
|---|---|
| 1 分内 | 90 |
| 5 分 | 50 |
| 7 分 | 30 |
| 9〜11 分 | 10 |
| 12 分 | 2〜5 |

米国心臓協会 2000 年ガイドラインによる
病院内除細動は 3 分内が目標

20　3. 救命救急と看護

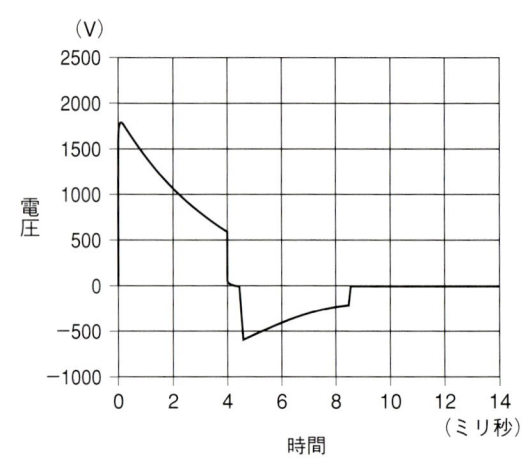

**図 I-5　単相性と 2 相性通電**

ら，人工呼吸や心マッサージより先に，除細動を行う．心電図が心静止や脈なし電気活動のときは，心マッサージや人工呼吸，薬の投与を最初に行い，除細動は後で行う．

　除細動では 1600 〜 4000 ボルトの直流が放電されるので，**人を患者から遠ざける**．パドルには電導性ゼリーか，生食ガーゼまたはスポンジをつける．パドルは一方を右鎖骨下に，他方を心尖部に置き，両パドルが近すぎないようにする．近すぎると電気は心臓を素通りしてしまう．除細動パドルが心電図電極を兼ねているものもある．パドルの大きさは 10 cm 大を用いる．パドルを胸壁に押しつけ，電気抵抗を減少させる．

　通電波形には，図 I-5 の左に示す単相性と，右に示す 2 相性がある．除細動に必要なエネルギーは，単相性通電で 200 〜 360 ジュールであるが，2 相性通電では 150 ジュールで除細動が成功する確率が高い．**2 相性通電**は，心筋障害が少ない，コンデンサー充電時間が短い，早期放電が可能，除細動器の重量とサイズが小さい，利点をもっている．

　**全自動除細動器**：ふたを開けると，音声が流れ，操作法を教えてくれる．① パドルのつけ方を教える，② パドルは心電図電極の役割をし，得られた心電図を自動解析する，③ 除細動が必要なら，除細動時の注意点の放送があり，除細動ボタンを押すよう指示が出る．講習を受けた人なら，誰でも使用できるよう工夫されている．全自動除細動器は短時間で除細動が可能となるので，病院外での有用性が広く認められている．

## B 二次救命処置 (表 I-13)

### 1. 気管挿管

　気管挿管は喉頭鏡で気管入口（声門）をじかにみて，口から気管内にチューブを挿入する（経口気管挿管）．気管にカフ付きチューブを挿入することで，① 確実な気道確保，② 気道吸引や洗浄，③ 肺内への誤嚥を防ぐ，④ 低酸素血症に対し，効果的な人工呼吸ができる．**門歯から気管分岐部までの距離**は 25 cm であるので，チューブの深さは門歯で 20 〜 23 cm とする．気管挿管に必要な器具と使用目的を，表 I-11 に示した．

表 I-13　二次救命処置

---
3回の除細動で戻らなければ，心肺蘇生を続ける．心肺蘇生中に
　A．気管挿管
　B．人工呼吸，酸素療法
　C．循環：静脈路確保
　　　　エピネフリン1mgを3～5分毎，またはバソプレシン40単位1回
　D．診断：治療し得る原因を調べ加療する
除細動を再開し，抗不整脈薬を考える
効果がなければ，心マッサージ，人工呼吸，血管収縮薬，抗不整脈薬，除細動を続ける

---

## 2. 人工呼吸器と使用法

　　患者心拍が回復し，気管挿管を終えたら，ベンチレータを用いた人工呼吸に移行する．最初は調節換気を行う．ベンチレータは1回換気量を10 ml/kg，呼吸回数を10～14回/分，吸気酸素濃度を100％と設定する．患者の自発呼吸が回復し意識があるときは，補助呼吸に移行してよい．間欠的強制換気（IMV）やプレッシャサポート換気（PSV）を選ぶ．PSVのサポート圧は10～20 cmH₂Oとする．人工呼吸を開始したら，カプノメータやパルスオキシメータで，または5～15分後の血液ガスで設定条件が適正かを調べる．

## 3. 静脈確保

　　① 穿刺針は成人では18ゲージまたは20ゲージを準備する，② 駆血帯を巻く，③ アルコール綿で消毒する，④ 針は血液の逆流がみえる位置で持つ，⑤ 血管の直上の皮膚に20度の角度で穿刺する，⑥ できるだけゆっくりと，針を進める，⑦ 血液の逆流がみえたら，針先を寝かせ，さらに1～2 mm進めた後に，外筒のみを進める，⑧ 外筒を手で固定し，内針を抜く，⑨ 針の刺入部の5 cm中枢側を指3本で圧迫し，駆血帯を解く．指3本の圧迫は針の抜けと，血液が漏れ出ることを防ぐためである，⑩ 点滴ラインを接続する．

## 4. 循環作動薬

　　3回の除細動にもかかわらず，自発的な循環の復帰がない場合は，蘇生術を行いながら，血管収縮薬，抗不整脈薬，その他を与える．そして再度直流通電を繰り返す．

### a. エピネフリン

　　アルファアドレナリン受容体に作用することで，末梢血管が収縮し，灌流圧が上がり，心筋や脳の血流が増加する．1アンプル（A）は1 mg = 1 mlで，1/2～1Aをそのまま静注する．末梢静脈から注射したときは，20 mlの生理食塩液で後押しする．こうすることで，エピネフリンの作用を早く発揮させることができる．半減期は3～5分である．半減期を経過しても効果がみられないときは，さらに1 mgを追加する．エピネフリンの大量投与（0.2 mg/kg）は現在では勧められていない．

### b. バソプレシン（商品名ピトレシン）

　　バソプレシンはバソプレシン受容体（V1は血管に，V2は腎）に作用する．通常は抗利尿ホルモンとして水分調節をしている．しかしショック時は大量投与で強力な血管収縮作用を

みせる．皮膚，筋肉，腸の血管を収縮させ，脳，心臓，腎臓に血流をシフトさせる．1A は 20 単位/ml/A で，40 単位（または 0.8 単位/kg）を 1 回静注する．この量はエピネフリン 1 mg と同等の効果がある．エピネフリンが効果をみせない症例でも効果をみることがある．血液半減期は 24 分とエピネフリンより長い．研究によると，蘇生成功例の血中バソプレシン濃度は不成功例の濃度より有意に高い．20 倍ほど高価である．

c. リドカイン

心室細動，心室頻拍に対する救急治療や予防の第一選択薬として使われてきた．1 ～ 1.5 mg/kg を 1 回静注する．しかし効果が低く，不整脈を起こしやすい．現在では第一選択薬でなくなってきている．

d. K チャネル遮断薬

難治性心室細動，心室頻拍に使われてきている．

1）アミオダロン

300 mg または 5 mg/kg を単回静注．第 2 回目は 150 mg か 2.5 mg/ kg．

2）ニフェカラント

難治性心室頻拍の 70 ～ 80 % に有効とされる．1 バイアルは 50 mg で，初回 5 mg を静注し，0.3 mg/kg/時で持続静注する．トルサード型心室頻拍を起こすことがあるので，QT 時間の変化に合わせて投与量を調節する．半減期は 30 ～ 90 分である．

e. 炭酸水素ナトリウム

高 K 血症，代謝性アシドーシス，アスピリンや三環系抗うつ薬中毒に対し使用する．大部分の心停止での使用は，勧められない．しばしばアルカローシスを引き起こすこと，細胞内アシドーシスを起こすからである．7 % 液はナトリウムが 833 mEq/l と高濃度であるのに注意する．

f. アトロピン

洞性徐脈，房室ブロックに 0.5 ～ 1 mg 投与する．

g. 硫酸マグネシウム

トルサード型心室頻拍や低 Mg 性心室細動に，1 ～ 2 g をゆっくり静注する．心停止に対する一般的使用は勧められていない．

## 5. 輸液と輸血

a. 輸　液

輸液の主な目的は，静脈路を開存させておく，循環血液量を正常に回復させる，電解質，浸透圧，膠質浸透圧を正常化する，である．血圧の回復には，十分な中心静脈血液量が必要である．細胞外液補充液や代用血漿を，まず投与する．高血糖は神経障害を強くするので，原則として糖を含まない液を用いる．

1）細胞外液補充液

乳酸リンゲル液，酢酸リンゲル液，生理食塩液がこれに入る．リンゲル液は血漿と類似した電解質を含有している．生理食塩液はナトリウムが 154 mEq/l，クロールが 154 mEq/l とクロールが 1.5 倍高い濃度であることに注意する．

2）代用血漿（血漿増量液）

6 % ヒドロキシエチルデンプンは平均分子量 7 万と大きく，血管外へ漏出しないの

で，血液増量効果が大きい．ゆっくりと代謝され，高分子液は4〜5時間で半分量となる．

### 3）維持輸液

普通の生活で，尿，汗，呼吸などによって体から失われる液と，電解質などの組成が近い輸液である．失われた液は細胞内液と細胞外液の両方からなるので，カリウムが外液と比べ，20 mEq/l と高いのが特徴である．その他，ナトリウム40〜60 mEq/l，クロール50 mEq/l，ブドウ糖2.7％を含んでいる．急速輸液しないように注意する．

## b．輸　血
### 1）MAP加赤血球濃厚液

MAPは含有しているマンニトール，アデニン，リン酸二水素ナトリウムの頭文字を表している．MAPは赤血球を長期に保存する液である．放射線照射は移植片対宿主病GVHDの原因であるリンパ球の生存を弱めるためである．400 ml由来のMAP血は約280 mlである．4〜6℃の保冷庫に保管する．有効期間は21日間である．赤血球輸血の適応は，血中ヘモグロビンが7〜8 g/l 以下，循環血液量の20％以上の出血があるときなどである．赤血球濃厚液のヘマトクリットは60％と高いので，過量投与しないように注意する．

### 2）新鮮凍結血漿　fresh frozen plasma（FFP）

血液凝固因子の補充，循環血液量の改善，重症肝障害で使われる．融解後3時間内に使用する．

### 3）濃厚血小板

血小板数が5万/μl以下で適応となる．20〜24℃で保存し，有効期間は72時間である．6万/μl増加する．

### 4）アルブミン

人血清アルブミン，加熱人血漿蛋白があり，出血性ショック，低アルブミン症で使われる．

## 6. 薬剤の気管内投与

静脈確保ができないとき，薬によっては気管内投与で効果が表れる．投与できる薬はエピネフリン，バソプレシン，アトロピン，リドカインである．炭酸水素ナトリウムは禁忌である．気管内に注入された薬は急速に吸収され，効果がみられる．薬は10 mlの生理食塩液で希釈し，吸引カテーテルなどを通し気管内に散布する．

## 7. 蘇生中と後のモニター

### a．心電図

不整脈の診断，心拍数．最初の心電図波形は生存率に大きな影響を与える．心停止の目撃や心室細動では病院退院率が高く（40〜50％），逆に心静止，脈なし電気活動では退院率が低い（5％）．

### b．血　圧

拡張期圧が40 mmHg以上になることは心筋血流の回復を示す．血圧は臓器血流，心筋収

縮力，循環血液量，輸液量の大まかな目安となる．
- c. カプノメータ

  呼気終末の二酸化炭素分圧 P$_{ETCO_2}$ は換気の適正度や肺血流，気管チューブの気管内存在を反映する．心マッサージの効果が評価できる．蘇生中に P$_{ETCO_2}$ が 10 mmHg 以下では，生存率が低く，20 mmHg 以上なら生存率が高い．40 mmHg 位の値なら正常調律への回復を示唆する．

- d. パルスオキシメータ

  脈波の存在，動脈血の酸素飽和度 Sp$O_2$ を知ることができる．心マッサージ中の脈波の存在は，センサー部に血流があることを示す．Sp$O_2$ は 98％以上を保つようにする．

- e. 意　識

  グラスゴーコーマスケール：中枢神経抑制度を数量化したもの．開眼 4 点，最良の運動反応 6 点，最良の発語 5 点をプラスして得点する．最高 15 点，最少 3 点（脳死を意味する）である．

- f. 時間尿量

  腎機能を保つために，0.5～1 m*l*/kg/時間以上の尿量を維持する．

- g. 体　温

  脳保護のための低体温療法．1 ℃体温が下がれば，脳酸素消費量は 7％減少する．逆に高体温は脳障害をきたす．

- h. 瞳孔の大きさ

  心マッサージ中に縮瞳すれば，蘇生効果があることを示す．

## 8. 緊急検査

① 血液ガス：酸塩基平衡 pH，酸素分圧，二酸化炭素分圧，塩基過剰（代謝性アシドーシスの指標），② 電解質，血糖，クレアチニン，乳酸，③ 血液生化学，④ 心機能：12 誘導心電図，心エコー，⑤ 胸部 X 線

## 9. 蘇生術の中止

気管挿管，酸素療法，十分な換気，薬物療法を行ったにもかかわらず，心電図上，心静止が 10 分以上続く場合は，蘇生術を中止してよい．

## 10. 蘇生後の管理

自己循環が回復しても蘇生後症候群とよばれる臓器障害がしばしば起こるので，集中治療室に入室させる．

1) 心肺停止の原因を検索する．
2) 臓器機能を評価する：心循環，肺，中枢神経，腎，消化管，血液凝固など
3) 心肺保持療法：ドパミン；2～20 μg/kg/分，大動脈バルーンパンピング，人工呼吸
4) 軽度低体温療法：34～36 ℃にする．心停止回復後に神経障害を残さずに社会復帰をめざす．低体温の副作用；不整脈，心拍出量減少，凝固障害，易感染性，ふるえ
5) 血栓溶解療法：脳梗塞，心筋梗塞に対し，血栓溶解薬を使用する．

　　　　6) けいれんのコントロール

## 11. チェックポイント

　　　　1) 患者が心肺停止しているかを判断できる．
　　　　2) 一次救命処置について段階的に述べることができる．
　　　　3) 気道確保ができる．
　　　　4) 胸壁圧迫心マッサージができる．
　　　　5) 除細動が適応である心電図を述べることができる．
　　　　6) 除細動を行うことができる．
　　　　7) 二次救命処置について述べることができる．
　　　　8) 心肺蘇生に使用する薬物について述べることができる．
　　　　9) 一次救命処置と二次救命処置に必要な器具と器械について述べることができる．
　　　10) 心肺蘇生中のモニターの種類と意義について述べることができる．
　　　11) 必要な輸液ついて述べることができる．

## 12. 心肺蘇生と合併症

　　　　1) 胸壁圧迫心マッサージ：肋骨骨折，気胸，胃・肝臓・脾臓などの臓器損傷
　　　　2) 人工呼吸：誤嚥性肺炎，換気不良，低酸素血症
　　　　3) 除細動：放電時火傷（パドルのジェル不足による）

〈謝　宗安〉

# 4 事故と看護

## A 熱傷 burn

狭義には熱による生体の組織障害，広義には化学薬品，圧挫などによる体表の損傷をも含む．

熱傷には障害部位と原因とにより，電撃傷，凍傷，化学損傷，放射線障害なども含まれる．広範囲熱傷は，生体に加わる侵襲のうち最大級の侵襲と考えられ，

① 熱傷局所のみならず多臓器に，また全身的障害がある．
② ほぼ全科横断的に医師や，また多数のコメディカルの協力が必要である．
③ 多数回手術が必要の場合が多く，入院治療期間が長期化しやすく，リハビリテーション，肥厚性瘢痕形成治療に至るまで年単位の治療を要する場合もある．

皮膚の役割は① 外界に対する機械的バリアー，② 免疫的防御，③ 体温・水分調節，④ 触覚や温痛覚のセンサーなどがある．

### 1. 熱傷の診断

a. 熱傷深度の分類，b. 熱傷面積の算定，c. 重症度判定をさし，これを判定することで熱傷に対して適切な治療を行うことができる．

#### a. 熱傷深度の分類

肉眼的所見を中心に，知覚，痛覚検査を併用して判定する．ボイヤー Boyer の分類が有名であるが，日本熱傷学会ではさらにⅡ度を2つに分けている（表Ⅰ-14）．

#### b. 熱傷面積の算定

熱傷範囲の診断：体表面積の何%（% BSA：body surface area）

① 9の法則　体表面積を9の倍数%の細分化して計算する．本法は記憶しやすく成人熱傷の概算に用いられる．
② 5あるいは10の法則（ブロッカー Blocker の法則）　体表面積を5の倍数%の細分化して計算する．年齢で幼児，小児，成人を分類して評価する（図Ⅰ-6）．

#### c. 重症度の判定

重症度は予後を左右し，予後に影響を与える因子としては熱傷面積，受傷部位，深度，既往歴，年齢，原因，合併症，初療までの時間などがある．

① burn index ＝ Ⅱ度%× 1/2 ＋ Ⅲ度%　この数値が10 %〜15 %以上は重症熱傷とする．
② prognostic burn index（簡便法）＝年齢＋熱傷面積　この数値が100以上では予後不良といわれている．

表 I-14 熱傷の深度分類と治癒経過

| 分類 | | | 外見 | 症状 | 治療期間 | 障害組織 | 治癒機転 | 治療法 |
|---|---|---|---|---|---|---|---|---|
| 表層熱傷 | I度熱傷 | epidermal burn (EB) | 発赤紅斑 | 疼痛熱感 | 数日 | 表皮 角質層 | 表皮 | ステロイド含有軟膏 |
| 表層熱傷 | 浅達性 II度熱傷 | superficial dermal burn (SDB) | 発赤 びらん 水疱 | 強い疼痛 灼熱感 知覚鈍麻 | 1～2週 | 真皮 有棘層 基底層 | 表皮 | 水疱内容除去 抗生物質含有軟膏 |
| | 深達性 II度熱傷 | deep dermal burn (DDB) | 発赤 びらん 水疱 | 強い疼痛 灼熱感 知覚鈍麻 | 4～5週 | 真皮 乳頭層 乳頭下層 | 毛嚢 皮脂腺 汗腺 | 水疱内容除去 抗生物質含有軟膏 |
| 全層熱傷 | III度熱傷 | full thickness burn (DB) | 蒼白 羊皮紙様 | 無痛性 | 1カ月以上 | 真皮全層 皮下組織 | 辺縁表皮 | 経過をみて壊死組織除去 植皮 |

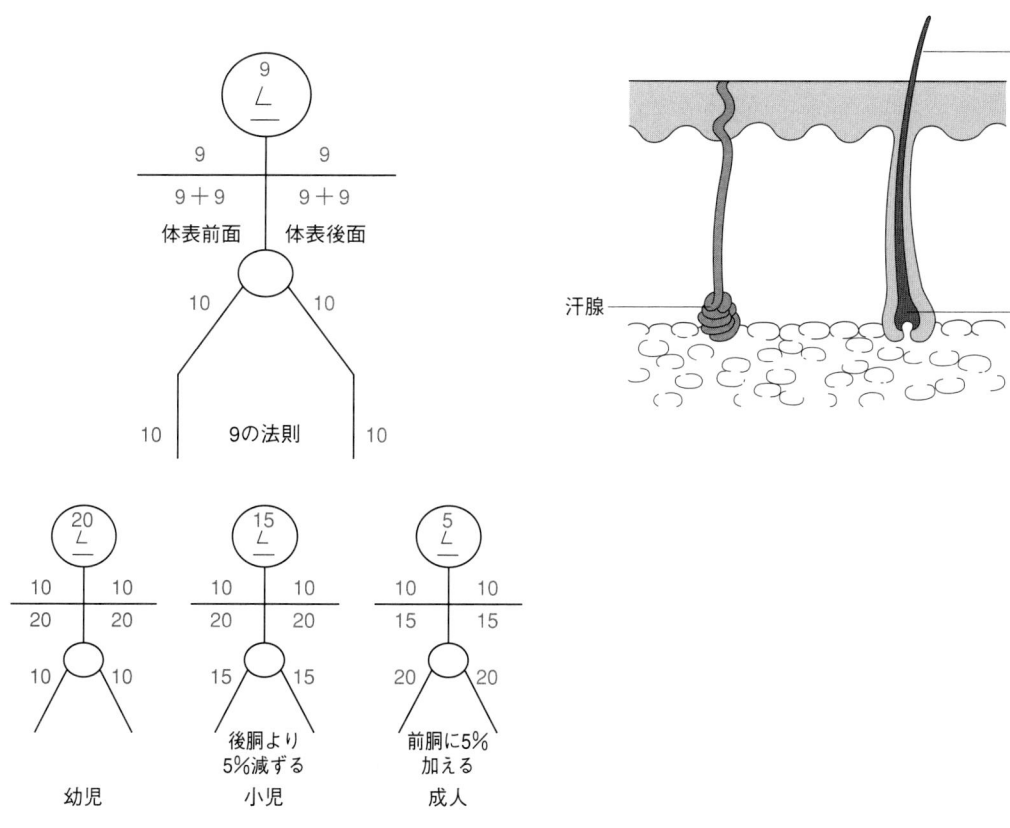

図 I-6 Blocker の法則

表 I-15 熱傷　重症度とアルツ Artz の基準の対応

| 重症度 | アルツの基準 |
| --- | --- |
| 重症熱傷<br>熱傷専門治療可能な施設にて入院加療を要する | II度　30% 以上<br>III度　10% 以上<br>顔面，手，足の熱傷<br>気道熱傷<br>軟部組織損傷，骨折の合併 |
| 中等症熱傷<br>入院施設のある病院にて入院加療を要する | II度　15〜30%<br>III度　10% 以下 |
| 軽症熱傷<br>外来通院にて治療加療 | II度　15% 以下<br>III度　2% 以下 |

③ アルツ Artz（1969）の基準：熱傷面積，深度，受傷部位，合併症から治療施設を決定する．臨床的に実用的である（表 I-15）．

## 2. 熱傷の病態

**熱傷の病態経過**

**a. 受傷後 48 時間以内**

血管透過性亢進による循環血液量，細胞外液量の減少による血液量減少性ショック hypovolemic shock が認められる．

**b. 受傷後 2〜5 日**

血管透過性亢進消退後すなわちショックの離脱後の時期であり，ショックに引き続き急性腎不全 acute renal failure（ARF）やショック離脱後の心肺合併症，気道熱傷，ARDS（adult respiratory distress syndrome），DIC（disseminated intravascular coagulation syndrome）などで死亡する．

**c. 受傷後 5 日以降**

創が感染し，敗血症となり，DIC，多臓器不全＝MOF（multiple organ failure）などで死亡する．局所，全身とも感染防御能が低下しており，早期のデブリードメントと植皮が必要であることが多い．カタボリズム（catabolism＝異化作用）が持続し，高カロリー投与など栄養管理が必要である．

**d. 受傷後 2〜数カ月**

広範囲熱傷も創面治癒がほぼ完了し，合併症死亡は少なくなる．しかし，瘢痕拘縮や肥厚性瘢痕が長期に患者を悩ませ，年単位では皮膚癌の発生も重要である（表 I-16）．

## 3. 熱傷の治療

広範囲熱傷では創面からの大量の血漿成分喪失による hypovolemic shock や，全身臓器の機能低下（MOF への移行），主に創部からの細菌侵入による敗血症などにより予後不良になりやすい．そのため受傷直後より予想される変化を早めに察知して，循環維持を中心とした全身管理とともに感染を防止し，早期に創部を閉鎖することが大切である（表 I-17）．

表 I-16 熱傷の病態と経過

| | 48時間以内 | 受傷5日以内 | 5日から2カ月 | 2カ月以降 |
|---|---|---|---|---|
| 熱傷の局所反応 | 創面の感染 | | 肥厚性瘢痕<br>ケロイドの形成 | → |
| 体液変動 | 急激な血管透過性の亢進<br>循環血液量不足（hypovolemic shock） | 血管透過性の亢進の消退<br>血圧（BP）↑<br>中心静脈圧（CVP）↑<br>大量利尿↑<br>（refilling） | | |
| 循環動態 | 代謝性アシドーシス（pH↓BE↓）<br>代償性 PaCO₂↓<br>乳酸↑<br>心拍出量（CO）↓<br>全末梢血管抵抗（SVR）↑↑ | CO ↑↑<br>SVR↓ | CO ↑↑↑<br>SVR ↓↓<br>多臓器不全(MOF)の状態に陥りやすい | |
| 腎機能 | 乏尿，無尿<br>急性腎不全（acute renal failure：ARF） | 溶血によるヘモグロビン尿による急性尿細管壊死（acute renal failure：ATN） | BUNやクレアチニン↑<br>非乏尿性腎不全（non-oliguric renal failure） | → |
| 呼吸機能 | 気道熱傷<br>胸郭熱傷 | 肺水腫 ARDS<br>PaO₂↓ PaCO₂↑ | 敗血症に伴う呼吸障害<br>肺感染症 | |
| 消化器系 | ストレス潰瘍（curling ulcer）<br>消化管出血や穿孔麻痺性イレウス | | | → |
| 内分泌，栄養代謝 | 高血糖（仮性糖尿病）<br>骨格筋蛋白の崩壊<br>脂質代謝↑ | | | → |
| 免疫系 | 免疫グロブリン↓<br>リンパ球↓ | 免疫グロブリン↑<br>リンパ球↑ | | |

### a. 輸液療法

① 各臓器の機能維持を目的とする．
② 投与量は熱傷の程度，合併症，年齢で異なる．
③ 膠質液（コロイド）が電解質より優れているという証拠はない．

各種の熱傷輸液公式が存在するが，患者の状態を充分検討しながらの投与が必要で公式にとらわれすぎてはならない（表 I-18）．

4. 事故と看護

表 I-17　熱傷の治療

| 来院前治療<br>(prehospital care) | 来院時治療 | 来院後の処置<br>（入院中治療を含む） |
|---|---|---|
| ○創面の冷却<br>　Ⅱ度熱傷では30分<br>　以上冷却<br>＊体温低下に注意 | ○病歴聴取，体重測定<br>○衣類除去，全身観察<br>　（合併症，気道熱傷　必要なら気道確<br>　保を行う）<br>○vital signs のチェック<br>○ルート確保（2カ所，可能であれば1<br>　本はCVラインで中心静脈圧測定）<br>○補液の開始（乳酸加リンゲル液投与）<br>○尿量測定（バルーンカテーテル挿入時<br>　間 0.5 ml/kg/hr≒30 ml/1 hrを維持）<br>○血液ガス測定（呼吸機能，アシドーシ<br>　スの有無）<br>○酸素投与（ショックや気道熱傷時）<br>○胸部，腹部 X-P<br>○熱傷範囲，深度判定<br>　（9の法則や Blocker の法則で判定）<br>○局所治療（創面冷却，洗浄，消毒後局<br>　所治療剤の使用，必要なら減張切開）<br>○必要に応じて昇圧剤の投与（心負荷の<br>　軽減）<br>○破傷風抗毒血清，トキソイド投与<br>○患者やその家族へのインフォームド<br>　コンセント | ○引き続き全身状態の<br>　管理<br>○減張切開（四肢全周<br>　性の熱傷で末梢循環<br>　不全がある場合や，<br>　胸郭の熱傷で呼吸抑<br>　制がある場合や予測<br>　される場合に行う．<br>○デブリードメントと<br>　植皮（壊死組織をこ<br>　まめに除去し，軟膏<br>　の塗布や人工皮膚，<br>　分層植皮を行う） |

### b. 栄養管理

ショック離脱後代謝の亢進から著しいカタボリズム亢進に傾く．そのため現在は栄養管理が生命予後に重大な影響があると考えられており，受傷早期より栄養管理を始める傾向にある（表 I-19）．

### c. 局所治療

熱傷創感染防止には創の冷却や早期の壊死組織 eschar の除去，清浄化が必要である．また局所の感染防止のための多数の局所治療剤が存在し使用されているが，それが有効であればあるほど，また長期に使用するほど多くの耐性菌や真菌の感染が発生する．なかでもグラム陽性菌のうち，メチシリン耐性黄色ブドウ球菌 methicillin resistant *Staphylococcus aureus* （MRSA）が問題になっている（表 I-20）．

## 4. 化学損傷

身の回りに化学物質が多く使われるようになり，化学工場の増加や化学物質の運搬増加が原因で化学損傷の発生頻度が増加している．

〈原因薬剤〉　酸，アルカリ，発泡びらん剤，金属など

表 I-18　各種熱傷輸液公式

| 方式 | 最初の 24 時間 | 次の 24 時間 |
|---|---|---|
| Evans | 電解質液＝％BSA×BW×1.0 m$l$<br>コロイド＝％BSA×BW×1.0 m$l$<br>維持水分量（5％ ブドウ糖液）<br>　　　＝1000～2000 m$l$ | 電解質液＝％BSA×BW×0.5 m$l$<br>コロイド＝％BSA×BW×0.5 m$l$<br>維持水分量（5％ ブドウ糖液）<br>　　　＝1000～2000 m$l$ |
| Brooke | 電解質液＝％BSA×BW×1.5 m$l$<br>コロイド＝％BSA×BW×1.5 m$l$<br>維持水分量（5％ ブドウ糖液）<br>　　　＝1000～2000 m$l$ | 電解質液＝％BSA×BW×(0.75～1.125) m$l$<br>コロイド＝％BSA×BW×(0.25～0.375) m$l$<br>維持水分量（5％ ブドウ糖液）<br>　　　＝1000～2000 m$l$<br>アルブミン 1 g/kg |
| HLS | HLS 300 2 $l$<br>HLS 250 1 $l$ ─────────────→<br>HLS 200 1 $l$　　尿量 30 m$l$ 維持 | HLS 150（受傷後 48 時間以内）<br><br>尿量 30 m$l$ 維持 |
| Baxter（Parkland） | 電解質液＝％BSA×BW×4.0 m$l$ | 電解質液＝％BSA×BW×2.0 m$l$<br>　　（初日の 1/2）<br>コロイド＝％BSA×BW×0.5 m$l$ |
| Consensus | 電解質液＝％BSA×BW×2.4 m$l$ | コロイド＝％BSA×BW×(0.3～0.5) m$l$ |

注1）　第 1 日目の輸液は，始めの 8 時間に 1 日量の 1/2 を投与し，次の 16 時間で残りの 1/2 を投与することを原則とする．

注2）　％BSA（body surface area）＝熱傷面積，BW（body weight）＝体重

注3）　電解質液とは乳酸加リンゲル液（ラクテック，ソリタ，ハルトマンなどあるいはその糖液）をさす．
　　　コロイドとはプラズマ，新鮮凍結血漿（FFP），アルブミンなどをさす．
　　　維持水分は 5％ 糖液を使用する．

注4）　HLS（hypertonic lactated saline solution）＝高張ナトリウム輸液
　　　ex）HLS 300＝Na 濃度が 300 mEq/$l$

〈特徴〉　原因物質が存在する限り障害は持続的に進行する．特に強アルカリは危険である．基本的には，化学的作用による蛋白凝固壊死である．

〈治療の原則〉

**a. 水洗**：薬剤のいかんを問わずまず行うべきは，できるだけ早く水洗し，物理的に洗い流すことであり，最良の方法である．最低 30 分から 1 時間が必要で，強アルカリでは 12 時間以上洗浄することもある．

**b. 中和**：消化管の化学損傷は誤飲か自殺目的によるもので，強酸か強アルカリが多い．口腔，咽頭，食道より始まり，上部消化管が受傷直後から数カ月かけて持続的に損傷される．治療の原則は水あるいは中和剤にて胃洗浄を行うことである．一般的に牛乳，卵白を投与するが，これらは酸，アルカリにより変性するので粘膜障害は緩衝され，効果的である．その他の化学損傷では原則的に中和剤は用いない．

**c.** 局所治療は熱傷に準ずる．

表 I-19 栄養管理指標

| | 対処方法 |
|---|---|
| ①輸液量 | ○受傷部からの不感蒸泄量↑<br>○不感蒸泄量（m$l$/時）＝（25＋%BSA）×BSA(m²)<br>○必要輸液量（m$l$/時）＝不感蒸泄量(m$l$/時)＋尿量(50～70 m$l$/時)＋その他の喪失量(m$l$/時) |
| ②輸液量の指標 | ○血圧，脈拍，中心静脈圧（CVP）などの vital signs のチェック，体重の推移<br>○血清 Na の値の推移<br>○尿量は主として浸透圧利尿のため指標になりにくい |
| ③電解質 | ○電解質を測定し必要に応じて補充<br>○K, Mg, P, Ca の喪失↑ |
| ④栄養成分 | ○Curreri の公式<br>　大人： 必要カロリー(kcal/日)＝25 kcal×BWkg＋40 kcal×%BSA<br>　　　　 蛋白量＝1.0 g×BWkg＋3.0 g×%BSA<br>　小児： 必要カロリー(kcal/日)＝60 kcal×BWkg＋35 kcal×%BSA<br>　　　　 蛋白量＝3.0 g×BWkg＋1.0 g×%BSA<br>　＊ この公式はあくまで理想の公式である．<br>○糖質　　　全カロリーの 50～70%<br>○アミノ酸　全カロリーの 15～20%<br>○脂質　　　残りのカロリー<br>○ビタミン　所要量<br>○微量金属　亜鉛は増量する（創傷治癒の促進） |
| ⑤栄養投与経路 | ○可能な限り経口摂取や経腸栄養を主体として行う．受傷後しばらくは腸管の運動低下や麻痺性イレウスを認めるため経静脈栄養などもうまく併用する． |

注1）%BSA＝熱傷面積(m²)　BW＝体重 kg

## 5. 電撃症

いわゆる感電のことで，過度の電気が体内を通ることで起こる損傷で労働災害の比率が高い．

〈特徴〉 ① 局所の損傷がわずかでも重症不整脈により即死することがある．② 体表面の損傷の広さでは重症度は判定できない．③ 時間経過とともに局所の損傷が拡大する．④ 筋肉の損傷，壊死を伴うことも多く，2 次的に出血をきたす．

軽症にみえたり，浅い傷にみえても体表面の損傷の広さでは重症度は判定できず，時間経過とともに局所の損傷が拡大することも多いことから病院に必ず受診する．また死亡原因の大半は受傷直後の心肺停止によることが多く，バイタルサイン vital signs をチェックしながらただちに心肺蘇生処置を行う．

## 6. 広範囲熱傷の標準看護計画

現在多くの病院でクリティカルパス（パス）が導入されている．このパス導入が患者によりよい医療を効率よく提供することを可能にして，また患者が医療の流れを理解し安心して医療を受けられるようになった．広範囲熱傷においても同様で，医師より患者の日常と接す

表 I-20 熱傷局所の治療方針

| 熱傷程度 | 治療方針 |
| --- | --- |
| Ⅰ度熱傷（EB） | ○冷却，冷湿布<br>○ステロイド軟膏 |
| Ⅱ度熱傷浅度（SDB） | ○Silver sulfadiazine（ゲーベンクリーム）の使用<br>○水疱被膜が保存可能：トレックスガーゼ，ワセリンの使用<br>○創の深達化予防：プロスタグランジン，アクトシン軟膏の使用<br>○ハイドロコロイドゲル製剤（デュオアクテブなど）の使用 |
| Ⅱ度熱傷深度（DDB）<br>Ⅲ度熱傷（DB） | 中心は壊死組織（eschar）のデブリードマンによる除去と植皮である<br>○減張切開<br>○Silver sulfadiazine（ゲーベンクリーム）の使用（第一選択）<br>○入浴，シャワー療法<br>○デブリードマンと植皮<br>○創被覆剤の使用（特に植皮単独では覆いきれないときに使用） |

注　近年優秀な創被覆剤が多数熱傷治療の場で使用されており，効果を発揮しているが特に生物学的包帯法 biological dressing は感染などの問題（クロイツフェルトヤコブ病や狂牛病などの発症）から使用されなくなってきている．
　一方，皮膚の培養やスキンバンクからの皮膚移植が可能になりつつある．

る機会の多い看護師側ではなおのことパスの重要性は増加している．例えば金沢大学の例ではインターネットに公開されているが，看護計画の問題リストとして次のようなものをあげている．
① 血漿成分の喪失による循環不全
② 肺合併症
③ CO 中毒による意識障害
④ 皮膚の統合性の障害による感染
⑤ 熱傷や局所治療による身体的苦痛
⑥ 創痛や不穏による植皮の不生着
⑦ 精神的苦痛
⑧ 体液量の喪失，腹部症状や栄養の吸収障害による栄養状態の悪化
⑨ 拘縮による ADL 障害
⑩ 家族の不安

明確な看護計画が存在すれば，パスがもたらす恩恵として，
① 診療の標準化
② チーム医療の推進と治療の効率化や質の向上
③ 医療資源の有効活用
④ 安全性の向上

などが考えられる．広範囲熱傷は集学的医療の代表の1つであるが，今後このようなシステムの導入とともにさらなる治療の効率化や質の向上が期待される．

まとめ
① 広範囲熱傷は，生体に加わる侵襲のうち最大級の侵襲と考えられ，熱傷局所のみならず多臓器，また全身的障害がある．ほぼ全科横断的に医師や，また多数のコメディカルの協力が必要である．
② 重症度判定とは，熱傷深度の分類，熱傷面積の算定を指し，これを判定することで熱傷に対して適切な治療を行うことができる．
③ 広範囲熱傷では受傷直後より予想される変化を早めに察知して，全身管理とともに感染を防止し，早期に創部を閉鎖することが大切である．

## B 窒息 asphyxia

〈定義〉 広義には，肺呼吸の障害をさす．そのうち外的要因と内的要因に分け，外的要因，中でも外力による気道閉塞を窒息とする．
　① 縊首　hanging
　② 絞首　ligature strangulation
　③ 扼首　throttling　などがある．
　いずれも，呼吸障害，意識障害，血圧ならびに筋トーヌス低下が認められ，きわめて生命に危険がある．

〈診断〉 現病歴から診断自体に困難性は少ないが，自殺，他殺の判断は時に困難で，また縊首の場合は頸椎損傷，扼首の場合は舌骨，甲状輪状軟骨の骨折に注意が必要であり，頸部の安静に留意する．

〈治療〉 心肺蘇生をはじめとした呼吸，循環，体液などの全身管理が必要になることがある．また低酸素脳症による脳浮腫への対策も重要である．

まとめ
① 頸部の安静をはかりながら，低酸素脳症による脳浮腫への対策が重要である．

## C 溺水 near-drowning

〈定義〉 水中に顔面が没して生じる窒息のうち，一時的にせよ生命徴候を認めたものをさし，死亡した例は溺死 drowning として区別する．
　小児や若年者に犠牲者が多く溺水患者の治療は重要な問題である．
　海水と淡水による溺水とは以前は区別されていたが，現在では病態はほぼ同じ（肺内シャント）であることがわかっている．
　溺水において最も重要とされているのは低酸素状態である．溺水に関連した一つの病態として低体温症がある．

〈診断〉 溺水には事故，自殺，疾病などさまざまな原因があり，飛び込み時の事故のように頸椎，頸髄損傷を合併している可能性がある．

〈治療〉 病院来院時の状態で予後が大きくことなる．
　① 来院時に意識清明で呼吸，血圧が安定している場合
　② 意識障害がある場合，また呼吸，血圧が不安定な場合

③ 来院時心肺停止例

の状態が考えられるがいずれにしても低酸素脳状態や，脳浮腫対策などの集中治療を積極的に行う必要がある．

## まとめ

① 頚椎，頚髄損傷を合併している可能性がある．
② 溺水は顔面さえ水中に没していれば生じる可能性がある．
③ 著しい低体温を認める例では完全に回復することもあり，死の判定は慎重にする必要がある．
④ 低酸素脳状態や，脳浮腫対策などの集中治療を積極的に行う必要がある．

## D 異物 foreign body

〈定義〉 その多くは体外に由来し，通常では存在しない部位にあるもの．

### a. 外耳道内異物

小児の異物：豆類，砂，玩具，種子など．
大人の異物：綿花，マッチ棒，紙，耳かきの先端部，昆虫など．
〈治療〉 ① 温水を使用して耳洗いを行う，② 鉗子や摂子を使用し取り除く，③ 耳鼻科の専門医を受診する．

### b. 鼻腔内異物

小児および精神発達遅滞者に限られており，ピーナッツ，アメ，玩具など．
異物による症状は無症状か，時に鼻漏，鼻閉，副鼻腔炎などを発症する．
診断は現病歴と鼻鏡検査によって確定する．
〈治療〉 ① 鉗子や摂子による摘出，② 耳鼻科の専門医を受診する．

### c. 消化管内異物

成人に比べて小児に多く，その多くは家庭で発生している．年齢的には 1～2 歳児に多い．異物の種類では硬貨が最も多いが，その他，身の周りのあらゆるものの報告がある．飲み込まれた異物は，その 70～80％が直ちに胃に達するが，残りは食道内にとどまり，時に穿孔や閉鎖などの合併症を生じるので早期の治療が必要である．異物の確認と場所の確認が重要で，レントゲンや食道鏡の使用も考慮される．
〈治療〉 食道内の異物に対しては食道鏡を使用し，鉗子や摂子で確実に引き抜く．また異物が胃より末端に落ち込んでいれば，腹膜炎や腸閉塞を起こさなければ，経過観察とする．

### d. 気道内異物

大部分は小児であり，口に入る物なら全て異物になる可能性がある．ボタンや豆，玩具，歯のつめものなどの報告が多い．突然の喘息様発作や嘔吐後の咳嗽などは特に気道内異物に注意する．疑われる場合には症状の有無にかかわらずレントゲンの撮影が必要である．肺気腫や無気肺，Holzknecht's sign* が認められることがある．

---

* Holzknecht's sign：吸気の時に縦隔洞が片側に偏位していることで，これは偏位している側の気管支に閉塞があることを示している．

〈治療〉 窒息状態や呼吸困難な場合には気道確保が最優先である．気道確保ができたら気管支鏡下に摘出を行う．

### e．皮下，筋膜下異物（伏針）

金属片，針，釘，砂利などのようにX線非透過性の異物から，木片，ガラス片などのようにX線透過性の異物もある．事故や労働災害が原因のことも多い．

問診やレントゲンで異物を確認する必要があり，レントゲンでは骨条件ではなく軟部条件で撮影した方がわかりやすい場合も多い．

〈治療〉 受傷直後の開放創では場合によっては局部麻酔下に，徹底した創の洗浄，デブリードマンによって創内に異物を残すことなく処置することが大切である．しかし刺入孔が小さい場合，また異物が深部に存在する場合には必ずしも容易ではなく大手術になる場合もある．時日を経た異物では，痛み，感染，その他異物の身体に及ぼす危険性と摘出術自身の危険性とを考慮して手術適応を決めなければならない．整形外科外来で多くみうけられる．

### f．泌尿器，生殖器の異物

問診が重要ではあるが，患者が異物挿入の事実を隠すことも多いため，レントゲンや内視鏡による検査が必要である．

〈治療〉 泌尿器専門医の手にゆだねられることが多い．

**まとめ**

① 消化管内異物において飲み込まれた異物は，一部が食道内にとどまり，時に穿孔や閉鎖などの合併症を生じるので早期の治療が必要である．異物の確認と場所の確認が重要で，レントゲンや食道鏡の使用も考慮される．

② 気管内異物において口に入る物なら全て異物になる可能性がある．疑われる場合には症状の有無にかかわらずレントゲンの撮影が必要である．窒息状態や呼吸困難な場合には気道確保が最優先である．

③ 皮下，筋膜下異物において徹底した創の洗浄，デブリードマンによって創内に異物を残すことなく処置することが大切である．

## E 熱中症 heat illness

〈定義〉 高温環境下の生体の障害は熱中症 heat illness と総称される．

これには体温上昇を伴わない① 日射病 sun stroke, ② 熱性けいれん heat cramp と，著明な体温上昇に伴う③ 熱疲労 heat exaustion, ④ 熱射病 heat stroke に分類される（表Ⅰ-21）．暑熱による障害では，この体温上昇の有無を知ることが大切であり，体温の上昇がなければ，相対的あるいは絶対的な循環血液量の減少とNa欠乏性脱水であることが多く，予後も比較的良好である．一方体温上昇が著明であれば，循環血液量の減少やNa欠乏性脱水の程度が強く，体温調節障害による重要臓器障害を合併し，予後も不良のことが多い．

熱射病が最も重症で多臓器障害を伴うため強力な集中治療を要し，熱疲労は熱射病の前段階と考えられる（表Ⅰ-21）．

〈熱射病の治療〉 身体冷却 38度まで急速に冷却する．

冷却法① 体表面冷却法（アルコール cooling），冷却ブランケット，氷水浴，冷水浴に加え，② 体腔内冷却（冷却した輸液投与，冷却水による胃，膀胱洗浄，腹膜灌流，体外循環）

表 I-21 熱中症の分類

|  | どのような場合に発生しやすいか | 病態 | 臨床症状 | 治療と予後 |
|---|---|---|---|---|
| 熱射病 | 夏のクラブ活動<br>夏のトレーニング<br>サウナ<br>炎天下の車内 | 高体温による臓器障害, 多臓器不全<br>体温調節障害<br>高度脱水, 循環不全 | 発熱: 40度以上<br>意識障害: 重度から昏睡<br>発汗: 皮膚が紅潮乾燥で発汗なし<br>血圧: ショック | とにかく冷却<br>呼吸循環管理（輸液, 昇圧剤の使用, 必要時には人工呼吸）<br>臓器障害に対して積極的に治療<br>予後　不良 |
| 熱疲労 | 夏のクラブ活動<br>夏のトレーニング<br>サウナ<br>炎天下の車内 | 高体温による臓器障害, 多臓器不全<br>体温調節障害<br>高度脱水, 循環不全 | 発熱: 38度から40度程度<br>意識障害: 軽度<br>発汗: 少量<br>血圧: 軽度から中等度低下 | とにかく冷却<br>呼吸循環管理（輸液, 昇圧剤の使用, 必要時には人工呼吸）<br>臓器障害に対して積極的に治療<br>予後　熱射病ほどではないものの不良 |
| 熱けいれん | ボイラー室での作業<br>厨房内の作業<br>水ばかり飲む | Na欠乏性脱水<br>低Na血症 | 発熱: なし<br>意識障害: なしか一時的に消失<br>発汗: 多量<br>血圧: 一過性に低下または軽度低下 | 食塩水やスポーツドリンクを飲ませる<br>輸液（乳酸加リンゲル液など）<br>予後　良好 |
| 日射病 | 夏の朝礼<br>夏の混雑した場所 | 相対的循環血液量減少<br>軽度脱水 | 発熱: なし<br>意識障害: なしか一時的に消失<br>発汗: 冷や汗<br>血圧: 一過性に低下 | 涼しい場所で寝かせる<br>足を上げる<br>水を飲ませる<br>輸液<br>予後　良好 |

も施行される.

まとめ

① 熱中症の中で熱疲労と熱射病は体温調節の破綻により体温が上昇しているのが大きな特徴であり，またそれが体に重篤な状態をもたらす．

② 熱疲労と熱射病は可能な限り早急に冷却して体温を下げて，また輸液などの循環管理ができなければ予後不良である．

〈補足〉　熱中症は，熱波により主に高齢者に起こる場合や，幼児が高温環境（主に炎天下の車中）で起こる場合，高温環境下での労働で起こるものや，スポーツ活動中に起こる場合などがあり毎年のように死亡事故として報じられている．正しい知識や対処法を知っていれば，多くの場合に救命できる可能性があり，私たちは普段からこのような知識を習得し，いざという時に行動できるようにする必要がある．日本気象協会，日本体操協会などでも，またインタ

ーネット上のホームページでも熱中症の情報が多数掲載されておりこれらの情報を活用して実際に役立てることも1つの手段と考えられる．医学情報は特に日進月歩であり，今後もインターネットなどの活用は医療全般に有用であると思われる．

## F 凍傷 frostbite

〈定義〉 局所の寒冷による損傷．
　　四肢に発症しやすく，手よりも足のほうが損傷を受けやすい．外気温だけでなく湿度が高いほど凍傷は発症しやすい．四肢末端が凍結点（−4度以下）の温度，多くの場合−7度以下の気温に2～3時間以上さらされた場合に凍傷が起こる．
〈病態〉 ① 組織凍結，② 末梢循環障害により発症する．
〈症状〉 OrrとFainerの分類　表在性，深在性凍傷に分類．
　　表在性I度：表皮まで，II度：真皮まで，深在性III度：皮下組織まで，IV度：骨，軟骨まで達しているもの．しかしながら受傷時には深度の判定はできない．
〈治療〉 ① 急速融解　rapid rewarming，② 末梢循環改善，③ 外科的処置（切除，切断を含む）などを行う．

## G 薬物ショック（特にアナフィラキシーショック） anaphylactic shock

〈定義〉 薬物によるI型アレルギーによるショック．
　　血管拡張や血圧低下，咽頭浮腫による窒息，喘息様呼吸困難が出現する．
〈治療〉 輸液ルートの確保，エピネフリンの用意，酸素吸入を直ちに行う．また人工呼吸器も用意できればなおよい．これらの処置ができていれば通常は血圧，呼吸状態も安定してくることが多い．

〈加藤　興〉

# 5 感染と化学療法

## A 感染の成立と日和見感染

　　感染は病原体と宿主とのバランスの上で成立する．病原体側の条件としては量の多少，病原性の強弱があり，宿主側の条件としては感染防御能の高低がある．宿主側が病原体より強ければ，感染は成立しないか不顕性感染（保菌）となる．宿主側が病原体より弱ければ症状が発現し，顕性感染となる．病原体が強く，量も充分であれば，健康体である宿主に対しても感染は成立するが，常在菌などのように病原体が弱くてもそれ以上に宿主の感染防御能が低ければ，感染は成立する．後者のような感染を日和見感染という．感染防御能はいろいろな条件下で低下する．低下する条件として糖尿病合併例，肝機能低下例，腎機能低下例，人工透析例，慢性呼吸器疾患合併例，心疾患合併例，関節リウマチなどの膠原病例，ステロイド投与例，悪性腫瘍合併例，抗がん剤投与例，放射線療法例，臓器移植例，免疫抑制剤投与例，免疫不全例，高齢者，寝たきり例，多発外傷例，長期抗菌薬投与例などがあげられる．

## B 整形外科における感染症

　　我が国では世界でも有数の超高齢化社会を迎え，変形性関節症などの関節疾患，大腿骨頸部骨折や脊椎圧迫骨折などの骨粗鬆症関連骨折，腰部脊柱管狭窄症などの脊椎疾患などが増加の一途をたどっている．整形外科領域におけるこれらの運動器退行性疾患は患者の activity of daily living（ADL）を低下させ，quality of life（QOL）を悪化させるため，手術療法を必要とする症例が増加してきている．関節疾患には人工関節置換術が，大腿骨頸部骨折には内固定材料による観血的整復固定術や人工骨頭置換術が行われ，腰部脊柱管狭窄症には脊椎インストゥルメンテーション（図 I-7）を併用した手術が行われて早期離床が計られている．しかし，一方でこれらの手術は巨大な異物を挿入することになる上，手術対象となる症例の多くが日和見感染を起こしやすい高齢者であるため，手術部位感染 surgical site infection（SSI）の危険性が増加する．

## C 手術部位感染（SSI）

　　米国疾病管理センター centers for disease control and prevention（CDC）では SSI の危険性を増大させる因子として大きく患者の特性と手術上の特性とに分けて概説している．

## 1. 患者の特性

　高齢，肥満，喫煙，糖尿病，全身的ステロイド投与，低栄養状態，同時期の遠隔部位の感染または黄色ブドウ球菌の鼻腔内定着，手術前の長期入院，免疫機能の低下，特定の血液製剤（白血球を含んだ同種血）の周術期輸血があげられている．術前1カ月間は禁煙を遵守させ，糖尿病はコントロールし，虫歯など遠隔部位の感染症は治療されるべきである．黄色ブドウ球菌の鼻腔内定着と，SSIの発症とは密接な関連性があるとされているが，ムピロシンの予防的鼻腔内塗布がSSI発症率を下げるかどうかについてはいまだ結論が出ていないため，手術前に一律に塗布する必要はない．

## 2. 手術上の特性

　手術前の生体消毒薬による薬浴，手術前の除毛，手術室における皮膚消毒，手術時手洗い，手術時間，予防的抗菌薬投与，手術室の換気，器械の滅菌，手術手技，ドレーンの留置，術後の創傷管理などが関与するとされている．

　手術前の生体消毒薬による薬浴は皮膚についた病原体数を減少させるとされていて，クロルヘキシジンでもポビドンヨードでもその効果が認められている．また，手術前の除毛はいかなる方法を用いてもSSIの発生率を増加させるため，手術に支障をきたす剛毛がある場合にのみ，手術用バリカンかはさみで短く切ることが望ましいとされている．ドレーンの留置はSSIの危険性を高めるため，必要な場合にのみ手術創以外の創から挿入して用い，閉鎖式ドレーンを用いる．そして，できるだけ早く抜去することが望ましいとされている．手術創は滅菌した被覆材で術後48時間は保護することとされているが，その後の処置については明確な結論が出ていない．被覆材の交換は衛生的手洗いを行い，手袋を使用した無菌操作下に行う．

## D 院内感染

　手術に伴い，気管内挿管をする場合や，血管内カテーテル，尿道カテーテルを留置する場合がある．すなわち，患者は常時，感染の危険に曝されることになるのである．ここで問題になるのが，院内感染である．院内感染とは，病院内において医療行為や医療従事者・患者・病院内環境との接触を介して病原体に感染することである．一種のmedical errorである．そのerrorを未然に予防するための手引き書として国立大学医学部附属病院感染対策協議会では病院感染対策ガイドライン（第2版）を2003年8月に出版している．

## 1. 血管内留置カテーテル

　末梢静脈カテーテルは上肢の静脈，中でも前腕の静脈に挿入した場合，静脈炎の危険性が最も低いとされている．可能な限り，外径は細いほうが望ましい．72時間以上留置しない．すなわち，72時間ごとに輸液ラインごと交換するべきである．ヘパリンロックは病原体の付着を促進するという報告があるため，治療終了後のカテーテルは速やかに抜去するべきであり，ヘパリンロックを行っているにもかかわらず，使用していないカテーテルを留置し続けることは望ましくない．カテーテル刺入部は滅菌被覆材で被覆する．刺入部への抗菌薬配

合軟膏やポビドンヨードゲルの塗布効果は不明である．

### 2．尿道留置カテーテル

カテーテルを留置すると細菌尿の出現率は1日あたり3～10％ずつ増加するため，留置期間は短いほどよい．挿入に際しては無菌手技と滅菌器具を用いて行う．決して医療従事者の手指を介して感染することがあってはならない．集尿バックの交換や尿の廃棄，尿の採取なども無菌手技で行う．閉鎖式カテーテルを用い，感染予防としての膀胱洗浄は行わない．抗菌薬や消毒薬を用いた膀胱洗浄も無意味である．

## E 感染対策チーム infection control team（ICT）

院内感染防止対策は病院全体として取り組むべき問題である．その実働部隊として具体的な感染対策を推し進めていく組織がICTである．構成メンバーは医師 infection control doctor（ICD），看護師 infection control nurse（ICN），薬剤師，検査技師，事務職員，栄養士などからなり，実際の業務は院内感染の現状を把握するサーベイランス業務，感染防止に関する疑問に対して回答し，指導を行うコンサルテーション業務，適正な抗菌薬の投与法について指導するインターベンション業務が中心となる．筆者の施設においてもICTは精力的に活動しており，感染対策マニュアルの作成やinfection control newsの発行，病棟ラウンド，感染対策に関する講演会の開催，針刺し事故などの職業感染防止対策の実施などを行っている．また，毎月2回ミーティングを行って，メチシリン耐性黄色ブドウ球菌（MRSA），薬剤耐性緑膿菌，ペニシリン耐性肺炎球菌（PRSP）の3種について各病棟における患者発生数をチェックしている．（http://www.medic.mie-u.ac.jp/ict/index.html）．整形外科においてもSSIや院内感染は避けて通ることのできない問題であり，病棟におけるリンクナースはもちろんのことであるが，それ以外のスタッフも積極的にICTとかかわっていくべきである．

## F MRSA感染

現在，最も問題視されている院内感染がMRSA感染である．MRSAは患者との直接接触あるいは患者に使用した物品や環境表面との間接接触によって成立する接触感染により，伝播される．したがって，接触予防策が適用される．

個室隔離あるいはMRSA感染患者を一つの病室に集めて管理するコホーティングが望ましい．しかし，排菌量が少なく保菌状態の患者は易感染患者と同室でなければ，個室隔離の必要性は薄くなる．聴診器や血圧計などの医療器具は患者専用としてカルテは病室に持ち込まない．患者の移送は控えることが望ましいが，室外に出るときには手洗いを充分行うことや病院の環境に触れないよう注意するなど，患者を教育しておくことも重要である．ドアノブ，ベッド柵，便座など患者が日常的に接触する環境表面はアルコールで清拭する．

医療従事者の対応として排菌患者に対する処置後に手洗いを行うことはもちろん，処置前にも手洗いを行うことが必須である．標準予防策においても同様であるが，目にみえる汚染がある場合には流水と石鹸による手洗いを，目にみえる汚染がなければ速乾式手指消毒薬を

用いる．手荒れがひどい医療従事者は手袋を着用する．手袋をはずした後も手洗いを行う．排菌患者に直接接触する場合や，病室環境に触れる場合はガウンを着用する．ガウンの収納は病室内とする．スリッパの履き替えや粘着マットは無意味である．いずれにしても医療従事者が MRSA 患者から他の患者へ MRSA を伝播させることがあってはならない．また，健常な医療従事者が MRSA を保菌している場合があることも忘れてはならず，自分の MRSA を他の患者に伝播させることなどもってのほかである．特に日和見感染する可能性の高い感染防御能の低下した患者に対する処置の際には細心の注意が必要である．**手洗いに始まり，手洗いに終わる**ことを肝に銘じるべきである．

## G 細菌性ショック

MRSA をはじめとするグラム陽性球菌やグラム陰性桿菌，真菌などさまざまな病原体による重篤な感染症に起因する急性循環不全状態を**細菌性ショック**という．初期には体温上昇（38 度以上），血圧低下（収縮期血圧 90 mmHg 以下），過呼吸（20 回/分以上），頻脈（100 回/分以上），尿量低下（0.5 ml/kg/時以下）などの症状を呈し，**warm shock** ともいわれる．治療はショックに対する全身管理とともに感染原因の除去と原因菌に対する抗菌薬の投与を早急に行うが，**cold shock** に移行すると播種性血管内凝固症候群 disseminated intravascular coagulation（DIC），多臓器不全 multiple organ failure（MOF）を合併し，死亡率が高くなる．

## H 化学療法

### 1. 予防的抗菌薬投与

整形外科手術における予防的抗菌薬は**黄色ブドウ球菌**に抗菌力の高い薬剤を選択すべきである．執刀時に組織内濃度が高まるように術前 30 分前ごろから経静脈的に投与し，手術時間と薬剤の有効血中濃度の推移を考慮して術中に追加投与を行う．術中に大量出血があった場合や，長時間手術，病的肥満者には投与量や投与間隔を考慮する．清潔手術では手術当日のみの投与とし，その他の手術では 3 日間程度の投与を目安とするとされているが，開放骨折などの汚染手術や感染部位に対する手術では当初より治療的抗菌薬投与を考慮する．

### 2. 治療的抗菌薬投与

化膿性骨髄炎や化膿性関節炎，人工関節置換術後感染，脊椎インストゥルメンテーション感染（図 I-7）など感染が明らかな場合には治療的抗菌薬投与による治療を行う．培養検査結果から起因菌を同定し，その菌に対する**薬剤感受性**を参考にして抗菌薬を選択する．抗菌薬の中でも硫酸アミカシンや硫酸ゲンタマイシンなどのアミノグリコシド系薬剤や塩酸バンコマイシン，テイコプラニンなどのグリコペプチド系薬剤においては投与に際して**治療的薬物モニタリング** therapeutic drug monitoring（TDM）を行って，薬剤投与終了後のピーク値（最高値）と投与直前のトラフ値（最低値）を目標に投与量や投与間隔を再検討しながら投与していく．

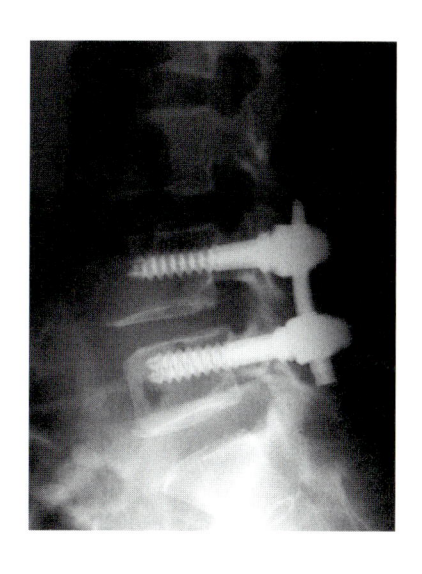

図Ⅰ-7 脊椎インストゥルメンテーション

## I 手術療法

　化膿性骨髄炎や化膿性関節炎の治療に際しては前述のような治療的抗菌薬の投与とともに手術的に病巣部から膿を排出させたり，病巣組織を郭清しなければならない場合がある．また，人工骨頭や人工関節，脊椎インストゥルメントなどの異物が挿入されている部位に感染が生じた場合にはそれら人工物の抜去を余儀なくされる場合もある．また，局所の抗菌薬濃度を上げるために持続洗浄療法が行われたり，抗菌薬入りのセメントビーズやハイドロキシアパタイトを局所に充填する補助療法が行われることがある．

## J 抗菌薬充填ハイドロキシアパタイト

　筆者の施設では人工関節置換術後の感染や化膿性骨髄炎の治療に用いている．つぼ状のハイドロキシアパタイトの中心に作成されている穴に粉末の抗菌薬を充填した後，蓋をして使用する（図Ⅰ-8）．従来のセメントビーズ法ではセメントが固まるときに重合熱を発生するため，塩酸バンコマイシンなど熱に弱い抗菌薬が使用しにくいという欠点があった．本法ではその欠点が克服されている上に，抗菌薬の徐放効率が約70％と良好であり，抗菌薬の種類によっては約1カ月間徐放効果が続く．また，良好な骨親和性を有しているため，化膿性骨髄炎に対して病巣郭清後の死腔に充填した場合には，そのまま留置しておくという利点がある（図Ⅰ-9）．人工関節置換術後の感染に対しては人工関節抜去後の死腔に充填して使用したり（図Ⅰ-10），再置換術と同時に骨内に移植して使用することができる（図Ⅰ-11）．

## K チェックポイント

1. 患者が日和見感染を起こしやすい感染防御能低下状態か否かを把握する．
2. 人工関節などの異物を挿入する手術か否かを把握する．
3. 手術患者がSSI発症に影響する患者特性を有しているか否かを把握する．

44  5. 感染と化学療法

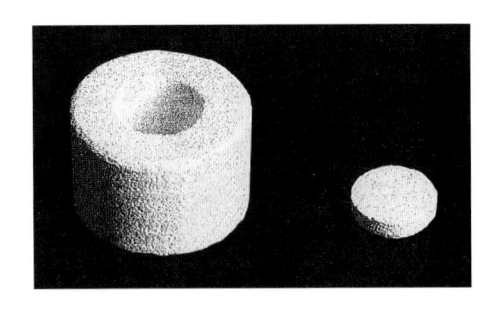

図 I-8　抗菌薬充填用ハイドロキシアパタイト

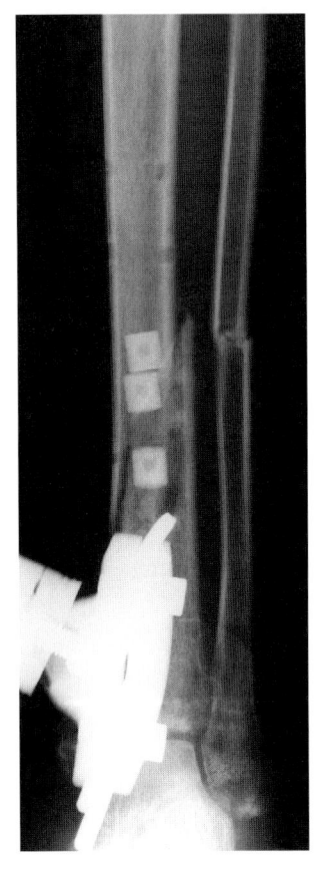

図 I-9　下腿開放骨折後化膿性骨髄炎例

4. SSI発症に影響する周術期処置法を理解し，正しく実行する．
5. 自分の行っている処置が院内感染の原因になっていないかどうか再確認する．
6. MRSA感染予防のための接触予防策を実行する．
7. 細菌性ショックの初期症状について理解し，早期発見に努める．
8. 予防的・治療的抗菌薬投与の方法や手術療法について理解している．
9. 感染予防の基本は正しい手指消毒に尽きるということを認識する．

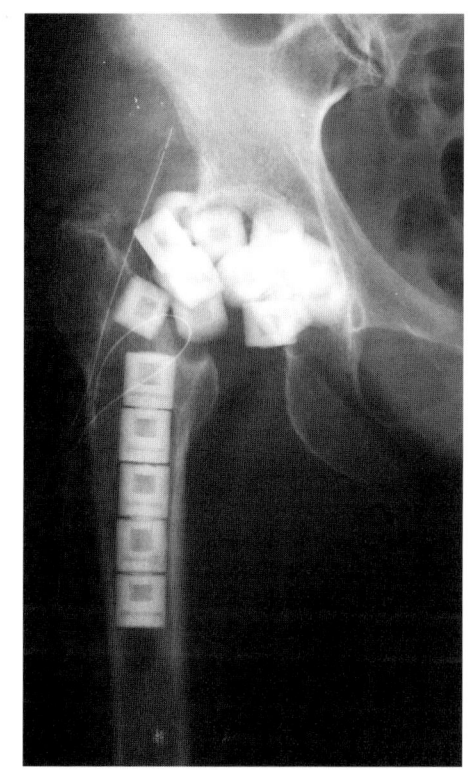

図I-10　人工骨頭置換術後感染例 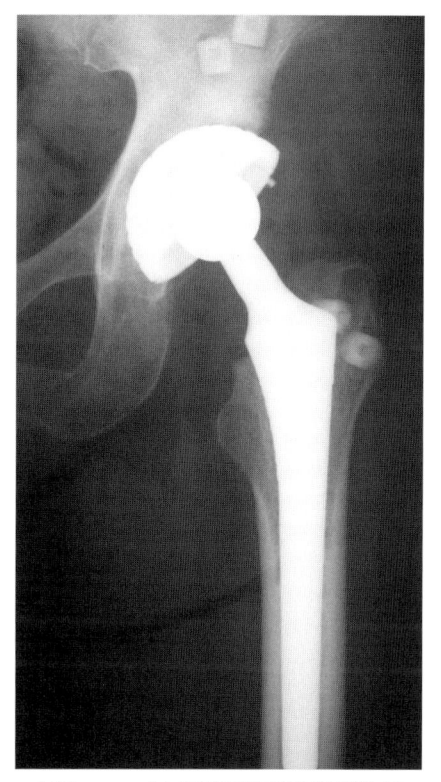　　図I-11　人工股関節置換術後感染例

〈須藤啓広　内田淳正〉

# 麻酔とペインクリニック 6

## 整形外科の麻酔

　整形外科手術では，スポーツ外傷や交通外傷による若くて健康な患者がいる反面，高齢者や関節リウマチなどの全身的な合併症を抱えた患者も多く，特有の病態生理を理解した麻酔管理が必要となる．

### A 整形外科手術における病態と注意事項

① 大腿骨頸部骨折では，痴呆や寝たきりの患者が多くみられ，貧血や低栄養が進行していることが多い．骨折から手術までの時間が長いとその間に食事摂取量も減少しており，脱水も高度になることがある．貧血の放置は，術中の酸素運搬能の低下をもたらし，心筋の酸素需給バランスをくずす．さらに麻酔薬の多くは血漿蛋白と結合するので，低蛋白血症では血液中に蛋白と結合していないフリーの麻酔薬が増え，効果が増強し遷延する．

② 変形性疾患で手術を受ける高齢者は，高血圧，糖尿病，冠動脈疾患，肥満，肝機能障害などの合併症を有していることが多い．これらは動脈硬化に基づく塞栓性イベント（脳塞栓，心筋梗塞，肺塞栓）を生じさせる危険因子となる．

③ 慢性関節リウマチでは，頸椎亜脱臼，顎関節障害などの他，他の関節も破壊されているため体位が取りにくく，血管も脆弱で麻酔管理は難渋することが多い．

④ 長幹骨の手術では，骨髄内を削ったりセメントを注入したりする操作があるため，脂肪やセメントが下大静脈から肺動脈に流入し血圧低下や肺塞栓を起こすことがあるので厳重な監視が必要となる．

⑤ 下肢の長時間のターニケット使用は静脈血栓を惹起する原因となり，特に深部静脈血栓の存在が疑われる高齢の肥満女性などでは注意が必要である．

### B 術前評価

#### 1. 一般的注意

　既往歴としては，虚血性心疾患，心不全，高血圧症，気管支喘息，糖尿病，薬物アレルギーなどの有無を調べる．術前から投与されている冠拡張薬，降圧薬は原則として術当日の朝まで継続する．ジギタリス製剤は心房細動の心拍数管理に投与されている場合のみ継続する．糖尿病患者で経口血糖降下薬を服用している場合には当日は中止し，インスリンの投与を受

けている患者を含め当日は頻回に血糖値を測定しながら，必要なら即効型インスリンで血糖コントロールを行うのが原則である．脳梗塞や心筋梗塞の既往のある患者はアスピリンやワーファリンなどの抗血小板薬や抗凝固薬を服用しているため，1週間前より中止しておく．

### 2. 術前検査

　一般的検査の他に，特に高齢者では血液ガス，心電図などを充分に検索する．虚血性心疾患が疑われる場合には負荷心電図をとることが望ましいが，高齢の整形患者では無理なことが多いので，心エコーにて心収縮力などを評価しておくことが重要となる．脊椎などの全身麻酔を行う高齢者では，術前の的確な呼吸機能評価と呼吸訓練が大切となる．さらに，凝固機能に異常が認められる場合には，硬膜外静脈叢を誤って穿刺したときに止血が困難であるので，脊椎麻酔や硬膜外麻酔は避けるべきである．

## C 前投薬

　前投薬の目的は患者の不安や興奮を抑えるとともに，唾液の垂れ込みや喉頭・気管支の不慮の反射を予防することにある．このため，高齢者以外は充分に鎮静薬を与えた方がよい．硫酸アトロピン 0.5 mg の筋肉内投与も有害反射の防止の目的で以前はよく用いられてきたが，近年はその有用性が薄れてきている．薬物としては鎮静作用と抗アレルギー作用をもったアタラックス P™ などが優れている．

## D 麻酔中のモニター

　血圧，心電図，パルスオキシメータは全患者でモニターし，さらに全身麻酔では呼気炭酸ガス，麻酔ガスモニターを用いることが望ましい．高度の呼吸・循環系疾患を有する患者や大量出血が予想される手術では動脈ライン（観血的動脈圧）を挿入しておくと，瞬時の血圧変動にも対処が可能で，動脈血採血にも便利である．他に，尿量，体温，全身麻酔では換気量，気道内圧などもモニターすべきである．

## E 麻酔法

### 1. 脊椎麻酔

　下肢の手術に対しては筋弛緩も強く，よい適応となる．全身的な影響も少なく，心肺疾患のために全身麻酔では合併症を併発しそうな患者には第1選択といってもよい麻酔法である．

#### a. 体位の取り方

　あごを引かせ臍をみるように首を前屈させ，エビのように背を丸めさせ，膝を屈曲させて手で膝を抱えさせる．これにより棘突起間腔が広がり穿刺しやすくなる．

#### b. 穿刺法（図 I-12）

　消毒し布片をかけた後に，L3/4 間で行うのが一般的である．L3/4 間をみつけるには，

ジャコビ線を指標にするのが便利である．これは両側腸骨稜を結ぶ線で，第4腰椎の棘突起上を走る．脊椎麻酔針は23Gか25Gのものを用い，右手の第2指と第3指の間にはさみ，針の手元を母指の指腹にあてるように持ち針を進める．膜を破ったような"プツッ"という感覚が得られたら内筒を抜き，髄液の逆流を確認したのち局所麻酔薬を注入する．下肢の手術ではTh10までの麻酔レベルがあれば充分である．現在よく使われている局所麻酔薬は，患側（手術する側）を上にした体位にした場合は等比重マーカイン™，患側を下にした体位では高比重マーカイン™，テトカイン™，ネオペルカミンS™である．若年齢者，肥満患者，妊婦などはレベルが上昇しやすいので投与量を減じる．近年は交感神経遮断による血圧低下をできるだけ防ぐために，局所麻酔薬の量を減らし麻薬であるフェンタネスト™を10μg程度の少量混ぜる方法も行われている．

#### c. 麻酔レベルの確認

一般的な方法はアルコール綿などで冷覚の消失をみること，針先などで痛覚の消失を調べることである．麻酔レベルは図Ⅰ-13のデルマトームを参照すると便利である．細い神経線維（自律神経や温痛覚などの知覚神経）ほどブロックされやすく，運動神経が最もブロックされにくい．このため，痛みはないのに下肢は動かせるというようなことが起こる．麻酔レベルが不充分な場合，高比重液を使用している場合は頭低位に，等比重液使用の場合は咳を数回させたりすると局所麻酔薬が髄液中を拡散しレベルが上昇することが多い．

#### d. 合併症

血圧低下，徐脈が最も頻度が多い．特に，脱水が高度な場合は著明であることが多く，輸液とエフェドリン™で対処する．頻脈で心機能が悪くないケースではネオシネジン™も有効である．嘔気も訴える患者が多い合併症で，プリンペラン™やドルミカム™などが有効である．これらは，麻酔レベルが予想外に上がってしまい血圧低下を招いた場合に多いので，予防的な処置も重要である．鎮静薬を使用する場合は，必ず酸素を投与しパルスオキシメータで注意深く観察する必要がある．脊椎麻酔後の頭痛は約10%の割合で発生し若い女性に多い．原因は穿刺部から髄液が漏れ，脳脊髄圧が低下したためと考えられている．治療は仰臥位で安静にしていること，多めの水分摂取，鎮痛薬の投与でたいてい軽快する．

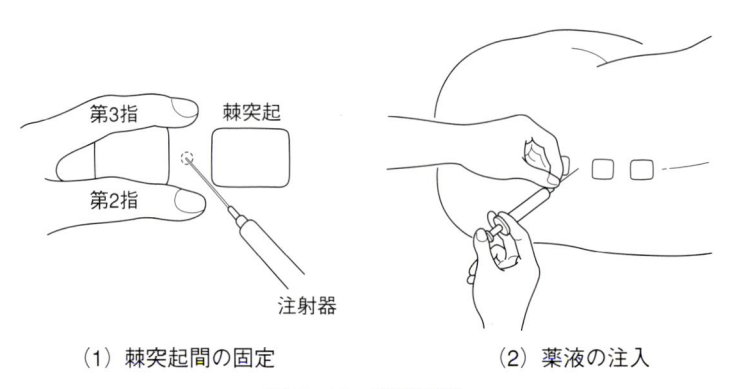

(1) 棘突起間の固定　　(2) 薬液の注入

図Ⅰ-12　脊椎麻酔

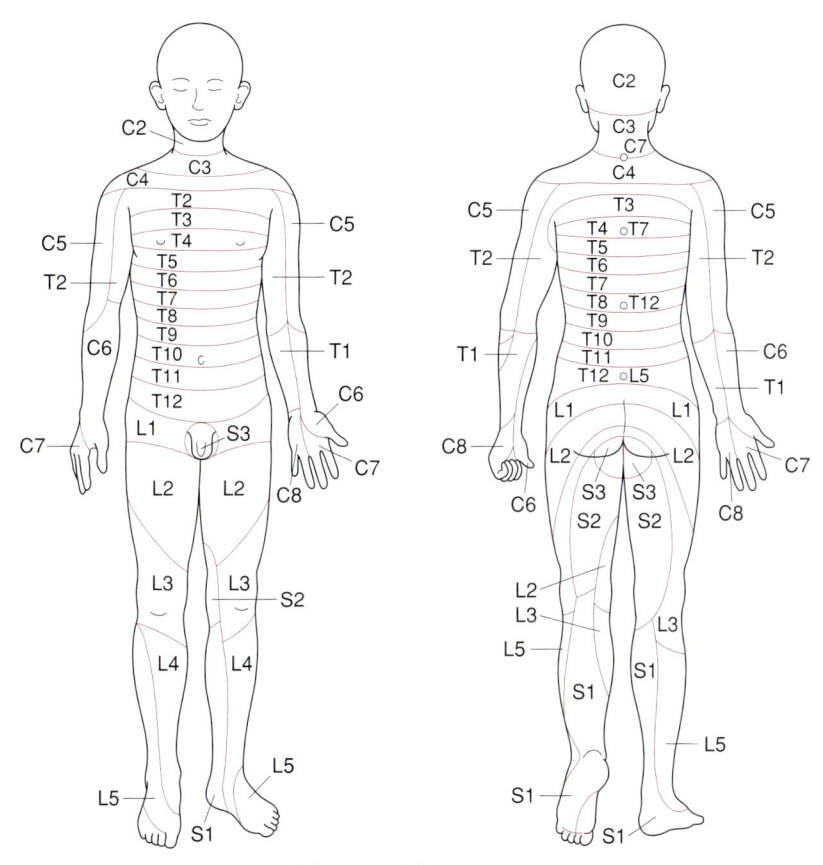

図 I-13　デルマトーム

## 2. 硬膜外麻酔（図 I-14）

　　硬膜外麻酔は硬膜外腔に持続カテーテルを挿入して薬液をいつでも任意に入れられ，術中の鎮痛補助や術後鎮痛に用いることができる便利な麻酔法である．表 I-22 に脊椎麻酔と硬

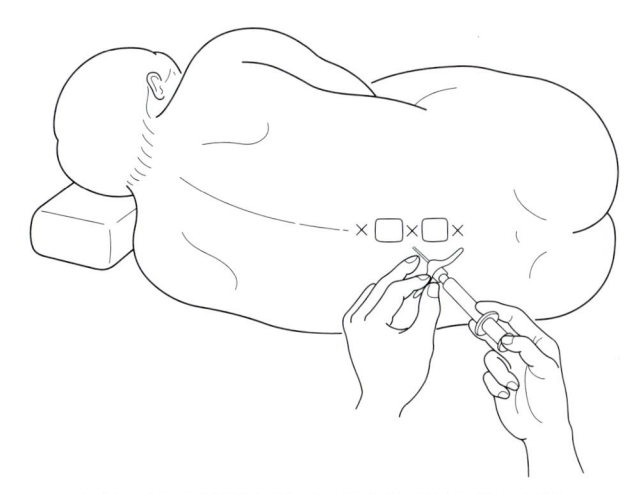

図 I-14　抵抗消失法による硬膜外針の挿入手技

## 6. 麻酔とペインクリニック

表 I-22 脊椎麻酔と硬膜外麻酔の比較

| 比較点 | 脊椎麻酔 | 硬膜外麻酔 |
| --- | --- | --- |
| 手技 | 容易 | やや難しい |
| 麻酔範囲 | 確実・調節困難 | やや不確実 |
| 分節麻酔 | 困難 | 容易 |
| 麻酔 発現 | 速い（5分以内） | 遅い（10〜25分） |
| 　　　効果 | 完全 | ときに不完全 |
| 持続時間 | 1.5〜3時間程度 | 追加により永続的 |
| 注入薬液量 | 少量 | 多量 |
| 合併症 |  |  |
| 　血圧低下 | 急激で高度 | 緩徐で軽度 |
| 　呼吸抑制 | 多い | 少ない |
| 　全脊麻 | まれ | 可能性大 |
| 　悪心嘔吐 | 多い | 少ない |
| 　局麻中毒 | 少ない | 起こりやすい |
| 　頭痛 | 多い | 少ない |

膜外麻酔の利点・欠点を比較したものを示した．近年は脊椎麻酔と併用し双方の利点を利用しながら行う麻酔法が一般的になってきている．

### a. 実施法

脊椎麻酔に準じて側臥位とする．翼状の硬膜外針を棘間靱帯まで刺入したら，内針を抜きガラス注射器を外針につけ，注射器のシリンジを親指の指腹で押しながら針を進める．急に抵抗がなくなり注射器内の生理食塩水が容易に入るようになったら硬膜外腔に達した証拠である．このあとカテーテルを挿入する．

### b. 局所麻酔薬

カテーテルが入ったら，テスト量として10万倍ボスミン™入り2％キシロカインを3 mlほど注入してみるとよい．もし，血管内に入っていればボスミンの影響が出て15秒以内に心拍数が20〜30/分以上増加してくる．また髄腔内に誤って入っていると下肢の運動神経麻痺の症状が出てくる．カテーテルを注射器で吸引してみると前者では血液が，後者では透明な髄液（局所麻酔薬と鑑別するには尿検査で用いるテステープで糖を含んでいることを確認するとよい）がひけることが多い．硬膜外麻酔に用いる薬剤は，術中は筋弛緩作用が強い2％カルボカイン™が，術後は運動神経遮断作用が弱いマーカイン™がよく用いられている．最近は，心毒性が弱くより安全なアナペイン™が主流になりつつある．

### c. 注意点

硬膜外麻酔は脊椎麻酔より使用する針が太いので，充分に局所麻酔を施し，最短の正しいルートでアプローチをしないと術後にかなりの頻度で刺入部痛を引き起こす．患者によっては，創部の痛みより刺入部の方の痛みを長く訴えるほどである．また，くれぐれもクモ膜下穿刺にならないように注意する．硬膜外針で髄腔まで穿刺すると漏れ出る髄液量は脊椎麻酔の比ではなくなるからである．

## 3. 腕神経叢ブロック（図Ⅰ-15）

　上肢の手術では，腕神経叢ブロックによる麻酔が可能である．腕神経叢ブロックは上手に行えば全身への影響もほとんどなく，心肺合併症を有する患者の麻酔に非常に有益である．腕神経叢ブロックには図Ⅰ-15 に示すように斜角筋間アプローチ，鎖骨上アプローチ，腋下アプローチの 3 つのアプローチがある．いずれも皮膚から 1～1.5 cm で神経叢にあたると患者は肩から指先にかけて異常感覚を訴える．ここで 1～1.5 %（筆者は 1.33 %を好んでいる）カルボカインを 25～30 ml 注入する．異常感覚を得る代わりに神経刺激装置を用いる方法もある．

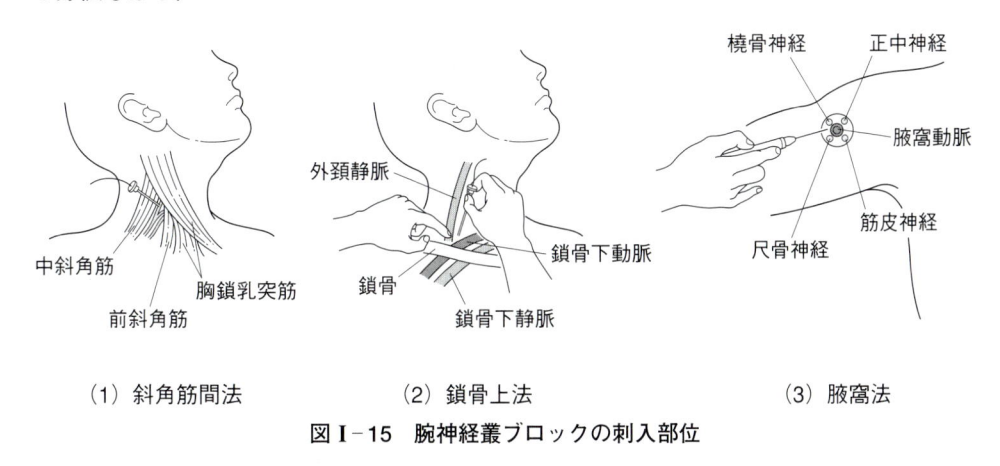

（1）斜角筋間法　　　（2）鎖骨上法　　　（3）腋窩法

**図Ⅰ-15　腕神経叢ブロックの刺入部位**

## 4. 全身麻酔

　現在最も一般的な方法は笑気とセボフルランを併用した吸入麻酔法である．気道の確保法は気管内挿管が多かったが，上下肢や鎖骨，肩などの短時間手術ではラリンジアルマスクで充分なため後者の方法を多用している施設が多い．腹臥位が要求される脊椎手術や長時間手術では，気管内挿管が必要である．麻酔の導入は，静脈麻酔薬であるディプリバン™を用いて，気管内挿管を施行する場合には筋弛緩薬であるマスキュラックス™を投与後に操作を開始する．ラリンジアルマスクを挿入する場合には筋弛緩薬は不要であり，術中は自発呼吸で管理する．全身麻酔を行う場合は，胃内容物の逆流による誤嚥性肺炎の予防が大切であり，当日朝から絶飲食にさせる．全身麻酔単独で麻酔を行う場合には，術後鎮痛を考慮してフェンタネスト™などの麻薬やロピオン™，ボルタレン™などの非ステロイド性消炎鎮痛薬を併用する必要がある．

## F 術後の観察

　術後は全身麻酔の場合には，呼吸と循環の監視がなにより大切である．麻酔薬・鎮痛薬・筋弛緩薬の残存による覚醒不良，上気道閉塞，換気不全，出血や循環血液量不足による血圧低下，尿量不足などに特に注意が必要である．酸素を投与しながら，バイタルサインの監視を安定するまで続ける．脊椎麻酔や硬膜外麻酔の場合は，麻酔レベルが呼吸筋の影響がなく

なる Th12 以下に低下し，鎮痛薬・鎮静薬の効果が消失するまでは酸素投与を継続する．痛みやシバリングによるふるえは頻脈・酸素消費量増加をきたし術後のさまざまな合併症の原因となるので，特に高齢者や心肺疾患患者では，早めの対処がなによりも重要である．

# ペインクリニック

## A ペインクリニックとは

　　ペインとは「痛み」のことなので，ペインクリニックとは痛みを訴えている患者さんの治療をするところと一般には定義される．痛みには，術後の痛みに代表される急性の痛みもあれば，神経が傷害されたために生じている慢性の痛みもある．現在日本では，後者に分類される痛み（慢性痛）を主に神経ブロックという手法を用いて，薬物療法，理学療法などを補助的に用いながら治療していく形態が一般的である．しかし，本当の意味のペインクリニックは神経ブロックを主とする治療ではなく，**精神心理的アプローチ，リハビリテーション的アプローチなどを併用し集学的にチーム医療**として行っていくのが真の姿といえる．近年は，このようにペインクリニックを集学的医療としてとらえて治療計画を立てている施設が増えてきている．

## B ペインクリニックの適応となる疾患

　　表 I-23 に代表的なペインクリニックにおける適応疾患とそれに対して施行されることが

表 I-23　代表的なペインクリニック適応疾患と神経ブロック法

| | |
|---|---|
| 三叉神経痛 | 三叉神経ブロック |
| 帯状疱疹痛 | 星状神経節ブロック<br>硬膜外ブロック |
| 顔面けいれん | 星状神経節ブロック |
| 顔面神経麻痺 | 星状神経節ブロック |
| 突発性難聴 | 星状神経節ブロック |
| バージャー病 | 交感神経ブロック |
| 閉塞性動脈硬化症 | 交感神経ブロック |
| レイノー病 | 交感神経ブロック |
| 椎間板ヘルニア，脊柱管狭窄症 | 硬膜外ブロック |
| 尿路結石症 | 硬膜外ブロック |
| 網膜中心動脈閉塞症 | 星状神経節ブロック |
| 反回神経麻痺 | 星状神経節ブロック |
| 癌性疼痛 | 硬膜外ブロック |
| 幻肢痛 | 硬膜外ブロック |
| 凍傷，切断指 | 星状神経節ブロック<br>硬膜外ブロック |

多い神経ブロックを示した．神経ブロック法は，従来の薬物療法では限界である疾患に対して非常に有効なことが多い．効果の発現が速やかで，副作用や合併症の頻度も少なく安価であることから，上手に利用すれば大変有効な治療法である．

## C 整形外科領域におけるペインクリニック

　整形外科では，加齢による腰下肢痛，頚部や肩の痛み，膝痛の患者さんが多くみられる．高齢や心肺疾患などのために手術療法の適応がないケースで，薬物療法や理学療法で除痛が充分に得られない場合には，積極的にペインクリニックを利用するのも一つの方法である．整形外科領域の痛みには単に神経ブロックに頼るのではなく，痛みのために廃用性筋萎縮を起こしていることが多いので筋力強化やリハビリテーションなども併用していくことが重要となる．

●参考図書
1) 謝　宗安. 臨床麻酔マニュアル. 東京: へるす出版; 1992.
2) 河野昌史. 山川達郎, 編. プラクティカル臨床消化器外科. 東京: 南山堂; 1998.

〈河野昌史〉

# 7 輸液と栄養

　高齢者社会を迎え，整形外科手術においては術前に摂食障害や消化吸収障害を伴い，水・電解質異常や低栄養状態に陥っている症例が増加している．術前の輸液管理は術中の安定した循環動態確保のために重要であり，さらに栄養管理は術後の創傷治癒力増進や感染抵抗性の増強に重要となる．
　本章では高齢者を中心に周術期における輸液・栄養管理について述べる．

## A 輸液管理

### 1. 水・電解質

　成人男性の体液区分についてみると，体重の60％は水分（体液）であり，それは体の40％の細胞内液（37％の細胞内液，3％の血球）と20％の細胞外液（15％の間質液，5％の血漿）で構成されている．血液は基本的に体重の8％を占めており，血球と血漿とで成り立っている．すなわち，血球には細胞内液として3％が，そして血漿には細胞外液として5％の体液が含まれている（図Ⅰ-16）．
　年齢・性別による体液区分についてみると，新生児や乳児は水分量が多く高齢者は少なく，脂肪組織の多い女性や肥満者は水分量が多い（表Ⅰ-24）．

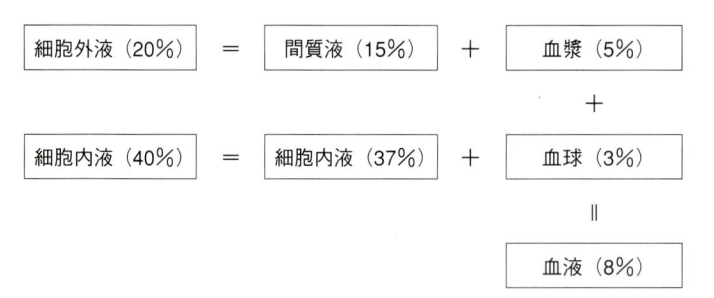

図Ⅰ-16　体重からみた体液区分

細胞外液（20％）＝間質液（15％）＋血漿（5％）
＋
細胞内液（40％）＝細胞内液（37％）＋血球（3％）
＝
血液（8％）

表 Ⅰ-24　年齢，性別にみた体液区分（体重比）

| (％) | 新生児 | 乳児 | 小児 | 成人男性 | 成人女性 | 高齢者 | 肥満者 |
|---|---|---|---|---|---|---|---|
| 細胞内液 | 40 | 40 | 35 | 40 | 30 | 30 | 25 |
| 細胞外液 | 40 | 30 | 30 | 20 | 25 | 25 | 25 |
| 総体液量 | 80 | 70 | 65 | 60 | 55 | 55 | 50 |

細胞外液と細胞内液は，細胞膜や血管壁を通じて常に交換が行われ，通常，体の水分量は一定に保たれている．脱水状態や手術時の出血などでこのバランスが崩れると，まず細胞外液の間質液が減少し，適正な血液量の維持に努めるよう反応する．

　細胞外液と細胞内液の組成は，細胞外液には Na イオンが 140 mEq/$l$, Cl イオンが 103 mEq/$l$ と多く, K イオンは 4 mEq/$l$ と少ない．反対に細胞内液には K イオンが 110 mEq/$l$ と多く, Na イオンは 10 mEq/$l$ と少ない．

　輸液用電解質液には主に，1 日に必要な電解質の補給を目的とした維持輸液と細胞外液の電解質と同じ組成の細胞外液補充液とがあり目的に応じた選択を行う（表 I-25）．

## 2. 水・電解質出納

　水分の排泄は主に尿と不感蒸泄，糞便によって生じる．尿量は通常 1,000 ～ 1,500 m$l$/日で，不感蒸泄は肺および皮膚から行われ，成人の場合 15 m$l$/kg/日で約 1,000 m$l$/日である．小児では多くなり，15 歳以下の場合（30 －年齢）m$l$/kg/日となる．また不感蒸泄は発熱や気温に影響され，体温が 1 ℃上がるごとに 15 ％増加し，気温が 30 ℃を超えて 1 ℃上がるごとに 15 ％増加する．

　電解質に関しては，Na は欠乏のない限り摂取された Na はほとんど腎から排泄され，Na 摂取量が減少すると腎からの Na 再吸収により排泄が減少する．その他に Na は発汗として水分および Cl とともに失われる．K は通常約 50 ～ 100 mEq/日が摂取され，約 85 ～ 90 ％が腎から，そして 5 ～ 10 ％が糞便中に排泄され，汗へはほとんど排泄されない．

## 3. 維持輸液

### a. 維持量

　維持輸液は輸液の基礎となるもので，経口摂取不能で体液バランスを乱しておらず，腎機能も正常なときに投与する輸液剤である．これに喪失した量を加えて以下のように 1 日の輸液量が決定される．

維持量＝尿量＋不感蒸泄＋喪失量（出血，嘔吐，下痢など）－代謝水

　代謝水は一般に 5 m$l$/kg/日で計算され，経口摂取のある場合には約 300 m$l$/日で，経口摂取のない場合には約 100 m$l$/日である．

### b. 術前輸液

　術前の絶飲絶食によって必要とされる維持水分量は，成人の場合 1.5 ～ 2 m$l$/kg/日で小児の場合は 2 ～ 3 m$l$/kg/日が目安となり，小児では朝一番の手術を除き不可欠となる．

## 4. 浸透圧

　細胞膜を介して 2 つの濃度の異なる液が存在するとき，濃度の低い液のほうから高いほうに水分は移動し，細胞内外の溶液濃度が等しくなると平衡に達する．このような平衡に達する前の水分移動により水位差を生じる静水圧を浸透圧（ミリオスモル：mOsm/$l$）といい，溶液の浸透圧は溶質の粒子の数に比例する．正常の血漿浸透圧は 285 ± 5 mOsm/$l$ で，これと同じ浸透圧を示す溶液を等浸透圧溶液（5 ％ブドウ糖液，生理食塩液など）といい，低い溶液を低浸透圧液（蒸留水など），高い溶液を高浸透圧液（10 ％食塩液, 20 ％ブドウ糖液など）という．

## 7. 輸液と栄養

表 I-25 電解質輸液剤

| | 製品名 | Na⁺ | K⁺ | Ca²⁺ | Mg²⁺ | Cl⁻ | lactate⁻ | $H_2PO_4^-$ | glucose | maltose | xylitose | fructose | D-solbitol | 熱量 kcal/$l$ | 浸透圧 mOsm/$l$ |
|---|---|---|---|---|---|---|---|---|---|---|---|---|---|---|---|
| 細胞外液補充剤 | 生理食塩液 | 154 | | | | 154 | | | | | | | | | 308 |
| | ハルトマン | 131 | 4 | 3 | | 110 | 28 | | | | | | | | 275 |
| | ラクテック | 130 | 4 | 3 | | 109 | 28 | | | | | | | | 273 |
| | ラクテックG | 130 | 4 | 3 | | 109 | 28 | | 50 | | | | | 200 | 547 |
| | ソルラクトD | 131 | 4 | 3 | | 110 | 28 | | | 50 | | | | 200 | 552 |
| | ポタコールR | 130 | 4 | 3 | | 109 | 28 | | | | | | 50 | 200 | 419 |
| | ヴィーンF | 130 | 4 | 3 | | 109 | | | | | | | | | 273 |
| 開始液 | KN 1 A | 77 | | | | 77 | | | 25 | | | | | 100 | 293 |
| | ソリターT 1号 | 90 | | | | 70 | 20 | | 26 | | | | | 104 | 324 |
| 脱水補給液 | クリニザルツB | 45 | 25 | | 5 | 45 | | 10 | | | 50 | | | 200 | 477 |
| | ソリターT 2号 | 84 | 20 | | | 66 | 20 | 10 | 32 | | | | | 128 | 378 |
| 維持液 | アクチット | 45 | 17 | | 5 | 37 | 20 | 10 | 27 | | | | | 200 | 278 |
| | KN 3 A | 60 | 10 | | | 50 | 20 | | | 50 | | | | 108 | 290 |
| | ソリターT 3号 | 35 | 20 | | | 35 | 20 | | 43 | | | | | 172 | 349 |
| | ソリターT 3号G | 35 | 20 | | | 35 | 20 | | 75 | | | | | 300 | 526 |
| | フィジオ 35 | 35 | 20 | 5 | 3 | 28 | | 10 | 100 | | | | | 400 | 670 |
| | フルクトラスト | 50 | 20 | | | 50 | 20 | | | | | 27 | | 108 | 290 |
| | ソリタックスーH | 50 | 30 | 5 | 3 | 48 | 20 | 10 | 125 | | | | | 500 | 860 |
| 術後回復液 | ソリターT 4号 | 30 | | | | 20 | 10 | | 43 | | | | | 172 | 299 |

表 I-26 アルブミン製剤

| | | 容量 | アルブミン量(g) | 電解質（mg/ml） Na | K | Cl |
|---|---|---|---|---|---|---|
| 人血清アルブミン | 献血アルブミン 20ー化血研 | 20%, 50 ml | 10 | <3.7 | — | — |
| | 献血アルブミン 25ー化血研 | 25%, 50 ml | 12.5 | <3.7 | — | — |
| | 献血アルブミンーヨシトミ | 25%, 50 ml | 12.5 | <3.7 | — | — |
| | ブミネート 25% | 25%, 50 ml | 12.5 | <3.7 | — | — |
| 加熱人血漿蛋白 | プラズマプロテインフラクション | 4.4%, 250 ml | 11 | 3.4 | 0.014 | 3.4 |
| | プラズマネート・カッター | 4.4%, 250 ml | 11 | <3.7 | 0.01 | 3.3 |

　血管内外の水分の移動は，血漿と組織間液との間の蛋白質濃度の差によって生じる膠質浸透圧によって行われる．膠質浸透圧が低下すると水分が血管から組織へ漏出し，浮腫をきたす．膠質浸透圧補正剤は血中膠質浸透圧を高めて組織中の水分を血管内に引き戻し循環血漿量を正常化し，腎血流量を高めて尿量を増加させる．

## 5. 血漿製剤

　整形外科領域において血漿製剤は主に膠質浸透圧と循環血漿量の低下による合併症を回避するために用いられる．特に心肺機能の代償性が乏しい高齢者においては，周術期に脱水や低蛋白血症に陥ると循環血漿量が低下し，術後の心負荷が増加し肺合併症を生じやすい．このような場合，アルブミン製剤（表 I-26）を投与することによって適正な循環血漿量と膠質浸透圧を維持し，肺間質の水分貯留や心負荷を回避することができる．

## 6. 高齢者に対する輸液

### a. 体内水分量

　加齢に伴う細胞数の減少と細胞内への脂肪沈着のため細胞内水分量は低下している．一方，潜在的な腎機能低下がある場合には水分貯留が起きやすい．
　また高齢者では，循環器系に障害があることや低蛋白血症になっていることが多いため，過剰な水分補給，あるいは水分補給不足が容易に浮腫，水血症あるいは脱水症状を起こしやすい．そのため輸液量，輸液速度には充分注意する必要がある．

### b. 電解質

　術後には手術創からの細胞外液の喪失，third space への体液の移動などによって循環血漿量が減少する．また高齢者においては腎機能低下に伴う Na 保持機能も低下し低 Na 血症が生じやすい．さらに，細胞数の減少によって体内総 K 量が減少し，低 K 血症に陥りやすい．
　高齢者においては電解質の急激な変化に対して，細胞内外の再分布による速やかな対応ができないため，輸液量には過剰投与にならないよう注意しなければいけない．術後早期の高

齢者に対する 1 日必要量は維持液（Na：35 mEq/l, K：20 mEq/l, Cl：35 mEq/l, lactate：20 mEq/l）を 25 ml/kg および 5％ブドウ糖を 10 ml/kg 程度とする．

## B 栄養管理

術前に低栄養状態がある場合には，次に示すように様々な悪影響が術中・術後にみられる．
① 肺水腫の発生
② 呼吸筋力の低下による肺合併症
③ 低アルブミン血症による循環動態のバランス異常
④ 免疫能の低下（感染）
⑤ 創傷治癒の遅延
⑥ 縫合不全

そのため外科栄養法という栄養管理法が生まれた．

### 1. 外科栄養法

外科栄養法は外科的治療の適応のある患者の栄養状態を改善し，術後の回復を早める目的に対して行われる栄養法である．これには経口栄養法，経腸栄養法，静脈栄養法が含まれる．

**a. 経口栄養法** oral feeding

手術前後の病態に応じた食事によって栄養を管理する．

**b. 経腸栄養法** enteral nutrition, tube feeding

従来は自然食品をミキサーによって粥状にしたものを用いたものが主体であったが，下痢や腹痛などの副作用が問題となることがある．これに対して成分栄養法といって，完全に化学的に処理され消化しなくてもそのままの形で吸収される製剤がつくられている．

**c. 静脈栄養法**

1）末梢静脈栄養

末梢静脈からの点滴によって投与する方法で，10％前後のブドウ糖にアミノ酸，脂肪乳剤などを加えて投与する．これによって成人 1 日あたり 1,200〜1,400 kcal の投与が可能である．

2）**経中心静脈栄養** intravenous hyperalimentation（IVH）**または完全静脈栄養法** total parenteral nutrition（TPN）

中心静脈にカテーテルを留置し高エネルギーを投与する方法で，3 大栄養素，電解質，微量元素，ビタミンなどのすべて栄養素を投与することができる．1 日あたり 2,000 kcal 以上の投与が可能である．高カロリー輸液時の 1 日に必要な糖，アミノ酸，脂肪，主要電解質は表 I-27 に示す．

### 2. 高齢者に対する栄養管理

高齢者では，加齢に伴う臓器機能低下や免疫機能低下などのため低栄養状態になりやすい．その症状は，皮膚張力の低下，皮膚の乾燥，筋張力の低下，皮下脂肪の減少，毛髪の乾燥などとして捉えられる．しかし，これらの臨床症状からでは加齢に伴う生理的変化と酷似して

表 I-27　1日投与量

| | 成人 | 小児（/kg 体重） |
|---|---|---|
| 水分量 | 1,500～2,500 ml | 100～140 ml |
| 糖 | 300～500 g | 25～50 g |
| アミノ酸 | 50～100 g | 3～4 g |
| 脂肪 | 20～60 g | 2～3 g |
| 総カロリー | 1,500～3,000 kcal | 90～120 kcal |
| Na | 60～100 mEq | 2.5～5.0 mEq |
| K | 40～80 mEq | 2.0～4.0 mEq |
| Cl | 60～100 mEq | 2.0～5.0 mEq |
| P | 300～500 mg | 20～40 mg |
| Ca | 10～20 mEq | 3.0～4.0 mEq |
| Mg | 15～30 mEq | 1.0～2.0 mEq |
| Zn | 20～40 mEq | 0.5～1.0 mEq |

いるため，高齢者においては正確に栄養状態を評価することが難しい．

　厚生労働省が示す生活活動度の低い男性における1日平均エネルギー所要量では，身長160 cm の場合，60歳代で1,800 kcal，70歳代で1,650 kcal，80歳以上で1,500 kcal となっている．加齢とともに1日のエネルギー摂取量は減少していくが，これは身体活動が低下し除脂肪体重が減少するために安静時のエネルギー消費量が減少することによる．

　高齢者では肝臓の蛋白合成能が低下しており，低アルブミン血症を呈していることが多い．また胸腺が萎縮する高齢者ではT細胞が末梢血中に充分補給されなくなり細胞性免疫機能の低下をきたしやすい．さらに低栄養が免疫機能低下を助長し感染症にかかりやすくなる．このように高齢者の栄養管理は周術期合併症を避けるためにも重要である．

　完全静脈栄養法によって栄養補給を行う場合，輸液量は成人の場合40～50 ml/kg/日とされるが循環器系予備力の低い高齢者に対しては35～40 ml/kg/日と少なくする．アミノ酸は蛋白質合成の素材および手術などの侵襲下でのエネルギー源となるため重要である．脂肪製剤の主な構成成分はリノール酸やオレイン酸などの必須アミノ酸であるが，高齢者では成人の70～80％でよく，急速大量投与は肝障害，低酸素血症，出血傾向などをきたすため禁忌である．このため高齢者では手術などの侵襲時の脂肪製剤投与は注意しなければならない．さらに，高齢者では潜在的ビタミン欠乏状態にあることが多く，ビタミン$B_1$を含んだ総合ビタミン剤の投与は必須である．

## まとめ

　以上，整形外科周術期に必要な輸液・栄養管理について述べた．特に高齢者においては潜在的な水分・栄養バランスの不均衡を伴っていることが多く，その補正に際しては個人差が大きく，安全域が狭いため慎重な患者評価が求められる．

●文献

1) 新敷吉成, 渡辺明治. 高齢者の輸液と栄養. 臨床と研究 2003; 80(6): 65-9.
2) 田中義文. 周術期の輸液・輸血. In: 吉村 望, 監. 標準麻酔科学. 東京: 医学書院; 2002. p. 199-207.
3) 和田孝雄, 近藤和子. 輸液を学ぶ人のために. 東京: 医学書院; 2002.
4) 輸液と輸血の臨床. 早坂 滉, 関口定美, 編. 東京: 薬業時報社; 1990.
5) 小野寺時夫 編. 輸液・栄養リファレンスブック. 東京: メディカルトリビューン; 1993.

〈長谷川 徹〉

# 8 抗がん剤

整形外科では四肢や体幹の骨や軟部組織に発生した悪性腫瘍を取り扱う．骨軟部悪性腫瘍（骨軟部肉腫）の治療は手術により病巣を切除することが原則であるが，化学療法（抗がん剤治療）を併用する疾患も多い．

## A 化学療法を行う疾患

骨軟部肉腫のうち化学療法を行う疾患としては骨肉腫，ユーイング肉腫，横紋筋肉腫，成人高悪性度軟部肉腫がある．化学療法の主たる目的は潜在性の微小遠隔転移の撲滅であり，原則として手術と組み合わせ，術前後あるいは術後に行われる．

### 1. 骨肉腫

骨発生の悪性腫瘍では最も頻度が高く，日本では年間約300例の発生があると推測されている．10歳代の大腿骨，脛骨，上腕骨などに好発する．化学療法が行われるようになる以前の治癒率は10～20％であったと推定されており，化学療法の併用により現在の約60～70％の長期生存率が得られるようになった．

### 2. ユーイング肉腫

10歳代に好発し，長管骨骨幹部，骨盤，肩甲骨，肋骨などの他，軟部にも発生する．軟部に発生する未熟神経外杯葉腫瘍 primitive neuroectodermal tumor（PNET）も同じ腫瘍である．骨肉腫よりも予後が悪く，肺，リンパ節，骨などへ転移することが多い．強力な化学療法により転移の出現を抑制することが重要である．

### 3. 横紋筋肉腫

横紋筋肉腫のうち胞巣型は10歳代の四肢に発生することが多く予後はきわめて不良である．化学療法による原発巣の腫瘍縮小効果が認められるのにかかわらず，リンパ節，肺転移などが高率に出現する．治療成績を向上させるため化学療法プロトコールの改良が試みられている．

### 4. 成人高悪性度軟部肉腫

平滑筋肉腫，滑膜肉腫，粘液型脂肪肉腫，悪性線維性組織球腫などが含まれる．化学療法の絶対的な適応ではないが，病状の進行度や組織学的悪性度に応じて化学療法が行われている．

## B 抗がん剤使用の一般的注意

患者に抗がん剤治療の必要性，抗がん剤治療を行うメリットと予想される副作用（有害反応）を充分に説明し同意を得ておく必要がある．治療前，治療中は患者の訴えに注意し副作用を早期に発見するとともに精神的不安を軽減するようにする．また治療前に副作用や障害の出現しやすい臓器の機能障害がないことを確認しておく必要がある．具体的には心機能（心電図，心エコー），腎機能（クレアチニンクリアランス），骨髄機能（貧血や血球減少）などを治療開始前にチェックする．機能障害があればそれに応じて薬剤の使用を中止したり減量することもある．骨髄抑制による貧血，血小板減少に対して輸血が必要になる場合があるため輸血の同意を得ておく．

骨軟部肉腫に使用する抗がん剤は原則として注射あるいは点滴注射により投与される．抗がん剤の多くはその効果は用量依存性であり，多量に投与すればそれだけ抗腫瘍効果は高いため抗がん剤の投与量は発生する副作用が許容できる上限の量をもとに決定されている場合が多い．したがって定められた量以上の抗がん剤が誤って投与された場合は重篤な副作用が発生する可能性が高く，投与量の安全域がせまい．通常，投与量は患者の体格（体表面積や体重）に応じて決定され，抗がん剤投与の方法，速度なども効果や副作用に影響するため，やはり決められたとおりに行う必要がある．このように抗がん剤は通常の薬剤以上に投与量，投与方法を遵守する必要があり，抗がん剤の溶解時や輸液ラインへの接続時は充分に注意し，重篤な結果を招く過量投与は絶対避けなければならない．

また抗がん剤は毒性が高いため，使用時にはその副作用を防止したり軽減したりするための処置や投薬を併せて行う．腎毒性を軽減するために抗がん剤の投与前後に多量の輸液を行い利尿をうながしたり，制吐剤を投与したり，薬理作用の拮抗薬を投与するなどである．これらの処置も抗がん剤の使用スケジュール（指示簿）に書き込まれ，医師，薬剤師，看護師の間で周知され，投与スケジュールは厳守されなけれならない．

## C 主な抗がん剤の使用上の注意と副作用

骨軟部肉腫に対してはドキソルビシン（アドリアシン®），イホスファミド（イホマイド®），シスプラチン（ランダ®），メソトレキセート（メソトレキセート®），シクロホスファミド（エンドキサン®），エトポシド（ベプシド®），ビンクリスチン（オンコビン®），ダカルバジン（ダカルバジン®），アクチノマイシンD（コスメゲン®）などが使用される．使用される疾患と主な副作用，使用上の注意点を表 I-28 に示した．

## D 副作用対策

### 1. 血管外漏出

直ちに投与を中止し冷却圧迫，ステロイド剤の局所注入，アクリノール湿布，ステロイド軟膏の塗布などを行う．

表 I-28　骨軟部肉腫に用いられる主な抗がん剤の副作用と使用上の注意

| 抗がん剤 | 使用される疾患 | 主な副作用と使用上の注意 |
|---|---|---|
| アドリアマイシン | 骨肉腫<br>軟部肉腫 | 骨髄抑制，脱毛作用が強い．心筋毒性は総投与量に依存するため総投与量の制限が必要である．同系薬のピラルビシンは心毒性が少ないとされ代替薬として使用することがある． |
| シスプラチン | 骨肉腫 | 腎毒性が強いため投与前日から投与後数日の輸液が必要であり，利尿薬としてマンニトールなどが併用される．催吐作用が強いので 5-HT$_3$ 受容体拮抗性の制吐剤を併用する．聴力障害や末梢神経障害がみられることがある． |
| メソトレキセート | 骨肉腫 | ロイコボリン救援を併用した大量療法が行われる．投与後血中濃度を測定し排泄遅延を監視しながら投与開始 24 時間後からのロイコボリンの救援投与を行う．腎毒性が強く尿のアルカリ化が必須で輸液内に炭酸水素ナトリウム（メイロン®）を混合する．尿を酸性化するフロセミド（ラシックス®）の使用は禁忌である．肝細胞障害による AST，ALT の上昇がみられ，肝庇護剤が投与される．神経障害，脳障害（白質脳症）がみられることがある． |
| イホスファミド | 骨肉腫<br>軟部肉腫<br>ユーイング肉腫 | 肝で活性化され腎から排泄される．尿中に排泄された代謝物が膀胱粘膜を傷害し出血性膀胱炎を起こしやすい．輸液による大量の利尿（1 日 3000 ml 以上）とウロミテキサンの併用が必須である．中枢神経障害として意識障害，幻覚などがみられることがある． |
| シクロホスファミド | 横紋筋肉腫<br>ユーイング肉腫 | 肝で活性化され腎から排泄される．イホスファミドより危険性は低いが出血性膀胱炎に対する注意が必要である．特に VAC 療法（ビンスリスチン，アクチノマイシン D，シクロホスファミド）などで用いられた場合肝静脈閉塞性疾患 veno-occlusive disease（VOD）を起こすことがあり注意が必要である．骨髄抑制，脱毛作用が強い． |
| エトポシド | ユーイング肉腫 | 肝で活性化され腎から排泄される．骨髄抑制，脱毛作用が強い． |
| ビンクリスチン | 横紋筋肉腫 | 神経障害，便秘，イレウスがみられることがある． |
| ダカルバジン | 軟部肉腫 | 嘔気 |
| アクチノマイシン D | 横紋筋肉腫 | 嘔気，骨髄抑制，肝障害がみられる． |

## 2. 脱　毛

　　事前に充分説明しておくことが必要である．脱毛は通常化学療法開始後 14 日頃から多くなり，化学療法終了後 3 ～ 6 カ月で再生してくる．再生後毛質が変わったり薄くなったりすることがある．筆者らの施設では使用していないが抗がん剤使用時の頭部冷却は脱毛の軽減効果があるとされている．

## 3. 骨髄抑制

　　好中球数が 500/$\mu l$ 以下になったら感染の危険性が高い．感染は通常発熱として現れる（発熱を伴う好中球減少：febrile neutropenia）．好中球数が 500/$\mu l$ 以下の時期には感染の防止のため個室への隔離あるいは他患者との接触を制限し，加熱食を摂取，うがいを励行する

よう指示する．感染病巣の有無をチェックし 38 度以上の発熱がみられたときには培養用の血液を採取した上で広域抗生物質の投与を開始する．72 時間以内に解熱，改善傾向がなければ耐性菌，真菌感染の可能性を考慮する．顆粒球コロニー刺激因子（G-CSF）製剤の使用は好中球減少期間を短縮し広く用いられている．血小板減少時（20,000/$\mu l$ 以下）には血小板輸血，貧血（Hgb 7.0 g/d$l$ 以下）に対しては濃厚赤血球液の輸血を行う．

### 4. 腎機能障害

薬物の主たる排泄経路である腎は障害を受けやすい．輸液により利尿をうながし，必要に応じて利尿薬を使用する．

### 5. 肝障害

メソトレキセートで高頻度に認められる．高度な場合（AST 500 IU/$l$ 以上の上昇，ビリルビン上昇）は強力ネオミノファーゲンシーなど肝庇護剤を使用したり，副腎皮質ステロイドを予防的に併用する．

### 6. 心毒性

心電図，心エコーによる心機能のチェックを行い，異常がみられた場合は薬物を中止，変更する．

### 7. 嘔　気

シスプラチンなど催吐作用の強い薬物を使用するときは 5-HT$_3$ 受容体拮抗薬を予防的に使用する．

### 8. 口内炎

イソジンなどでのうがいで口腔内を清潔に保ち，ケナログなどのステロイド剤の塗布を行う．

### 9. 下　痢

通常は生じても軽度である．必要に応じて止瀉薬を使用する．

### 10. 神経障害

日常生活に支障を感じることはまれであるが，シスプラチンでは高音域の難聴を高頻度に生じるため治療前に説明が必要である．末梢神経障害として四肢末梢のしびれを生じることがあるが運動神経の麻痺はまれであり薬剤の中止により緩徐に軽快することが多い．中枢神経障害として意識障害，けいれん，幻覚，錯乱，うつ状態などがみられることがある．有効な対処法はないが薬剤の中止により改善することが多い．メソトレキセート投与後，特に髄注後にみられる白質脳症は非可逆的で致死率が高いが，骨軟部肉腫に対しての静脈内投与ではきわめてまれである．

〈中山富貴〉

# 滅菌法と消毒法

近年,医学が進歩した反面,メチシリン耐性ブドウ球菌 methicillin resistant *Staphylococcus aureus*(MRSA)に代表される院内感染が問題となっている.院内感染を予防するためには,すべての医療従事者が感染症のリスクについて認識し,適切な消毒薬の使用,滅菌法を理解することが必要である.

〈消毒と滅菌の定義〉

消毒,滅菌が感染予防の中心であるが,適切な消毒薬の選択,滅菌法を行っていなければむしろ感染を誘発する危険がある.したがって,まず消毒と滅菌の定義を理解することが必要である.

- 消毒とは,病原微生物を除去することであり,非病原微生物については特に問題としない.
- 滅菌とは,病原微生物に限らず,非病原微生物も含め,すべての微生物を除去し,無菌状態をつくること.

〈感染リスク〉

消毒法,滅菌法は,対象物の種類や材質,微生物の種類などによって左右される.リスクは,高リスクから低リスクに分類される.

直接体内で使用される手術器具,あるいは注射針は,高リスクに分類され,滅菌が必要とされる.麻酔器具や内視鏡などは,粘膜に接するため中リスクに分類され消毒が要求される.床やリネンなどは,直接手に触れず,傷のない正常な皮膚に接するだけなので低リスクに分類され,洗浄および乾燥で充分である(表 I-29).

表 I-29 感染リスクと滅菌・消毒法

| 感染リスク | 定義 | 対象物 | 対策 |
| --- | --- | --- | --- |
| 高リスク | ・体内で使用,挿入する器具<br>・皮膚・粘膜の損傷部位に直接接触する器具 | ・手術器具<br>・手術材料<br>・注射針 | 滅菌 |
| 中リスク | ・粘膜と接触する器具<br>・易感染性宿主に使用する器具 | ・消化器内視鏡<br>　(上部,下部)<br>・呼吸療法用具 | 消毒 |
| 低リスク | ・損傷のない正常な皮膚と接触するもの | ・トイレ<br>・ストレッチャー<br>・床<br>・聴診器 | 洗浄と乾燥 |

## 9. 滅菌法と消毒法

〈消毒, 滅菌の前処置〉

　消毒・滅菌処理を完全に行うためには, あらかじめ医療器具, リネンなどから汚染物質を取り除き感染を起こさないレベルにまで洗浄することが必要である. 具体的には洗剤, 超音波, 攪拌, 熱湯などを単独あるいは組み合わせて洗浄する.

　1985年アメリカ合衆国において, 主として医療従事者をHIV感染から守るために, 血液予防対策としてユニヴァーサルプレコーション Universal precautions (UP) が発表された. 1987年になり, 生体物質隔離策 Body Substance Isolation (BSI) とよばれるシステムが考案され, 対象範囲が血液のみならず喀痰, 膿, 羊水, 関節液, 腹水, 脳脊髄液などの湿性体液, 排泄物に広げられた. 1996年には, 米国疾病管理予防センター Centers for Disease Control and Prevention と病院管理対策諮問委員会は, 従来のユニヴァーサルプレコーションに変わるスタンダードプレコーション Standard precautions (SP) という新しいガイドラインを発表した. この概念は, すべての患者の血液, 体液, 排泄物は, 感染の可能性のあるものとして取り扱うことであり, すべての医療従事者を職業感染から守るのに重要である.

ポイント
- 血液, 体液, 排泄物を扱う際には, 手袋を使用する.
- それらにふれた後には, 直ちに手洗いをすること.
- 飛散する可能性があるときにはエプロン, マスク, ゴーグルなどを使用すること.
- 針刺し事故を予防するために, 専用の廃棄ボックスをもうけ, リキャップをしないこと.

### A 消毒薬の選択と使用方法

理想的な消毒薬の条件として,
- 殺菌性が強いこと
- 即効性を有すること
- 皮膚や粘膜に対する刺激性がないこと
- 毒性がないこと
- 抗菌スペクトルが広いこと
- 安価であること
- 希釈が容易であること

などがあげられる. しかしながら, すべての条件を満たす万能な消毒薬は存在せず, まずその特性を理解し, 対象物, 想定される微生物の種類を念頭において選択する.

　また, 消毒薬は使用条件によって殺菌力に差が生じることが知られている. 殺菌力に関与する因子として,
- 使用濃度
- 作用温度
- 消毒時間

の3つがあげられる. この3因子は密接に関連しており, どれか一つが欠けても消毒効果は不充分となる.

## 1. 使用濃度

　　消毒薬の濃度が高くなれば，殺菌効果は高まる．しかしながら，むやみに高い濃度で使用すれば，安全性，経済性などの問題も生じる．通常は，使用目的に応じて原液の希釈濃度が決められており，計量器を用いて決められた正しい濃度に希釈し使用する．また，消毒薬の希釈には主に蒸留水，生理食塩水を用いる．

## 2. 作用温度

　　消毒薬の種類によって多少差はあっても，一般的に，作用温度が高ければ殺菌力は強くなり，低ければ弱くなる．通常，消毒薬の殺菌力は，20℃で試験されており20℃以上での使用が理想的である．作用温度が5℃以下の場合，殺菌力はほとんどないとされている．

## 3. 作用時間

　　微生物とある一定以上の接触時間が必要である．消毒時間の設定には余裕をみておかなければならない．

## B 消毒薬の種類

　　我が国で使用されている消毒薬を，抗微生物スペクトル別に表 I-30 に，適用対象については表 I-31 に示す．

### 1. グルタラール

〈抗微生物スペクトル〉

　　本剤は，化学作用，蛋白質変性作用が強く，細菌，結核菌，真菌，B型肝炎ウイルス，エイズウイルスなどに有効であり，プリオンを除くすべての微生物を死滅させることが可能であり，耐性菌を生ずることもない．

〈適用・使用上の注意〉

　　常用濃度は2％である．室温下でも軽度の刺激臭がある．金属腐食はほとんどなく，医療用器具（内視鏡，麻酔器具）の消毒に用いる．生体の消毒には適さない．皮膚に触れても刺激性は低いが，角膜や粘膜には刺激性があり，浸漬消毒時には蓋つきの容器を使用し，ゴム手袋，ゴーグルを着用するなどの注意が必要である．室内への噴霧や壁，床などの環境消毒には使用してはならない．

### 2. 消毒用エタノール

〈抗微生物スペクトル〉

　　蛋白質変性，溶菌，代謝機構の阻害を行い，結核菌を含む，一般細菌に有効であるが，細菌芽胞には無効である．ウイルスは一部を除き有効である．

〈適用・使用上の注意〉

　　注射をする部位や皮膚の消毒が主体である．この他金属製器具の浸漬消毒，表面消毒にも

## 9. 滅菌法と消毒法

表 I-30 消毒薬とスペクトル

| | 消毒薬 | 細菌 一般細菌(グラム陽性菌) | MRSA | 芽胞 | 一般細菌(グラム陰性菌) | 緑膿菌 | 結核菌 | 真菌 | 一般ウイルス | HBV | HIV |
|---|---|---|---|---|---|---|---|---|---|---|---|
| 広域 | グルタラール | ◎ | ◎ | ◎ | ◎ | ◎ | ◎ | ◎ | ◎ | ◎ | ◎ |
| 中域 | 消毒用エタノール | ◎ | ◎ | × | ◎ | ◎ | ◎ | ◎ | ◎ | × | ◎ |
| | 次亜塩素酸ナトリウム | ◎ | ◎ | ○ | ◎ | ◎ | ○ | ◎ | ◎ | ◎ | ◎ |
| | ポビドンヨード | ◎ | ◎ | ○ | ◎ | ◎ | ◎ | ◎ | ◎ | ◎ | ◎ |
| | フェノール | ◎ | ◎ | × | ◎ | ◎ | ◎ | ◎ | × | × | × |
| | クレゾール石けん | ◎ | ◎ | × | ◎ | ◎ | ◎ | ◎ | ○ | × | × |
| 狭域 | 塩化ベンゼトニウム | ◎ | ○ | × | ◎ | ○ | × | ○ | × | × | × |
| | 塩化ベンザルコニウム | ◎ | ○ | × | ◎ | ○ | × | ○ | × | × | × |
| | グルコン酸クロルヘキシジン | ◎ | ○ | × | ◎ | ○ | × | ○ | × | × | × |
| | 塩酸アルキルジアミノエチルグリシン | ◎ | ○ | × | ◎ | ○ | ◎ | ○ | × | × | × |

◎：有効　○：充分な効果が得られないことがある　×：無効

表 I-31 消毒薬と適用対象

| | 消毒薬 | 手指・皮膚 | 粘膜 | 排泄物 | 器具 金属 | 器具 非金属 | 環境 |
|---|---|---|---|---|---|---|---|
| 広域 | グルタラール | × | × | ◎ | ◎ | ◎ | ○ |
| 中域 | 消毒用エタノール | ◎ | × | × | ◎ | ◎ | ○ |
| | 次亜塩素酸ナトリウム | ○ | ○ | ◎ | × | ◎ | ○ |
| | ポビドンヨード | ◎ | ◎ | × | × | × | × |
| | フェノール | ○ | × | ◎ | ○ | ◎ | ○ |
| | クレゾール石けん | ○ | × | ◎ | ○ | ◎ | ○ |
| 狭域 | 塩化ベンゼトニウム | ◎ | ◎ | × | ◎ | ◎ | ◎ |
| | 塩化ベンザルコニウム | ◎ | ◎ | × | ◎ | ◎ | ◎ |
| | グルコン酸クロルヘキシジン | ◎ | × | × | ◎ | ◎ | ◎ |
| | 塩酸アルキルジアミノエチルグリシン | ◎ | × | × | ◎ | ◎ | ◎ |

◎：使用可能　○：注意して使用　×：使用不能

用いる．プラスチック製品やゴム製品への使用は材質の変性をきたすため使用できない．本剤は揮発性が強く，大量に吸入すると中枢神経の抑制作用が出現する．また，粘膜の刺激性が強いため，粘膜，創傷部位への使用は禁忌である．引火性もあるためエタノールを使用した場合，電気メスの使用には注意を要する．

## 3. 次亜塩素酸ナトリウム

### 〈抗微生物スペクトル〉

酵素，角蛋白の SH 基の酸化作用による．結核菌や細菌芽胞以外の一般細菌に有効であり，B 型肝炎ウイルスにも有効である．

### 〈適用・使用上の注意〉

リネン類，医療器具，水場環境に使用される．常用濃度は 0.01～1％である．血液，体液などの有機物との接触で本剤は食塩（NaCl）となり無害化する．本剤はアルカリ性であり，酸性液と反応すると毒性が高い塩素ガスを生じる．吸入すると，咽頭痛，咳を生じ，重篤な場合，化学性肺炎を発症することもある．また，長時間放置すると空気中の $CO_2$ と反応して殺菌性が低下する．

## 4. ポビドンヨード

### 〈抗微生物スペクトル〉

ポビドンヨード水溶液中での $I^2$ が水を酸化して生じる $H_2OI^+$ が殺菌および殺ウイルスに働く．すべての微生物に有効であるが，細菌芽胞には無効である．

### 〈適用・使用上の注意〉

本剤は外用の消毒剤であり，手術部位，創傷部位の皮膚，口腔粘膜の消毒に用いる．リネン類は褐色に着色すること，ステンレスを除く金属には腐食作用があるため，リネン類，金属の消毒には用いられない．また，ヨウ素は，皮膚，粘膜に対して刺激作用があるため，時に皮膚炎を生じる．

## 5. フェノール

### 〈抗微生物スペクトル〉

細菌の蛋白質と結合して，変性と酵素阻害をもたらす．結核菌を含むすべての細菌には有効であるが，細菌芽胞とウイルスには無効である．

### 〈適用・使用上の注意〉

常用濃度は 3～5％である．有機物があっても効力が低下しにくいので，排泄物，吐瀉物の消毒に適している．皮膚からの吸収があり，大量に吸収されると頭痛などの中毒症状があらわれる．新生児を扱う病棟での使用は禁忌である．類似化合物のクレゾール石けん液と比較すると同等の効力であるが毒性がより高い．

## 6. クレゾール石けん

### 〈抗微生物スペクトル〉

細菌の蛋白質と結合して，変性と酵素阻害をもたらす．結核菌を含むすべての細菌には有効であるが，細菌芽胞とウイルスには無効である．

〈適用・使用上の注意〉

　　　常用濃度は1〜3％である．フェノールと同様，有機物があっても効力が低下しにくいので，排泄物，吐瀉物の消毒に適している．粘膜や創傷部位に用いられると吸収されて頭痛などの中毒症状が出現することがある．

## 7. 塩化ベンゼトニウム

〈抗微生物スペクトル〉

　　　細胞膜の損傷と酵素阻害による．結核菌，細菌芽胞以外の一般細菌，真菌に有効であるが，結核菌，ウイルスには無効．

〈適用・使用上の注意〉

　　　常用濃度は0.05〜0.2％．手指，皮膚，医療用器具，食器などに用いる．手指，皮膚には0.05〜0.2％，医療用器具には0.1％液が用いられる．本剤はほとんど無色で無臭であるが，経口毒性が強く，容易に吸収される．高濃度の場合は，皮膚・粘膜の腐食作用が強い．

## 8. 塩化ベンザルコニウム

〈抗微生物スペクトル〉

　　　細胞膜の損傷と酵素阻害による．結核菌，細菌芽胞以外の一般細菌，真菌に有効であるが，結核菌，ウイルスには無効．

〈適用・使用上の注意〉

　　　常用濃度は0.05〜0.2％．手指，皮膚，医療用器具，食器などに用いる．手指，皮膚には0.05〜0.2％，医療用器具には0.1％液が用いられる．本剤はほとんど無色で無臭であるが，経口毒性が強く，容易に吸収される．高濃度の場合は，皮膚，粘膜の腐食作用が強い．石けん類は本剤の効果を弱めるので，本剤使用前には石けんはよく洗い流すこと．

## 9. グルコン酸クロルヘキシジン

〈抗微生物スペクトル〉

　　　細胞膜障害，酵素阻害，蛋白質や核酸の沈殿による．一般細菌には広く有効であるが，真菌，結核菌，ウイルス，細菌芽胞には無効．

〈適用・使用上の注意〉

　　　常用濃度は0.02〜0.5％．術前の手洗いを含む手指，皮膚の消毒，医療器具の消毒などに用いる．比較的安全性の高い薬剤であり皮膚，消化管から吸収されにくく，皮膚刺激はほとんどない．

## 10. 塩酸アルキルジアミノエチルグリシン

〈抗微生物スペクトル〉

　　　細胞膜損傷，酵素阻害による．一般細菌，真菌には殺菌効果があるが，結核菌には長時間作用させないと殺菌効果を期待できない．

〈適用・使用上の注意〉

　　　常用濃度は，0.05〜0.5％．本剤は脱脂作用が強いため，手指や皮膚の消毒には適さず，医療器具の消毒に用いる．

## C 消毒薬の使い方

### 1. 医療器具と環境に対して

消毒をする対象物，その形状，材質などを考慮して使用方法を以下から選択する．

**a. 浸漬法**

主に，注射器，鑷子，ゾンデなどの医療器具が対象．

対象物を消毒液中に沈め，消毒薬と充分に接触させることにより殺菌する方法．消毒薬に沈める前に，血液，体液などを洗浄しておくと効果的である．消毒剤が蒸発しないように蓋つきの容器を使用する．

**b. 清拭法**

病室の床や，ストレッチャー，ベッド，注射部位の皮膚などが対象となる．

消毒薬を用いて，汚染物質，微生物を拭い去り，同時に，消毒薬による殺菌を行う方法．

**c. 噴霧法**

病室，手術室などに対して，噴霧器を用いて，床や壁に消毒薬を噴霧し，殺菌する方法．

**d. 管流法**

内視鏡などの特殊な形状をした医療器具に対して行う方法．内視鏡に対しては，管流法で消毒できる洗浄装置が市販されている．管流後，内部に水分が残ると微生物の繁殖する原因となるため充分に乾燥させることが必要である．

## D 手指の消毒

院内感染の伝播は，医療従事者の手指を介して起こることが多い．したがって，手指の消毒は，院内感染を予防するうえで非常に大切である．

皮膚に存在している細菌には，皮膚表面に付着している一過性フローラと皮膚の表層から皮脂腺などに存在している常在フローラが存在する．常在フローラは通常，非病原性であり，病原菌は，一過性フローラのなかに含まれていることが多い．消毒薬は皮膚表面の一過性フローラを殺菌することは可能であるが，常在フローラを殺菌することはできない．また，消毒効果を充分に発揮させるためには，充分な時間，消毒薬と接触していなければならない．しかしながら，手洗いを頻回に行うと，手荒れを生じ，かえって黄色ブドウ球菌などが付着しやすくなることが問題である．この予防のためには，ハンドクリームなどを使用することが望ましい．

### 1. 手洗いのタイプ

**a. 日常的手洗い**

石けんと流水を用いる 10 秒以内の手洗いであり，一般社会において，帰宅時，トイレの後，食事の前などに行う手洗いである．固形の石けんは，乾燥が不充分であると逆にそれ自体が感染源となりえるため液体石けんが望ましい．

**b. 衛生的手洗い**

消毒薬と流水による手洗いであり，病棟，外来などの医療現場において行われる．皮膚表

面に付着した一過性フローラを除去し交差感染を防止することを目的としている．

### c. 手術時手洗い

高い清潔度が要求される手術前に行う手洗いで，消毒薬，ブラシを用いる．ブラッシングに先立ち，素洗いを行い，汚染物質を洗い流してから柔らかいブラシを用いてブラッシングを行う．堅いブラシによる，比較的長い時間のブラッシングは，皮膚損傷により微少膿瘍を形成し，感染の原因になることが指摘されており，近年では使い捨ての柔らかいブラシが普及してきている．消毒効果を高め，また持続させる目的で，手洗い後，アルコール製剤による手指消毒を追加する．

## 2. 手洗い方法

### a. 浸漬法

滅菌ベースンに希釈した消毒薬を入れ，その中に手指を浸漬し，もみ手洗いをする方法．多数の人が用いることにより，薬液が汚染され，かえって感染の原因となることがあるため，近年では，あまり用いられていない．

### b. スワブ法（清拭法）

消毒薬を浸したガーゼで，皮膚表面の汚染物，微生物を拭い去る方法．

### c. スクラブ法（洗浄法）

洗浄剤入りの消毒薬を使って手指を洗い，水で洗い流す方法．最も一般的に病棟で行われている方法であり，感染予防のためにも，一行為一手洗いを心がける必要がある．

### d. ラビング法（擦拭法）

速乾性の消毒薬を，手にとり，充分に乾燥するまで手指に擦り込む方法．近年，院内感染防止の観点から，病室の入り口に消毒薬が設置されていることが多い．

**ポイント**

- 手洗い時には，必ず指輪，腕時計をはずす．
- 爪は短く切ること．
- 手洗いの後は，乾燥が不充分であると手指に微生物が付着しやすいためペーパータオルで充分に手を拭い，乾燥させること．
- 手洗いミスの生じやすい部分を認識する（図I-17）．
- 蛇口が感染源になる可能性があるため自動あるいは肘を使って開閉できる水道栓が望ましい．

## E 滅菌法の種類

滅菌とは，病原微生物に限らず，非病原微生物も含め，すべての微生物を除去し，無菌状態をつくることであるが，実際には完全に除去することは困難である．そこで，滅菌操作後，生存する微生物が存在する確率が1/100万以下であることが基準とされ，滅菌保証レベルとされている．

滅菌方法には表I-32に示す方法がある．

また，代表的な滅菌方法の特徴と適用される対象については表I-33に示す．

■ 最もミスが生じやすい部位
□ 比較的ミスが生じやすい部位

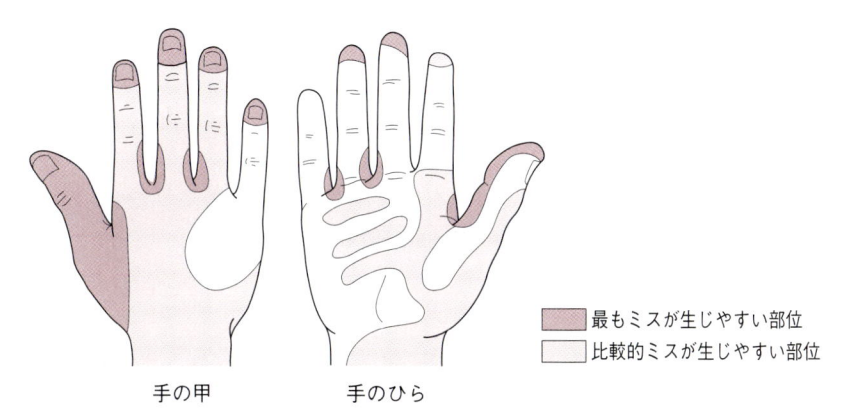

手の甲　　　手のひら

**図 I-17　手指消毒のミスが生じやすい部位**
(Taylor LJ. An evaluation of handwashing techniques-1. Nursing Times 1978; 74: 54 より改変)

**表 I-32　滅菌法の種類**

理学的方法
　・加熱　　　湿熱（高圧蒸気滅菌）
　　　　　　　乾熱（火焔，高熱空気）
　・放射線　　ガンマー線
　　　　　　　電子線
　・過酸化水素低温プラズマ
　・濾過除菌

化学的方法
　・ガス　　　エチレンオキサイド
　　　　　　　ホルマリンなど

**表 I-33　代表的滅菌法の特徴と適用**

|  | 高圧蒸気滅菌 | 過酸化水素低温プラズマ滅菌 | エチレンオキサイド滅菌 |
|---|---|---|---|
| 滅菌時間 | 15〜60分 | 45,75分 | 24時間 |
| 滅菌温度高温 | 121〜134℃ | 低温 45℃ | 低温 40〜60℃ |
| 滅菌処理量 | 大 | 小 | 中 |
| 毒性 | なし | なし | あり（残留ガスの生体毒性） |
| 対象物 | 基本的に第一選択<br>　手術器具<br>　手術材料<br>　リネン類<br>　ガーゼ<br>　針など | 第二選択<br>　耐熱性がなく，高い湿度をきらうもの<br>　電気メスコード<br>　シリコン<br>　ポリエチレンなど | 最近，環境問題から制限される傾向<br>　内視鏡<br>　プラスチック製品<br>　ガラス製品<br>　紙など |

## 1. 高圧蒸気滅菌

　　対象物に飽和蒸気を一定時間作用させ，微生物を死滅させる方法である．加圧するのは，加圧下では蒸気の温度を高めることができるからである．

　　対象物は，金属製品，手術衣，リネン，ガーゼなどの熱によって変性しない物品である．蒸気に対する注意さえ行えば，安全で，経済性にも優れている．

## 2. 乾熱滅菌法

　　加熱滅菌は，水分の有無によって湿熱と乾熱とに分けられる．水分量が多いと比較的低温であっても蛋白凝固が起こること，滅菌時間を短くすることが可能であることが知られており，湿熱の方が適用範囲が広い．対象物は，蒸気滅菌やガス滅菌ができないもので，なおかつ乾燥高熱に耐え，水分が浸透しにくい物品に限られる．したがって，ガラスのみでできている製品などに適用される．

## 3. ガス滅菌法

　　化学薬剤をガス状にして，微生物を死滅させる方法である．様々な化学薬剤が用いられているが，医療用としてはエチレンオキサイドガス（EOG）が一般的である．対象物は，加熱や水分により影響を受けやすいものである．本法の問題点として，残留ガスの人体に対する毒性，環境への問題が指摘されており，近年では使用が制限される傾向にある．

## 4. 放射線滅菌

　　ガンマー線照射が一般的であるが，放射線を対象物に照射すると，性状が変化するため適用範囲が限られている．

## 5. 過酸化水素プラズマ滅菌法

　　プラズマとは，固体，液体，気体と区別される第4の物質の状態と定義され，イオンや電子などが多く含まれている状態である．本法は，過酸化水素に高周波エネルギーを与え，過酸化水素のプラズマ状態をつくる．過酸化水素のプラズマ中には，殺菌効果の高いフリーラジカルが多く含まれており，これにより微生物を死滅させると考えられている．本法の最大の特徴は，全滅菌工程が，低温・低湿度であり，化学薬品も用いず，二次的に有毒物質も生じないことである．対象物は，非耐熱，非耐湿の医療器具，例えばシリコン，ポリエチレンなどと金属類，ガラス製品などである．植物線維（セルロース）でできている製品は，$H_2O_2$ を吸着しやすいため本法には適さない．

## 6. 濾過除菌法

　　除菌用フィルターを用い，液体や気体を濾過し微生物を除去する方法である．

〈高橋　寛　勝呂　徹〉

# 手術室のための器械，器具と業務 10

## A 手術器械と器具

本編では手術器械とは手術用メス，剪刀類，鑷子，鉗子，持針器など，鋼製小物類を取り上げ，手術器具として手術台や無影灯などをとりあげる．

## B 手術器械

近年，新しい電気手術器（バイポーラ，モノポーラ）や超音波手術器，内視鏡および内視鏡用手術器具など，さまざまな変化がみられてきたが，手術の進行は基本的に術者の手による切開，止血，整復，固定，縫合から成り立っている．そのため，一連の手術操作で使用される基本的な器械の形状，構造，機能の著明な変化はみられていない．

しかし，整形外科の領域においてインプラントの材質の進歩は著明で，代表的なものとしてステンレススチールやセラミック，チタン合金，ポリエチレンなどがあげられる．

表 I-34　内視鏡下腰椎椎間板ヘルニア摘出術の手術器械リスト

| No | 器械名 | 規格 | 数量 | No | 器械名 | 規格 | 数量 |
|---|---|---|---|---|---|---|---|
| 1 | メスの柄 | （3号） | 2 | 19 | メジャー | | 1 |
| 2 | クーパー剪刀 | （直短/反短） | 各1 | 20 | ゾンデ | | 1 |
| 3 | 形成剪刀 | | 1 | 21 | 消毒鉗子 | | 2 |
| 4 | 短有鈎鑷子 | | 1 | 22 | 布鉗子 | | 10 |
| 5 | 中無鈎鑷子 | | 1 | 23 | マッチウ持針器 | | 2 |
| 6 | マッカンド鑷子 | （有鈎/無鈎） | 各2 | 24 | ヘガール持針器 | （16 cm） | 1 |
| 7 | コッヘル | （曲） | 5 | 25 | 金属コップ | | 5 |
| 8 | ペアン | （曲） | 5 | 26 | 金属シャーレ | | 5 |
| 9 | モスキートコッヘル | （曲） | 3 | 27 | 膿盆 | （小） | 2 |
| 10 | モスキートペアン | （曲） | 3 | 28 | 金属薬杯 | | 1 |
| 11 | 弱弯短ケリー | | 1 | 29 | 脳外用ヘルニアパンチ | （最小/直） | 1 |
| 12 | 膝状鑷子 | | 1 | 30 | 打ち込み棒 | | 2 |
| 13 | 黒須粘膜剥離子 | | 2 | 31 | ケリソンパンチ | | 5 |
| 14 | 鳥居粘膜剥離子 | （A） | 1 | 32 | 平ノミ | （1/4；6 mm） | 各1 |
| 15 | ヘルニアパンチ | | 5 | 33 | エイヒ | （000/直，曲） | 各1 |
| 16 | 筋鈎 | （2, 4 cm） | 各1組 | 34 | ソリケリソン | | 1 |
| 17 | 2爪鈎 | | 1組 | 35 | 足長筋鈎 | （短） | 1 |
| 18 | ハンマー | （スチール） | 1 | | | | |

### 表 I-35 頚椎椎弓形成・頚椎前方固定の手術器械のセット

| No | 器械名 | 規格 | 数量 | No | 器械名 | 規格 | 数量 |
|---|---|---|---|---|---|---|---|
| 1 | メスの柄 | (3号) | 2 | 23 | ゾンデ | | 1 |
| 2 | クーパー剪刀 | (反,短) | 1 | 24 | 消毒鉗子 | | 2 |
| 3 | メーヨー剪刀 | (反,短) | 1 | 25 | 布鉗子 | | 10 |
| 4 | 短有鈎鑷子 | | 1 | 26 | マッチウ持針器 | | 2 |
| 5 | 中無鈎鑷子 | | 1 | 27 | 形成用マッチウ持針器 | | 1 |
| 6 | 長無鈎鑷子 | | 1 | 28 | 河野式開創器 | | 1 |
| 7 | マッカンド鑷子 | (有鈎,無鈎) | 各2 | 29 | 脳外開創器 | | 1 |
| 8 | コッヘル | (曲) | 10 | 30 | 金属コップ | | 5 |
| 9 | ペアン | (曲) | 5 | 31 | 金属シャーレ | | 5 |
| 10 | モスキートペアン | (曲) | 5 | 32 | 膿盆(小) | (16 cm) | 2 |
| 11 | 弱弯短ケリー | | 2 | 33 | 金属薬杯 | | 1 |
| 12 | 黒須粘膜剥離子 | | 2 | 34 | 脳外用ヘルニアパンチ | | 1 |
| 13 | 鳥居粘膜剥離子 | | 1 | 35 | 打ち込み棒 | | 2 |
| 14 | ヘルニアパンチ | | 5本 | 36 | ケリソンパンチ | | 5本 |
| 15 | 筋鈎 | (2.5,4,6 cm) | 各1組 | 37 | 平ノミ | (5/8,3/8,1/4) | 各1 |
| 16 | 2爪鈍鈎 | | 1組 | 38 | 形成用平ノミ | (大,小) | 各1 |
| 17 | 単鋭鈎 | | | 39 | エイヒ | (0/00/000,直/曲) | 各1 |
| 18 | 形成用スキンフック | | 1組 | 40 | 形成用エイヒ | (03,05,06) | 各1 |
| 19 | エレバ | | 1 | 41 | リュウル | (大,中,小) | 各1 |
| 20 | ラスパ | | 1 | 42 | 蝶形骨洞鉗子 | (直) | 1 |
| 21 | ハンマー(スチール) | | 1 | 43 | 外科用スキンフック | | 1組 |
| 22 | メジャー | | 1 | 44 | 形成用スキンフック | | 1組 |

### 表 I-36 腰椎椎体間後方固定の手術器械セット

| No | 器械名 | 規格 | 数量 | No | 器械名 | 規格 | 数量 |
|---|---|---|---|---|---|---|---|
| 1 | メスの柄 | (3号) | 2 | 23 | ハンマー(金属・スチール) | | 各1 |
| 2 | メスの柄 | (長) | 1 | 24 | メジャー | | 1 |
| 3 | クーパー剪刀 | (反短) | 1 | 25 | ゾンデ | | 1 |
| 4 | メーヨー剪刀 | (反短) | 1 | 26 | アドソン自在鈎 | | 2 |
| 5 | 短有鈎鑷子 | | 1 | 27 | 布鉗子 | | 6 |
| 6 | 中無鈎鑷子 | | 1 | 28 | マッチウ持針器 | | 2 |
| 7 | 長無鈎鑷子 | | 2 | 29 | ヘガール持針器 | (16 cm) | 1 |
| 8 | マッカンド鑷子 | (有鈎,無鈎) | 各2 | 30 | 金属コップ | | 5 |
| 9 | コッヘル | (曲) | 10 | 31 | 金属シャーレ | | 5 |
| 10 | ペアン | (曲) | 5 | 32 | 膿盆(小) | | 2 |
| 11 | 弱弯短ケリー | | 1 | 33 | 金属薬杯 | | 1 |
| 12 | 膝状鑷子 | | 1 | 34 | 外科用吸引管 | (細) | 1 |
| 13 | 黒須粘膜剥離子 | | 2 | 35 | 蝶形骨洞鉗子 | (直) | 1 |
| 14 | 鳥居粘膜剥離子 | (A) | 1 | 36 | ケリソンパンチ | | 5本 |
| 15 | エレバ | (直,曲) | 各1 | 37 | 平ノミ | (1/4,6 mm) | 各1 |
| 16 | ラスパ | | 1 | 38 | エイヒ | (000/直,曲) | 各1 |
| 17 | ヘルニアパンチ | | 5本 | 39 | 上向きケリソン | | 1 |
| 18 | 筋鈎 | (4,6,8 cm) | 各1 | 40 | 反りケリソン | | 1 |
| 19 | 2爪鈎 | | 1組 | 41 | コブエレベーター | (大,小) | 各1 |
| 20 | 形成用スキンフック | | 1組 | 42 | 河野式開創器 | | 各1 |
| 21 | 形成用2爪鈎 | | 1組 | 43 | スプレッター | (大,小) | 各1 |
| 22 | 外科用フック | | 1組 | 44 | 脳外開創器 | | 1 |

### 表 I-37　人工骨頭置換術の手術器械セット

| No | 器械名 | 規格 | 数量 | No | 器械名 | 規格 | 数量 |
|---|---|---|---|---|---|---|---|
| 1 | メスの柄 | (3号) | 2 | 26 | 膿盆(小) |  | 10 |
| 2 | クーパー剪刀 | (反) | 1 | 27 | 金属薬杯 | (16 cm) | 2 |
| 3 | メーヨー剪刀 | (反,長反) | 1 | 28 | ボックスノミ |  | 1 |
| 4 | 短有鉤鑷子 |  | 2 | 29 | 打ち込み棒 |  | 5 |
| 5 | 中有鉤鑷子 |  | 2 | 30 | ケリソンパンチ |  | 5 |
| 6 | 長無鉤鑷子 |  | 2 | 31 | 平ノミ | (5/8,3/8,1/2) | 2 |
| 7 | マッカンド鑷子 | (有鉤,無鉤) | 各2 | 32 | エイヒ | (大,中,小/直,曲) | 各1 |
| 8 | コッヘル | (曲) | 5 | 33 | リュウル | (大,中,小) | 各1 |
| 9 | ペアン | (曲) | 5 | 34 | 田中のパンチ | (大,小) | 各1 |
| 10 | 弱弯短ケリー |  | 2 | 35 | 足長筋鉤 | (大,小) | 各1 |
| 11 | 筋鉤 | (4,6,8 cm) | 各1組 | 36 | ゲルピー | (大) | 1 |
| 12 | 単鋭鉤・単鈍鉤 |  | 各1組 | 37 | 形成用丸ノミ | (大) | 1 |
| 13 | 2爪鈍鉤 |  | 1組 | 38 | ラスパ |  | 1組 |
| 14 | アドソン自在鉤 |  | 1 | 39 | エレバ* | (直,曲) | 各1 |
| 15 | ハンマー(金属) |  | 1 | 40 | 丸ノミ | (脊椎用 4mm,7mm) | 各1 |
| 16 | レトラクター | (小,大) | 1組 | 41 | 平ノミ | (1/2,1/4,5/8) | 各1 |
| 17 | ノギス |  | 1 | 42 | エイヒ | (3,0/直,曲) | 各1 |
| 18 | メジャー |  | 各1 | 43 | リュウル | (F1890の大,中) | 各1 |
| 19 | 抜去器 | (大,小) | 各1 | 44 | 田中のパンチ | (大,小) | 各1 |
| 20 | 消毒鉗子 |  | 1組 | 45 | ゲルピー | (脊椎用) | 2本 |
| 21 | 布鉗子 | (鈍,鋭) | 6/2本 | 46 | ホウマンレトラクター | (大,小) | 各1組 |
| 22 | マッチウ持針器 |  | 2 | 47 | 足長筋鉤 | (長,短) | 各1組 |
| 23 | ユンド整復起子 |  | 1 | 48 | 骨ヤスリ | (小) | 1 |
| 24 | 金属コップ |  | 1 | 49 | CHS用インパクター |  | 1 |
| 25 | 金属シャーレ |  | 2 |  |  |  |  |

*人工股関節時に追加する器械セット

### 表 I-38　人工膝関節置換術の手術器械リスト

| No | 器械名 | 規格 | 数量 | No | 器械名 | 規格 | 数量 |
|---|---|---|---|---|---|---|---|
| 1 | メスの柄 | (3号) | 2 | 17 | メジャー |  | 1 |
| 2 | クーパー剪刀 | (反) | 1 | 18 | 消毒鉗子 |  | 2本 |
| 3 | メーヨー剪刀 | (反) | 1 | 19 | 布鉗子 | (鈍,鋭) | 6/2本 |
| 4 | 短有鉤鑷子 |  | 2 | 20 | マッチウ持針器 |  | 2 |
| 5 | 中有鉤鑷子 |  | 2 | 21 | ヘガール | (18 cm) | 1 |
| 6 | 長無鉤鑷子 |  | 2 | 22 | 金属コップ |  | 1 |
| 7 | マッカンド鑷子 | (有鉤,無鉤) | 各2 | 23 | 金属シャーレ |  | 2 |
| 8 | コッヘル | (曲) | 10 | 24 | 膿盆(小) |  | 10 |
| 9 | ペアン | (曲) | 5 | 25 | エレバ | (直,曲) | 各1 |
| 10 | 弱弯短ケリー |  | 2 | 26 | ラスパ |  | 1 |
| 11 | 筋鉤 | (4,6,8 cm) | 各1組 | 27 | 角度計 |  | 1 |
| 12 | 単鋭鉤 |  | 1組 | 28 | 溝ノミ(丸ノミ) | (1/4) | 1 |
| 13 | 単鈍鉤 |  | 1組 | 29 | 平ノミ | (5/8,3/8,1/2) | 2 |
| 14 | 2爪鈍鉤 |  | 1組 | 30 | エイヒ | (大,中,小/直,曲) | 各1 |
| 15 | ハンマー(金属) |  | 1 | 31 | リュウル | (大,中,小) | 各1 |
| 16 | レトラクター | (小,大) | 各1 |  |  |  |  |

10. 手術室のための器械，器具と業務

表 I-39　腫瘍の手術器械セット

| No | 器械名 | 規格 | 数量 | No | 器械名 | 規格 | 数量 |
|---|---|---|---|---|---|---|---|
| 1 | メスの柄 | 3号 | 2 | 15 | 形成用筋鈎 | 長,短 | 各1組 |
| 2 | メーヨー剪刀 | (曲) | 1 | 16 | 形成用2爪鈍鈎 |  | 1組 |
| 3 | クーパー剪刀 | (曲) | 1 | 17 | 形成用フック |  | 1組 |
| 4 | 形成剪刀 | (曲) | 1 | 18 | エイヒ | 小,中/直 | 各1組 |
| 5 | 短有鈎鑷子 |  | 1 | 19 | 形成用エレバラスパ |  | 1 |
| 6 | 中無鈎鑷子 |  | 1 | 20 | ヘガール持針器 | 16 cm | 1 |
| 7 | マッカンド鑷子 | (有鈎,無鈎) | 各2本 | 21 | 黒須剥離子 |  | 1 |
| 8 | モスキートコッヘル | (曲) | 10 | 22 | メジャー |  | 1 |
| 9 | モスキートペアン | (曲) | 5 | 23 | アドソン自在鈎 |  | 1 |
| 10 | 消毒鉗子 |  | 2 | 24 | 金属コップ |  | 1 |
| 11 | 布鉗子 |  | 6 | 25 | 金属シャーレ |  | 2 |
| 12 | マッチウ持針器 |  | 2 | 26 | 膿盆 | 小 | 1 |
| 13 | 単鋭鈎,単鈍鈎 |  | 各1組 | 27 | 吸引ゴム管 |  | 1 |
| 14 | 筋鈎 | 2,2.5,4 cm | 各1組 |  |  |  |  |

表 I-40　四肢末端の手術器械セット

| No | 器械名 | 規格 | 数量 | No | 器械名 | 規格 | 数量 |
|---|---|---|---|---|---|---|---|
| 1 | メスの柄 | 3号 | 2 | 20 | 形成用タンゲ持針器 |  | 2 |
| 2 | メーヨー剪刀 | (曲) | 1 | 21 | スキンフック |  | 1組 |
| 3 | クーパー剪刀 | (曲) | 1 | 22 | 形成用エレバラスパ |  | 1 |
| 4 | 形成剪刀 | (曲) | 1 | 23 | ヘガール持針器 | 16 cm | 1 |
| 5 | 短有鈎鑷子 |  | 1 | 24 | 黒須剥離子 |  | 1 |
| 6 | 中無鈎鑷子 |  | 1 | 25 | 形成用金属ハンマー |  | 1 |
| 7 | アドソン | 有鈎,無鈎 | 各1 | 26 | メジャー |  | 1 |
| 8 | マッカンド鑷子 | (有鈎,無鈎) | 各2本 | 27 | アドソン自在鈎 |  | 1 |
| 9 | モスキートコッヘル | (曲) | 10 | 28 | 金属コップ |  | 1 |
| 10 | モスキートペアン | (曲) | 5 | 29 | 金属シャーレ |  | 2 |
| 11 | 消毒鉗子 |  | 2 | 30 | 膿盆 | 小 | 1 |
| 12 | 布鉗子 |  | 6 | 31 | 吸引ゴム管 |  | 1 |
| 13 | マッチウ持針器 |  | 2 | 32 | 眼科剪刀 | (鈍,曲) | 1 |
| 14 | 単鋭鈎,単鈍鈎 |  |  | 33 | 形成抜糸鑷子 |  | 1 |
| 15 | 筋鈎 | 2,2.5,4 cm | 各1組 | 34 | 形成用エイヒ |  | 1 |
| 16 | 形成用筋鈎 | 長,短 | 各1組 | 35 | 腱鉗子 |  | 4 |
| 17 | 形成用2爪鈍鈎 |  | 1組 | 36 | 形成用平ノミ | 大,小 | 各1 |
| 18 | 形成用フック |  | 1組 | 37 | 形成用エレバラスパ |  | 1 |
| 19 | エイヒ | 小,中/直 | 各1組 |  |  |  |  |

表 I-41　抜釘セットの器械リスト

| No | 器械名 | 規格 | 数量 | No | 器械名 | 規格 | 数量 |
|---|---|---|---|---|---|---|---|
| 1 | メスの柄 | (3号) | 2 | 15 | ヘガール持針器 | | 1 |
| 2 | メーヨー剪刀 | (反) | 1 | 16 | 筋鈎 | (形成用 2.5, 4, 6 cm) | 各1組 |
| 3 | クーパー剪刀 | (反) | 1 | 17 | 形成用二爪鈎 | | 1組 |
| 4 | 形成剪刀 | (反) | 1 | 18 | 二爪鈍鈎 | | 1組 |
| 5 | 短有鈎鑷子 | | 1 | 19 | アドソン自在鈎 | | 1組 |
| 6 | 中無鈎鑷子 | | 1 | 20 | エレバ | (直/曲) | 各1 |
| 7 | マッカンド鑷子 | (有鈎, 無鈎) | 各2 | 21 | ラスパ | | 1 |
| 8 | コッヘル | (曲) | 5 | 22 | 膿盆(小) | | 1 |
| 9 | ペアン | (曲) | 5 | 23 | 金属コップ | | 1 |
| 10 | モスキートコッヘル | (曲) | 5 | 24 | 金属シャーレ | | 2 |
| 11 | モスキートペアン | (曲) | 5 | 25 | エイヒ | (000, 00/直) | 各1 |
| 12 | 消毒鉗子 | | 2 | 26 | 平ノミ | (1/2, 1/4) | 各1 |
| 13 | 布鉗子 | | 6 | 27 | リウル | (小) | 1 |
| 14 | マッチウ持針器 | | 2 | 28 | 金属ハンマー | | 1 |

## C 基本的な手術器械

### 1. 手術用メス　knife, scalpel

　　手術用メスは，円刃と尖刃に大別される．円刃刀は先端が丸く，通常は皮膚などの厚い組織の切開，切離に用い，尖刃刀は先端が尖り小切開や腹膜などの薄い組織の切開に用いる．その中でも，全体がディスポーザブルのものと，替刃のみディスポーザブルで替刃柄（メスホルダー）はリユースのものが主に使われている．

　　その他，電気メス，アルゴンビーム　コアギュレータ，超音波外科用吸引装置，マイクロ波手術装置，ウォータージェットメス，冷凍手術器，パクレン焼灼器，などがあげられるが，これは手術器具に属するため，後述する．

### 2. 剪刀　operation scissors

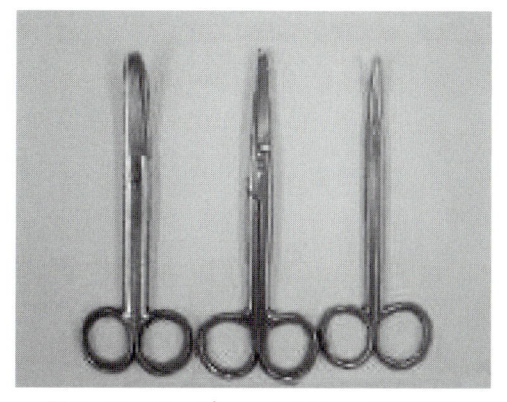

図 I-18　クーパー，メイヨー，形成剪刀

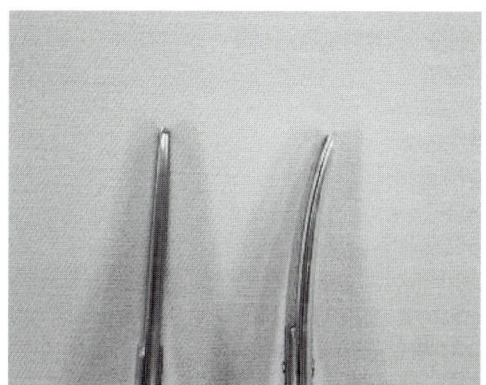

図 I-19　直剪刀，曲剪刀

剪刀とよばれるものには，クーパー，メイヨー，メッツェンバウム，形成剪刀，眼科剪刀などがある（図Ⅰ-18）．剪刀の種類は，刃部の形によって直剪刀と曲剪刀に大別される（図Ⅰ-19）．また，先端部が鋭的なものと鈍的なものがあり，両鈍，片鈍，両鋭に分けられる．

## 3. 鉗子 forceps

外科で一般的に用いられる鉗子には，コッヘル，ペアン，モスキートコッヘル，モスキートペアン，ケリーがあり，これらには直型と曲型がある（図Ⅰ-20，Ⅰ-21）．後者には，弱弯と強弯，直角型がある．

止血鉗子には先端に鉤がある有鉤鉗子と先端に鉤がない無鉤鉗子がある（図Ⅰ-22）．

有鉤鉗子は把時力に優れているが組織の挫滅が大きい，そのため組織の損傷を少なくしたい場合には無鉤鉗子を用いることが多い．有鉤鉗子の代表的なものにコッヘル，無鉤鉗子にはペアンがある．

鉗子は，関節部の構造により取り外しができる横はずし型と橿木止め型，外れる心配のない箱型とネジ止め型の4型がある．前者のほうが洗浄やメンテナンスには便利であるが，術中にはずれる恐れがある．

また鉗子にはラチェットつきのものがあり，ラチェットにはツメが1段と1段，1段と3

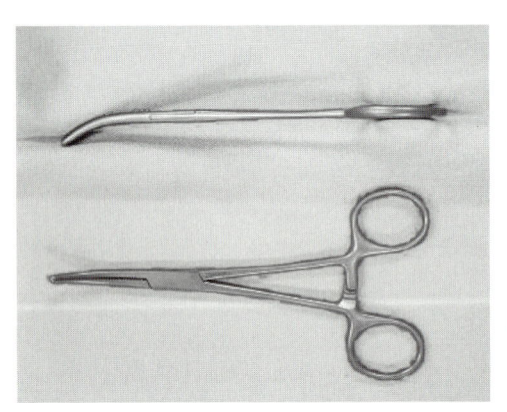

図Ⅰ-20　曲型鉗子

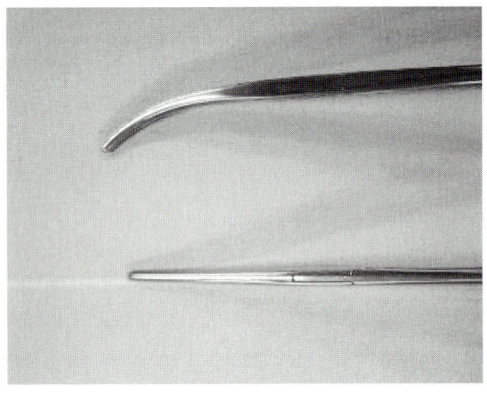

図Ⅰ-21　直型，曲型

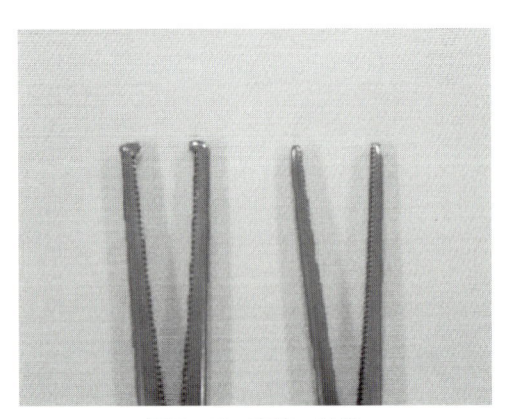

図Ⅰ-22　有鉤，無鉤

C. 基本的な手術器械　81

段, 3段と3段などの組み合わせがある. ラチェットの咬み合わせが1段, 2段, 3段と進むにつれ鉗子の把持力が強くなる.

　その他, 整形外科で用いられる鉗子を列挙すると① 髄核鉗子, ② クロワード・ハーパー椎弓切除用骨鉗子, ③ 二連関節丸ノミ鉗子, ④ ボーラ載骨鉗子, ⑤ リストン棘突起切除鉗子, ⑥ ケリソン脊椎鉗子, ⑦ 骨保持鉗子, ⑧ カプセル鉗子, ⑨ ネール鉗子, ⑩ フックプレート鉗子, ⑪ 関節包鉗子, ⑫ マッチウ氏腐骨鉗子, ⑬ ヤンゼン氏丸ノミ鉗子, ⑭ ロッド把持鉗子, ⑮ プレート把持鉗子, ⑯ 大・小腱誘導鉗子, ⑰ 微小血管縫合用血管固定鉗子, ⑱ 固定糸保持鉗子などがある.

## 4. 鑷子（せっし）　pincette, dissecting-and tissue forceps

　鑷子は一般的にピンセットとよばれており, 生体の組織やガーゼ, 縫合糸などをはさんだりつまんだりするもので, あらゆる医療に用いられている.

　鑷子も鉗子と同様に有鈎と無鈎がある（図Ⅰ-25）. また, 先端の細いものと太いもの（図Ⅰ-23, Ⅰ-24）長いものと短いものなどに分けられる.

　鑷子には① アドソン型（有鈎・無鈎）鑷子, ② マッカンド型（有鈎・無鈎）鑷子, ③ ジェネラル型有鈎鑷子・無鈎鑷子, ④ クッシングバイオネット型鑷子, ⑤ 神経鑷子, ⑥ 形成鑷子, ⑦ 腱鑷子, ⑧ 微小血管縫合鑷子, ⑨ 骨螺子用把持鑷子, ⑩ 双極性凝固用鑷

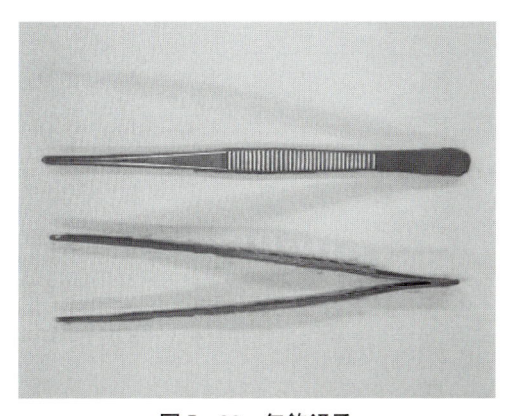

図Ⅰ-23　無鈎鑷子

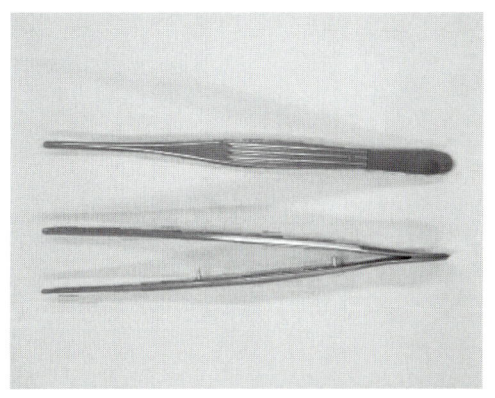

図Ⅰ-24　マッカンド型鑷子

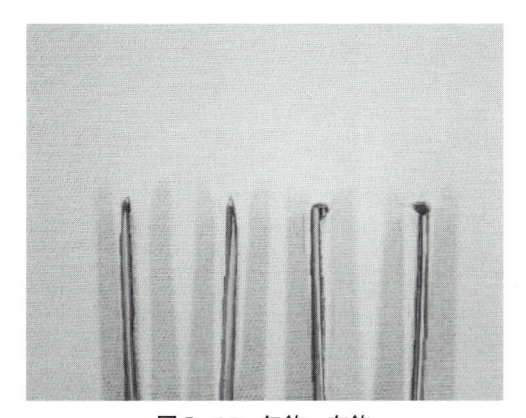

図Ⅰ-25　無鈎, 有鈎

82   10. 手術室のための器械，器具と業務

子，⑪ グレフェー型鑷子などがある．

## 5. 鉤，開創器　Haken, retractor

　　創部を圧排したり牽引拡大し手術野を適切な大きさに保つために用いられる器具である．
　　鉤には手持ち式と固定式とがあり，手術目的に応じて種々の形態のものが用いられる．
　　手持ち式には扁平鉤（図Ⅰ-26）と爪鉤（図Ⅰ-27）とがあり，2本一組で使用することが多い．
　　扁平鉤の板状部は平らな板状または鞍状をなし，板状部の幅および長さには種々のサイズがある（図Ⅰ-28）．爪鉤には先端部がとがった鋭鉤と，とがってない鈍鉤の2種類ある（図Ⅰ-29）．また爪の数により名称が異なり，爪の数が1つであれば単鉤，2つであれば2爪鉤，3つであれば3爪鉤などとよばれている．また，両端に鉤のある両頭鉤もある．
　　固定式のものは開創器とよばれており，創部を拡げた状態を確保するために固定する．これには鉗子型とバースライド型がある．
　　鉗子型開創器には① ベックマン・アドソン開創器・アドソン開創器，② クロワード開創器，③ ヤンゼン開創器，④ ウエイトラナー開創器，⑤ ゲルピー開創器がある．
　　バースライド型には① 中山式開創器，② ト部氏開創器，③ 吾妻氏三弁開腹鉤，④ チャンレー開創器がある．

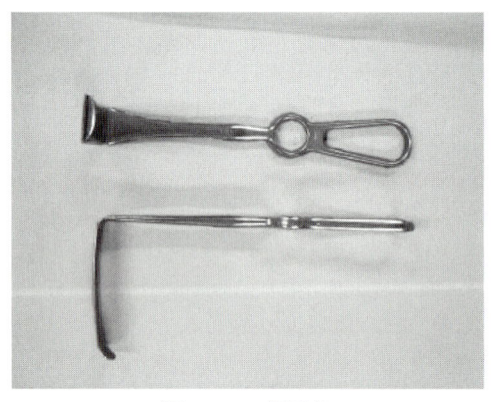

図Ⅰ-26　扁平鉤

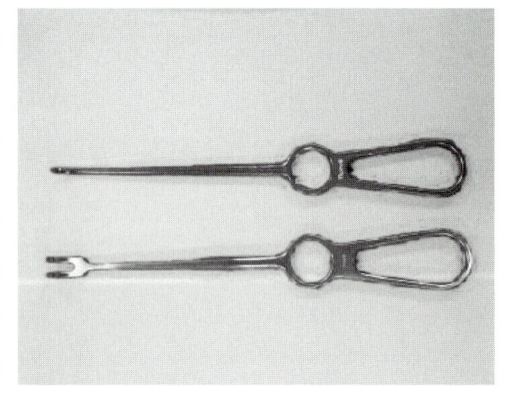

図Ⅰ-27　二爪鉤

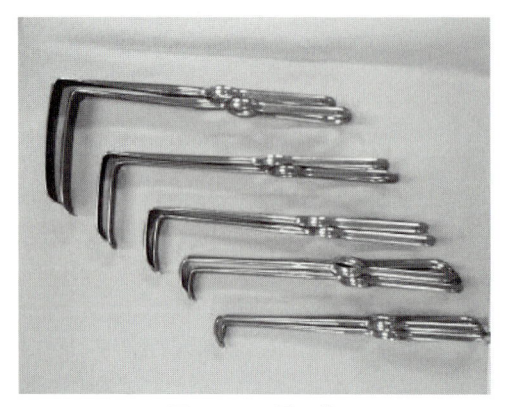

図Ⅰ-28　扁平鉤

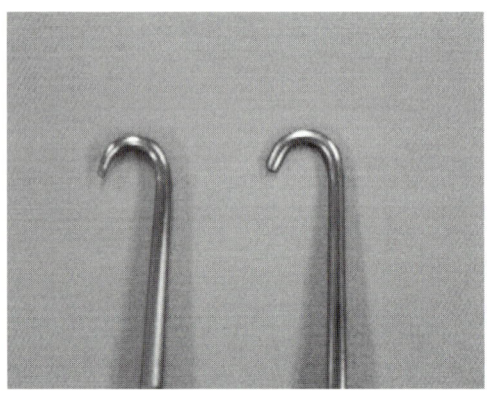

図Ⅰ-29　鋭鉤，鈍鉤

図Ⅰ-30　マッチウ持針器　　　　　　　図Ⅰ-31　ヘガール持針器

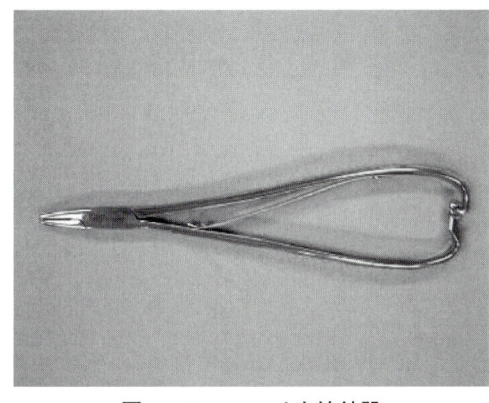

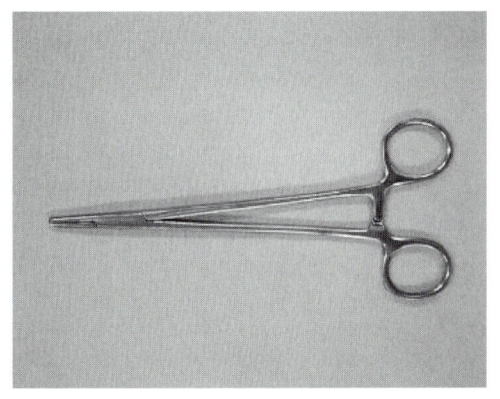

## 6. 持針器　needle holder

　持針器は一般的に，マッチウ型持針器（図Ⅰ-30）とヘガール型持針器（図Ⅰ-31）が用いられており，縫合針を固定把持し，皮膚や組織を縫合するのに用いられる．これらには，各種サイズがある．

　この他，ネジ止め式のワグナー型，関節が2カ所以上ある福田式二連関節持針器，キルナー型持針器，ハルステッド型持針器，マイクロ下の手術で使用するカストロビエホ持針器，深部の縫合に用いられるローゼル型持針器，ト部型持針器，T型持針器などがある．

　形成外科手術において使用される持針器には，形成ヘガール持針器，ウエブスター型小型形成持針器，ニューマンヘガール持針器，丹下式持針器などがある．また，先端部がマグネットになっており，小さい針の脱落を防ぐマグネット付形成持針器や持針器と剪刀が一緒になったオニツカ形成持針器剪刀，針を持針器の縦の方向につけて縫合できる多方向持針器，腰の強い針でも確実に把持できるキルナー形成持針器もある．

## 7. 鏡視下手術器械

　整形外科領域における鏡視下手術には，関節鏡手術，内視鏡下椎間板ヘルニア摘出術，内視鏡下椎弓切除術，経皮的椎間板ヘルニア摘出術，腹腔鏡下脊椎前方固定術，胸腔鏡視下前方除圧（固定）術などがある．これらの手術で使用する内視鏡は，通常の外科領域における鏡視下手術で使用する内視鏡と異なり，径2～5mm以下の繊細なものが多く，中にはスコープにアングルがついているものもある．使用する手術器械も特殊である．

## 8. その他の器械

① 骨膜剥離子（図Ⅰ-32，Ⅰ-33）は骨膜や骨の裏側を剥離するのに用いる．
② コブ脊椎用骨膜剥離子は脊椎後方・前方手術時に腰背筋膜を棘突起より切離したり，傍脊柱筋を棘突起や椎弓より剥離する時に用いる．脊椎後方手術には必要不可欠な器械である．
③ 粘膜剥離子は文字どおり，粘膜を剥離するときに用いる器械である．脊椎の手術時には，椎体前面や頚長筋の剥離，硬膜と神経根分岐部を露出するのに用いる．
④ 骨鋭匙は軟部組織や軟骨終板切除，椎体切除などに用いる．

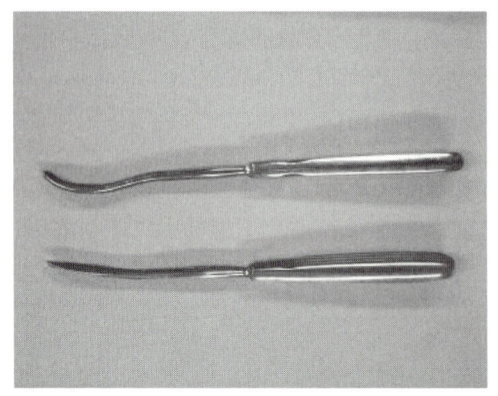

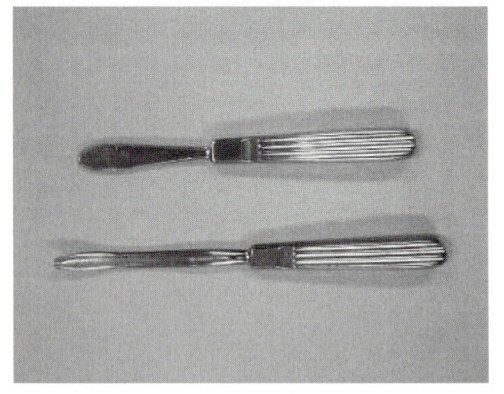

84    10. 手術室のための器械，器具と業務

図 I-32　骨膜剥離子（曲型，直型）　　図 I-33　ラスパ，エレバ

⑤ リング状鋭匙は椎間板切除や鉤椎関節の展開などに用いる．
⑥ ノミは，骨切りや滑膜切除時に用いる器械で両刃ノミと片刃ノミがある．また刃部の型によって平ノミ，反りノミ，溝ノミがある．この他に臼蓋骨切り用ノミや関節形成用ノミなどの特殊なものもある．
⑦ ハンマーには，全てがステンレス製のステンレスハンマーと打つ面がナイロン製で柄部がステンレス製のナイロンハンマーがある．
⑧ スプレッダーは椎体間やペディクルスクリュー間を拡大するのに用いられる．
⑨ コンプレッサーはペディクルスクリュー間を圧縮するために用いる．
⑩ 骨剪刀は骨などの硬い組織を切離するときに用いる．
⑪ 骨打込器は自家骨や人工骨を挿入するときに用いる．
⑫ 整形外科用ペンチ・ラジオペンチは，鋼線を把持したり，切ったり，折り曲げるのに用いる．
⑬ ペディクルプローブは椎弓根のレベルと深さを透視下で確認するときに用いる．
　この他に，⑭ 骨生検用トレフィン，⑮ バイスプライヤー，⑯ 骨ヤスリなどがある．

## 9. 縫合糸について

　縫合糸は，吸収性と非吸収性に大別される．吸収性縫合糸は，治癒が比較的早く，縫合糸が創の治癒後に早く吸収されることが期待される部位，抜糸困難な部位，感染の恐れのある部位などに使用される．
　非吸収性縫合糸は半永久的に組織の縫合・保持されることが必要とされる部位，つまり靭帯，腱，筋，血管，神経の縫合に用いられる．また，形成外科的手術や，顔・頸部などでは，創痕を少なくするために非吸収性の針付きナイロン単糸を用いることが多い．

## D  手術器具

　手術器具は外観および機能ともに年々，進歩している．これらの手術器具はほとんどの手術において欠かせないものである．そのため，手術チームの一員として患者の看護，医師の介助にあたる看護師も，これらの手術器具の正しい理解と取り扱いが求められる．また，手

表 I-42　縫合糸の分類

| | | | 製　品　名 |
|---|---|---|---|
| 吸収性 | 合　成 | 編み糸 | バイクリル，オペポリックスⅡ<br>デキソン，メディフィット<br>ポリゾープ，エムソーブ，ブイソーブ |
| | | モノフィラメント | PDSⅡ<br>モノクリル<br>マクソン，バイオシン |
| | 天　然 | モノフィラメント | カットグット |
| 非吸収性 | 合　成 | 編み糸 | エチボンド，タイクロン，ブラロン，ネオブレード<br>ニューロロン，サージロン，ブレイド，ダーマロン |
| | | モノフィラメント | プローリン，サージリン<br>サージプロ，エチロン<br>モノソフ，ナイロン |
| | 天　然 | 編み糸 | シルク |

術室において ME (medical engineering) 機器はなくてはならない存在である．したがって，これらの ME 機器に接することの多い看護師も，その使用目的および原理，構造，使用方法，使用上の注意を熟知しておく必要がある．

## 1. 手術台

　手術台の幅が広いと執刀医から患者の位置が遠くなり，手術操作に支障をきたす．また，手術台は手術操作が行いやすいよう，ベッドや布団のようにフカフカなつくりにはなっておらず，なおかつ患者が手術中，横たわっていても皮膚のびらん・潰瘍ができない程度の硬さになっている．

　手術台は，ネジ方式，ギヤ方式，油圧方式といった駆動方式と，手動式と足踏式（オイルポンプ），電動式といった操作方式の組み合わせによって，汎用手術台（手動油圧式，電動油圧式），多目的手術台（手動油圧式，電動油圧式），専用（単能）手術台，分離式電動手術台などといった分類ができる．手術台は手術のニーズに合わせて選択される．

　また，手術台は昇降，縦転，横転，背上げ，腰上げ，脚上げ，開脚の操作ができ，手術目的に合わせて高さの調節や，患者の体位を変えて固定できる機能を備えている．

## 2. 無影灯　shadowless light

　無影灯とは，手術室の天井に取りつけられており，術野を照らす手術用照明灯である．手や頭で影ができると安全に手術ができない．したがって，手術用照明灯（無影灯）は術野に影のない均一な照明を得ることができる構造になっている．手術用照明灯（無影灯）に必要な3大要素は，無影，無熱，高照度である．

### 無影灯の種類
#### a. 光源の数

　① 単灯式：円形プリズムの光軸上に光源をおき，その位置を前後に移動させて光束を調

節する方式．

焦点深度に重点をおく深部手術に好まれる．わが国では，あまり使用されていない．

② 多灯式：光源が複数あるため，高照度で無影度に優れている．1～2個の光源が切れても手術に支障は少ない．

b. 設置方法

① 天井懸垂式：現在，最も一般的な方式で，天井に取りつけられており，さまざまな方向から光を入れることができるように，位置や高さを変えることができる．

② 天井埋め込み式：単列型，2型結合型，2列分離型，3列結合型，十字型，円形型，六角および壁面内蔵型などがある．灯具に埃がたまらないので，バイオクリーン手術室，X線手術室，見学用ドーム式手術室などに適している．しかし焦点や光軸の調整が難しく，照射方向や手術台の位置などの自由が制限される．

③ スタンド式：産婦人科，泌尿器科，肛門科などの手術の補助照明として用いられたり，外来の小手術や診察などに用いられることが多い．

## 3. 電メス（電気手術器） electrosurgical units

電気メスは，皮下組織，筋膜，筋肉，粘膜，実質臓器などの生体組織の切開・止血・凝固に用いられる．

a. 電気メス　electrocautery

先端が弯曲した Maryland 大学考案の Maryland dissector

単極　monopolar，双極　bipolar，電気メス，双極ハサミ　bipolar scissors

電気手術器は手術時に高周波電流によるジュール熱を利用し切開凝固を行わせる装置をいい，コアグレータ，レーザーを除く光凝固器や熱メス　resistively heated scalpel, shaw scalpel が含まれる．セム（SEMM）のエンドコアギュレーター　endo coagulator は電流は組織を通過せず電気によりブレイド先端で熱に変換されるために正確には熱焼灼器である．すなわち電気焼灼は直流を用いて行うために患者の体内に電気は通常入らない．しかし電気メスは交流を用いているために患者は回路に組み込まれ電流は患者の体内の一部を通る．そこに神経に近接している際に問題となる．

1）単極電極（モノポーラ）型

患者に装着した対極板とメス先の電極の間に高周波電流を流し切開・止血・凝固を行う．単極電極の電気メスは汎用性が高いが，メス先以外に損傷を生ずる欠点がある．

2）双極電極（バイポーラ）型

鑷子の2脚間に挟まれた組織にだけ高周波電流を流して止血・凝固を行う．そのため対極板は不要である．双極電極の電気メスは単極より安全であるが，メス先が2つあるので使い勝手が悪い欠点がある．バイポーラピンセット，パワースターシザーズなどがこれに属する．

b. 焼灼器　cautery instruments

焼灼器　cautery は高周波電気エネルギーを熱の直接伝導によって組織に熱傷を起こすた

めに古典的には組織への焼灼器の原理である．電気メスは電子の流れとそこにかかる抵抗（インピーダンス）により発生する熱で機能しメス先電極（アクティブ電極）と患者と対極板（リターン電極）の回路を形成している．これがモノポーラ電気メスの原理でありバイポーラ式はアクティブ電極とリターン電極の両方の機能を果たし把持された組織だけに電気が流れるために対極板が必要としない．そして感電死を防ぐために神経や筋肉への刺激がない100 KHz 以上の周波数帯（ラジオ周波数帯）の 300 KHz に増幅して用いている．そして電気メスの組織への効果は切開 cutting と放電止血 fulguration，乾燥 desiccation によるが切開で凝固作用を行うと焼痂（エシャー）の電極へのついている程度にもよるが小さな電圧（電流密度は高い）で可能となり最小侵襲性手術での重要なポイントとなる．

c. レーザー手術装置およびレーザーコアグレータ laser surgical apparatus laser coagulators

レーザー light amplification by stimulated emission of radiation（LASER）とは単一波長で位相が揃った光が発信増幅されたもので，高出力で組織に対し蒸散 vaporization，炭化 carbonization，凝固 coagulation，蛋白変性 denaturation，熱効果 thermal effect などの作用を示す．その効果はレーザーの波長，エネルギーの密度，照射時間と関係している．Nd，YAG，KTP，炭酸ガスレーザーがある．

d. その他

軟らかい実質臓器の止血に，スプレー状のアーク放電によって非接触で止血・凝固するスプレー凝固，ハンドピースの先端からアルゴンガスを噴出させ，臓器表面の血液を排除し，ガスビームの中心にある電極でイオン化した電子ビームによって非接触凝固ができるアルゴンビーム凝固装置がある．

## 4. 超音波手術器

オートソニックやハーモニック・スカルペルがこれに属する．先端がはさみ状のものや鉤状のもの，球状のものがあり，超音波エネルギーを利用して組織の剥離や凝固に使用する．側方組織への熱損傷が少ない．

ultrasonically activated scalpel（UAS，商品名 Harmonic scalpel；UltraCision, Inc, RI USA, Ethicon）は 55.5 KHz で 5 段階，sonosurg（Olympus）は 23.5 KHz で 10 段階の出力の振動がブレード先端に伝導することにより，軟部組織の切開や摩擦熱により特に凝固する．特にコラーゲンに富んだ神経血管に対しては損傷を与えないために整形分野では特に神経周辺組織の処置に有用である．しかし UCA では処置のできなかった切開，特に直径 3 mm ほどの血管までは切開可能となったのである．したがって超音波メス先端を細くすることにより将来脊髄内の血管性病変の処置にも応用可能となろう．ブレードの縦振動により発生する摩擦熱で組織を凝固しする．振動により組織圧が減少して細胞が腫脹破壊し組織中の蛋白質の変性（粘着性コアギュラム）を惹起し凝固する．60〜100 $\mu$m（ハーモニックスカルペル），20〜200 $\mu$m（ソノサージシステム）の機械的振動し物理的に切開している．また電気メスやレーザーメスは先端が 150〜400 ℃ とあるのに対し 80 ℃ 前後と低温で凝固止血切開が一度に可能なため 3 mm 程の血管の処置にも可能である．

ハーモニックスカルペルはレベルを 5 にすると振幅は 100 $\mu$m で切開しレベル 3 で振動の振幅は 70 $\mu$m で凝固に有用であった．またソノサージシステムは順手で把手できて先端が回転でき複数回使用可能である．ただし焦らずじっと数秒待ちミスト状の霧は cavitation

した水蒸気であるためすぐに消失する．また腹腔鏡，胸腔鏡の手術の際は蒸散する霧も気腹法であればすぐに換気されるため視野は容易に保たれる．L5-S1の展開に際して最小の侵襲で後腹膜を切開し dry ejaculation の予防にもなる．凝固の方法には1カ所だけの血管の凝固（3 mm までの血管は可能）からある程度の面を凝固した後の切開が同時に行うので手術に集中が可能である．

### 特　徴
- 組織の炭化なし
- 煙の発生なし
- 組織の熱変性範囲はブレードの近傍に限定

## 5. 動力手術器

人工股関節置換術や人工膝関節置換術時など骨切りを必要とする手術時に用いる骨鋸や骨折の整復固定時に骨にドリリングするときや鋼線を骨に刺入するときに用いるドリルなどがある．これらの動力源には電気・高圧ガスがある．

### a. エアドリル
ペンシル型の細いハンドピースに各種のバーをつけ，骨組織の切削・穿孔するときに用いる．

### b. 骨　鋸
オシレーター（振動式）は，回転式と異なり硬い骨は切れるが，軟部組織や術者の手は切れない．また，刃の動く方向によってレシプロソウ（往復鋸）やサジタルソウ（矢状鋸）がある．

### c. その他
鋼線やドリル先を骨に刺入するドライバーやガス圧でステープルを打ち込むスタビライザーなどがある．

## 6. インプラント　implant

### a. 各種　fusion cage とその特徴
  TFC
  SDIC
  BAK
  Hollow screw

### b. 側彎矯正器具
器具を体外より矯正する方法と体内で矯正する方法と2種類開発されている．
安全性，矯正力の点では体内式が優れている．

### c. 後彎矯正維持器具
脊椎粉砕骨折に対し前方除圧固定後（自家骨，他家骨移植）に側方より矯正維持器具の挿入がなされる．
Kaneda device, Zilke device，他

### e. 人工関節

### f. 人工靱帯

## E 手術前手洗い法

　手洗いには，日常手洗いと医療従事者が行っている衛生学的手洗い，そして手術前に指先から肘関節直上までを2～3回洗う，手術前手洗いがある．手術前手洗い時に用いられる最適な消毒薬の理想は，広範囲の活性と速効性，持続性をもち生体への害がなく刺激または不快臭がないものである．合衆国では使用できる消毒薬として，アルコール，クロルヘキシジン，ヨード/ポビドンヨード，PCMX，トリクロサンが含まれる．アルコールを含んだ消毒薬は可燃性と皮膚への刺激性があるが，7.5％ポビドンヨードあるいは4％グルコン酸クロルヘキシジンをクロルヘキシジンアルコール（60％イソプロピルアルコールと0.5％クロルヘキシジン加70％イソプロピルアルコール）を比較するとクロルヘキシジンアルコールの方が抗菌活性の残存効果がより強力であった．わが国で行われている一般的な手術前手洗いは，4％クロルヘキシジン（ヒビスクラブ）や7.5％ポビドンヨード（イソジン）を使用し，ブラシを用いて行う方法である．しかし最近ではブラシを用いない手術前手洗いを行う施設も増えてきている．

### 1. 手術前手洗いの目的

　手術前手洗いは，手指の通過菌や常在菌（黄色ブドウ球菌，化膿連鎖球菌，緑膿菌，大腸菌）を適切な消毒剤を用いて洗浄することにより，手術を行ううえで支障のない程度に減少させることである．

　手術では，細菌防御機構である皮膚を切開するため，無菌であるべき創内へ直接，菌が入り込み感染を起こす可能性がある．手術に従事する者は，滅菌ガウンを着用し，滅菌手袋を装着しているため，直接手が創内に触れることはないが，術中手袋にピンホールが開くことがあるため，手指の菌をできる限り少なくしておく必要がある．

### 2. 手術前手洗いの手順

#### a. 手洗い前準備
① 服装を整える：帽子・マスクを着用する．帽子は頭髪を全部覆うようにかぶる．マスクは鼻と口を完全に覆う．
② 爪を短く切り，爪の汚れをとる．指輪を外し，マニキュアもとる．

#### b. 素洗い
① 手指から肘までを滅菌温水でぬらす．
② 消毒薬（ヒビスクラブまたは手術用イソジン液）を約5 m*l*とる．
③ 消毒薬と滅菌水で手を擦り合わせ素洗いする．
④ 消毒薬を洗い流す．

#### c. スクラブ
① 滅菌ブラシを取り滅菌水でぬらす．
② 滅菌ブラシに消毒薬（ヒビスクラブまたは手術用イソジン液）を約5 m*l*とる．
③ 滅菌水を加え指先から手首までを泡立てながらブラシ洗いする．
④ 手首から肘関節までを泡立てながらブラシ洗いする．
⑤ 肘関節から肘上約8 cm位まで泡立てながらブラシ洗いする．

この際，肘部までもっていったブラシは再び指先の方に返さないようにする．
③〜⑤までを約3分間で洗う．
⑥ 洗い終わったら，泡を滅菌水で洗い流す．
⑦ 次にもう一度別の滅菌ブラシを取り，同じ要領で3分間ブラシ洗いをする．この際1回目に洗った高さより幾分低めに肘上の所まで洗う．
⑧ 洗い終わったら泡を滅菌水で洗い流す．
　この際，洗い流す温水が手先から肘の方に流れるように，手首を肘の高さより下げないようにする．洗い流しは消毒剤の残留効果を期待してあまりきれいに消毒剤を流してしまわない方がよい．
⑨ ディスポーザブル滅菌タオルを2枚とる．
　この際，肘は曲げた状態で手を身体から離し，水が指先から肘に滴るように挙上しておく．
⑩ 滅菌タオルにて，左右別々に手から肘上まで水分をとる．
　この際，肘まで拭いた布で再び手の方を拭いたりしてはならない．
（注）最近の研究では，手の細菌コロニー数を減少するためには，10分間の手洗いと2分間の手洗いではほぼ同様の効果が得られるが，最適な手洗い時間はわかっていない．

## F 手術介助業務

　手術室看護とは手術を受ける患者の術前から術中，術後のケアを行うもので，手術室看護師には，熟練された知識，技術をもとに適切で迅速かつ機敏な判断力と行動力が要求される場面が多い．

　また，現代医療の進歩，高度化，複雑化はめざましく，医師をはじめとしたチーム医療を行う必要性が生じてきた．手術室では，手術部専任医師および患者担当医師，麻酔科医師，看護師，臨床工学技士，放射線技師，検査技師と連携し，まさにそのチーム医療が行われている場所である．手術室看護師は，患者の看護に責任をもつと同時に，チームプレーを支援・促進し，調和を図り，手術が円滑に遂行されるように努めなければならない．

　看護師の手術介助業務には，間接介助業務（外回り）と直接介助業務（器械出し）とがある．

### 1. 間接介助看護師の業務

　間接介助看護師は術前に手術申込票にて患者の病名および術式，麻酔方法，手術体位，体型，既往歴およびその他の医師指示の確認をし把握することが前提となる．間接介助看護師の業務は① 手術室の準備，② 患者の看護，③ 麻酔医の介助，④ 術中の術者および直接介助看護師の介助（手術の進行に応じて必要な器具，器材の補充など）に大別できる．これらの業務を行い，常に手術が安全かつ円滑に遂行されるように努めなければならない．

#### a. 手術前の介助
##### 1）手術室内の準備，点検
① 空調の点検
② 手術台の可動点検，ストッパーの確認

③ 照明（室内灯，無影灯など）の点検
④ 麻酔器および付属器具の点検，確認（麻酔医，臨床工学技士も点検する）
⑤ モニターの点検
⑥ 麻酔介助の準備（挿管介助，硬膜外麻酔，脊椎麻酔，伝達麻酔など麻酔法に応じた準備をする）
⑦ 常備の薬品などを点検し補充する
⑧ 手術台の準備（仰臥位，側臥位，腹臥位，載石位，ビーチチェアなど手術体位に応じた準備をする）
⑨ キックバケツ（ゴミ箱）の準備
⑩ 離被架の準備

【必要に応じて準備するもの】
⑪ 電気手術器（電気メス，バイポーラ）の点検
⑫ 吸引器のセット
⑬ 膀胱留置カテーテルの準備
⑭ 保温器具（患者の体温の低下予防および加温のために用いる）
⑮ 深部静脈血栓予防用具（電動ポンプ，ストッキング，弾力包帯などが用いられる）
⑯ その他，手術申込票で術式や医師指示を確認し必要なものを準備する．

2）患者入室時の介助
① 患者が手術部にストレッチャーにて到着したら，間接介助看護師はまず自己紹介する．この際患者の氏名を聞く，さらに患者の手首に氏名，年齢，性別，血液型を記入したネームバンドをつけているのを確認する．
② 病棟看護師から患者の術前状態の申し送りを受ける．
③ 患者を手術室内へ搬送し，あらかじめ決まっている手術室へ移送する．
④ 担当麻酔医に患者の術前状態を報告する．
⑤ 患者を手術台に移し，血圧計，心電図モニター，パルスオキシメータを装着し手術室に入室直後のバイタルサインを測定する．
⑥ 静脈ラインや各種ラインの確保のため，麻酔医の介助をする．

3）麻酔介助
① 全身麻酔の介助：挿管，挿管チューブの固定，挿管後の肺音聴取の介助を行う．
② 硬膜外麻酔，脊椎麻酔の介助：消毒薬の準備，麻酔薬の準備，麻酔時の患者の体位固定，針穿刺部のテープ保護の介助を行う．
③ 伝達麻酔：消毒薬の準備，麻酔薬の準備，針穿刺部のテープ保護の介助を行う．

4）麻酔導入後の介助（麻酔医の許可を得てから行う）
① 導尿用バルーンカテーテルの留置
② 電子体温計を直腸また膀胱か食道に挿入，固定する．
③ 深部静脈血栓予防具の装着（入室時にストッキングを着用してくる場合もある）
④ 患者の体位固定
  ● 気道の確保に注意する．
  ● 血行障害，神経障害を起こさないように注意する．
  ● 骨突起部，頭部，神経，筋などに圧迫が加わらないように，円座，タオル，スポンジ，

枕またはサージカルマットなどの圧分散用具を用いる．
- 手術が終了するまで同一体位が保持できるように固定する．

⑤ 電気メス対極板の装着：対極板（最近はほとんどディスポーザブル製品）は患者の皮膚と広い面積で接着できる部位（例えば大腿部，臀部）に剥がれないように密着させる（熱傷の予防）．
⑥ 離被架を立てる．
⑦ メーヨー架台を立てる（必要時）．
⑧ タニケットを患者に装着する（必要時）．
⑨ 術前ブラッシングの介助（必要時）．
⑩ 無影灯の焦点を手術野に合わせる．
⑪ 患者の手術野の消毒の介助をする．
⑫ 器械台，キックバケツ，汚物入れなどを執刀医および直接介助看護師の使いやすい場所におく．
⑬ 電気メスや吸引器などをセットし，テストする．特に電気メスのアースコード，電源コード類の接続，吸引器の吸引と排出のチューブの接続の間違いのないことを確認する．

### b. 手術中の介助

#### 1）麻酔医への協力
① 輸液の介助
② 輸血の介助
- 患者名，血液型，交叉試験番号を確認する（2人以上で3回確認する）．
- 輸血セットは輸血フィルター付きのものを使用する．
- 血液加温器の温度は38℃以下であることを確認すること．

③ 出血量の測定をし，麻酔医に報告する．
④ 尿量の測定をし，麻酔医に報告する．
⑤ 各ラインの点検（静脈ライン，CVPライン，動脈ライン，硬膜外カテーテル，胃ゾンデ，導尿ライン，直腸または食道，ECGプレート）

#### 2）患者の一般状態の観察
① バイタルサインのチェック：血圧，脈拍，体温などに注意し，異常のサインをすばやく察知し緊急に対処できるようにする．
② 安全，安楽が維持できているかを確認する．
③ 対極板，抑制のずれなどに注意する．
④ 出血量を測定し，経時的に麻酔医に報告する．
⑤ 尿量を経時的に測定し，麻酔医に報告する．
⑥ 局所麻酔，硬膜外麻酔，腰椎麻酔下の手術の場合には，時々患者に話しかけ精神的安定をはかる．
⑦ 術中看護記録用紙に，術中の患者の状態や看護処理など必要事項を記録する．

#### 3）直接介助看護師，術者への協力
① 手術器械や材料が不足したり汚染したりした場合には迅速に補充する．
② 術中に摘出された臓器や組織などを医師の指示に従って，重量，大きさなど測定後ホ

ルマリン固定などの処理を行う．
③ 閉創時には，ガーゼ，針，器械のカウントを直接介助看護師と協力して行い，これらのものが術野に残っていないことを確認する．

4) その他の術中業務
① 手術室内の清潔環境の維持に絶えず注意し，環境整備を行う（カウントの間違いを防ぐために大切なことである）．
- 床に落ちた器械はすばやく片づける．
- 床に付着した血液はすばやく拭き取る．
- ゴミや不要な物品を片づける．

② 手術室内の室温（23〜25℃）湿度（50〜60％RH）の調節をする．
③ 術中に使用した薬品，器材をチェックし，コストをとる．
④ 他部門（放射線部，ME部，輸血部など）との連絡，連携をはかる．

### c. 手術後の介助
① 創部のガーゼ，ドレーンを絆創膏で固定し，周囲に付着した血液や消毒液で汚染した部分を清拭する．
② 気管内吸引，抜管の介助をする．
③ 術中固定した絆創膏の跡を拭き取る．
④ 術直後の患者の一般状態をよく観察し，術中看護記録に記録する．
⑤ 患者に病衣を着せる（必要に応じて，腹帯，胸帯，T字帯を着用させる）．
⑥ 患者を手術台からストレッチャーに移し，手術部出入り口（または回復室）に移送する．
⑦ 病棟（または回復室）の看護師に術中・術後の患者の状態，病棟に返納する物品（薬品，カルテ，レントゲンなど）を確認しながら申し送りをする（患者の傍での申し送りは避ける．間接介助看護師が申し送りをしている間は，直接介助看護師などの他の看護師が患者の看護をする）．

【注】必ず患者の傍にいて一般状態の観察をする．

### d. 患者退室後の業務
① 手術室の清掃をする．
② 手術台その他の器械，器具を清拭し，整理，整頓する．
③ 使用した薬品の補充をする．
④ 次の手術の準備をする．

## 2. 直接介助業務（器械出し）

　　直接介助看護師も間接介助看護師と同様に，術前に手術申込票にて患者の病名および術式，麻酔方法，手術体位，体型，既往歴およびその他の医師指示の確認をし把握することが前提となる．業務は手術が安全かつ円滑に遂行できるように，術前には手術器械や材料を準備し，術中は術者および間接介助看護師との連携をはかり，敏速かつ的確に器械出しをし，術後の患者の処置と器械類やリネンなどの整理をすることにある．術直前あるいは術中に術式の変更があっても，直ちに対応できるように準備しておく．

### a. 術前準備
#### 1）手術器械，材料の準備
① 手術器械セット組みをする．滅菌コンテナーシステムの場合にはセットを点検し，必要に応じて器械を追加補充する（通常手術の2日前）．
整形外科手術においては，各症例に適した整復用の器械やインプラントが複数あるため，手術申込票にて指示の確認をし，準備をしなくてはならない．
② 上記手術器械や材料をそれぞれ適正に高圧蒸気滅菌またはEOG滅菌，プラズマ滅菌する．なおこの業務は看護師でなく材料部で専門の職員が行っている施設や病院外の業者に依頼している施設もある．
③ 手術前日までに，手術材料（糸，インプラント，滅菌リネン，滅菌手袋など）の準備をする．

#### 2）手術当日の準備
① 手術室内の準備，点検
間接介助看護師の業務1．の項に準ずる．
② 手術前手洗いをし，滅菌手術衣および滅菌ゴム手袋を装着する．
③ 器械盤の展開：器械展開室において器械台に滅菌器械盤を置き，その上に滅菌済み覆布をかける．
器械の展開を当該手術室で行う場合もある．
④ 手術器械や材料を所定の方式通り並べる．ここで術後に備えて，あらかじめ器械およびガーゼのカウントをしておく．
⑤ 準備ができたら各手術室に搬送する．
⑥ 術者の滅菌手袋装着の介助をする．
⑦ 患者の手術野の消毒および滅菌リネンをかける介助をする．

### b. 術中介助
#### 1）術者の介助・間接介助看護師への協力
① 手術の展開に応じ，術者の要求通り正確かつ敏速に器械出しをする．
② 術中血液などで汚れた器械を，そのつど生食ガーゼまたはアルコールガーゼで清拭し，器械の清潔を保つ．
③ 使用したガーゼは，出血量を測定しやすいように必ず所定の容器（キックバケツなど）に入れる．
④ 手術中に摘出した臓器や組織などは，その処理を術者に聞き，間接介助看護師に渡す．
⑤ 手術器械や材料が不足したり汚染した場合には，間接介助看護師に迅速に補充してもらう．
⑥ 閉腹，閉胸，閉創時には，ガーゼ，針，器械のカウントを行い，それらが術野にないことを確認し，術者に報告する．

### c. 術後介助
① 手術終了後は，術者あるいは助手とともに創部および血液や消毒液などの付着している皮膚をアルコールガーゼで拭き，創部に滅菌ガーゼを当てる．
② ドレーンや導尿カテーテルなどのラインが抜けないように固定し，覆布を取り除く．
③ ギプス固定やシーネ固定の介助をする（必要時）．

④ 使用した縫合針，注射針，メスの刃などは穿通できない容器に入れる．取り扱いの際には，針刺し事故を起こさないように充分注意する．
　　　⑤ 使用後のリネンを整理する．
　　　⑥ 間接介助看護師の介助をする．
d. **患者退室後の業務**
　　　① 使用した器械は洗浄，乾燥させてから，破損の有無を点検し，所定の場所または容器に収納する．
　　　② 使用後のリネンを整理する．
　　　③ 手術室の清掃をする．
　　　④ 手術台その他の器械，器具を清拭し，整理，整頓する．
　　　⑤ 次の手術の準備をする．

　　●文献
　　1) 磯野可一, 編著. ナースの外科学. 東京：中外医学社；2002.
　　2) 新 太喜治, 編. Clinical Nursing Guide 19 手術室.
　　3) 幡井ぎん, 編著. 手術室看護手順.

〈山野美智子　手柴奈々美　出沢 明〉

# 手術時の輸血管理
## －貯血式自己血輸血を中心として－

わが国では核酸増幅検査（NAT）導入以降，同種血輸血の危険性はきわめて少なくなってきた．しかし，同種血輸血には
　① 献血者のスクリーニング検査で HIV 感染率が増加している，
　② 未知の輸血感染症に対する不安が強い，
　③ 急速な少子・高齢化社会とともに，将来の輸血用血液の供給不足が予想されている，
などの問題点がある．したがって，同種血輸血を使用する場合には適正な血液製剤を必要最少量だけ使う方向へ医療従事者の意識を変革することが必要である．

それと同時に，術前に充分期間がある予定手術の場合には，輸血による合併症を完全にしかも確実に防止する手段として，貯血式自己血輸血（貯血法）の実施を考慮しなければならない．貯血法の実施には，
　① 輸血療法の適正化を促進する効果がある，
　② 術後の深部静脈血栓症を減少する効果がある，
などの利点もある．ところが，わが国では輸血部で貯血法を一括管理できる施設が少ないために，貯血時の細菌汚染や返血時の取り違え事故などの問題が生じていると指摘されている．貯血法の安全性を高めるためには，貯血法にかかわる医療従事者すべてが正しい実施手技を習熟する必要がある．

そこで，本稿では適正な輸血療法を推進するために，貯血法の実施法と実施上の問題点を中心に述べるとともに，同種血輸血製剤の使用法についても記載する．

## A 貯血法の実際

自己血輸血法には希釈法，回収法，凍結法，液状保存があるが，最も一般的に広く使われている方法が貯血法（液状保存）である．抗凝固剤として CPD 液を使用した場合の血液の保存期間は3週間，CPDA-1液を使用する場合は5週間であるが，その期間内に2～3回程度採血を行い，4～6℃で冷蔵保存する．

貯血法の長所として，特別な器具装置を必要としないためどの施設でも実施可能で簡便な方法である．ところが貯血法にも献血による保存血輸血と同様な採血，保管，返血の問題がある．そこで，日本輸血学会の"術前貯血式自己血輸血療法のガイドライン"を参考に貯血法の実施法について述べる．

### 1. 適応となる患者

適応は，重篤な内臓疾患がないことや菌血症がないなど術前状態が良好であることが適応とされている．特に，37℃以上の熱発や CRP 値が高い，あるいは感染創があるなど菌血

症の可能性がある患者には貯血法の実施を避けるべきである．

## 2. 主治医の説明

  ① 今回の手術には輸血が必要である，
  ② 輸血には同種血輸血と自己血輸血がある，
  ③ 術前に時間があり全身状態が良好な場合は貯血法が望ましい，
  ④ 必要量を貯血するが余った場合には廃棄する，
  ⑤ 逆に不足する場合には同種血輸血を追加する場合もある，
などを患者に説明し文書で患者の承諾を得る．

## 3. 採血スケジュールの決定

  過去に行った同じ手術法の出血量をもとに目標貯血量を決定する．通常，手術の 3 週前から 1 週間の間隔をおいて 1 回に最高 400 ml を採血する．低体重者の 1 回採血量は『体重/50 × 400 ml』を参考に決定する．

## 4. 鉄剤投与

  初回採血の 1 週間前から 1 日量として 100〜200 mg の鉄剤を経口投与する．400 ml の採血で約 180 mg の鉄が失われるために経口鉄剤だけでは不足する．そのため，筆者は採血終了後の輸液に静注用の鉄剤 80 mg を混注している．

## 5. 自己血採血法

### a. 全身状態の確認
  体温や血圧を測定する．また，後述の血管迷走神経反射防止のためにも，食事や睡眠をとったかどうかを問診する．

### b. 採血前の準備
  自己血専用シールに ID ナンバー，科名，採血日，最終有効年月日，採血者氏名を採血者が記入する．ついで患者が署名した後にシールを血液バッグに貼付する．

### c. 採血部位の消毒と静脈穿刺
  採血部位を中心に直径 10 cm 程度の範囲を中心から外側に広げるように消毒する．著者はアルコール綿で拭いた後イソジン液で 2 回消毒する．ついで，イソジン液が乾燥したことを確認した後ハイポアルコールで消毒を行っている．消毒した後は採血部に触れないように穿刺する（図 I-34）．

### d. 採血中の処置
  採血中は血液バッグを軽くふることにより，血液と抗凝固剤を混和させる．混和が不充分な場合には，バッグ内で血液凝固が生じるため返血できないことがある．400 ml 採血の場合には血液 420 g（血液比重は約 1.05）と風袋重量 80 g を合わせて 500 g を採血する（図 I-35）．

### e. 採血終了と採血後の処置
  採血終了後に採血バッグのチューブをシーラーで二重にシールし，採血バッグを切離する．採血バッグを切離した後，チューブの側管から約 2 ml 採血しパイロット血を用意する．つ

98    11. 手術時の輸血管理

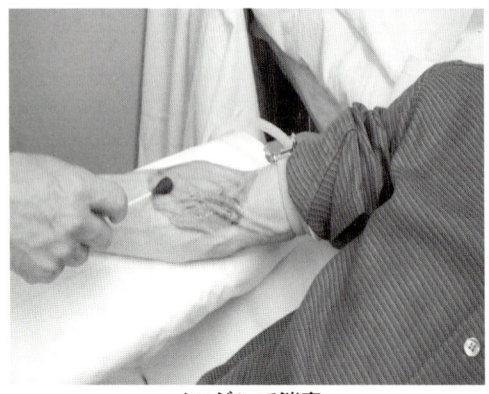

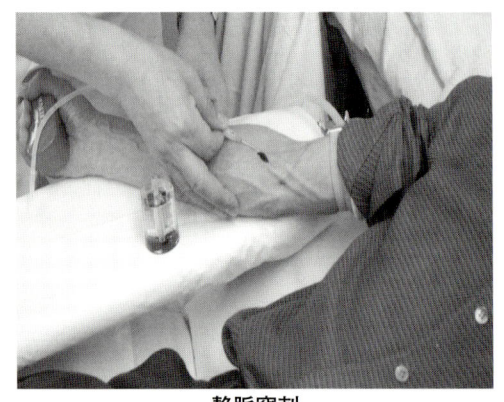

イソジンで消毒　　　　　　　　　　　静脈穿刺
図 I-34　採血部位の消毒と静脈穿刺

CPD 液と血液の混和　　　　　　　　採血量の確認
図 I-35　採血中の処置

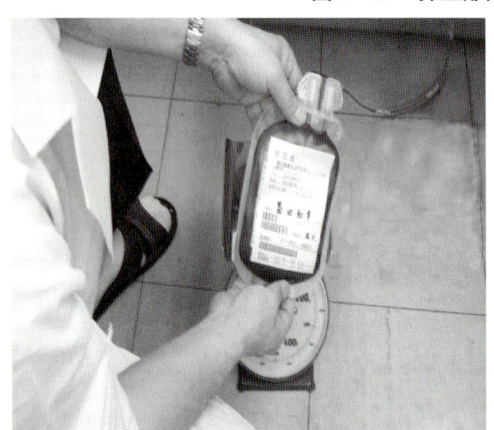

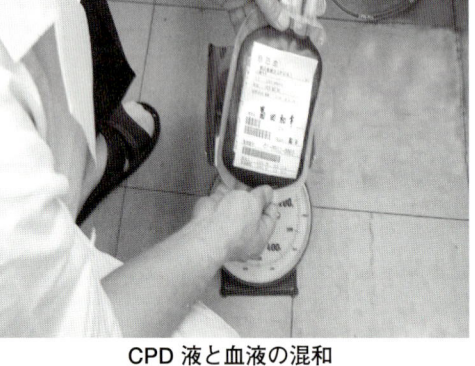

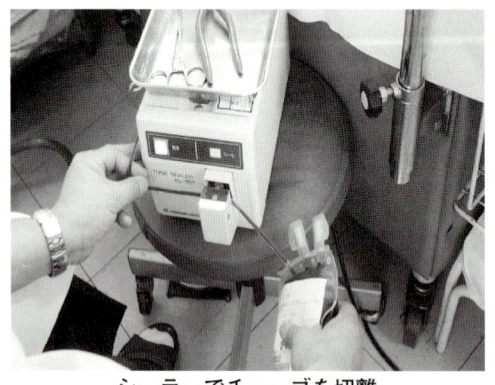

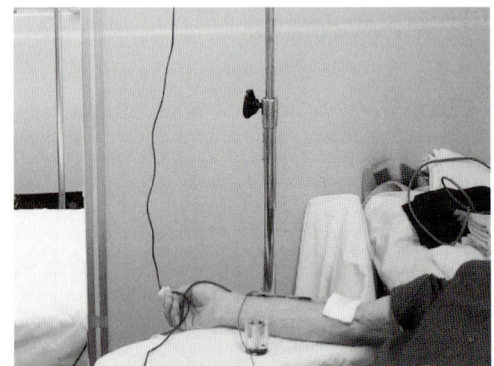

シーラーでチューブを切離　　　　　輸液と鉄剤の静注
図 I-36　採血後の処置

いで，循環血液量を保つために側管から採血量と同じ量の輸液を行う．輸液が終了した後に採血針を抜去し，抜去部位を約 10 分圧迫する（図 I-36）．

### f. 血液バッグの保管

血液バッグとパイロット血をビニール袋に入れた後，患者ごとのカゴに入れ 4〜6℃で温度管理できる専用保冷庫で保管する（図 I-37）．

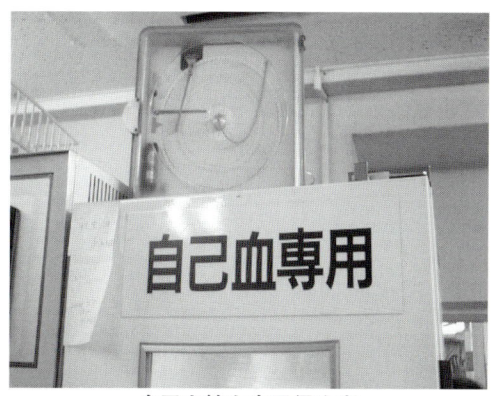

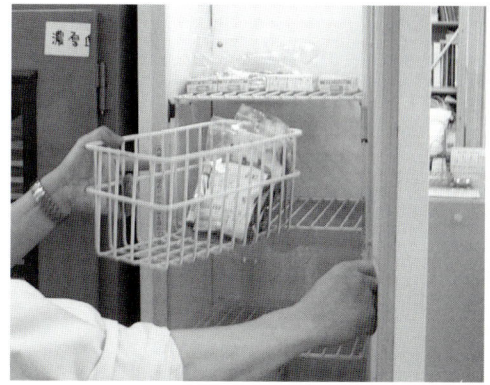

自己血輸血専用保冷庫　　　　　　　　　　4～6℃で保管
図 I-37　血液バッグの保管

### 6. 輸血部や検査室などの保管場所からの搬出

　手術前日に患者血とパイロット血（チューブ血でもよい）との間で交差適合試験を行う．手術当日に自己血を搬出する（払いだす）前に血液バッグの色調（後述の細菌汚染の指標となる）に注意する．**払いだす際には，血液バッグの氏名，生年月日，ID ナンバーなどをチェックし，当該患者の血液であることを確認する．**

### 7. 自己血の返血

　手術中または手術後に自己血を返血する際にも，**複数の医療従事者が患者本人の自己血であることを再度確認する**（同種血輸血と同様の確認が望ましい）．

### 8. 自己血不足時の対応

　予想よりも出血量が多いために自己血が不足する場合には，従来は術中および術後の Hb が 10 g/dl 以上，Ht が 30 % 以上必要であるという 10/30 rule から安易に同種血輸血を追加していた．しかし，**心臓機能が保たれている患者では 7/20 rule で充分に対応できる**ことを念頭において，輸液や酸素投与などを行うことにより同種血輸血を可及的に避ける．

## B 貯血法の合併症と対策

　貯血法には同種血輸血時にみられるような感染症の伝播や輸血後 GVHD の危険はまったくない．そのため，**"貯血法は安全である"という"錯覚"に陥りやすい．**ところが，貯血法も同種血輸血と同じ保存血輸血であり，同様なリスクがあることを絶えず念頭におかねばならない．他人の自己血液を誤って返血した場合には ABO 不適合輸血などの致命的な問題が生じる可能性がある．

### 1. 血管迷走神経反射　vasovagal reflex（VVR）

　VVR は採血中または採血直後にみられる徐脈・血圧低下を主症状として生じる反応である．貯血法における発症頻度は 1～3 % で献血時よりも高い．採血時合併症の中で最も注意すべきものである．

原因として採血に伴う不安・緊張が副交感神経の緊張を起こすと考えられている．通常，初回採血時に多く，200 ml 採血よりも 400 ml 採血したときに多い．また若年者に多いとされている．筆者の経験でも，睡眠不足，過労，騒音，不安などがその原因と考えられた．

予防対策として，患者に余分な不安を与えないことが第一であり，いわゆるドナーケアーが重要である．また，VVR は発症頻度が低いとはいえ生ずる可能性があることから，採血場所には硫酸アトロピンやエホチール®などの薬剤を用意する．

## 2. 細菌汚染

細菌に汚染された血液を輸血した場合の致命率は高率である．起因菌としては，低温でも増殖するグラム陰性桿菌が多いとされている．特に最近問題となっているものが，エルシニア菌による汚染である．推定死亡危険率は 900 万回の輸血に対して 1 例ではあるが，いったん発症すると症状はきわめて重篤である．

献血時の血液汚染率は 0.04 %（日本赤十字社・輸血情報 0203-69）であるのに対し，貯血法における汚染率は 3.6 % と報告され（Sugai, Transfusion & Apheresis Science, 2001），非常に高い．エルシニア菌汚染も貯血法で報告されている．貯血法に 6 週間保存可能な MAP 液を利用する際には特に注意が必要である．理由として，

① エルシニア菌による汚染は患者が菌を保有していることが原因であることが多いため，採血時の皮膚消毒では防止できない，

② エルシニア菌による汚染は血液の保存期間が長いほど危険性が高くなる，

の2点があげられている．したがって，MAP 液を貯血法に利用する際には，採血部位の充分な消毒とともに，熱発の有無や消化管の状態を検討するなど患者がエルシニア菌を保有しているかどうかにも充分注意する必要がある．また，エルシニア菌のみならず，細菌感染によりバッグ内の血液は暗紫色から黒色となる（図 I-38）．そのため返血時には血液バッグの色調にも注意すべきである．

## 3. ABO 不適合輸血

輸血療法の合併症のなかで最も重篤な問題が，輸血用の血液を取り違えることにより生じ

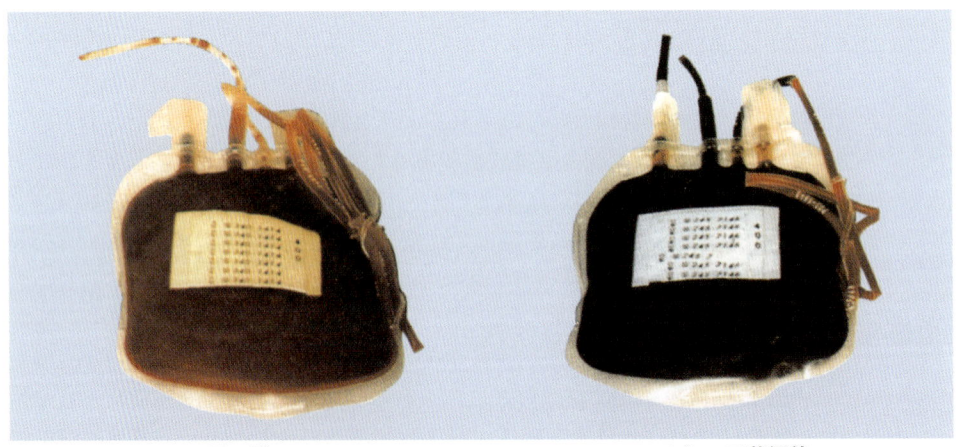

　　　　　正　常　　　　　　　　　　　　エルシニア菌汚染
図 I-38　MAP 液使用時のエルシニア菌汚染（日本赤十字社・輸血情報 9402-9 から引用）

る ABO 不適合輸血後の血管内溶血反応である．貯血法でも ABO 不適合輸血の危険性は同種血輸血の場合と同様であり，同一施設で貯血法の症例数が増えるほど危険性は高くなる．わが国では自己血輸血時の ABO 不適合輸血は少なくとも 3 件報告されており，その中の 1 件は死亡している．

ABO 不適合輸血を防止するには，当該患者自身の血液であることの確認 identification を行うとともに以下の点に留意すべきである．
① 輸血用血液を病室で保管しない，
② 手術時の出血量が少なく自己血液が過剰の場合には破棄する．

## C 同種血輸血製剤の使用法

血液製剤は NAT 導入後に安全性が高まってきているが，100％安全とは断言できない．そこで，輸血療法が臓器移植の一つであることを再確認するとともに，1999 年に変更された「血液製剤の使用指針」および「輸血療法の実施に関する使用指針」（厚生省医薬安全局通知，医薬発 715 号）に従って，整形外科領域の手術時の適正な血液製剤の使用法を紹介する．

手術時の出血に対してはまず赤血球を補充し，ついで血漿膠質浸透圧の維持のためにアルブミン製剤，最後に凝固因子や血小板が必要になる．以下，体重 60 kg，(循環血液量 4200 m$l$) の場合の成分輸血の実際を示す（表 I-43）．

### 1. 循環血液量に対する出血量の割合が 20％以下

循環血液量の 20％，すなわち 800 m$l$ 出血したとしても，Hb 値，血清アルブミン，血小板数，凝固因子の低下は問題にならない．組織間液と循環血液量の維持に努め，ショックの発症に注意することが重要である．循環血液量を一定に保つためには，組織間液と同じ電解質組成を示す細胞外液を出血量の 2〜3 倍量補充する．

### 2. 循環血液量に対する出血量の割合が 20〜40％

赤血球は血管外でリザーブされている割合が 0.5％しかないため，出血量が 800〜1600 m$l$ になると赤血球濃厚液（MAP 加 RCC）を補充する．しかし，循環動態の安定している患者の場合には輸血を回避できる場合もある．一方，アルブミンは血管外でリザーブされている割合が 60％であるために補充する必要がない．

表 I-43 出血量に応じた成分輸血の実際

| 循環血液量に対する出血量の割合 | 補充する血液製剤 |
|---|---|
| 20％ 未満 | 細胞外液（出血量の 2〜3 倍量） |
| 20〜40％ | 細胞外液＋MAP 加 RCC |
| 40〜90％ | 細胞外液＋MAP 加 RCC＋アルブミン |
| 90％ 以上 | 細胞外液＋MAP 加 RCC＋アルブミン＋FFP（血小板数が 5 万/$\mu l$ 以下では血小板輸血） |

## 3. 循環血液量に対する出血量の割合が 40〜90％

出血量が 1600〜3600 mlに達する場合には，赤血球や組織間液のみならずアルブミンの低下が生じ，膠質浸透圧の低下による乏尿や肺水腫などの合併症が問題となる．膠質浸透圧維持のために等張アルブミン投与を加えることが必要になるが，この時点では，新鮮凍結血漿（FFP）の補充や血小板輸血の適応はない．

## 4. 循環血液量に対する出血量の割合が 90％以上

出血量が 3600 ml 以上になると凝固因子が約 30％まで減少し，出血傾向が生じてくる．そのため MAP 加 RCC 2 単位と FFP を 1〜2 単位を組み合わせて輸血する．また，出血量が 4000 ml を超える場合には血小板数が 5 万/$\mu l$ 以上を保つように血小板輸血も考慮しなければならない．

### おわりに

わが国でも同種血輸血による輸血感染症の危険性は低下してきた．しかし，HIV の蔓延の危険性に対する社会の危機感があり，また将来の血液供給量の不足が予測されている点から，貯血法の必要性は高い．ところが，貯血法の安全性に対する過信から，採血時の汚染事故や取り違え事故が報告されている．したがって，貯血法を実施する際には，すべての医療従事者が「貯血法は安全である」という錯覚を捨て，貯血法の原則（表 I-44）に従って実施する必要がある．それと同時に，「輸血は一種の臓器移植であるからこそ安易に行うべきでない」という認識をもつことが貯血法の普及ひいては適正な同種血輸血につながるものと確信する．

**表 I-44　貯血法の原則（チェックポイント）**

・細菌汚染や血管迷走神経反射に注意した採血
・連続的温度管理可能な保冷庫での保管
・返血時の患者自身の血液であることの確認

以上の 3 点に留意した上で，自己採血・貯血・返血を実施する．

〈脇本信博〉

# 12 整形外科の術前術後管理

　術前術後管理において看護師の占める割合は大変大きい．手術前から患者の病気や病状，合併症，既往歴，性格，家族背景など様々な事柄について充分に情報を手に入れて，また患者の信頼を得て手術に対する不安や苦しみを軽減させることが必要である．術後には医師や理学療法士，作業療法士とも連携して術後合併症の予防，予知，対策を行い，早期離床や早期退院ができるようにする努力をする．また患者にそのように促すことは当然である．外科手術といっても様々な種類があり，その外科独特の処置や方法，観察事項（整形外科独自の）が存在するので，確かな知識や理論をしっかり身につけていなければならない．

## A 最近の整形外科手術の動向

　整形外科の扱う患者は，今でも身体全体としては元気がよいのだけれども交通事故や怪我で歩けないとか動けない人たちが主であると思われがちである．整形外科病棟で働いたことのない看護師や他科の医師にとっても，また一般の人々にとってもあまり死のイメージがなく，多くの患者は歩いて元気に自宅へ帰れると考えられている．果たして実際はどうであろうか？　急速な高齢者人口の増加に伴い，病棟は高齢者やいわゆる超高齢者であふれかえっている．高齢者は身体的個人差が非常に大きく症状が非定型的であること，ほとんどの患者が慢性疾患を有し，手術においては特に他科の判断を仰がなければならない例がほとんどである．また術後も予備能力が低下していることから状態が不安定なことが多く，今まで以上に整形外科医にも看護師にも全身管理能力の向上が望まれる．また術後のストレスが引き金になるのか痴呆が進行したり，不穏や不眠になり，退院するまで医療スタッフは気が抜けない状態が続くことも多い．術後急変でもしたら家族からすぐにいわれのない医療ミスの疑いをかけられる場合もある（高齢者の整形外科手術のリスクは一般の人にはピンとこないと思われる）．またせっかく治療を行っても社会的環境要因から，いつまでも施設入所ができなかったり，自宅に帰れなかったり，また帰る所自体がない老人も急増している．このような状況のなかで整形外科病棟スタッフは働いている．今後も高齢化社会が進んでいくのに，患者は，病棟はいったいどうなっていくのだろうか．

## B 術前管理

### 1）視　診

　まず入院時に全身状態を目でみることから始まる．整形外科では多くの患者が歩くことができず，車椅子かストレッチャーで入院してくる．顔貌や，栄養状態，特に高齢者などでは脱水の程度や褥瘡（decubitus）の有無についてもチェックする．

## 2) 問　診

　　今回の入院の目的の確認や，既往歴や現在の治療の有無，服薬内容（特に他科からもらっている薬）の確認をする．また悪性腫瘍の患者では病名告知がなされているか事前に担当医師に確認しておく必要性がある．

　　高齢者の場合は軽度の痴呆がある場合が多く，また家族にしても患者がそれまでにどのような疾患にかかり治療を受けていたのか把握していないことも多く，**既往歴や服薬内容については特に裏を取るようにする**（表I-45）．

## 3) 一般的観察事項と検査成績

　　入院前後に様々な術前検査が行われる．最近は予定手術（入院）に関しては入院期間の短縮を目標に，入院前に術前検査が全て行われている場合も多い．その場合には検査を受けた日時と入院時には時間差が存在していることを念頭において観察すること．また術前検査でありながら異常値が出ていたり，再検査の必要性が認められていても，再検査されていない場合もあり，患者の安全もさることながら円滑な病棟業務のために注意が必要である（もちろん医師が術前検査のチェックをすることは常識なのだが）．体温，血圧，脈拍，身長，体重（動けない患者の場合は測定できないこともある），血糖（必要のある患者），尿量などを測定する（表I-46, I-47）．

## 4) 輸液，輸血

　　体液のバランスは生体の恒常性維持 homeostasis（ホメオスタシス）の最も基本となるものであり，輸液は体液の不足や喪失を補い，これを維持するものである．時には高カロリー輸液が必要になる場合もある．

表 I-45　入院時の視診，問診

| | |
|---|---|
| 視診 | ① 歩行状態（車イス，ストレッチャー）<br>② 意識状態（痴呆の有無，身の回りのことが自分でできるか）<br>③ 呼吸状態（労作後の呼吸状態，唇の色など）<br>④ 体格，顔貌（栄養状態，筋肉や筋力の確認）<br>⑤ 眼瞼結膜，眼球結膜，爪（黄疸，貧血の有無）<br>⑥ 皮膚の状態（張り具合，湿潤度，褥創の有無）<br>⑦ 痛みの程度，部位<br>⑧ 神経症状，麻痺の有無<br>⑨ 変形や機能障害の有無 |
| 問診 | ① 病名認識の有無（入院時に担当医師に何といわれているか）<br>② 症状経過〔主訴，発症時期，受傷の様子（転倒の仕方など）〕<br>③ 既往歴，家族歴<br>④ 合併症（高血圧，糖尿病，喘息，抗凝固剤などの服用など）<br>⑤ 内服薬（特に整形以外の薬）<br>⑥ アレルギーの有無（特に抗生剤に対して）<br>⑦ 食欲，普段食べているものやその量<br>⑧ 便通<br>⑨ 体重減少の有無（特に悪性腫瘍などの時に必要）<br>⑩ 嗜好品（酒，タバコなど）<br>⑪ 特に高齢者の場合にADLの自立度，介護認定や身障手帳の有無 |

表 I-46　一般的観察事項

| | 観察事項 |
|---|---|
| ① 血圧<br>② 体温<br>③ 脈拍<br>④ 尿量<br>⑤ 尿比重<br>⑥ 補液の種類<br>⑦ 水バランス<br>⑧ 血糖<br>⑨ 血液ガス<br>⑩ 便 | ④ 1日尿量として 800 ml 以上が望ましい（体重や年齢によって幅がある）<br>⑤ 比重が高いとき：脱水に注意<br>　　比重が低いとき：尿量が多ければ補液過剰に注意<br>　　　　　　　　　　尿量が少なければ腎不全や腎機能障害に注意<br>⑥ 電解質のバランスと糖質の付加状況<br>⑦ 不感蒸泄分の考慮（体温，気温，飲水量など）<br>⑧ 低血糖に特に注意<br>⑨ データを解析して，低酸素，換気不全，アシドーシス，アルカローシスに注意<br>⑩ 消化管出血の有無 |

表 I-47　検査事項

| | 検査項目 | チェック項目 | 対　策 |
|---|---|---|---|
| 循環器系 | 胸部単純レントゲン<br>心電図<br>血圧 | 心胸郭比（心拡大，心不全）<br>不整脈，虚血性心疾患<br>高血圧の有無 | 薬物投与<br>心エコー，Holter 心電図による評価 |
| 呼吸器系 | 胸部単純レントゲン<br><br>肺機能<br><br>血液ガス | 肺野の陰影 coin lesion などの有無<br>%VC 80% 以上，1秒率 70% 以上が一応の正常値<br>$Pao_2$：105－0.3×年齢（torr） | 肺理学療法<br>高齢者は機能低下を認める患者が多く術前から積極的に行うべきである（循環系への負荷の軽減）<br>禁煙 |
| 肝機能 | 血清アルブミン<br>血清トランスアミナーゼなど（GOT，GPT）<br>血清総ビリルビン | 3.5 g/dl 以上が一応の基準値<br>GOT，GPT が 100 IU/l 以下<br><br>1.0 mg/dl 以下 | IVH などの高カロリー輸液や経管栄養の使用<br>腹部エコーや腹部 CT による評価 |
| 腎機能 | 血清クレアチニン<br>BUN | 1.3 mg/dl 以下<br>20 mg/dl 以下 | 腹部エコーや腹部 CT による評価，結石の有無など<br>補液や利尿剤の使用食事療法や透析の導入 |
| 感染症 | B 型肝炎<br>C 型肝炎<br>梅毒<br>AIDS<br>MRSA | | 医療事故の回避<br>手洗い励行，ガウンテクニック |
| その他 | 出血，凝固時間，PLT<br>HB，Ht<br>TP，Alb 値<br>BS（血糖値）<br><br>甲状腺機能<br>ステロイド使用の有無 | 1～3 分 30 秒が一応の基準値<br>貧血状態の有無<br>栄養状態<br>70～110 mg/dl 一応の基準値<br>尿糖は土か＋でコントロール<br>動悸，発汗，精神肉体活動の低下 | 輸血，エリスロポイエチン<br><br>IVH，経管栄養<br>手術時には一時的にインスリンコントロールを行うことがある<br>甲状腺，抗甲状腺剤投与<br>ステロイドカバー使用 |

## 12. 整形外科の術前術後管理

輸血は最近予定手術で中等量以上の出血が見込まれる患者に対して自己血輸血が計画される．肝炎ウイルスを代表とする感染症や免疫拒絶反応に対しての危険回避のため，繁用されるようになった．保存を正確に行いまた名前間違いを起こさないように注意が必要である（表 I-48, I-49）．

### 5）術前処置

患部周辺に対して消毒や剃毛を必要時に行う（病棟での手術前の消毒や剃毛は，手術前に皮膚に傷をつけるとして推奨しないむきもある）．また浣腸や導尿も術前に行う場合もある．手術や麻酔レントゲンの申し込み，手術までのチェックポイントは以下を参照（表 I-50）．

**表 I-48 輸血について**

| | |
|---|---|
| 輸血の目的 | ① 循環血液量の補充<br>② 酸素運搬能力の改善<br>③ 凝固因子の補充 |
| 血液製剤の種類 | ❶全血製剤　① 新鮮血　　　　　　採血後3日以内に使用<br>　　　　　　② 保存血　　　　　　使用期限21日以内に使用<br>❷成分製剤　① 赤血球濃厚液　　　　術中・術後出血に対して使用<br>　　　　　　② 赤血球浮遊液　　　　血液の粘稠度低下させる<br>　　　　　　③ 洗浄赤血球浮遊液　　白血球，血小板に対する抗体産生抑制<br>　　　　　　④ 白血球除去洗浄赤血球液　同上（白血球除去フィルターの使用や放射線照射による白血球の不活化）<br>　　　　　　⑤ 多血小板血漿　　　　血小板減少症に使用<br>　　　　　　⑥ 新鮮凍結血漿　　　　凝固因子，循環血液量の補充<br>　　　　　　⑦ クリオプレシピテート　血友病に使用 |
| 術中輸血 | 術中出血からみた輸血の適応（術前のHbや体重，体調，年齢などによっても差異があるので一応の目安とする）<br>出血量：＜600 ml　　　　原則無輸血　輸血する場合には赤血球濃厚液<br>　　　　　　　　　　　　例）骨接合術一般，タニケット*を使用できる部位の手術<br>　　　　600～1200 ml　　赤血球濃厚液<br>　　　　　　　　　　　　例）人工関節置換術（膝，股関節），脊椎手術，大腿骨骨折<br>　　　　＞1200 ml　　　　赤血球濃厚被液＋全血<br>　　　　　　　　　　　　例）骨盤骨折，多発外傷，悪性骨腫瘍摘出および再建術 |
| 自己血輸血 | ① 手術前採血，保存：術前2週間前後に400 ml程度数回採血する．貯血量は400～1200 ml程度である．<br>② 周術期血液希釈：手術開始直前ないし初期に採血して輸液で循環血漿量維持<br>③ 術中出血血液利用：術中回収血（セルセーバーなどの使用）<br>④ 術後自己輸血：胸郭や縦隔の出血血液を回収し返血<br><br>＊自己血採血の貧血改善に対して遺伝子工学技術で作られたエリスロポイエチンが使用されている． |

＊タニケット tourniquet：整形外科の四肢の手術で使用する空気止血帯のこと．
　　　　　　　　　　手術中にこれが使用できる部位は無血野を確保しやすくなる．
　　　　　　　　　　上肢では大体1時間程度，下肢では大体1時間半程度が目安となる．

表 I-49 看護師業務の中でのチェックポイント

① 血液交差試験伝票の患者氏名の確認
② 患者の血液型と血液製剤の血液型の確認
③ 有効期限の確認
④ 血液製剤バッグの番号と血液交差試験伝票に記載されている番号の照合
（必ず複数の人の目をとおす）
⑤ バッグの破損や血液の色調の変化がないことを確認
⑥ アニメックなどの加温装置は37度以上には上げない．
⑦ 輸血速度を速めるために補液を併用するときは生理食塩水（血液の凝固を起こさない）を行う．
⑧ 照射血以外で，リンパ球や白血球が混在していると考えられる製剤では，発熱やGVHD*の予防のためにフィルターを用いる．

*GVHD（graft versus host disease）移植片対宿主病：組織適合性の異なる宿主hostに移植された移植片graft中のリンパ球が宿主内に生着して，宿主の組織を非自己と認識してその組織を攻撃する病態で，しかも致死的な経過（90%以上）をたどると報告されている．

表 I-50 手術に至るまでの準備

| | |
|---|---|
| 手術部へ | ① 必要手術器具チェック（もしなければ前もって業者に注文する）<br>② 手術室〔クリーンルームの使用など〕手術台の希望〔牽引台使用，透視（イメージ）使用など〕<br>③ 感染症の有無<br>④ 手術時間の大体の予想 |
| 麻酔科へ | ① 希望する麻酔方法の提示．合併症のある場合には早めに麻酔科のコンサルトを受けること． |
| レントゲン撮影（放射線科）へ | ① 透視装置の使用や術中レントゲン撮影の有無<br>② レントゲン撮影場所の指定（方向）<br>③ 大体のレントゲン撮影予定時刻 |
| 病棟へ | ① 剃毛，爪切り，清拭，入浴などの指示<br>② 絶食，絶飲の時間決定と指示<br>③ 腸管内の洗浄<br>④ 前日の眠剤，安定剤などの指示<br>⑤ 前投薬の指示（麻酔科による）<br>⑥ 手術内容の説明<br>⑦ 術直後の一時的指示 |
| 本人，家族へ | ① 手術承諾書，輸血承諾書，必要な人に対して特定生物由来製品同意書（アルブミン製剤など）の説明と承諾<br>② 手術やリハビリについてや機能的予後についての説明 |

## C 術後管理

### 1. 手術室にて

手術終了の連絡があった時には，抜管の有無を確認し，酸素マスクかジャクソンリースをストレッチャーに準備する．手術室での引き継ぎの際には，手術経過の概略（出血量，尿量，術式，体表の圧迫や発赤の有無，ドレーンの留置位置，ドレナージ法，輸液ラインなど（詳しくは麻酔科チャートや手術室看護記録に記載されている）を確認する．

### 2. 帰室時

まずは酸素マスクの装着から始まる．またストレッチャーからベットへの移動を慎重に行う（表I-51）．

### 3. 術直後に行う項目

#### a. 主にベットサイドで
① 麻酔の覚醒状態
② バイタルサインのチェック
③ 呼吸状態：舌根沈下の有無，喀痰排出ができるか，呼吸音の聴取
④ 各種ラインのチェック：点滴，A-line 部，バルーンカテーテル部，胃チューブ，術後ドレーンなどの位置や固定のチェック，また排出量（出血量，尿量など）のチェック
⑤ 体位・肢位チェック：**特に術後下肢外施位による腓骨神経麻痺（peroneal nerve palsy）に注意，また褥創ができないように**（殿部や背部・踵部の圧迫のチェック）
⑥ 創部のチェック：疼痛の有無，創部からの浸出
⑦ 局所のチェック：末梢循環の良否，ギプス包帯のチェック
⑧ 神経学的チェック：手術操作による麻痺の出現の有無（腰部椎間板ヘルニアや頸髄症術後などの神経の働き，筋力や反射のチェック）また前述の**腓骨神経麻痺には特に注意**

#### b. 主にナースステーションで
① 術中の出血や輸液の量，輸血の有無，尿量，ドレーンからの出血などを合わせての出納計算．
② 特に侵襲の大きい手術や合併症をもつ患者を看護する場合には，血液データ，電解質バランス，血液ガス，心電図，必要によっては中心静脈圧（CVP）をチェックする．

### 4. 術後輸液，栄養管理の基本

① まず輸液管理で循環動態を安定化させる．
② 循環動態が安定化してから栄養管理を行う（整形外科手術では栄養管理をする前に食事が開始になることが多く，①を中心に考えればよいことになる）．
③ 術後の病態生理をある程度理解していれば，術後患者がこれからどのように変化し

表 I-51 帰室時のチェックポイント

| 観察項目 | チェックポイント |
|---|---|
| 酸素吸入 | ・麻酔科からの指示に従う．<br>・その後血液ガスのデータで，また医師の指示のもとに変更する． |
| 呼吸状態 | ・呼吸回数や呼吸数，深さ，胸郭の動き，気道分泌物，ラ音などの確認<br>・舌根沈下に注意し，場合によっては口か鼻よりエアウエイを挿入する．<br>・チアノーゼのチェック |
| 循環状態 | ・バイタルサイン（血圧，脈拍，体温など）の確認<br>・心電図モニター（ECG）の確認 |
| 覚醒状態 | ・呼びかけや指示に対する応答の有無，疼痛の有無，覚醒が確認されたら患者に手術終了とともにねぎらいの言葉をかける． |
| バルーン | ・尿量や比重，性状のチェック<br>・体液のバランスや全身状態の把握 |
| ドレーン | ・留置部位の確認，出血量を確認し以後そこを基準にして測定する．<br>・皮膚にテープ類で固定する場合には皮膚のかぶれやベッド上の位置に注意し安易に抜けてしまわないように注意する（術後不穏などで引き抜いてしまう場合があり，そのような可能性のある場合は特に気をつける）．<br>・ドレナージの方法の確認（開放か否か，陰圧で引くか，持続吸引かなど）<br>・ドレナージが確実に効いているかや出血量，速度の確認 |
| 点滴類 | ・挿入部を確認し，不必要なラインは早急に抜去する（ミスのもとである）．<br>・点滴が確実に滴下されているか（量，速度など）．<br>・何の点滴が行われているのか常に把握する． |
| 創部 | ・手術創の位置の確認<br>・ガーゼやギプス上への血液の汚染状況の確認<br>・外部に流出せず創部や患肢で出血し，2次性ショックが起こる場合があるので血圧や尿量と合わせて観察し，注意する． |
| 神経症状 | ・手術後の肢位やギプスの圧迫，神経麻痺の出現に注意する．（上肢：正中・尺骨・撓骨神経麻痺，下肢：腓骨神経麻痺）<br>・ギプス後や手術後のコンパートメント症候群[*]に注意 |
| 疼痛 | ・疼痛の訴えがどのような種類のものであるか確認し，原因によって疼痛処置を使い分ける（手術によるものなのか，位置か，ギプスなどがあたっていないか）．<br>・術後の時期によっても使い分ける． |

[*]コンパートメント症候群 compartment syndrome：外傷，手術，ギプス固定などにより生じた組織の浮腫，出血のために組織内圧が上昇し，組織の阻血を認め，不可逆性変化に至る疾患．組織に阻血性の不可逆性変化をもたらす疾患．

ていくのか予測しやすく術後管理に有用である．

## a. Mooreらによる外科侵襲に対する反応，回復過程

### 1）第1相 adrenocortical phase

術後から72時間程度まで外科侵襲が視床下部を刺激して脳下垂体からホルモンが分泌さ

れて（ADH や ACTH など）水の再吸収→乏尿，Na の再吸収→生体の Na 貯留，K 排出，糖新生，異化亢進，末梢組織での糖の利用制限（surgical diabetes）．この時期は身体の予備力が特に低下しておりショック状態への移行に注意する．

2) **第 2 相** corticoid withdrawal phase

　　1 週間前後まで第 1 相で大きく動いた内分泌環境が平常に戻りはじめる時期 third space に流失していた水と Na が一気に循環動態に戻ってくる（refilling）．この時期は高齢者が多い整形外科で特に重要で，急激な refilling により心不全や肺水腫を起こしやすく注意が必要である．

3) **第 3 相** muscle strength phase

　　脂肪組織を除いた組織での窒素の蓄積期間

4) **第 4 相** fat gain phase

　　回復過程が進み，脂肪組織に中性脂肪の形で炭素が蓄積する時期

　　＊視床下部－下垂体系：様々なホルモンのコントロール中枢であり，体内の内分泌系を制御する．
　　＊ADH：抗利尿ホルモン（anti diuretic hormone）＝バソプレッシン
　　＊ACTH：副腎皮質刺激ホルモン（adrenocorticotrophic hormone）
　　＊third space：手術侵襲の程度に比例して細胞外液および有効循環血液量の一部が分離され機能しなくなる状態．不明な点が多いが術創隣接部，内臓血管床，細胞内などが想定されている．

### 術後輸液の実際とまとめ

① 評価するポイントは術中の水分出納，バイタルサイン，尿量である．このうち時間尿量（0.5 ml/kg/時以上の確保）はよい指標となる．

② 術直後から 12 時間程度までは third space への移行を考慮し時間尿量と血圧を安定させる細胞外液補充（ラクテック液，ヴィーン D，F 液など）を行う．術後 1 日目以降は K や Na の動向をみながら細胞維持液（ソリタ系 T3 など）を投与する．術後 2 日目以降は食事摂取量と合わせながら点滴は減らす．また抗生剤は継続して点滴する場合が多い．

## D 術後合併症とその処置

　　手術後に起こる合併症は実は様々な徴候を示していることが多い．この徴候から早期に合併症の出現を予測して，対処することが重要である．またこれらの徴候に最も気づきやすいのはやはり看護師であり，この分野でもはたす役割は大きい．整形外科では前述どおり一般的に手術患者は術後元気に帰れると考えられており，術前からの特に家族に対しても，術後合併症も含めた充分なインフォームド コンセントが必要であると思われる（表 I-52）．

## E 術後転倒や脱臼，リハビリテーション

　　整形外科手術後で実は大変重要なことはリハビリテーション（リハビリ）がスムーズにで

表 I-52 術後合併症の所見やその対処

| 術後合併症 | 病態や症状 | 対応と治療 |
|---|---|---|
| A. 発熱<br>① 呼吸器<br>② 尿路, 泌尿器<br>③ 創部<br>④ 静脈ライン | ①-1 無気肺：術後の発熱で最も頻度が高い<br>　　　術後3日以内の早期, 持続性の発熱<br>①-2 肺炎：無気肺の不充分な治療<br>　　　術後3〜5日以降が多い<br>② 尿路感染症（膀胱炎, 尿道炎, 腎盂腎炎など）：<br>　留置後5日目以降が多く, 尿意切迫, 血尿が認められることが多い<br>③ 創部感染（浅層, 深層）：術後4〜5日に始まる微熱, 創部痛, 創部の発赤, 腫脹, 波動など<br>④-1 末梢の静脈ルート：留置後3〜5日が多い<br>　　　刺入部の発赤, 疼痛<br>④-2 中心静脈カテーテル：留置後7〜10日目が多く38度から39度前後のスパイク型発熱をみる | ①-1 胸部レントゲン撮影<br>　　　頻回の体位変換, 早期離床肺理学療法, 除痛, 気管支鏡による吸引<br>①-2 喀痰培養, 抗生物質の投与<br>② 検尿, 尿培養, 輸液<br>　　抗生物質の投与<br>③ 消毒の励行<br>　　場合によっては開放創にして洗浄やデブリードメント, 抗生物質の投与<br>④ カテーテルの抜去<br>　　培養（カテ先, 血液） |
| B. 乏尿 | ① 1日尿量500 ml 以下を乏尿, 50 ml 以下を無尿<br>② 術後3〜4日で尿量が増加しないときは感染症も考慮にいれる | ① echo, CT, レントゲン<br>② 腎後性でなければ輸液, 利尿剤で尿量維持<br>③ 場合によっては透析も考慮 |
| C. 肝障害 | ① 血液検査でGOT, GPT, LDH, ALP, T-BIL などの肝酵素が上昇する<br>② 時に全身倦怠感, 食欲不振, 発熱などが伴う | ① 肝障害が出たらできるだけ薬剤の中止<br>② 安静, 肝庇護剤の投与 |
| D. 頻呼吸, 酸素濃度低下 | ① 創部痛による低換気：$PaCO_2$↑, $PaO_2$↓<br>② 無気肺, 肺炎, 肺水腫, ARDS, 肺塞栓：<br>　$PaCO_2$→or↓, $PaO_2$↓ | ① 酸素投与, 疼痛除去<br>② 酸素投与, 原因の検索 |
| E. 精神障害 | ① 高齢者に多い<br>② 比較的侵襲の大きい手術後に多い<br>③ 不眠が前駆症状であることが多い<br>④ 多くは数日のうちに回復する | ① 不眠にしない薬物投与 |
| F. 電解質異常 | ①-1 高カリウム血症, ①-2 低カリウム血症<br>② 高カルシウム血症, ③ 高ナトリウム血症 | ①-1 輸液, ループ利尿薬投与, ケイキサレートなどのキレート剤使用, カルチコール使用<br>①-2 Kの補充<br>② エルシトニンの筋注, 輸液<br>③ ブドウ糖の点滴, 塩分制限 |
| G. イレウス | ① 術後消化管蠕動運動は一時的に減弱, 消失するが, 多くは1〜2日で回復する（麻痺性イレウス） | |
| H. 整形外科的 | ① 神経麻痺<br>② 位置異常（脱臼, 変形など）<br>③ コンパートメント症候群（CPK, LDH, GOT, K↑, ミオグロビン尿陽性）<br>④ 術後出血 | ① まず予防が大切で, なってしまったら$B_{12}$製剤投与<br>② レントゲンで確認し脱臼や変形の確認, 整復や手術をする<br>③ 骨折, 脱臼の整復, 安静, 冷却, また減張切開, 筋膜切開<br>④ 血圧, 尿量, 頻脈のチェック |

きるかということである．いかなる理由であれ，リハビリが進まなければ，患者は歩くことはおろか座ることもできず，また肺炎や尿路感染症，心不全，痴呆などを悪化させやすくなり，ますます退院が困難になってくる．せっかく苦労し，危険を冒して手術を受けても機能障害が改善しなければ，意味がなくなりかねない．またリハビリが進んでくると身体を少しずつ自分で動かせるようになる．しかし身体を支えきれるほどの筋力や耐久力はなく，ひとつ誤れば転倒し，骨折や脱臼をしてしまう．これも手術の意味をなくしかねない事柄である．そのため整形外科病棟では看護師が日夜不穏の患者や指示の入らない患者をナースステーションにつれてきて，管理しなければならないことも多い．整形外科が他の外科と大きく違うのは，リハビリの占める重要性である．

## F 術前術後管理の重要性

　日本では急激に高齢者が増加し，合併症をもつ患者があたりまえになっている．このことは今までは骨などの運動器だけでなく全身にわたり注意深い観察がますます必要になってきており，このことは今まで以上に整形外科医には全身管理能力の向上が必要であるということである．一方看護師にとっては，例えば，術直後の患者で血圧が 100/60 で異常ありませんと報告する看護師がいる．なるほど一般的には血圧の基準値の範囲に入っているが，これは前提が術前の血圧もほぼ正常の患者であるということで，もし術前が 170/120 程度で推移している患者がいたとしたら，収縮期の血圧が 70 も低下しているという事実をどう解釈するのだろうか．もしかすると出血が多く血圧が維持できなくなっているのではとは考えられないだろうか．また術直後，輸液の IN と OUT のバランスの報告でプラス 800 m*l* なので輸液量が多いのではと医師に聞いてくる看護師がいる．これは不感蒸泄や third space といった概念についてはどのように考えているのだろうか？　これはほんの一部のことであり術後管理は確かに難しい事柄であるかもしれないが，今後整形外科看護といえども術前術後管理が重要になることは確実である．これからは今まで以上に医師と看護師が協力して術前術後管理に取り組まなければならないと考えている．

### まとめ

① 外科手術といっても様々な種類があり，その外科独特の処置や方法，観察事項（整形外科独自の）が存在するので，確かな知識や理論をしっかり身につけていなければならない．
② 術後輸液，栄養管理の基本としてまず輸液管理で循環動態を安定化させる．循環動態が安定化してから栄養管理を行う．
③ 整形外科では一般的に手術患者は術後元気に帰れると考えられており，術前からの特に家族に対しても，術後合併症も含めた充分なインフォームド コンセントが必要である．
④ 今まで以上に整形外科医にも看護師にも全身管理能力の向上が望まれる．

〈加藤　興〉

# 鏡視下手術 *13*

　1918年に東京大学の高木憲次教授はヒトの死体を用いて膝の関節鏡による観察を行い，1920年に現在の原型となる関節鏡を開発した．関節鏡は世界に先駆けて日本で開発され発達した内視鏡である．生理食塩水を関節内に充満させて，関節鏡を関節内に直接挿入して，関節内を観察する検査法で，関節内の滑膜，軟骨，靱帯の病的状態を直接みることができる．その後，渡辺正毅博士により関節鏡は改良され性能が向上した．彼が1957年に「Atlas of Arthroscopy」を出版して以来，関節鏡は世界的に注目を集め急速に発展し，1970年代に膝関節で実用化され，現在では小型ビデオカメラを用いる方法が一般化し，写真撮影，ビデオ録画が行われている．すなわち，関節鏡視下（以下，鏡視下）診断法が体系づけられ，1980年代に鏡視下手術用の手術器具，灌流装置など周辺装置が開発されて以来，多種多様の関節鏡器具の性能が一段と向上した．関節疾患の病像が直視下に正確に診断されるようになり，1990年代に入り，関節鏡は診断から鏡視下手術による治療へ応用されている．特にスポーツ医学が進歩しているアメリカにおいて急速に鏡視下手術が発達してきた経緯があるが，本邦でも膝関節，肩関節をはじめさまざまな関節，さらに脊椎では最小侵襲手術として鏡視下手術が行われている．

## A 関節鏡検査，鏡視下手術の利点と欠点

　X線学的あるいはMRIによる診断の困難な疾患の確定診断に大きな意義をもつ．また鏡視下にパンチ生検を行って病変部の組織を選択的に採取して病理学的診断を行うことができる．利点としては侵襲が少なく入院期間が短く社会復帰が早いことがあげられる．また，鏡視下手術では手術創が小さく，出血量が少ないなど優れた点もあるが，経験を要する鏡視下手術手技と特殊な手術器具が必要で，適応が限定される．手術器具の破損により生じる問題，手術中における正常組織の損傷や切除された組織片を取り残すことなどにより生じる症状を合併することがある．

## B 関節鏡器具（図I-39）

　膝や肩で用いる関節鏡の直径は4 mm前後で，これに生食を灌流させる外套管がつく．視野の中心と光学管の軸とがなす角度（視野方向）が0°のものを直視鏡，ある角度をもつものを斜視鏡という．斜視鏡は視野方向が30°のものと70°のものが多く使われる．これら3種類の関節鏡を用いれば，関節腔内のほぼ全域をみることができる．関節内をTV画面に映し出し，プローブなど種々の器具を用いて病状の診断，鏡視下手術が行われる．肘，手関節，足関節などの診断，治療には径2 mm前後の関節鏡が用いられる．

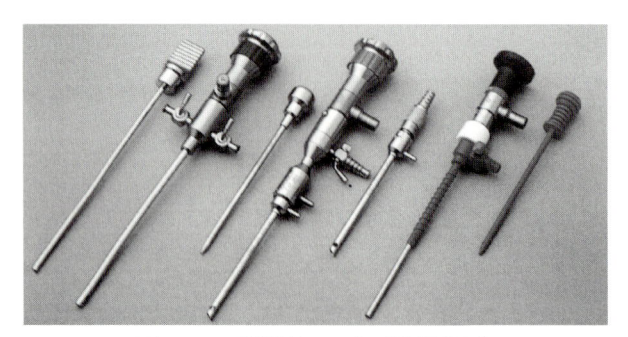

図 I-39　関節鏡セット（膝関節用）

## C　手　技

　　検査あるいは手術部位により腰椎麻酔，硬膜外麻酔あるいは全身麻酔により関節周囲筋の緊張を除去した上で行うのが一般的であるが，場合により局所麻酔で行われることもある．関節鏡検査も手術と同じく完全に無菌的に操作する．したがって，関節鏡検査あるいは鏡視下手術部位は防水性の滅菌ドレープで覆う．肩関節以外の四肢の関節では空気止血帯を装着しておくが，診断を目的とするときには加圧しない場合がある．まず関節内に生理食塩水を充満させ，メスで皮膚に小切開を加えて，外套管に鋭棒を入れてこれを刺入して，続いて鈍棒を外套管に入れてこれを腔内まで刺入するが，神経・血管や関節軟骨などの構成体などを損傷しないように細心の注意を払う必要がある．診断のための刺入点の最も標準的な部位は各関節により決まっているが，鏡視下手術器具を挿入するために他に穿刺部位を追加することがある．

## D　各部位における関節鏡検査，鏡視下手術の適応

### 1. 関　節

#### a. 膝関節

　　膝半月損傷，タナ障害，十字靱帯損傷，関節軟骨損傷，関節内骨折，離断性骨軟骨炎，骨軟骨腫，骨壊死，変形性関節症，関節リウマチ，腫瘍（PVS，ガングリオンなど）など（図 I-40）．

〈代表的な鏡視下手術例〉
- 半月損傷の bucket handle tear, flap に対する部分的半月切除術
- タナ障害に対するタナ切除術
- 損傷関節軟骨の shaving, drilling
- 滑膜切除術
- 関節内遊離体の摘出術
- 関節内の癒着に対する解離術
- 十字靱帯再建術
- 変形性関節症に対する後内側解離術

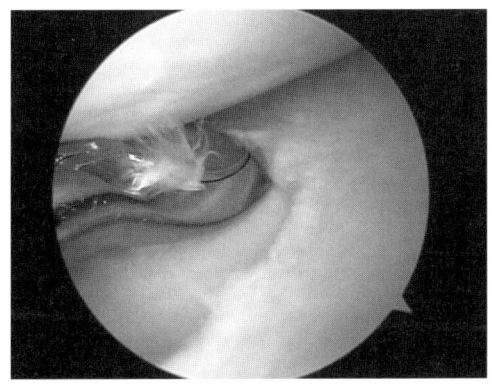

図I-40a　膝半月損傷に対するトリミング 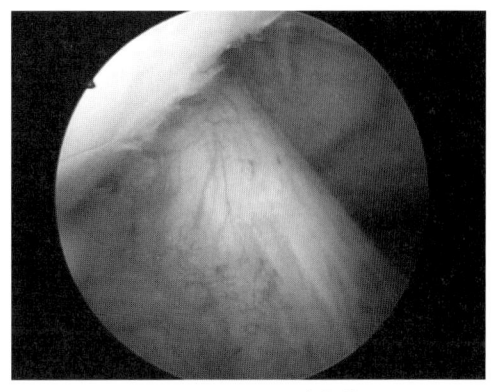　　図I-40b　前十字靱帯

器　具：径4.5 mm，直視鏡，30°斜視鏡
刺入点：膝蓋骨下前方内側および外側，膝蓋骨上前方内側および外側，経膝蓋腱，外側膝蓋中央，後内側

b. 肩関節

インピンジメント症候群（肩峰下，後上方関節内），腱板損傷，関節唇損傷，拘縮肩，不安定症（前方および多方向性），骨軟骨腫，関節リウマチなど（図I-41）．

〈代表的な鏡視下手術例〉

- インピンジメント症候群，石灰沈着性腱板炎に対する肩峰下除圧術
- 腱板修復術
- 拘縮肩に対する関節包解離術
- 外傷性前方不安定症に対するBankart法
- 後方不安定症に対する関節包縫縮術
- 損傷関節軟骨の shaving, drilling
- 滑膜切除術
- 関節内遊離体の摘出術
- 関節唇切除または修復術
- 骨棘切除術

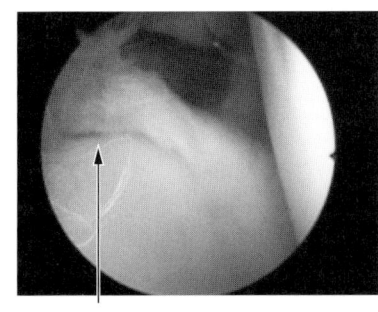

a. 上方関節唇損傷（SLAP lesion） 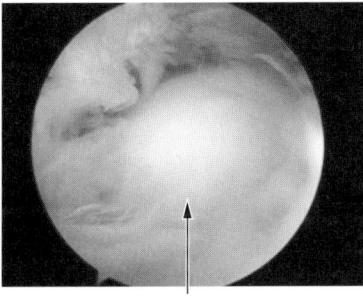　　b. 腱板損傷 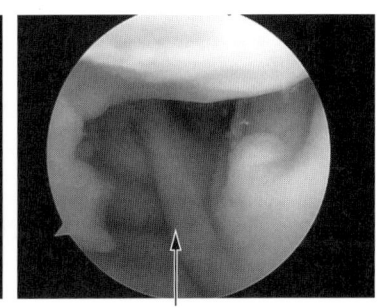　　c. 反復性肩関節脱臼（Bankart Lesion）

図I-41

器　具：径 4.0 mm，30°斜視鏡
刺入点：前方，後方（関節腔鏡視），前・後外側（滑液包鏡視）

### c. 足関節

距骨離断性骨軟骨炎，骨軟骨骨折，距骨壊死，外側インピンジメント症候群，メニスコイド，関節リウマチ，変形性関節症，骨軟骨腫，腫瘍（PVS など）など．

〈代表的な鏡視下手術例〉
- 損傷関節軟骨の shaving, drilling
- 滑膜切除術
- 関節内遊離体の摘出術
- 外側インピンジメント部の除去術
- メニスコイド切除術
- 骨棘切除術
- 関節固定術

器　具：径 2.7 ～ 3.2 mm，直視鏡，30°斜視鏡
刺入点：前外側および前内側，前中央，後外側，後内側，経アキレス腱

### d. 肘関節

離断性骨軟骨炎，骨壊死，骨軟骨腫，関節リウマチなど．

〈代表的な鏡視下手術例〉
- 損傷関節軟骨の shaving, drilling
- 滑膜切除術
- 関節内遊離体の摘出術
- 骨棘切除術

器　具：径 2.7 mm，直視鏡，30°斜視鏡
刺入点：前外側および前内側，後方，後外側および外側中央

### e. 手関節

TFCC（三角線維軟骨複合体）損傷，インピンジメント症候群，関節リウマチなど．

〈代表的な鏡視下手術例〉
- TFCC 損傷に対する軟骨切除術
- 滑膜切除術
- 関節内遊離体の摘出術
- インピンジメント症候群に対する尺骨頭部分切除術
- 茎状突起切除術

器　具：径 1.5 ～ 2.7 mm，30°斜視鏡
刺入点：背側腱間の様々な部位

### f. 股関節

関節唇損傷，変形性関節症，大腿骨頭壊死症，骨軟骨腫症，腫瘍（PVS など）など．

〈代表的な鏡視下手術例〉
- 関節唇損傷に対する切除術
- 軟骨の shaving, drilling
- 滑膜切除術

●関節内遊離体の摘出術
器　具：径 4.0 mm，直視鏡，30°斜視鏡
刺入点：上前腸骨棘と恥骨を結ぶ線の中点から 1 cm 末梢かつ 1 cm 外側
その他，手指や足指の関節などでも鏡視下手術を行っている施設がある．

## 2. 関節以外

### a. 手根管

手根管症候群に対する屈筋支帯切離術
器　具：手根管専用カニューラおよび関節鏡
刺入法：前腕 1 カ所（one portal 法），前腕と手掌の 2 カ所（two portal 法）

### b. 脊椎

**1）腰椎疾患に対する後方内視鏡視下手術**
腰椎椎間板ヘルニア摘出術，脊柱管狭窄症に対する除圧術など

**2）腰椎疾患に対する前方内視鏡視下手術（腹腔鏡視下手術）**
破裂骨折・不安定腰椎・変性疾患の前方固定術，腰部交感神経節切除術，砂時計腫切除など

**3）胸椎疾患に対する前方内視鏡視下手術（胸腔鏡視下手術）**
椎間板ヘルニア摘出術，椎体生検，感染症に対する手術，脊柱側彎症に対する変形矯正術など

その他，腱（手指屈筋腱，後脛骨筋腱など）でも鏡視下手術を行っている施設がある．

●文献
1) 高木憲次．関節鏡．日整会誌 1939; 14: 359-441.
2) Watanabe M, et al. Atlas of Arthroscopy. Tokyo: Igakushoin; 1957.
3) 守屋秀繁．整形外科鏡視下手術．東京：診断と治療社; 1999.
4) 奥津一郎，他．手根管症候群の内視鏡手術．Annual Review 神経 2003; 234-40.
5) 出沢　明，他．内視鏡外科手術における技術認定．整形外科における技術認定の現況と展望．日鏡外会誌 2003; 8: 115-21.
6) 吉田宗人．内視鏡手術の現況：後方進入腰椎内視鏡視下手術—その現況と手術手技の実際—．日臨内会誌 2003; 17: 377-83.

〈野口昌彦　井上和彦〉

# 生体材料とインスツルメント 14

## A 整形外科領域で用いられる生体材料

　整形外科領域では，骨，関節，靱帯など，運動器官を修復，再建するために種々の生体材料が用いられる．骨折の修復や骨切り手術での固定には，主として金属性材料が用いられ，人工靱帯や人工関節の固定用の骨セメント，人工関節の関節部分には高分子材料（ポリマー）が用いられる．骨欠損の補填用の人工骨や人工関節面での骨頭として，セラミック系材料が用いられる．それぞれ使用される部位に要求される機械的強度や耐摩耗性などを備えている．

## B 金属性材料

### 1. ステンレス鋼

　最近まで最もよく骨折の治療に用いられてきた材料で鉄を主成分とし，クローム，ニッケル，モリブデン，マンガンなどから構成される．加工性がよく安価であるが，腐食（さび）の可能性がある．ネジの頭との間で，腐食を生じやすく，生体内に長期に埋入されると疲労をきたし，折損例の報告が散見される．臨床では，骨折治療用のスクリューやプレート，鋼線などに用いられている（図Ⅰ-42）．

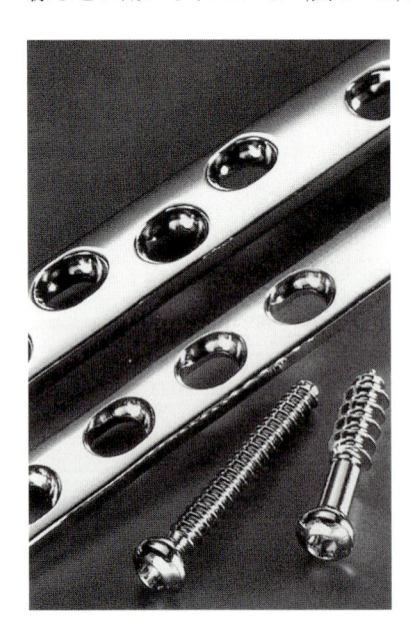

図Ⅰ-42　骨折治療に用いられるプレートとスクリュー
（AO社製，ステンレス製）

## 2. チタン合金

チタンはステンレス鋼に比べて生体内で腐食しない点で大きな特徴があり，プレートやスクリュー，髄内釘，人工椎体としてのケージなどに用いられ，半永久的に生体内に埋入したままで放置することが多い．純チタンは，機械的強度が低いので折損が問題になり，関節摺動部では磨耗によるメタローシスを生じる欠点があり，最近はチタン合金（Ti-6Al-4Vなど）がもっぱら用いられている．Ti-6Al-4V合金は，機械的強度も非常に大きく，骨接合材のみならず，人工関節のステムとして広く用いられている．しかし，その欠点は耐磨耗性の低さであり，人工関節の摺動面での使用は不適当である．また，折り曲げや小さなキズがあると疲労強度が低下し折損しやすくなるので注意が必要である．また，生体適合性がきわめてよく，骨髄内に埋入した場合，骨との境界面にステンレス鋼のような線維性組織をほとんど生じない．近年，チタンが直接骨と結合するという報告もなされてきている．

## 3. コバルト・クローム合金

コバルトとクロームを主体とし，モリブデンと少量のニッケルを含む．通称バイタリウムとよばれ，ステンレス鋼に比較して機械的特性も高く，耐食性もよいので，人工関節摺動部，脊椎固定材などでステンレス鋼に代わって広く用いられている．

## C セラミック系材料

ここでいうセラミックとは「焼結法で作った金属以外の無機物の多結晶体」と定義される．セラミック材料は，腐食しない，細胞毒性がない，発癌性がないなど生体親和性にすぐれている．

### 1. 人工骨材料

生体と化学的に直接結合する生体活性を有する材料として，水酸アパタイトがあり，骨や歯のミネラルに類似の組成のセラミックで，緻密体，多孔体，顆粒，複合材料あるいは金属材料のコーティングとして使用されている（図I-43）．歯科用に人工歯根に整形外科用の骨欠損補填に用いる人工骨や人工関節の骨との固着面に用いられている．水酸アパタイトは

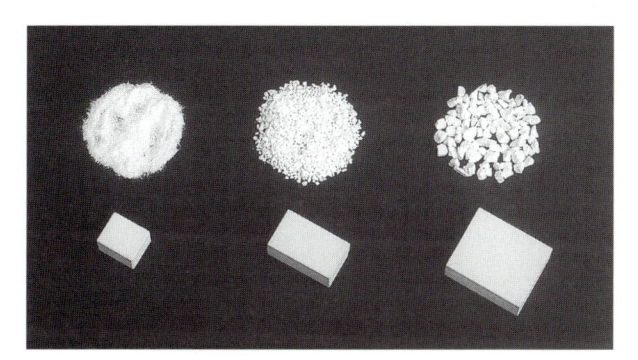

**図I-43 骨欠損補填用の人工骨（水酸アパタイト製）**
ブロック状や顆粒状など種々の形状のものがある．

力学的強度が強くないので，強度を要する部位での単独使用は不向きである．力学的強度は高くないが，リン酸カルシウム系セラミックが注入可能なセメントとして骨欠損の補強や骨折治療に用いられるようになり，より小さな侵襲で手術が可能となっている．

## 2. 人工関節材料

バイタリウムとよばれる金属性のコバルト・クローム系合金が近年まで用いられているが，近年，大腿骨頭部分にアルミナ・セラミックやジルコニア・セラミックがよく用いられるようになっている．これらのセラミック材料は，表面が滑らかでポリエチレンに対する磨耗を減らすことが可能である（図Ⅰ-44）．

## D 高分子材料

### 1. 人工靱帯

人工靱帯は関節内外の靱帯の再建や縫合後の補強として用いられてきた．人工靱帯で最近でも用いられているものとして，リース-ケイオー Leeds-Keio 人工靱帯がある（図Ⅰ-45）．これは，スカフォールド Scaffold 型とよばれるもので初期には人工靱帯が靱帯機能を維持

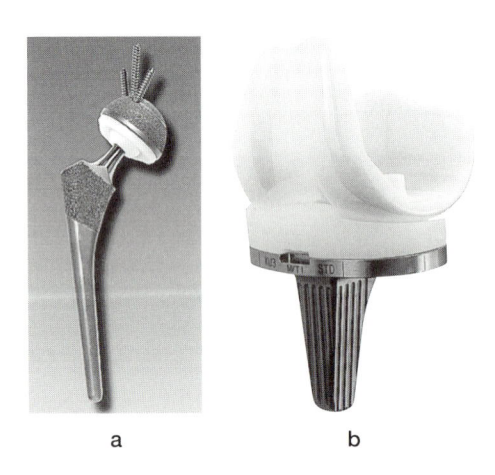

図Ⅰ-44　人工関節
a．人工股関節：セメントを用いず直接骨と結合させる型（セメントレス）の人工関節で，臼蓋側とステム側はチタン製で表面に骨と結合するように多孔性の加工がしてある．臼蓋側の金属性のカップの中に，超高分子ポリエチレンが固定されている．
b．人工膝関節：大腿骨側はセラミック製で，脛骨側はチタン性のトレーの上に超高分子ポリエチレンが挿入されている．

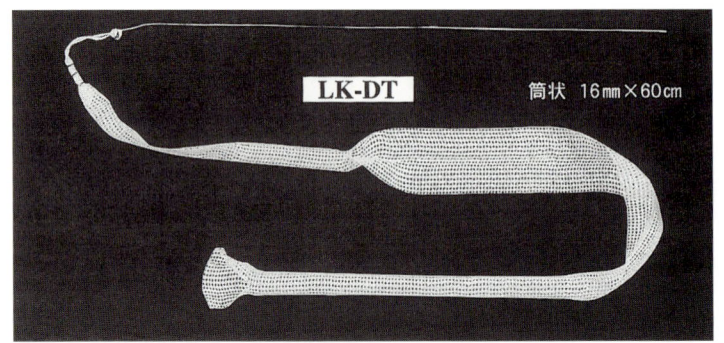

図Ⅰ-45　人工靱帯（Leeds-Keio 人工靱帯）
ポリエステル製のメッシュ状の人工靱帯で，組織誘導型のものである．

し，その後人工靱帯を足場にして自家組織が誘導され靱帯用膠原組織により靱帯が再建されるものである．この靱帯は，関節外での靱帯再建や補強にはしばしば用いられ，特に自家組織が弱い場合や不足している場合には有用である．膝の十字靱帯再建にも用いられているが，自家組織を採取しないという利点は大きいものの靱帯の耐久性に問題が残っている．

## 2. 人工関節部品

人工関節の関節面で関節軟骨の代わりをするものとして用いられているポリエチレンが有名である．股関節では臼蓋側に，膝関節では脛骨側に，一般に凹側に用いられ，金属またはセラミックは凸側に用いられる．超高分子ポリエチレン ultra high molecular polyethylene (UHMWPE) が機械的強度にすぐれ用いられているが，長期使用によるポリエチレンの磨耗の問題が残されている（図I-44）．

## 3. 骨セメント

Poly-methyl-methacrylate (PMMA) 骨セメントが人工関節部品の固定に40年以上にわたり用いられている．ポリマーとモノマーを手術中に混合，重合させ10分あまりで硬化し人工関節が固定される．

# E 吸収性材料

## 1. 縫合糸

外科手術で広く用いられているものとして，デキソン（ポリグリコール酸製）やマクソン（ポリジオキサノン製），バイクリール（ポリグラチン910：グリコール酸とポリ乳酸の重合体）などがある．抗張力は充分にあるが，2〜6週間位で強度が半減する．

## 2. 骨折内固定材

骨折治療に用いる金属性材料は，長期での腐食の問題に加えて，関節内骨折に使用した場合は将来反対側の関節軟骨損傷を生じる危険性がある．これらの問題点を克服するため，生体内吸収性骨接合材の研究開発が行われてきた．現在，我が国で用いられている吸収性骨接合材としては，ポリ乳酸製骨接合材がある（図I-46）．ポリ乳酸はポリエステル系の高分子で，この骨接合材は生体内で，3カ月位骨の皮質骨の強度以上を維持し，数年で吸収される．関節周囲の骨折や移植骨片の固定，骨切り骨片の固定などに用いられている．強度が金属ほど強くないのとまれに遅発性に炎症反応をきたすことがある点に注意を要する．

# F 創外固定法

上下の骨片を体外より骨内に刺入したピン，スクリューなどで固定して，その端を創外に出してこれを種々の材料を用いて固定する方法で，開放性骨折の固定や四肢の骨や組織延長のために用いられる．片側あるいは両側にフレームを組むタイプのもの，三角型に強化したタイプのもの，円形のフレームをもつものなど種々のものが使用されている．脚延長用にも

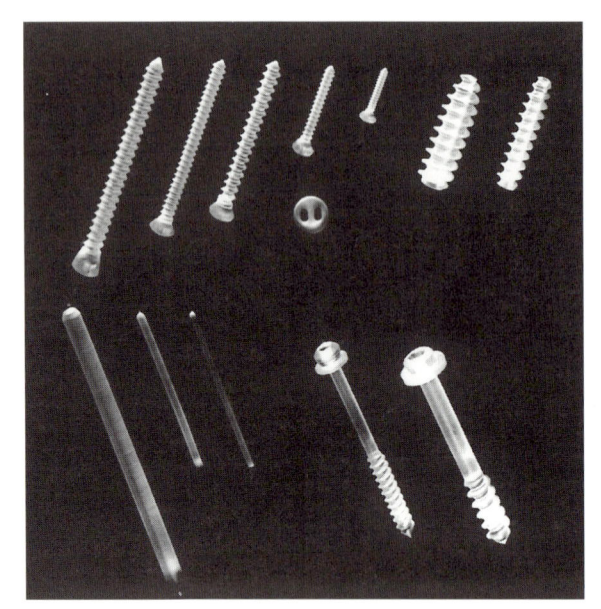

**図Ⅰ-46 生体内吸収性（ポリ乳酸製）骨接合材**
各種スクリュー，ピン，ワッシャーなどがある．

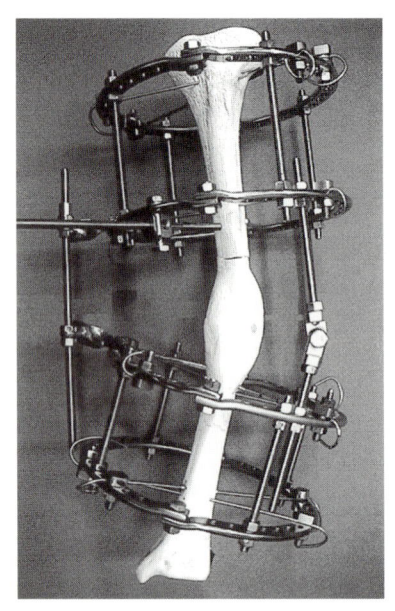

**図Ⅰ-47 創外固定（イリザロフ創外固定）**
骨折の固定や骨延長に用いられる．

用いられているイリザロフの創外固定法は，円形のフレームに貫通ピン，ハーフピンを固定する方法で細いワイヤーを用いているので組織への傷害やピン刺入部の感染が少ない，骨の形成がよいなどの利点を有している（図Ⅰ-47）．

## G 脊椎インスツルメント

　金属性の固定用材料を脊椎周囲に用いる方法で，種々のシステムが臨床応用されている．ワイヤー，スクリュー，フック，プレートなどの形状のものが組み合わされて使用される．**脊椎の変形の矯正，整復，固定が強固に得られるので，従来長期に安静臥床していた症例が，早期離床が可能になっている．**ただし，手術手技がやや煩雑で神経・血管損傷の合併症の可

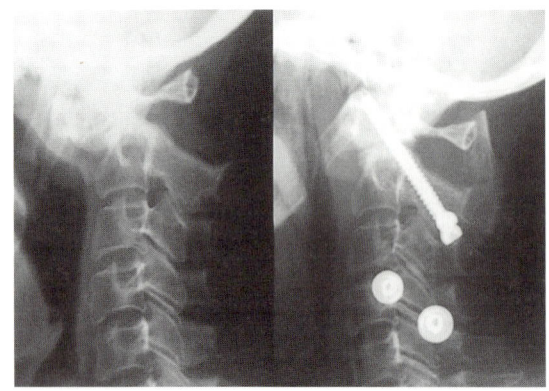

**図Ⅰ-48 環軸椎不安定症に対するスクリュー固定法（マーゲル法）**

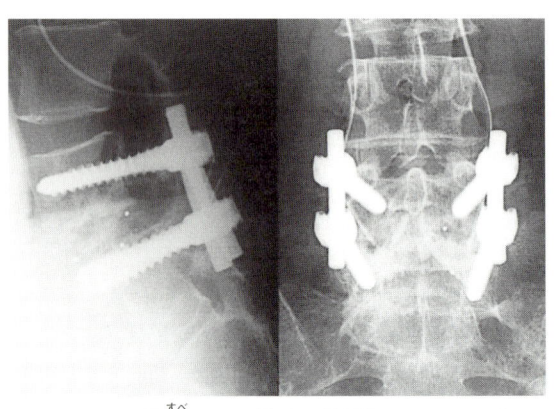

**図Ⅰ-49 腰椎すべり症に対する椎弓根スクリューシステムによる固定**

能性やコストが高いことが欠点である．代表的な手術手技をあげると，頸椎の環軸椎脱臼の整復・固定に用いられるマーゲル法は，環軸椎間に側方からスクリューで固定する方法であるが，椎骨動脈損傷や脊髄損傷を避けなければならないので手技に注意が必要である（図Ⅰ-48）．スクリューを椎弓根部から椎体内に刺入する椎弓根スクリュー固定法は，ロッド，プレートと組み合わせることにより強固な内固定を得られるため，よく用いられている（図Ⅰ-49）．脊椎側弯症の矯正・固定にも椎弓根スクリューとロッド，フックシステムが応用され，安定した成績が得られている．

〈松末吉隆〉

# 15 整形外科治療上注意すべき疾患

## A 糖尿病

### a. 概念

インスリンの作用不足によって慢性の高血糖や種々の代謝異常をきたす疾患である．インスリンの作用不足は膵β細胞からのインスリンの分泌低下あるいは筋肉，脂肪組織，肝臓などの標的組織におけるインスリン感受性の低下（**インスリン抵抗性**という）によって起こる．

### b. 糖尿病の分類

次の4型に分類されている．① **1型糖尿病**は膵β細胞の破壊によって生じる．若年者に急激に発症し，痩せ型でほとんどの場合生存のためにインスリンを必要とする．② **2型糖尿病**はインスリン分泌の低下とインスリン感受性の低下とによって起こり，わが国糖尿病の大多数を占める．中年以降の肥満者に発症することが多い．他に③ 膵炎，肝炎，薬物など特定の機序，疾患によるもの，および④ 妊娠糖尿病がある．

### c. 症状と診断

口渇，多飲，多尿，体重減少，倦怠感などが糖尿病を疑う症状であるが，自他覚症状がな

**表 I-53 糖尿病の臨床診断の進め方**

1. 空腹時血糖値≧126 mg/d$l$，75 g OGTT 2時間値≧200 mg/d$l$，随時血糖値≧200 mg/d$l$，のいずれか（静脈血漿値）が，別々の日に行った検査で2回以上確認できれば糖尿病と診断してよい．これらの基準値を超えても，1回の検査だけの場合には糖尿病型とよぶ．
2. 糖尿病型を示し，かつ下記のいずれかの条件が満たされた場合は，1回だけの検査でも糖尿病と診断できる．
   ① 糖尿病の典型的症状（口渇，多飲，多尿，体重減少）の存在
   ② HbA$_{1c}$≧6.5%
   ③ 確実な糖尿病網膜症の存在
3. 過去において上記の1.ないし2.が満たされたことがあり，それが病歴などで確認できれば，糖尿病と診断するか，その疑いをもって対応する．
4. 以上の条件によって，糖尿病の判定が困難な場合には，患者をフォローし，時期をおいて再検査する．
5. 糖尿病の診断に当たっては糖尿病の有無のみならず，分類（成因，代謝異常の程度），合併症などについても把握するように努める．

（葛谷 健，他．糖尿病の分類と診断基準に関する委員会報告．糖尿病 1999；42：385-401.）

表 I-54 血糖およびその他のコントロールの指標

**■血糖コントロールの指標**

| コントロールの評価 | 優 | 良 | 可 | 不可 |
| --- | --- | --- | --- | --- |
| HbA₁c（%） | 5.8 未満 | 5.8〜6.5 | 6.6〜7.9 | 8.0 以上 |
| 空腹時の血糖値（mg/dl） | 100 未満 | 100〜119 | 120〜139 | 140 以上 |
| 食後 2 時間の血糖値（mg/dl） | 120 未満 | 120〜169 | 170〜199 | 200 以上 |

**■その他のコントロールの指標**

| ・体　　重 | 目標 BMI | 20〜24 kg/m² |
| --- | --- | --- |
| ・血　　圧 | 降圧目標 | <130/85 mmHg |
| ・血清脂質 | 総コレステロール | 140〜200 mg/dl |
| | LDL コレステロール | <120 mg/dl |
| | 中性脂肪 | <120 mg/dl |
| | HDL コレステロール | ≧40 mg/dl |

（日本糖尿病学会, 編. 糖尿病治療ガイド 2000. 文光堂；2000.）

いことが多い．表 I-53 に臨床診断の進め方を示した．すなわち空腹時血糖 ≧ 126 mg/dl，**75 g OGTT**（経口糖負荷試験）2 時間値 ≧ 200 mg/dl，随時血糖値 ≧ 200 mg/dl のいずれかが基準の値となる．

### d. 合併症

細小血管障害として**神経障害**，**網膜症**，**腎症**がみられる．糖尿病性腎症は透析導入患者の最も多い原因となっている．糖尿病はそれ自体動脈硬化の促進因子であるが，高血圧や高脂血症を合併することが多く，それらと相まって脳梗塞，狭心症，心筋梗塞，下肢血流障害などの大血管障害をきたす．

### e. 治療

1 型糖尿病はインスリン注射を必要とする．2 型糖尿病の治療は**食事**と**運動療法**による体重コントロールが基本であり，それに**経口糖尿病薬**，さらには**インスリン療法**が加わる．血糖およびその他のコントロール基準を，表 I-54 に示した．さらに合併症の治療がそれぞれ必要である．

## B 心疾患

日常臨床上よく遭遇する冠動脈疾患（狭心症と心筋梗塞），心房細動，心不全をとりあげる．

### 1. 狭心症と心筋梗塞

#### a. 概念

冠動脈の狭窄や攣縮によって一過性の心筋虚血（血流不足）が起こり，胸痛を生じた状態が**狭心症**である．粥腫が破裂してその部位に血栓が付着し冠動脈が閉塞しかかった状態を**不安定狭心症**という．完全閉塞をきたすと心筋が壊死に陥り**心筋梗塞**となる（図 I-50）．不安定狭心症と急性心筋梗塞は病態が似ており同様の治療を行うので，まとめて**急性冠症候群**

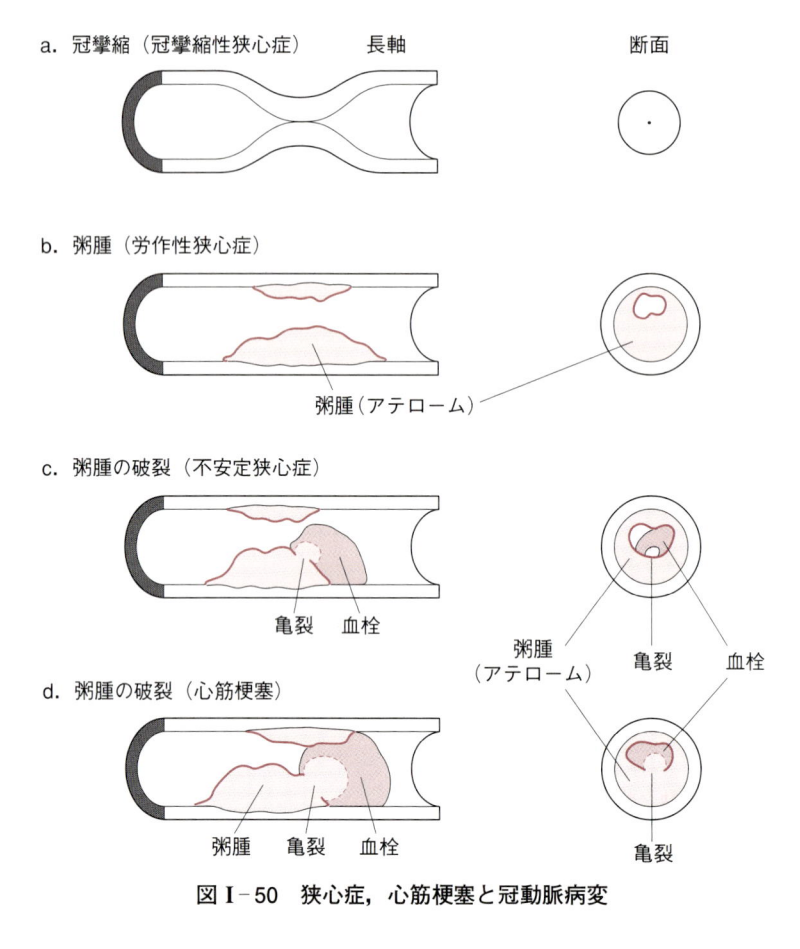

図 I-50 狭心症，心筋梗塞と冠動脈病変

とよんでいる．

### b. 症状と治療

　　冠動脈の粥状硬化による高度の狭窄があると，安静時には少ない血液量でも足りているが，仕事や運動時のように体を動かしているとき（労作時）には心筋は酸素不足に陥って胸痛をきたすので労作性狭心症という．労作をやめるかニトログリセリンを舌下投与すると胸痛が消失する．

　　冠攣縮性狭心症は労作時には起こりにくく，夜間から明け方にかけて起こることが多い．労作性とはタイプが異なるので異型狭心症ともよばれる．攣縮により冠動脈は完全閉塞をきたして心電図上 ST が上昇し，心室細動などの不整脈を起こすことがある．発作時にはニトログリセリンが効くが，発作の予防には Ca 拮抗薬が有用である．

　　急性心筋梗塞は強い胸痛で発症し，ニトログリセリンではコントロールできず塩酸モルフィンを必要とする．急性冠症候群は，CCU に収容し速やかに血栓溶解療法や経皮冠動脈インターベンション（PCI）によって閉塞冠動脈の再疎通をはかるようにする．

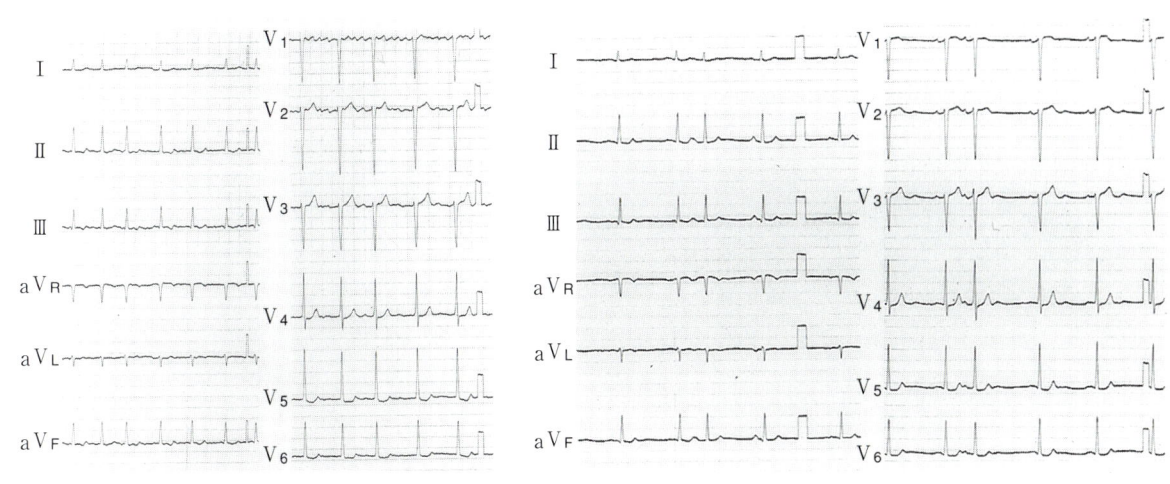

**図 I-51 心房細動の心電図**
左は心房細動時で，特に V₁ に心房の細かい興奮を示す f 波がみられる．右は電気的除細動後で，洞調律に戻っているが上室性期外収縮が 2 個出ている．

## 2. 心房細動

### a. 概念

　　心房の各部が無秩序かつ高頻度（> 400/分）に興奮した状態をいう（図 I-51）．時々起こる**発作性心房細動**と**慢性心房細動**がある．発作性心房細動の大部分はいずれ慢性心房細動に移行する．高血圧，僧帽弁膜症，甲状腺機能亢進症，アルコールなど心房細動をきたしやすい疾患や要因がある場合のほか，それらのない**孤立性心房細動**がある．

### b. 症状と治療

　　心房細動の起こり始めは，心房興奮のうちかなりの数が心室に伝えられて心拍は 100/分以上となり，強い動悸を訴える．頻脈になると心室に血液が充満する前に次の心拍が生じるため心拍出量が低下する．したがって心房細動が長引けば心不全をきたしうる．また心房内に血栓を生じやすく，これが剥がれれば脳や全身臓器の塞栓症をきたす．

　　治療の柱は**心拍コントロール**，**除細動**，**塞栓予防**である．心拍コントロールはβ遮断薬，Ca 拮抗薬，ジギタリスを用いて 90/分以下を目標にする．発作が起こって間もないなら，心エコーで心房内血栓のないことを確かめてから抗不整脈薬や除細動器を用いて洞調律に戻す．塞栓症の予防にはワーファリンを用いた抗凝固療法を行い，定期的にプロトロンビン時間を測定して服薬量をコントロールする．

## 3. 心不全

### a. 概念

　　心機能が低下して充分な血液量を全身に送れない状態である．心機能低下の原因としては，心筋の収縮力が低下する心筋梗塞や拡張型心筋症のほか，心筋肥厚により拡張能が低下する高血圧や肥大型心筋症がある（図 I-52）．また加齢とともに心臓は線維成分が増加して硬くなり，やはり拡張能が低下するので，高齢者に輸液や輸血をするときは過量にならぬよう注意が必要である．

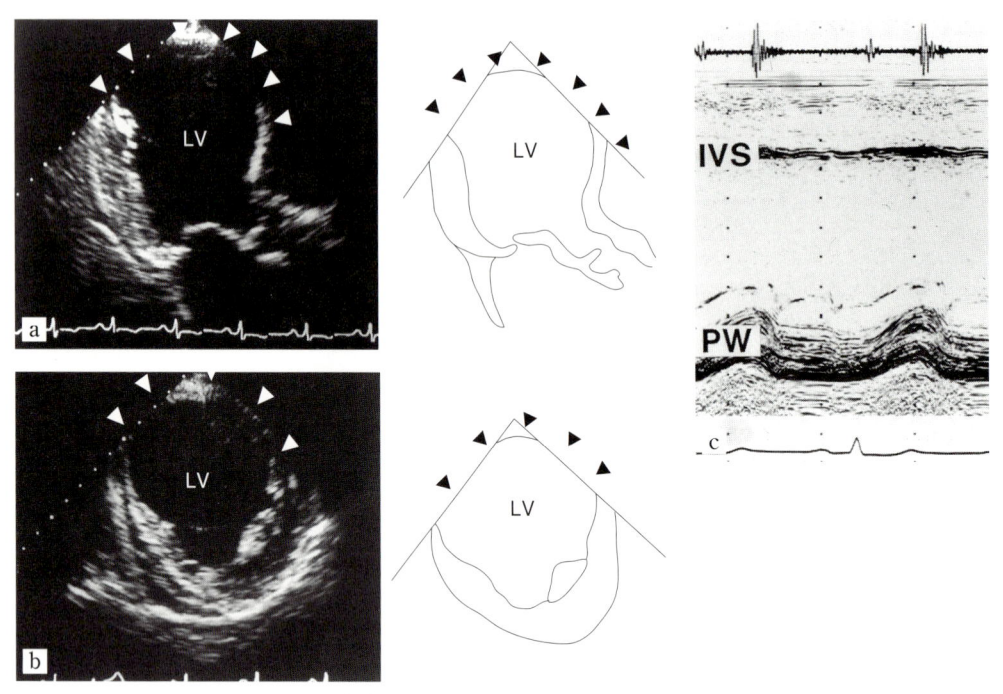

**図 I-52 陳旧性心筋梗塞（広範前壁梗塞）の心エコー図**
a は心尖部からの左室長軸断面，b は左室短軸断面．白い矢頭（▽）で示す範囲が前壁から心室中隔にかけての広範な梗塞部である．c の左室 M モード心エコー図でみると心室中隔が薄くなって全く収縮していない様子がよくわかる．このような症例は心不全を起こしやすい．IVS：心室中隔，LV：左室，PW：左室後壁

### b. 症状と治療

血液が肺にうっ滞するための動悸，息切れ，呼吸困難，心臓への血液還流が低下するための下肢浮腫などがみられ，また胸部 X 線写真では肺うっ血像が認められる．

肺うっ血が強く急を要する**急性左心不全**の場合には，フロセミドなどの利尿薬を静注し，さらに心筋収縮力低下がある場合にはドブタミン，ドパミンなどのカテコラミンも必要である．**慢性心不全**の場合には，安静，塩分制限に加え，アンジオテンシン変換酵素阻害薬またはアンジオテンシン受容体拮抗薬，利尿薬，ジギタリスを投与するが，肥大型心筋症では拡張能の改善に β 遮断薬が有効である．

## C 肝疾患

慢性肝炎，肝硬変，肝癌を一連のものとして取りあげる．

### a. 概念と経過

**慢性肝炎**とは 6 カ月以上にわたって肝臓の炎症が持続し，肝機能検査値の異常をみる状態をいう．約 70 ％が C 型，25 ％が B 型慢性肝炎である．いずれも血液を介して感染するが，**C 型慢性肝炎**は輸血，不潔な医療行為，鍼，刺青などによって起こり，70 ～ 80 ％が慢性化しウイルスの自然消失はほとんど起こらない．その後線維化の程度が進むにつれ**肝癌**の発生率が高くなる（F0 は線維化なし，F1 ⟶ F2 ⟶ F3 と高度になり，F4 は**肝硬変**）

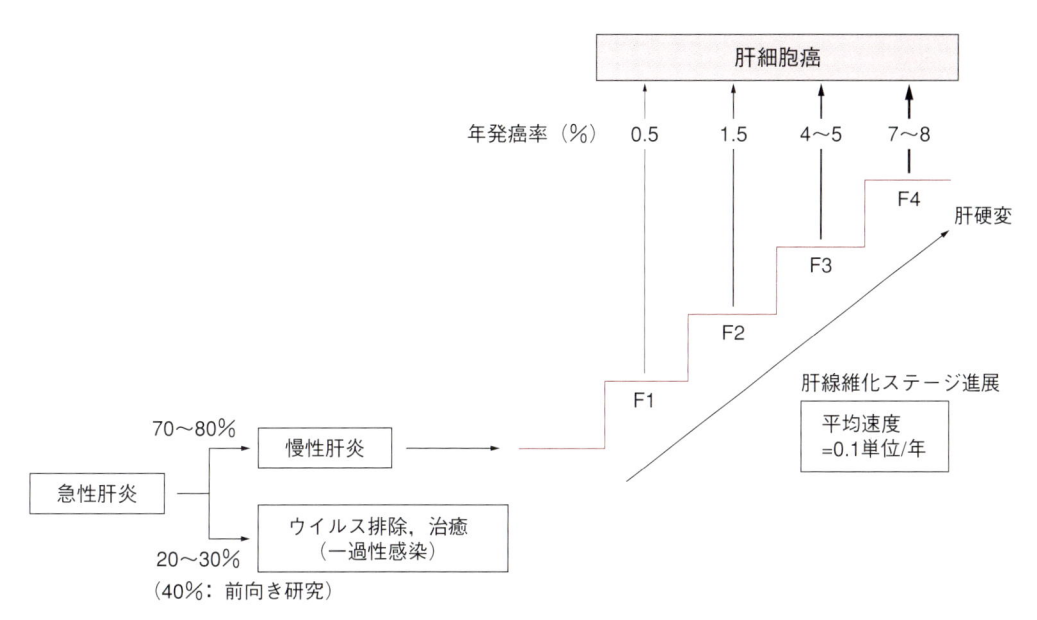

**図 I-53 C 型肝炎の自然史**
(岩崎良章,他. C 型慢性肝炎〜肝硬変. 成人病と生活習慣病 2004; 34: 118-21. より)

(図 I-53).

B 型慢性肝炎のほとんどは母児感染によるもので,大部分はウイルスの持続感染が続き,そのうちの 85 〜 90 % は HBe 抗体陽性ヘルシーキャリアとなり,残りの約 10 % が慢性肝炎,肝硬変になる.ヘルシーキャリア,慢性肝炎,肝硬変のいずれからも直接に肝癌が発生する(図 I-54).

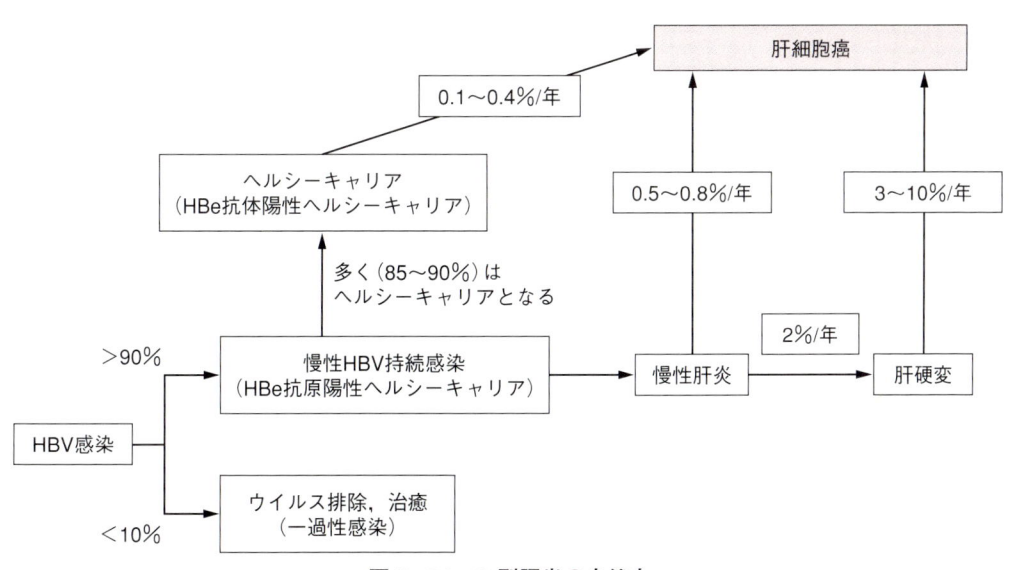

**図 I-54 B 型肝炎の自然史**
(藤岡真一,他. B 型慢性肝炎〜肝硬変. 成人病と生活習慣病 2004; 34: 114-7. より)

肝癌の 70 〜 80 ％は C 型から，10 〜 15 ％は B 型から，残り 10 ％弱はその他の肝疾患から発生する．

### b. 症　状

全身倦怠感，易疲労感，食思不振などを訴えることが多いが，無症状のことも少なくない．

### c. 経過観察と治療

C 型肝炎ではウイルスを駆除すれば肝癌の発生が減るので，その目的でインターフェロン単独あるいはインターフェロンとリバビリンとの併用療法を行う．

B 型肝炎でも HBe 抗原の消失と HBe 抗体の出現（seroconversion という）および肝炎の沈静化をねらってインターフェロン，ラミブジンあるいは両者の併用療法が行われる．

肝癌については，慢性肝炎および肝硬変の経過観察のなかで腫瘍マーカー（AFP，PIVKA-II），腹部エコー，CT 検査を定期的に行い，その発生を早期に発見することが重要である．治療は腫瘍の大きさ，個数，部位，肝予備能から判断して，外科的切除，経皮エタノール注入療法（PEIT），肝動脈塞栓療法（TAE），ラジオ波焼灼療法（RFA），肝動注化学療法（TAI）のいずれかを選択する．また再発生するたびに治療を繰り返すことになる．

〈桑子賢司〉

# 各種検査法と看護 16

## A 関節造影検査

### 1. 目 的

関節造影検査の目的は，単純X線写真では描出されない骨以外の関節構成体すなわち関節軟骨，靱帯，滑膜，関節包などの異常を検出することである．

### 2. 方 法

目的の関節をX線透視で確認しながら清潔操作により確実に関節腔内に穿刺して造影剤を注入したのちX線撮影を行う．

### 3. 実 際

#### a. 問 診

局所麻酔剤やヨード製剤による過敏反応の既往の有無を確認しておく．不安感が強いようなら前投薬を処方しておく．

#### b. 血管確保，血圧測定

検査しない方の腕であらかじめ血管確保と血圧測定を行う．血圧計のマンシェットは腕に巻いたままにして必要なときにすぐ血圧測定ができるようにしておく．

#### c. 体 位

検査する部位を確かめ，患者にはX線透視台の上に検査する方の関節が検者側になるように仰臥位になってもらい，安心感をあたえるようにやさしく声をかけてリラックスしてもらう．

#### d. 穿刺部位の選択

穿刺は血管，神経，腱を損傷するおそれがなく，しかもできるだけ関節までの距離が短い穿刺部位を選択する．したがって，おのずと穿刺部位は関節によって次のように決まっている．しかし，皮膚に創傷や皮膚疾患のある場合は感染の危険があるのでその部位の穿刺は避ける．

　肩関節：関節前方で烏口突起の外下方の点
　肘関節：肘屈曲位で腕橈関節裂隙の部位
　手関節：関節背側で橈側手根伸筋腱と総指伸筋腱の間
　股関節：関節前方で大腿動脈の外側
　膝関節：膝伸展位で膝蓋骨関節面の外上縁直下の点

足関節：関節前方で前脛骨筋腱と長母趾伸筋腱の間

**e. 穿刺部位の消毒**

滅菌手袋を着用し，穿刺予定部位を中心に広い範囲をイソジン液で消毒する．イソジン液は拭き取らず自然に乾くまで待機する．関節穿刺による感染は絶対に避けなければならない．

**f. 局所麻酔**

穿刺部位の皮内に細い注射針（23 G）を用いて局所麻酔剤（0.5〜1％リドカイン）を注入して丘疹をつくり，その部位から血管・神経に注意しながら針を皮内，深部へと進めながら刺入経路を麻酔する．

**g. 穿　刺**

穿刺針の太さは関節によって決めるが肩関節や股関節ではカテラン針が必要である．関節内に針先が到達したことを関節液が吸引されることによって，あるいは少量の生理食塩水が抵抗なく注入できることにより確認する．関節液や血液が貯留している場合には充分吸引し抜去しておく．

**h. 造影剤の注入**

関節内穿刺が確認されたら造影剤または空気あるいはその両方（二重造影法）を注入する．造影剤の注入量はおおよそ以下の通り．

　　肩関節：10〜15 cc，肘関節：1〜2 cc，手関節：1〜1.5 cc
　　股関節：1〜2 cc，膝関節：3〜3.5 cc（＋空気 40〜50 cc）
　　足関節：6〜10 cc

**i. X線撮影**

造影剤の注入を終えたら注射針を抜き，穿刺部位には清潔なガーゼを当てテープでとめた後，X線透視下に肢位を変えて異常像を観察し，そのつどX線撮影を行う（図 I-55）．

**j. 造影剤の抜去**

注入した造影剤は自然に吸収されるが，特に膝関節の二重造影の場合には，被検者の不快感を取り除くために撮影終了後，刺入部位を充分消毒した後にもう一度関節穿刺を行って造影剤と空気を必ず抜いておく．

**k. 検査後の指導**

検査当日の入浴を禁止し，穿刺部位を濡らさないで清潔を保ち，検査した関節を安静にす

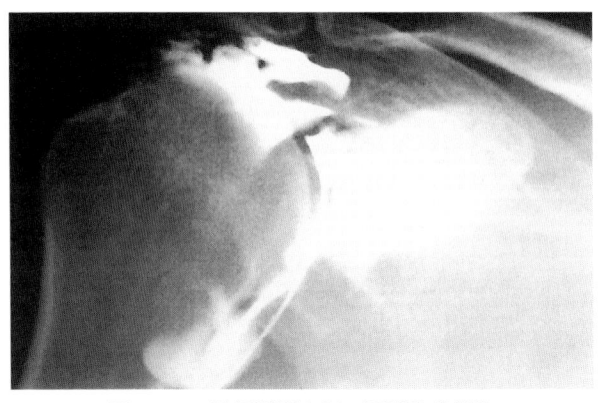

図 I-55　腱板断裂症例の肩関節造影像

るよう指導する．また，関節の痛みが強い場合や発熱などの異常があれば直ちに連絡するよう指導する．

## B 脊髄腔造影検査

### 1. 目　的

脊髄腔造影検査の目的は，四肢や体幹に麻痺症状や痛みがある場合に，脊柱管内にある脊髄や神経根を圧迫する病変の有無やその形状，高位を明らかにすることである．

### 2. 方　法

清潔操作により腰椎穿刺を行い，くも膜下腔を穿刺して脳脊髄液の流出を確認する．そして，X線透視しながら造影剤を注入したのち，くも膜下腔の通過性を確認しつつX線撮影を行う．

### 3. 実　際

#### a. 問　診

局所麻酔剤やヨード製剤による過敏反応，てんかんやけいれんなどの既往の有無，出血性素因や血液凝固異常の有無を確認しておく．これらがあれば脊髄腔造影検査は禁忌である．

#### b. 術前準備

- 検査日は入院とする．
- 検査前4〜5時間は絶食にする．
- 30分前に前投薬（ジアゼパムなど）を筋注する．
- 患者には下半身の下着以外は脱いでもらって検査用の着衣を着てもらう．
- 血管確保と血圧測定を行い，血圧計のマンシエットは腕に巻いたままにして必要なときにすぐ血圧測定ができるようにしておく．
- 気管内挿管を含む救急処置がいつでも行えるよう準備しておく．

#### c. 体　位

患者にはX線透視台の上に側臥位になってもらい，台の頭側を10〜15度高くする．腰椎穿刺が行いやすいように股関節と膝関節を充分屈曲して患者自身の腕で膝を抱え込むようにしてもらう．

#### d. 穿刺部位

腰椎穿刺は通常，第3腰椎と第4腰椎の棘突起間を刺入点とする．これより低い高位では加齢による腰椎変性とそれに伴う脊柱管狭窄の頻度が高く，これより高い高位では脊髄穿刺の危険が生じるからである．しかし，皮膚に創傷や皮膚疾患のある場合は感染の危険があるのでその部位の穿刺は避ける．

#### e. 穿刺部位の消毒

滅菌手袋を着用し，穿刺予定部位を中心に広い範囲をイソジン液で消毒する．イソジン液は拭き取らず自然に乾くまで待機する．腰椎穿刺による感染は髄膜炎を生じ，絶対に避けなければならない．

f. 局所麻酔

穿刺部位の皮内に細い注射針（23 G）を用いて局所麻酔剤（0.5〜1％リドカイン）を注入して丘疹をつくり，その部位から針先を深部へと進めて骨に当たらない穿刺方向を確かめておく．

g. 腰椎穿刺

通常，21 G のスパイナル針を用いる．局所麻酔した部位から針先が正中の深部へと向かうようにゆっくり針を進める．針先がくも膜下腔に達すると脳脊髄液が流出する．まず，スパイナル針の内套針を抜いて三方活栓を用いてガラス管を立て髄液圧の測定を行う．そして両側頸静脈を手掌で圧迫してガラス管の髄液柱の上昇の有無をみるクエッケンステット検査を行う．その後，三方活栓を回して髄液を約 3 cc 滅菌スピッツに採取し，スパイナル針の内套針をもとどおり挿入しておく．

h. 造影剤の注入

造影剤はダイマー型非イオン性のイオトロラン（イソビスト）を用いる．濃度 240 mgI/mℓ のイソビスト 6〜10 cc を 40〜50 秒かけてゆっくり注入するが，注入の最初に造影剤がくも膜下腔に正しく注入されていくことを X 線透視で確認する．

i. X 線撮影

造影剤の注入が終わるとスパイナル針を抜き，穿刺部位には清潔なガーゼを当てテープでとめておく．X 線撮影は透視下に造影剤柱が目的の部位にあることを確認しつつ行う．腰椎部，胸椎部，頸椎部の撮影は以下のとおり．

1）腰椎部

X 線透視台を頭側高位にして腹臥位で正面像 1 枚，側臥位で中間位・前屈・後屈で側面像を各 1 枚，左と右の斜位で各 1 枚を撮影する（図 I-56）．

2）胸椎部

造影剤が頭蓋内に流入しないように腰椎部から胸椎部に移動させる．そのためには，背臥位で高い枕によって頭の位置を高く保ちつつ腰椎前彎を減らすように股関節と膝関節を強く

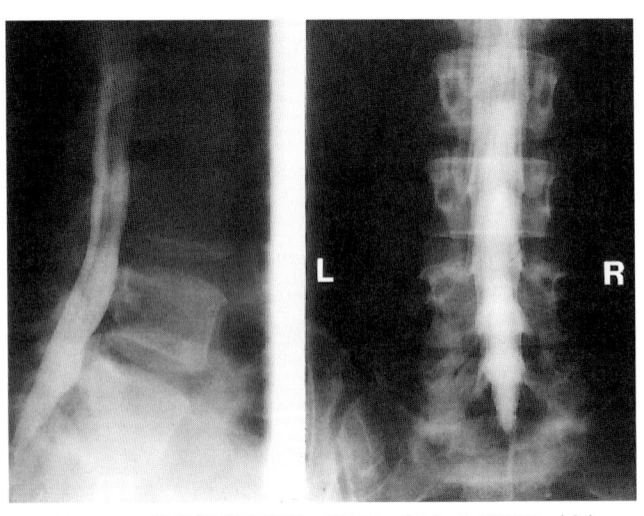

図 I-56　腰椎部脊髄造影．正面像（右）と側面像（左）

屈曲した状態でX線透視台を頭側低位にする．あるいは，側臥位で頭の位置を高く保ちつつX線透視台を頭側低位にする．背臥位のままで正面像1枚と側面像1枚を撮影する．

### 3）頚椎部

造影剤が頭蓋内に流入しないように腰椎部から胸椎部を経て頚椎部に移動させる．そのためには，腹臥位で下顎を透視台の上に置き頚部を後屈した状態で股関節と膝関節を屈曲して臀部を高くする．造影剤が頚椎部に移動したら頚部後屈位を保ったまま股関節と膝関節はもとの状態にもどす．X線透視台は水平かわずかに頭側低位にする．腹臥位のままで正面像1枚と側面像1枚を撮影する．

### 4）CTミエログラフィー

脊髄造影が終わって1〜2時間のあいだに目的の高位のCT撮影を背臥位で行う．

## j. 検査後の処置

検査後は中枢神経刺激症状が起こりやすいので，20〜30度の頭側高位の状態で24時間は絶対安静とする．その間は点滴による維持輸液を行い，頻繁に副作用（痙攣，頭痛，悪心，嘔吐，めまいなど）の有無をチェックする．痙攣に対してはジアゼパムを静注する．検査後の数日間は安静を保つよう指導する．

# C 神経伝導検査

## 1. 目 的

神経伝導検査は，筋力異常や感覚障害のある患者に対し，主に四肢の末梢神経を対象に行うもので，神経の重要な役割であるインパルス伝導機能が正常か否か，異常があればその障害部位はどこかをテストするために行う．

## 2. 方 法

神経を表面型電極で電気刺激してインパルスを生じさせ，それを刺激部位から離れた筋または神経からⅢ型電極やリング状電極で記録することにより，刺激部位と記録部位の間の神経のインパルス伝導機能を診断する．末梢神経は運動神経と感覚神経の混合神経であることが多いが，混合神経（たとえば正中神経）を刺激する場合でも記録を筋（たとえば母指球筋）から行う場合は運動神経の伝導機能検査（図Ⅰ-57）となり，記録を感覚神経（たとえば指神経）から行う場合は感覚神経の伝導機能検査（図Ⅰ-58）になる．

## 3. 実 際

### a. 問 診

心臓ペースメーカ使用者かどうか確認しておく．心臓に近い部位の電気刺激でペースメーカに変調をきたす可能性があるといわれているが，四肢の検査でしかも通常使用する強度の電気刺激では問題とならない．

患者に検査の概要と必要性を説明し，危険な検査ではないことを伝えて不安感を取り除く．

### b. 準 備

誘発電位測定装置（筋電計）：一般に刺激装置と増幅器が内蔵されており，キャスターが

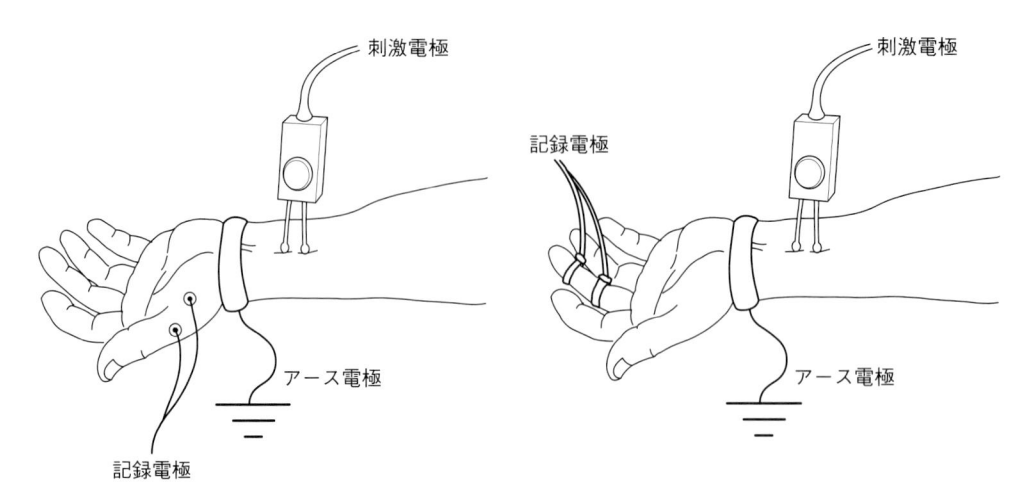

図Ⅰ-57　正中神経の運動神経伝導検査法　　　　図Ⅰ-58　正中神経の感覚神経伝導検査法

　　　　　ついているので，ベッドサイドの適当な位置に移動させて使用する．装置の電源プラグは 3P になっているので必ず 3P 用コンセントに接続する．
- 刺激電極：通常，陰極と陽極が 2～3 cm 間隔で固定され一体となったものが用いられる．電極部が金属製のものとフェルト製のものとがあり，後者の場合は使用する前にフェルトを水で充分湿らせておく．
- 記録電極：皿型（直径 10 mm 前後），金属板型，リング状のものがあるが，いずれにしても必ず一対必要で一つは関電極として，もう一つは基準電極として用いる．
- アース電極：ストラップ型のものと金属板型とがあり，前者には水で湿らせてから使用するものがあるので注意が必要．
- 研磨剤入りペースト：記録電極をおく部位の皮膚をこすって皮膚のインピーダンスを下げるために用いる．
- 電導ペースト：記録電極の皮膚との接触部に電気伝導性のクリームや溶剤をぬり込んで記録部のインピーダンスを下げるために用いる．
- アルコール綿：刺激部位の皮膚が汗で湿っている場合にアルコールで拭き取って皮膚を乾燥させると電気刺激のアーチファクトの少ない波形が記録できる．
- 巻き尺：神経伝導速度を計算するときに 2 カ所の刺激間距離や刺激の陰極と記録の関電極との間の距離を測定するのに使う．
- 綿棒とテープ：綿棒は研磨剤入りペーストで皮膚をこするのに用い，テープは記録電極を皮膚に固定するのに用いる．
- 電卓：伝導速度を計算するときに用いる．
- ボールペン：刺激部の陰極の位置など皮膚に印をつけるのに用いる．

c. 体　位

　　対象となる神経を検査しやすい体位をとってもらう．正中神経，尺骨神経，腓骨神経の検査は仰臥位，脛骨神経や腓腹神経の場合は腹臥位で行う．

### d. 記録電極の設置
#### 1) 運動神経伝導検査
皿電極を用い，検査する神経が支配する筋の筋腹中央部に一つ（関電極）とその筋の腱または近くの骨の上に一つ（基準電極）をテープで皮膚に固定する．電極設置部位の皮膚はあらかじめ研磨剤入りペーストを綿棒につけて軽くこすっておく．

#### 2) 感覚神経伝導検査
正中神経や尺骨神経の検査ではリング状電極を用い，前者の場合は中指，後者の場合は小指に巻く．一対のリング状電極のうち一方は近位指関節（関電極），他方は遠位指関節（基準電極）に巻く．その他の感覚神経伝導検査では皿電極を用いる．電極設置部位の皮膚はあらかじめ研磨剤入りペーストを綿棒につけて充分こすっておく．

感覚神経伝導検査で記録される波形は運動神経伝導検査で記録される波形の約 1/500 であり，研磨剤入りペーストで充分インピーダンスを下げておくことが大切である．

### e. アース電極の設置
記録電極と刺激部位の間におく．正中神経や尺骨神経の検査ではストラップ型のアース電極を手首に巻くことが多い．

### f. 神経刺激と波形記録
刺激電極，記録電極，アース電極を筋電計に接続する．まず，刺激電極を検者自身の正中神経や尺骨神経に当てて電気刺激によって指や手首が動くことやこれから行う検査がそれほど痛くも恐ろしくもないことを示して患者を安心させる．

次に患者の検査に移り，検査する神経にそって少なくとも 2 カ所の刺激部位を設定する．できれば予想される障害部をはさんでそれより遠位部と近位部で刺激する．必ず記録電極に近い側を刺激電極の陰極として刺激する．

まず遠位部の刺激を行う．筋電計のモニター画面をみながら，最初は 10 mA 以下の弱い強度（持続時間は 0.1〜0.2 ms）で，0.5〜1 Hz の頻度で刺激しながらモニター画面に現れる波形が最も大きくなる部位を探す．そしてその部位に刺激電極を固定し，刺激強度を徐々に強めてゆく．刺激が強くなるに従って波形が大きくなり，最大となったらその波形を記録する．

次に近位部の刺激を同様に行う．2 カ所の刺激部についてそれぞれ陰極の位置にボールペンで皮膚に印をつけておく．

### g. 波形計測・伝導速度の計算
記録された 2 つの波形について，モニター画面上でカーソルを動かして振幅と潜時を計測する．振幅は基線から陰性波（上向き）の頂点まで，あるいは陰性波と陽性波（下向き）の頂点間を計測する．潜時は陰性波の立ち上がり点まで，または最初の陽性波の頂点までの時間を計測する．

次に，2 カ所の刺激点間の距離（陰極間距離）を巻き尺で測定する．測定した距離を 2 つの波形の潜時差で割り算をすれば神経伝導速度が算出される．

## D 筋電図検査

### 1. 目 的

筋電図検査は，筋力低下のある患者や運動神経障害が疑われる患者に対し以下の目的で行われる．① 神経疾患か筋疾患を鑑別する．② 神経疾患であればそれが中枢性（脳から脊髄に至る経路）か末梢性（脊髄から筋に至る経路）かを鑑別する．③ 末梢性であれば病変部位が脊髄，神経叢，末梢神経のいずれであるかを鑑別する．

### 2. 方 法

筋電図用の同芯型針電極を用い，これを目的の筋内に確実に刺入する．そして，まず安静時放電の有無を調べ，次に被検者に弱い筋収縮を加えてもらったときの放電を観察し，徐々に筋収縮を強めてもらって波形が干渉する様子を観察する．

### 3. 実 際

#### a. 問 診

針を筋肉に刺入するので，出血性素因や感染症の有無を聞いておく．特に AIDS や肝炎では使い捨ての針電極を使用する．

患者に検査の概要と必要性を説明し，細い針を筋肉に刺入するので痛みを伴うが危険な検査ではないことを伝えて不安感を取り除く．

#### b. 準 備

筋電計：キャスターがついているので，ベッドサイドの適当な位置に移動させて使用する．装置の電源プラグは 3P になっているので必ず 3P 用コンセントに接続する．

針電極：滅菌された同芯型針電極か使い捨て電極を用意する．細い針ほど痛みが少ないので深層筋以外はできるだけ細い針を使う．

アース電極：ストラップ型のものと金属板型とがあり，前者には水で湿らせてから使用するものがあるので注意が必要．

アルコール綿：針刺入部の消毒に用いる．

#### c. 体 位

座位で行うと痛みや不安によるショックを起こすことがあるので必ず臥位で行う．仰臥位，腹臥位，側臥位のうち，対象となる筋を検査しやすい体位をとってもらう．

#### d. 筋電計の設定

- オシロスコープの掃引速度は 10 ms/cm に設定する．
- 感度は，安静時放電の観察の際には 50〜100 μV/cm に，随意収縮時放電の観察の際には 500 μV〜1 mV/cm に設定する．
- フィルターの設定は 2 Hz〜10 kHz が基本だが，低周波フィルターは 20 Hz まで上げてもよい．

#### e. アース電極の設置

上肢の検査ではストラップ状のアース電極を手首に巻き，下肢の検査では足首に巻いておく．

**f. 同芯型針電極の刺入**

　針電極を刺入するときには今から刺入することを必ず患者に伝えてから行う．電極が目的の筋内に刺入されれば，患者にその筋を随意収縮してもらうとオシロスコープでスパイク状の波形がみられ，それと同時にスピーカーから高周波音が聞こえるはずである．安静時放電の観察につづいて随意収縮時放電の観察を行う．針電極は1カ所の皮膚刺入部位から向きと深さを変えサンプリング数を増やすようにする．

**g. 検査後の指導**

　検査当日は針電極刺入部位をできるだけ濡らさないで清潔を保つよう指導する．

〈谷　俊一〉

# 17 各種治療法と看護

## A 牽引療法

### 1. 牽引治療の目的と種類

持続的に牽引を加える方法は、介達牽引と直達牽引の2つに大別される．弱い牽引力でよいときは介達牽引、強い牽引力を必要とするときは直達牽引が用いられる（表 I-55）．

#### a. 介達牽引
1) フォームラバー牽引（スピードトラック牽引）
   小児の四肢の骨折・脱臼の整復と固定や手術後の患肢の安静、良肢位の保持の目的で使用する．
2) グリソン牽引
   頸椎疾患の安静や鎮痛の目的で使用する．
3) 骨盤牽引
   腰椎疾患の安静、鎮痛の目的で使用する．

#### b. 直達牽引
1) 鋼線牽引
   四肢の骨折・脱臼の整復と固定、手術までの整復位の保持の目的で使用する．
2) 頭蓋直達牽引（クラッチフィールド牽引）
   頸椎の骨折・脱臼の整復と固定の目的で使用する．
3) 頭蓋輪牽引（ハロー牽引）
   頸椎の骨折・脱臼の整復後の固定、手術後の整復位の保持の目的で使用する．

表 I-55　牽引治療

| | |
|---|---|
| 介達牽引（皮膚牽引） | 絆創膏牽引<br>フォームラバー牽引<br>グリソン牽引<br>骨盤牽引 |
| 直達牽引（骨牽引） | キルシュナー鋼線牽引<br>頭蓋直達牽引<br>頭蓋輪（halo）牽引 |

A. 牽引療法　141

図Ⅰ-59　フォームラバー牽引

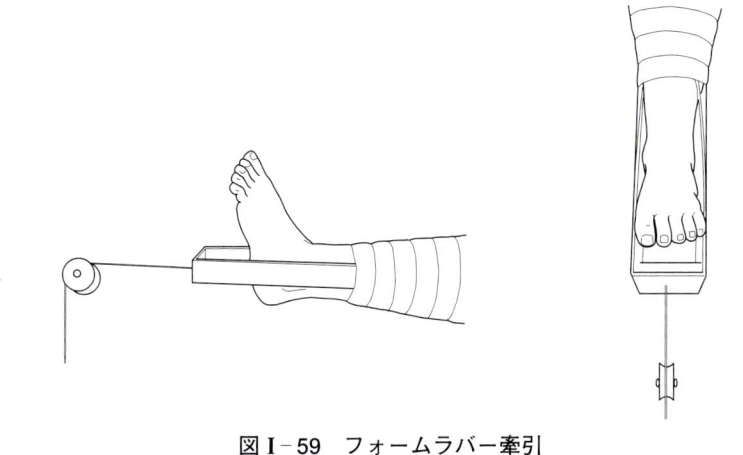

## 2. フォームラバー牽引（スピードトラック牽引）（図Ⅰ-59）

### a. 特徴と方法
- 簡便に実施できる．身体への侵襲は少ないが、牽引力は弱く、牽引力は5kg程度が限度である．
- 牽引フレームをベッドに取り付ける．
- 牽引部の皮膚の状態を観察し、清拭する．
- フォームラバーを患肢皮膚の両側に密着させ、末梢から中枢方向に弾性包帯を巻く．
- 牽引金具をかけて、重錘につなぐ．

### b. 牽引中の看護のポイント
- 正しい肢位が保たれているかを確認する．
- 牽引の方向は適切かをチェックする．
- 重錘の重さを確認する．
- 神経・循環障害の有無を確認する．
- 徒手的に牽引しながら1日1～2回巻なおし、その際に皮膚の状態をよく観察し、すばやく清拭する．
- ロープが滑車からはずれていないか、重錘が床やベッドに触れていないかをチェックする．
- 褥瘡予防のため、体位変換を行う．
- 筋力低下や関節拘縮予防のため、可能な部位の運動をうながす．
- 患者の話をよく聞き、精神面のケアにも気を配る．

## 3. 骨盤牽引

### a. 種類と特徴
#### 1) 間欠牽引
- 外来通院で行える．
- 体重の30%程度の重錘で、間欠的に牽引する．

2）持続牽引
- 入院で行う．
- 体重の 10 〜 15 ％程度の重錘で、1 〜 2 時間牽引する．

b. 骨盤持続牽引の実際
- ベッドに牽引フレームを取り付ける．
- 患者にジャックナイフ体位をとらせ、牽引ベルトを装着する．
- 重錘をかけ、牽引する．

c. 骨盤持続牽引中の看護のポイント
- 症状の増悪があれば医師に報告し、中止する．
- 患者自身で牽引具の着脱ができるよう指導する．
- 褥瘡の予防を行う．

## 4. 鋼線牽引の実際と看護のポイント

a. 下肢鋼線牽引の実際（図 I - 60）
- 骨にキュルシュナー鋼線を刺入して直接牽引するため、強い牽引力が得られる
- ベッドに牽引フレームを取りつける．
- 鉗子をブラウン荷台にのせ、刺入部位を消毒し、局所麻酔する．
- 電動ドリルでキュルシュナー鋼線を刺入する．
- 消毒後ガーゼを当て、固定皿、留めネジ、馬蹄を取りつける．
- 鋼線の先を折り曲げ、注射針のキャップをかぶせる．
- S字フックをかけ、重錘につなぐ．
- 離被架で覆う．

b. 鋼線牽引中の看護のポイント
- 円板状のおさえ金具が皮膚を圧迫していないか、牽引の方向が正しく保たれているかをチェックする．
- 馬蹄が皮膚にあたっていないかを注意する．
- 鋼線刺入部を清潔に保ち、感染徴候がないか注意する．

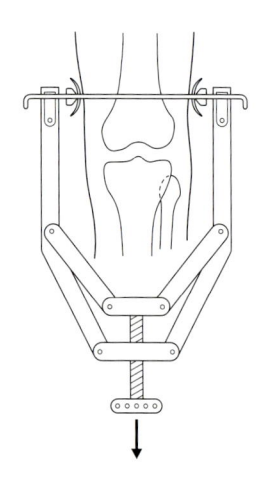

図 I - 60　下肢鋼線牽引

- 肢位、神経・循環障害の有無をチェックする．
- ロープが滑車からはずれていないか、重錘が床やベッドに触れていないかチェックする．
- 褥瘡予防のため、可能な範囲で体位交換をする．
- 筋力低下・関節拘縮予防のため、可能な部位の運動をうながす．
- 患者の精神面のケアにも気を配る．

## B ギプス療法

### 1. 材質の種類

#### a. ギプス包帯（石膏ギプス）
- 硫酸カルシウムの粉末が綿包帯に付着してある．
- 採型しやすい利点がある．
- 強度が劣り、重い．

#### b. プラスチックキャスト
- ガラス繊維包帯にポリウレタン樹脂が塗布してある．
- 強度が優れている．
- 軽く、乾燥が早い．
- 採型しにくく、すぐ固まるので、すばやく巻く必要がある．

### 2. プラスチックキャストの実際

#### a. 必要物品
プラスチックキャスト、ストッキネット、オルソラップ、水の入ったバケツ、ゴム手袋

#### b. キャスティングの実際
① キャスト部位にストッキネットをかぶせる．
② オルソラップを巻く．
③ プラスチックキャストを使用直前に袋から出し、水の入ったバケツに縦に入れ、泡が出なくなるまで待つ．
④ 余分な水分を軽くしぼり、医師に渡す．
⑤ きつくなりすぎないように、転がすように末梢から中枢に向かってキャストを巻く．
⑥ 固まるまで肢位を保持する．

#### c. ギプス装着時の注意と看護のポイント
- ギプスが乾燥するまで安静にさせる．
- 上肢のギプスでは三角巾を使用する．
- 臥床時は患肢を心臓の高さに保つ．
- 強く圧迫されている部位がないか注意する．
- 圧迫による神経・循環障害、褥瘡に注意する．
- ギプスの辺縁部が皮膚にあたっていないか注意する．
- ギプスのゆるみが出たときには知らせるよう注意する．
- ギプス部位の等尺性運動を指導し、廃用性筋萎縮を予防する．

**表 I-56　ギプスをつけて退院される患者様へ**

1. 手足の動きが鈍くなったり，しびれが強くなったとき，または指の色が悪くなったまま戻らないときは，すぐ受診して下さい．
2. ギプスがゆるんで隙間が大きくなったときや，ギプスにひびが入ったり，ヒールがぐらつくときは受診して下さい．
3. 痛みが強い場合はがまんせず，受診して下さい．
4. 筋力低下を防ぐため，病院で行っていた運動を続けて下さい．
5. 足のギプスをまいた方は，雨の日の外出は大変危険です．なるべく外出は避けましょう．

- 手指、足趾の運動が可能ならば早期より行わせ、拘縮と浮腫を予防する．

#### d. 重篤な合併症と処置

- 知覚障害や運動障害が出現した場合は、神経障害を考え、医師に連絡し、直ちにギプスカットを行う．
- 疼痛、末梢の浮腫、およびチアノーゼが出現した場合は、コンパートメント症候群発生の可能性があるので、医師に連絡し、コンパートメント圧のモニタリングやギプスカットを行う．
- コンパートメント症候群では、ギプスカットや筋膜切開などの適切な処置をとらないと神経や筋肉の不可逆性変化をきたす可能性があるので、注意を要する．

#### e. ギプスカット時の看護のポイント

- 鋸刃は大きな音がするが、回転ではなく振動しているだけなので、皮膚が切れる心配はないことを説明して患者の恐怖心を和らげる．
- 患者の衣服上にビニール布などをかけて、ギプス片による汚染を防ぐ．
- カットしやすい体位，肢位をとらせる．
- ギプスカットは、鋸刃を転がすことなく、ギプスに直角に押しつけて切る．
- ギプスが切れた後スプレッダーで押し広げ、ストッキネットとオルソラップをギプス鋏で切る．
- ギプスカット後は清拭を行い、皮膚の状態を観察する．

#### f. ギプス装着患者への退院指導

- ギプス固定中の自己管理のための指導は、ギプス固定直後から開始する．
- 退院時はパンフレットを渡して説明する（表 I-56）．

## C　テーピング

### 1. 目的

#### a. 外傷の予防

各種スポーツにより傷害を受けやすい部分を補強する．

#### b. 応急処置

捻挫、肉離れなどが生じた場合に患部を動かすと内出血が増加して腫脹や疼痛が生じる．

靱帯の部分断裂が完全断裂になる場合もある．患部の固定と圧迫を目的に、応急処置として
テープで固定を行う．
- c. **軽度外傷の治療**

    軽度の捻挫、肉離れに対して行われる．
- d. **再発予防とリハビリテーション**

    スポーツ選手は、外傷後、早期に復帰する必要がある．したがって、早期からリハビリテーションを計画し、外傷の再発予防を行う必要がある．この目的のために、装具やテーピングによる固定が用いられている．

## 2. テーピングの実際と看護のポイント

- テーピングを行う部位を清潔にする．
- 多毛の人は剥がすときに痛いので、毛を剃る．
- のりによる皮膚炎を予防するため、アンダー・ラップを必ず用いる．
- テープは必要な分だけロールから出して、端をもっている方の手で体に押さえつけるようにして適度の緊張をつくりながら張る．
- テープは一周ごとに切る．腫脹が予想される場合は、端と端の間を 1 cm 程度あけておく．テーピングしたまま運動する場合には、端と端をしっかり重ね合わせる．
- テーピング終了時は、神経・循環障害の有無をチェックする．また、目的とした運動制限が確実にできているかをチェックする．
- テープやアンダー・ラップを剥がすときには、リムーバースプレーを用いるとのりが剥がれやすい．

# D CPM（continuous passive motion）

## 1. 目 的

- 関節内癒着防止による術後の関節可動域の改善
- 術後の早期運動による疼痛の緩和や浮腫の予防
- 損傷治癒の促進
- 術後血栓の予防
- 入院期間の短縮

## 2. CPM の適応疾患

- 強固に固定した関節内あるいは関節周囲の骨折
- 滑膜切除後
- 急性化膿性関節炎
- 骨切り術後
- 関節受動術後
- 靱帯修復後・靱帯再建術後
- 人工関節置換術後

## 3. CPMの問題点

### a. 至適条件設定が明らかでない
使用開始時期、1回使用時間、および使用期間をどのように設定するのがよいのか明らかになっていない．

### b. 合併症とその対策

1）出血量の増加
術直後から他動的に関節を動かすため、出血量が増加する．
対策としては、創閉鎖の前に駆血を介助し充分な止血を行う．

2）腫脹の増大
一時的な腫脹の増大が出現するが、術後4〜5日頃から消退する．

3）筋力低下
不必要に長期間（3週以上）継続し、他の運動療法を行わないと、罹患関節周囲筋群は廃用性萎縮に陥る．術後のCPMの使用は必要以上に長期間続けるべきではなく、早期から自動、抵抗運動を併用する必要がある．

## 4. CPMの実際と看護上のポイント

### a. 使用前のチェックポイント

1）装置の点検
- 支持装置が正常に作動することを確認する．

2）患者の身体と装置との適合性の確認
- 関節間の距離と装置の適合をチェックする．
- 会陰部などの皮膚と機器とが接触していないかチェックする．

3）装置の動きと四肢運動の適合性の確認
- 関節へ余分な負担がかからないかをみる．

4）装置使用法の患者への教育
- 装置の動作中に疼痛や違和感が出現しないかを聞く．
- 患者用のスイッチで装置の作動を停止できることを確認する．

5）装置を使用するうえでの条件の確認
- 安全な可動範囲に設定されているかをみる．

### b. CPM開始時の注意点

1）機器の使用のための条件
- 皮膚の損傷が起きないようにチェックする．
- 股関節や膝関節のCPMでは、患者が仰臥位をとれることを確認する．

2）可動域と速度の設定
- 他覚所見や手術中の所見をもとに角度と速度を決定する．
- 速度は緩やかに開始する．

3）装置の動きと関節運動の進め方
- 初期は完全な他動運動とする．
- 疼痛軽減後、機械の動きに連動させた関節運動を開始する．

- 荷重関節では部分荷重許可後、抵抗運動を開始する．
- 設定角度と実際の関節可動域の差がどの程度あるかをチェックする．

4）運動時間

少なくとも 1 ～ 2 時間を目標とするが、可能なかぎり長時間とする．

## E. 運動療法

### 1. 関節可動域訓練

#### a. 種類と特徴

関節拘縮の予防や治療を目的として関節可動域訓練 range of motion exercise（ROM Ex.）を行う．

1）自動的関節可動域の訓練

徒手筋力検査（MMT）で筋力 3 以上の運動が可能な場合、ROM 維持拡大を目的として行う．

2）自動介助関節可動域の訓練

MMT 2 あるいは正常可動域の一部のみ自動運動が可能な場合適応となる．

3）他動的関節可動域の訓練

MMT 1 ～ 0 あるいは自動運動が不可能な場合に行う．

4）伸張運動

筋・腱その他の関節周囲の軟部組織の短縮により関節拘縮が生じた場合に行う．

#### b. 関節可動域訓練の看護上のポイント

- 他動運動により疼痛が増悪する場合があるので、チェックする．
- 過度の伸張運動や他動運動は避ける必要がある．
- 急激な他動運動は疼痛の原因になるので、ゆっくりとリズミカルに行うことを原則とする．

### 2. 筋力増強訓練

#### a. 筋収縮の形態と筋力増強訓練

① 筋収縮の形態は、等尺性収縮（関節の動きを伴わない）と等張性収縮（関節の運動を伴う）がある．
② 筋力増強を目的とする場合には等尺性収縮が、筋持久力の向上には等張性収縮が有効である．

#### b. 筋力・筋持久力と運動療法

筋力増強訓練の代表的な運動方法としては、Delome の漸増抵抗運動がある．各筋力に合わせて関節の全可動域を 10 回反復して運動しうる抵抗（10RM, 10 repetition maximum）を設定する．

第 1 セットは 10 RM の 1/2 の抵抗、第 2 セットは 10 RM の 3/4 の抵抗、第 3 セットは 10 RM の抵抗、計 3 セット 30 回行う．

## 3. バランス訓練・起立歩行訓練と看護上のポイント

- 起立歩行を目的に行う．
- バランス能力には静的バランス能力と動的バランス能力がある．
- 静的バランス能力とは、姿勢・重心を保持する能力である．一定時間立位を保持する能力などがあげられる．
- 動的バランス能力とは姿勢・重心を変えることなく重心の位置を変える能力である．例えば座位を保持しつつ上肢を前方へ伸ばす能力などがある．
- 訓練の手順としては、静的バランス訓練から動的バランス訓練へ、座位から立位そして歩行へとすすめる．
- 歩行訓練は、平行棒内、松葉杖、1本松葉杖、杖、独歩の順にすすめる．
- 訓練の方法やゴールの設定は患者の能力に応じて決定する．
- 訓練が可能な場合はどのような方法を用いるか、不可能な場合にはなぜできないのか、どのような介助で可能となるのかをチェックする．

## 4. 日常生活動作訓練と看護上のポイント

日常生活動作とは「1人の人間が独立して生活するための基本的で、しかも各人共通の毎日繰り返される一連の身体動作群」と定義されている．

訓練された内容を実際に可能かどうかをチェックする．

ADL 上のチェックポイントを以下に示す．

a. 起居動作
① 寝返り
② 起き上がり
③ 床からの立ち上がり

b. 移動動作
① 四つん這い
② 車椅子の動作
③ 歩行

c. 移動動作
① ベッドから車椅子、車椅子からベッドへの移動
② トイレから車椅子、車椅子からトイレへの移動
③ 浴槽への移動
④ 自動車への移動

d. 応用動作
① 階段昇降
② 交通機関の利用

## F 硬膜外ブロック療法

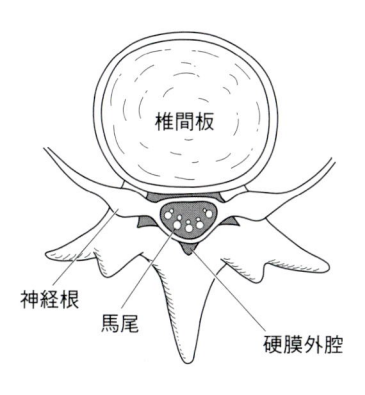

### 1. 硬膜外ブロック療法とは（図 I-61）

　　脊髄を包んでいる膜を硬膜とよぶ．硬膜の外側の空間は硬膜外腔とよばれ，ここには脊髄から枝分かれして，手足へと向かう馬尾や神経根などの脊髄神経が存在している．硬膜外腔に注射によって局所麻酔剤を注入すると，脊髄神経に麻酔がかかり，痛みの感覚を脳に伝達する神経の働きが遮断される．この神経の働きを遮断する治療のことをブロックという．

### 2. 治療効果機序

　　硬膜外腔に注入された局所麻酔剤は，感覚神経に生じた異常な興奮状態を鎮め，一時的に痛みの感覚を緩和させるだけではない．血管の太さを細く変化させる自律神経も局所麻酔剤によって麻酔されるため，血管が太く拡張するようになり，血流が改善する．血流が改善すると痛みの刺激を生じる物質（発痛物質）が洗い流され，持続していた痛みの緩和が期待できる．また，運動神経に生じた異常な興奮状態も鎮まり，筋肉の緊張が和らぐため，筋肉由来の痛みを緩和させる効果もある．

### 3. 主な適応疾患

#### a. 頚髄神経由来の痛み
① 頚椎椎間板ヘルニア
② 頚椎症性神経根症

#### b. 腰椎の中を通っている脊髄神経由来の痛み
① 急性腰痛症（いわゆる「ぎっくり腰」）
② 腰椎椎間板ヘルニア
③ 腰部脊椎症
④ 腰椎すべり症

図 I-61　硬膜外ブロック療法

## 4. 硬膜外ブロックの種類と使用薬剤

**a. 頚部硬膜外ブロック**
**b. 仙骨部硬膜外ブロック**（図 I-62）
**c. 腰部硬膜外ブロック**
**d. 使用薬剤**

硬膜外ブロックでは，局所麻酔剤（リドカインなど）を使用する．

局所麻酔剤に対するアレルギー反応として，発疹，むくみ，息切れ，血圧低下，動悸などをまれに生じることがある．問診で，局所麻酔剤を使った後（例えば歯科での抜歯のときなど）に気分不快や発疹，その他アレルギー反応の既往や薬物アレルギーの有無をチェックする．

強い痛みが急に生じている場合には，神経に強い炎症が急に起こっていると予測され，この炎症を沈静化させる目的でデキサメタゾンなどのステロイドホルモン剤を局所麻酔剤と併用する場合がある．

## 5. 硬膜外ブロックの手順と看護のポイント

**a. 血圧測定**

ブロックの前に血圧を測定し，高血圧や低血圧の有無をチェックする．

**b. 体位の保持**

- 硬膜外腔に注射をするためには，患者の体位が非常に重要で，患者の協力が必要不可欠である．患者に体位の重要性を説明し，協力をお願いする．
- 頚部硬膜外ブロックでは，イスに腰かけた状態で，深くお辞儀して，あごを胸につけるように頚椎を前屈させる．
- 仙骨部硬膜外ブロック（図 I-62）では，ベッドの上でうつ伏せになった状態で，お尻を上に突き出すような格好になるために，腹部の下に大きめの枕を入れる（痛みが強くてうつ伏せになれないときは，ベッドの上で横になって，腰を丸めた状態で行う）．

**c. 局所麻酔剤の注入**

最初に針の刺入部分を消毒液でよく消毒する．その後，針を刺す痛みを感じにくくするために局所麻酔剤を皮膚に注射する．

次に，麻酔がかかった皮膚から硬膜外腔に向かって硬膜外腔針を刺す．その後，硬膜外腔

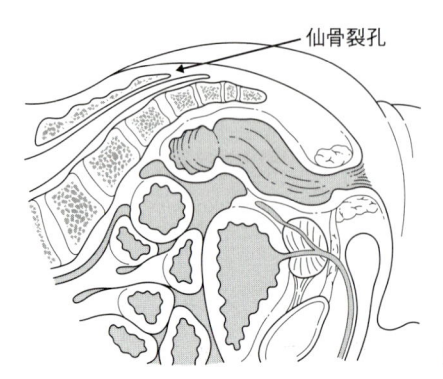

図 I-62 仙骨部硬膜外ブロック

に刺した針を通じて局所麻酔剤を硬膜外腔に注入する．

硬膜外腔に針を刺している最中や局所麻酔剤を注入する際に，多少痛みが出ることがあることをあらかじめ患者に説明しておく．もし患者が痛みを感じた場合でも，できるだけ体は動かさずに，口で痛いというように説明しておく．

局所麻酔剤の注入後，針を抜き，針を刺した部位を消毒液で消毒し，絆創膏を貼付して終了する．

### d. ベッド上の安静

硬膜外ブロックそのものは，数分で終了する．しかし，後で述べる血圧低下や手足の脱力などの合併症が出ないかどうかを観察するため，硬膜外ブロック後，30分間のベッド上安静が必要である．

硬膜外ブロック後，数分から10分ほど経つと手足が暖かく感じるようになるが，これは局所麻酔剤によって血圧を保つ自律神経麻酔がかかり，血管が拡大し，血流が改善したためであり心配ないことを説明する．

注射後，10～20分経ったら血圧を測定し，高血圧や低血圧の有無をチェックする．もし，患者が何らかの異常を感じたらその場ですぐに看護師に伝えるように説明する．

30分間の安静後，起きあがったときに，ふらつきや手足の脱力などが出ることがある．転倒する危険があるので，無理に起き上がらずに，すぐに近くにいる医師や看護師に知らせるように説明する．

硬膜外ブロックでは，太い針を刺すため，その穴から細菌が侵入し，化膿する可能性がある．このため，硬膜外ブロックを受けた当日は入浴しないように指導する．

ブロック翌日以降，硬膜外ブロックの針を刺したところがひどく痛む場合や，背中や腰に強い痛みが出た場合，あるいは熱が出たりした場合には，至急連絡するか受診するように説明しておく．

硬膜外ブロックを行った結果，硬膜外ブロック前にあった症状がどれくらいよくなったか，何日くらい効いていたかをよく覚えておいてもらい，次回受診時に担当医に知らせるように説明する．

## 6. 硬膜外ブロック療法の合併症

### a. 一時的な低血圧

血圧を保つ自律神経にも麻酔がかかるので，血管が拡張する結果，血圧が下がることがある．このため，硬膜外ブロックの前後に血圧を測定する．血圧が下がった場合には，自然に回復するまで1～2時間ベッド上で休ませる．

血圧の低下が大きな場合には，昇圧剤を使用する．低血圧は一時的なもので，時間がたてば必ず元に戻る．

### b. 一時的な手足の脱力

硬膜外ブロックによって運動神経に麻酔がかかると，手足に力が入りにくくなることがある．手足の脱力が生じた場合には，自然に回復するまで1時間くらい休ませる．手足の脱力は一時的なもので，時間がたてば必ず元に戻ることを説明し，安心させる．

### c. 局所麻酔剤による中毒

硬膜外ブロックのために局所麻酔剤を使った後，急に以下のような症状を起こすことがあ

る．
　　① 口の周りや舌のしびれ感
　　② めまい，頭がくらくらする
　　③ 耳鳴り
　　④ 目がくらむ，かすんでみえる
　　⑤ 手足の筋肉がピクピクけいれんする
　　⑥ 気を失う
　このような症状が出た場合は，酸素吸入と点滴を行い，局所麻酔剤が体内で分解されて，排泄されるまでの間，経過を観察する．局所麻酔剤が体から抜ければ自然に回復することを患者に説明し，安心させる．

d. 細菌感染

　まれ（発生頻度 0.06 〜 0.4 ％）に，針を刺した部分から細菌が入り，化膿する場合がある．背中が急に痛くなり，高熱が出て，さらに手足のしびれや麻痺が出現しうる．硬膜外ブロック後に背中が急に痛くなったり，発熱した場合には，すぐに受診するように説明しておく．

e. 硬膜外出血

　まれ（発生頻度 0.01 〜 0.05 ％）に，針を刺した後に硬膜外腔にある血管から出血する場合がある．背中が急に痛くなり，手足のしびれや麻痺が出現しうる．硬膜外ブロック後に背中が急に痛くなったり，手足にしびれを感じるようになった場合には，すぐに受診するように説明しておく．

## G 神経根ブロック

### 1. 神経根ブロックとは

　神経根とは脊髄神経の根元の部分であり，神経根に注射によって局所麻酔剤を注入すると，神経根に麻酔がかかり，痛みの感覚を脳に伝達する神経の働きが遮断される．この神経の働きを遮断する治療のことをブロックという．

### 2. 主な適応疾患

　　① 腰椎椎間板ヘルニア
　　② 腰部脊椎症や腰椎すべり症などによって生じる腰部脊柱管狭窄

### 3. 神経根ブロックの目的

　医師は患者の訴え，診察所見，および画像検査を基に，現在の痛みがどの神経根から発生しているのかを推察する．たとえば L4/5 椎間板ヘルニアでは，通常は第 5 腰神経根が圧迫され，腰や下肢に痛みが出現する．もし，第 5 腰神経根から痛みが発生しているのであれば，この神経根をブロックすれば，一時的にせよ，痛みは完全に消えるはずであり，痛みの原因となっている神経は第 5 腰神経根であると診断できる．逆に，第 5 腰神経根ブロックを行っても症状がとれなければ，他の腰神経根が痛みに関与していると診断できる．

このように神経根ブロックには，診断と治療という2つの役割がある．

## 4. 神経根ブロックによる診断

たとえ MRI などの検査で腰椎に椎間板ヘルニアがみつかっても，必ずしもそれが症状に関係しているとは限らない．実際，症状に関係していない腰椎椎間板ヘルニアは，青壮年者の実に半数以上に認められる．このような理由から，症状の原因になっている神経根を適確に診断するのは簡単ではない．しかし，神経根ブロックを行うことによって，痛みの原因となっている神経根を正確に診断することが可能となる．神経根ブロックを行った後に，痛みが一時的に消失し，さらに他覚所見（腰椎前屈や後屈で痛みが増強するなど）の改善が得られれば，その神経根が痛みの原因となっていると判定できる．

## 5. 治療としての神経根ブロック

### a. 治療手段として行われるうえでの原則

腰椎椎間板ヘルニアや腰部脊柱管狭窄の患者の痛みの大部分は，内服薬や硬膜外ブロックによる治療によって，治療開始から 2〜3 カ月経過すれば治癒する．しかし，なかには，内服薬や硬膜外ブロックを行っても症状がいっこうによくならない場合もある．神経根ブロックはこのような重症な患者に対しても治療効果が期待できる．ただし，治療手段として行われるうえでの原則がある．

一つは，馬尾障害に起因する症状には治療効果はないということである．

第二には，初めて行われた神経根ブロックで，その効果が 24 時間以上続いた患者では，神経根ブロックによる治療効果の持続が期待できるということである．注射によって痛みの原因となっている神経根がブロックされれば，痛みは一時的には確実に消える．しかし，痛みが消失している時間には，ばらつきがある．痛みが 24 時間以内に戻ってしまう患者もいれば，一度の神経根ブロックで痛みがすっかり消失し，治癒する場合もある．神経根ブロック後，痛みが 24 時間以上改善している患者では，神経根ブロックによる治療が有効である場合が多いので，何度か神経根ブロックを行うことが勧められる．一方，24 時間以内に痛みが元に戻ってしまった患者では，神経根ブロックの治療は効果がないと判断できる．

第三には，神経根ブロックによる治療の回数は，通常 3 回を限度とするということである．痛みの原因となっている神経根に何度も注射すると，神経根自体が注射により損傷を受けてしまうことがある．同様に，麻痺が強い患者の場合，注射により麻痺がさらに悪化することがあるので，麻痺が強い患者には神経根ブロックは適応とならない．

### b. 治療効果

腰部脊柱管狭窄（馬尾障害を除く）では，65 歳以上の患者では治療効果が高い．下肢痛に対する神経根ブロックは，明らかな治療効果があり，症状が持続する期間も短縮する効果がある．

治療上の限界もある．神経根ブロックの治療効果は比較的永続的だが，なかには症状が再発し，結局手術を行わざるを得ない患者もいる．症状が再発する患者は，永続的効果が得られた患者と比較すると，退院時に何らかの症状を有している場合が多い．

## 6. 神経根ブロックの実際と看護のポイント

　神経根造影が行われる際には，造影剤を使用する．

　神経根ブロックでは，局所麻酔剤（リドカインやブピバカイン）を使用する．

　造影剤や局所麻酔剤に対するアレルギー反応として，発疹，むくみ，息切れ，血圧低下，動悸などをまれに生じることがある．造影剤や局所麻酔剤を使用後（例えば歯科での抜歯の時など）に気分不快や発疹，その他のアレルギー反応の既往や薬物アレルギーの有無をチェックする．

　強い痛みが急に生じている場合には，神経に強い炎症が急に起こっていると予測され，この炎症を沈静化させる目的でステロイドホルモン剤を局所麻酔剤と併用する場合がある．

　神経根造影とは神経根ブロックを行う時に同時に行われる神経根を写し出す方法である．神経根造影を行うと，痛みの原因となっている神経根に針先が確実にあたっているかどうかが確認できる．また，神経根が腰椎のどこで圧迫されているかを推察することができる．

　ブロックを行う直前に腰痛や下肢痛がどのような姿勢で出るのかを医師が再確認する．その後，患者をレントゲン透視台に乗せ，その上でうつ伏せにさせる．うつ伏せになった状態で，おなかの下に大きめの枕を入れる．

　針を刺す部分を消毒液でよく消毒する．その後，針を刺す痛みを感じにくくするために局所麻酔剤を皮膚に注射する．麻酔がかかった皮膚から神経根に向かって長い針を刺す．針先が神経根のそばに到達すると，下肢に電気が走ったような鋭い熱い痛みが一瞬走る．その後，神経根に刺した針を通じて造影剤 1～2 m$l$ を注入し，レントゲン写真を撮影する．ついで，この針を通じて，局所麻酔剤を神経根に注入する．

　神経根に針を刺している最中や造影剤あるいは局所麻酔剤を注入する際に，多少痛みが出ることがあることを説明しておく．しかし，もし痛みを感じても，できるだけ体は動かさずに，口で訴えるように協力を依頼する．

　局所麻酔剤の注入が終われば，針を抜いて，針を刺した場所を消毒液で消毒し，絆創膏を貼って終了する．

　ブロック終了後は，レントゲン透視台から降り次第，ブロック直前に確認した症状が誘発される姿勢をとらせ，症状が消失したかを確認する．

　神経根ブロックそのものは，数分で終了する．しかし，ブロック後には神経がいったん麻痺するため，歩行困難となる．このため，神経根ブロック後は，車イスで移動させ，さらに2～3時間はベッドの上で安静にしておく必要がある．

　神経根ブロック後，直ちに足の一部が動かしにくくなるが，これは局所麻酔剤によって神経根に麻酔がかかったためであり心配ないことを患者に伝える．

　神経根ブロックでは，長い針を刺すため，その穴から細菌が侵入し，化膿する危険性がある．このため，神経根ブロックを受けた当日は入浴しないように指導する．

　翌日以降，神経根ブロックの針を刺したところがひどく痛む場合や，背中や腰に強い痛みが出た場合，あるいは熱が出たりした場合には，受診するように説明する．

　神経根ブロックを行った結果，神経根ブロック前にあった症状がどれくらいよくなったか，何時間あるいは何日くらい効いていたかをよく覚えておいて次回受診時に担当医に知らせるようにお願いする．

## 7. 神経根ブロックの合併症

　硬膜外ブロック療法と同様であるが、きわめてまれに，ブロックした後に下肢痛が増強する場合がある．注射によって神経根の炎症が強まったためと考えられている．このような場合は，他の方法（持続硬膜外ブロックなど）で痛みを速やかにとることが可能なので，がまんせずに，受診するように説明しておく．

〈紺野慎一〉

# 18 脊髄損傷と看護

　脊髄損傷は脊髄の保護機構としての脊椎の機能が破綻し脊髄機能が障害された状態である．多くの脊髄損傷者は活動的な生活の中に突然永続的な麻痺という状態に直面する．したがって，脊髄損傷治療では社会的背景も含めた患者の生涯を見据えた全人的な体系が不可欠である．急性期看護で最も大切なことは合併症の予防と精神的な支援であり，医療従事者全てが麻痺の予後，慢性期の主な問題点を少なくとも認識していることが重要である．

## A 疫　学

　1990～92年の統計では，脊髄損傷の発生頻度は人口100万人あたり年間約40人である．原因は交通事故が最も多く，これに転倒，転落が続く．日本での特徴は高齢者の頸髄損傷が多いことである．スポーツによるものは約10％である．

## B 麻痺と治療原則

### 1. 脊髄損傷による麻痺

　麻痺は損傷高位での髄節症状（灰白質障害）とそれ以下の長索路症状（白質障害）に分類できる（表I-57）．損傷高位では反射弓が障害されるため弛緩性麻痺となり，それ以下では痙性麻痺となる．損傷高位の判断は筋，皮膚，反射を司る神経高位から判断する（表I-58，図I-63）．麻痺領域では運動・知覚・交感神経系の機能が麻痺する．しかし副交感神経の主となる迷走神経は脳神経であるので脊髄内を通過しないため損傷急性期では**副交感神経優位**の状態となる．その代表的な徴候は**低血圧にもかかわらず徐脈**であることである．
　麻痺の状態は時間の経過とともに変化する．急性期には脊髄ショックという麻痺領域のすべての反射が消失する状態に陥る．これは不完全麻痺でも発生し，出血，敗血症などで血圧が低下し全身状態が悪化するいわゆるショックとは異なる．脊髄ショックは，頸髄，胸髄では5～6週，腰髄では1～2週間続き，次第に反射が回復してくる．
　第5胸髄より高位の麻痺では生命維持に重要な合併症が起こりやすい．徐脈，低血圧な

表 I-57　麻痺症状

|  | 運動 | 知覚 | 腱反射 |
| --- | --- | --- | --- |
| 長索路症状 | 痙性麻痺 | 遠位に強い | 亢進 |
| 髄節症状 | 弛緩性麻痺 | 神経根支配に一致 | 低下 |

表 I-58 脊髄レベルと運動機能

| 脊髄レベル | 機能 |
| --- | --- |
| C4 | 腹式呼吸，肩をすくめる |
| C5 | 肩外転，肘屈曲，前腕の回外 |
| C6 | 手関節の伸展 |
| C7 | 肘の伸展，前腕の回内，指の伸展 |
| C8 | 指の屈曲 |
| Th1 | 小指外転 |
| L2 | 股関節屈曲 |
| L3 | 膝伸展 |
| L4 | 足関節背屈 |
| L5 | 母趾背屈 |
| S1 | 母趾・足関節屈曲 |

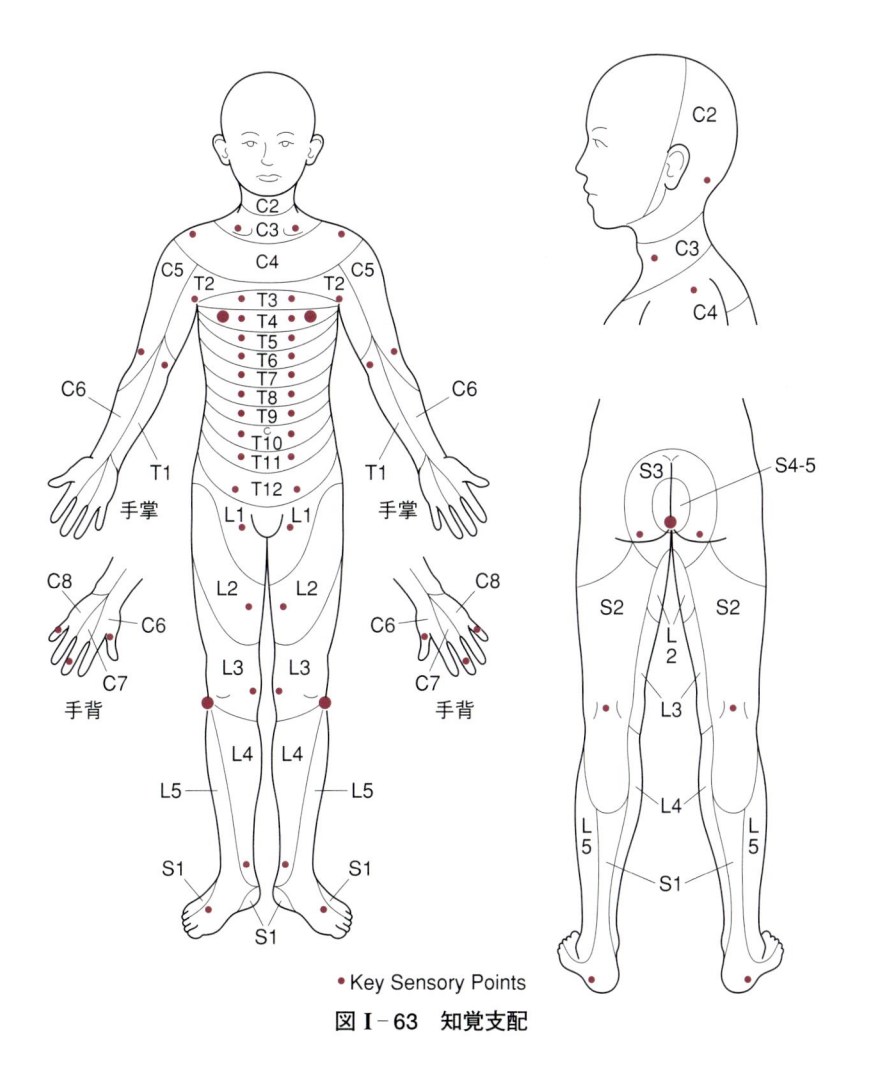

図 I-63 知覚支配

表 I-59 フランケル Frankel 分類

| | |
|---|---|
| A: | 完全運動知覚麻痺 |
| B: | 運動完全麻痺，知覚不全麻痺 |
| C: | 運動不完全麻痺（非実用的） |
| D: | 運動不完全麻痺（実用的），装具などを用いれば歩行可 |
| E: | 運動・知覚・排尿機能正常，腱反射異常はありうる |

どの自律神経系の症状が強く出る．また，肋間筋麻痺による胸壁の緊張が消失ため**奇異性呼吸**（胸郭が呼気で大きく，吸気で小さくなる）となり肺活量が低下する．さらに気道分泌も亢進することにより呼吸器合併症を起こしやすい．

麻痺の重症度は**フランケル分類**またはその改訂版である ASIA 分類が，簡便で広く使われている（表 I-59）．麻痺高位は機能している最も下位の高位で表現する．

## 2. 麻痺の予後

損傷急性期に完全損傷と判断できれば有用な運動機能の回復の可能性はほとんどなくなり，より早く社会に復帰することに最大の目標を置く．有用な運動機能回復が期待できる不完全損傷であれば機能回復に重点が移る．

完全麻痺の診断は肛門周囲の知覚・運動機能の完全喪失すなわち**仙髄回避**がないことで判断する．直腸診を必ず行い，肛門括約筋の緊張，反射がないことを確認する．円錐部より高位で完全麻痺と診断されれば，歩行が可能となることは全くないといってよい．円錐下部では膀胱直腸機能は完全麻痺でも，損傷部位より高位で分枝した馬尾が損傷を免れれば歩行には全く問題ないこともある．完全麻痺であった場合の機能予後は，比較的的確に予測できる（図 I-64）．例えば，C5 髄節機能があれば，車椅子の駆動は何とか可能であるし，C7 以下の髄節機能が完全に喪失していても，C6 髄節機能が筋力 4 以上に回復すれば，pinch 動作は手術的に再建可能となる．C7 が残存しておれば生活は自立できる．

不完全麻痺で予後予測に大切なのは，知覚では痛覚機能，筋力では股関節の内転筋筋力である．これは，完全運動麻痺であっても痛覚刺激を痛いと感じることができれば，痛覚伝導路に隣接し同じ前脊髄動脈により栄養されている運動伝導路である錐体路機能が温存されて

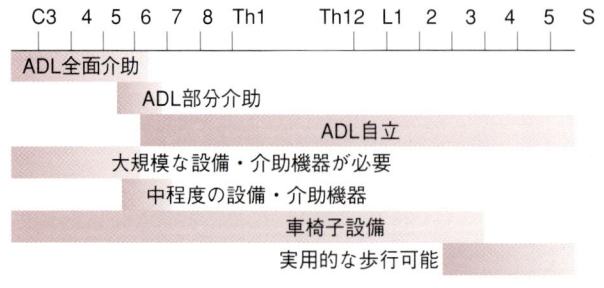

図 I-64 神経学的高位と予想される ADL，必要な設備
（完全麻痺の場合）

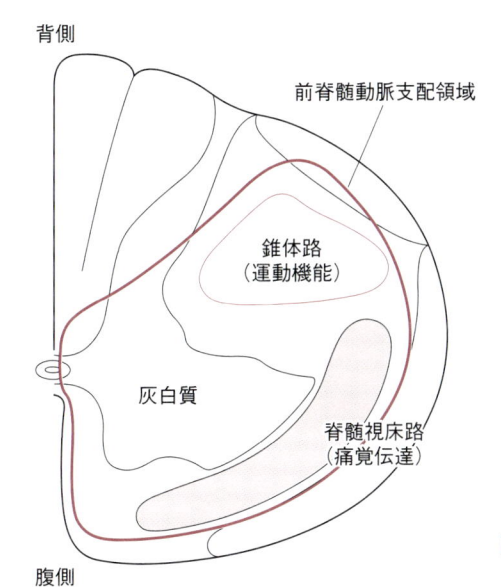

図 I-65 運動伝導路と痛覚伝導路の関係

いることを示し，高い確率で歩行可能となる（図 I-65）．また，股関節内転筋は下肢では障害を受けても収縮が残りやすい筋として知られており，受傷直後に内転筋筋力があればほぼ全例歩行可能となる．

### 3. 基本原則

治療の原則は，受傷時に残存していた脊髄機能の温存，回復を最大限助けることと，後の障害の原因となる合併症を予防することである．管理の上では，以下に述べる合併症を知ることが予防の第一歩であり，身体所見を丁寧に観察し定期的な体位交換を行うことが基本である．脊椎の除圧，固定の神経学的予後改善効果についてはまだ証明されていないし，ハローベストや体幹装具による固定は，全く不充分であることを常に認識する必要がある．

## C 主な合併症と対策

受傷直後から起こりうる代表的な合併症とその基本的対策を列挙する．

### 1. 超急性期

#### a. 循環器

脊髄ショックにより血管緊張消失のため血管床が拡大することなどにより低血圧となるが，相対的副交感優位状態のため徐脈のままである．また，気道の吸引などで心停止などを起こすことがある．アトロピンなどの副交感遮断が奏効する．低血圧を補正するために過度の輸液を行うと，肺水腫などを起こす．

#### b. 呼吸器

C3 以上の高位麻痺では横隔神経が障害され，自発呼吸は不能である．しかし，それ以下の頸髄損傷，上位胸髄損傷でも奇異性呼吸を呈し肺活量が低下する．また，気道分泌が増加

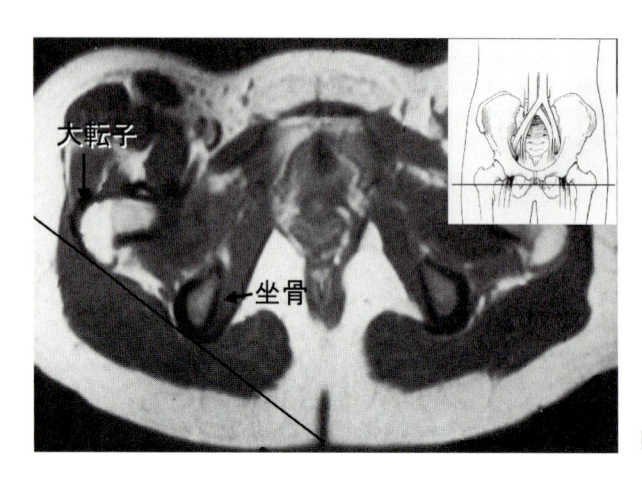

図 I-66 褥創のできにくい側臥位

し，無気肺になりやすい．2時間に1回の身体を1本棒のようにした体位交換と胸部理学療法が最良の予防法であり，発生した無気肺の治療法である．気道からの吸引を容易にし死腔を減少させるため，一時的な気管切開も有用である．

#### c. 褥　創

全身状態が不安定であり体位交換が怠りがちとなる上に局所循環も不良である．さらに麻痺領域では局所の炎症反応が少なく，気がつけば褥創ができていたということが少なくない．一度褥創ができると，そこは麻痺患者にとってその部位は障害にわたり好発部位となる．このことを考慮に入れ，予防に細心の注意を図る必要がある．体位交換と適切な除圧が必要である．安全な体位は30〜45度側臥位である．この体位では臥床時の好発部位である仙骨と大転子部双方からの除圧が同時に行える（図 I-66）．円座の使用は要注意である．

#### d. 深部静脈血栓，肺塞栓

欧米では以前から大きな問題であり日本でも注意を要する状況である．特に不全麻痺患者の離床時期が危険である．受傷当初から弾力ストッキング，フットポンプなどによる血栓予防に努めるとともに抗凝固療法も考慮する．下腿・大腿周径は早い時期に記録しておき，定期的にチェックする．

### 2. 急性期

#### a. 症状の増悪

受傷後1週間の間は神経症状の増悪がみられることがある．損傷脊髄内では機械的な損傷に続発する二次的な障害が進行しており，これにより麻痺高位の上昇，麻痺の重篤化が発生する．損傷後8時間以内に投与されるメチルプレドニソロンの超大量療法はこれを阻止するために用いられるが，最近はその効果については疑問視する報告が多い．以上のような機序からして，一度増悪すると外科的に治療しても無効なことが多い．

#### b. 起立性低血圧

第5胸髄より高位の重度な麻痺では手術して脊椎の強固な内固定が得られたとしても**起立性低血圧**により早期離床は困難なことが多い．また，血圧の低下とともに神経症状の一時的な増悪がみられることもある．

表 I-60 脊髄損傷者の排尿管理

|  | 急性期 | 回復期 | 固定期 |
|---|---|---|---|
|  | 脊髄ショック | 反射回復 |  |
| 核上性麻痺<br>(脊髄円錐部より高位) | 弛緩性麻痺 | 反射性排尿 | 経尿道排尿<br>　コントロール排尿<br>　失禁性排尿<br>　TUR治療 |
| 核・核下性麻痺<br>(脊髄円錐部またはそれより遠位) | 弛緩性麻痺 | 腹圧・用手排尿 | カテーテル排尿<br>　自己導尿<br>　留置カテーテル |
| 排尿状態 | 尿閉 | 排尿困難, 失禁<br>排尿訓練 |  |

### c. 尿路

　脊髄損傷者にとって慢性期を通じて生命的な予後に最も影響を及ぼすのは尿路管理である（表 I-60）．適切な尿路管理は急性期にはじまる．排尿機構にとっては無反射の状態が 1 カ月以上続くためこの間は急性期として取り扱う．この時期の課題は，膀胱をできるだけ過伸展，過収縮の状態をつくらないこと，尿道を損傷しないことである．このためには，循環動態状態が危険でなければ速やかに無菌的間欠導尿に移行する．経尿道留置カテーテルは，尿道の上皮を傷害し膀胱を過収縮させ，ひいては尿道の褥瘡，瘢痕化をもたらす．また，反復する感染は膀胱壁の線維化をきたす．全身状態不良が続く場合には，早めに一時的な膀胱瘻造設を行うことが望ましい．

### d. 拘縮

　予防策を受傷直後から講じる．いったん拘縮を起こし，それを暴力的な可動域訓練で回復しようとすると，異所性骨化による永続的な拘縮を引き起こしかねない．頸髄損傷では肩関節は当初から90度外転位に保ち，1日1度は全関節を全可動域動かすことは最低限必要である．

### e. その他

　消化管出血はこの時期に発生しやすい．麻痺があるため腹痛として認識されず，肩の痛みとして認識されることがある．

## 3. 亜急性期～慢性期

### a. 褥瘡

　車椅子移乗が始まると褥瘡について新たな注意が必要である．移乗時の大転子，足関節外顆，坐骨などにも注意を払う必要がある．1日1度はこれらの好発部位を鏡などで直接視認する習慣を患者に教育する．先にも述べたように局所の炎症反応が起こりにくいことに留意する．

### b. 排尿・排便管理

　脊髄円錐部にある排尿反射弓が温存されるかどうかにより慢性期の排尿状態は決まってくる（表 I-60）．反射弓が温存される核上性麻痺の場合，次第に排尿反射が獲得される．こ

れにより排尿管理は間欠導尿の回数が減るなど容易になるが，残尿量が常に 50 ml 以下になるまでは起床時，就寝時には 1 度膀胱を空虚にすることが感染予防の観点からも望ましい．また，反射の存在は膀胱括約筋協調不全を起こしうる．すなわち，膀胱が収縮しても充分な尿道括約筋の弛緩が得られない状態である．この状態が持続するといわゆる高圧排尿となり，水腎症から腎不全への道をたどることとなるため，泌尿器科的な精査がこの時期には必要である．自排尿が不充分な場合自己間欠導尿が理想であり，この時期から指導を開始する．しかし，女性の頚髄損傷者などでは困難であり，膀胱瘻の造設も考慮する．ビタミン C やクランベリージュースなどは感染の予防に効果があるとされている．

排尿管理に重要な一つの因子は，定期的な排便習慣の確立である．少なくとも 2 日に 1 度は排便を行うことにより，安定した排便がえられる．繊維成分の多い食事を心がけ，ゆっくりとした排便習慣を作り，緩下剤，浣腸，摘便を適宜併用する．

#### c. 自律神経過反射

膀胱の過伸展などにより，急に高血圧，発汗，紅潮などが出現する．収縮期血圧は 200 mm Hg を超えることも少なくなく，脳血管障害などを引き起こしかねない．上記の症状をみれば，まず排尿，排便を確認する．

### D 障害の受容

受傷後 2 〜 3 週間たてば，予後はほぼ予測できる．いたずらに遅らせることなく，できることを明瞭に示しながら告知をしなければならない．1 度で受容することは困難であり，PT, OT, MSW などを交えて，社会への軟着陸を目指して繰り返し行う．また，排尿・排便管理，移乗動作などの教育も，できれば家族や介護にたずさわる人たちも交えて順次，繰り返し行う．社会復帰が順調に行えている慢性期の患者がいれば，交流はきわめて有用である．

〈加藤真介〉

# 整形外科疾患と介護保険　19

　老人や病気の後遺症をもつ方で，家でのセルフケアや移動動作などのいわゆる日常生活動作（ADL）が1人でできない場合には，介護が必要となる．ところが核家族化が進んだ現在では，家族のマンパワーだけでは在宅生活での介護力が確保できないことが多くなっており，また家族の介護疲労もしばしば問題となる．高齢化社会が進むなかで2000年4月から介護保険制度がスタートした．整形外科領域でも患者の自宅退院に際し，介護保険に関する知識が医療スタッフに必要となっている．

## A 介護保険の概略

### 1. 制度の仕組み（図Ⅰ-67）

　自宅で何らかの介護サービスを受けようとする場合には，まず市町村に介護保険給付の申請をする．申請に基づき，訪問調査と主治医（かかりつけ医）からの意見書をもとに審査が行われ，対象外・要支援・要介護が決められ，要介護の場合には介護度（1～5）が決定される．次にケアマネジャーを選び，介護度ごとに定められた利用可能サービス総額の範囲内で，個人の実情に合わせたサービス内容を関係者で検討し，最終的にそのケアプランに基づいて，居宅サービス事業者や介護施設からの諸サービスを受けることになる．

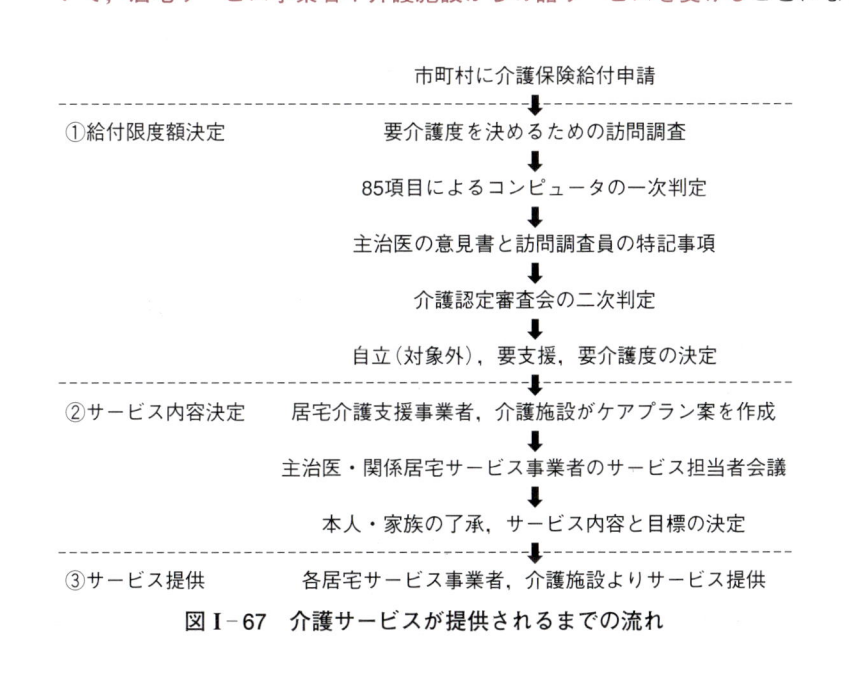

```
                    市町村に介護保険給付申請
-------------------------------↓--------------------------------
①給付限度額決定      要介護度を決めるための訪問調査
                               ↓
                   85項目によるコンピュータの一次判定
                               ↓
                   主治医の意見書と訪問調査員の特記事項
                               ↓
                      介護認定審査会の二次判定
                               ↓
                 自立（対象外），要支援，要介護度の決定
-------------------------------↓--------------------------------
②サービス内容決定   居宅介護支援事業者，介護施設がケアプラン案を作成
                               ↓
                 主治医・関係居宅サービス事業者のサービス担当者会議
                               ↓
                  本人・家族の了承，サービス内容と目標の決定
-------------------------------↓--------------------------------
③サービス提供      各居宅サービス事業者，介護施設よりサービス提供
```

図Ⅰ-67　介護サービスが提供されるまでの流れ

**表 I-61　第2号被保険者の対象となる疾病**

① 初老期痴呆：アルツハイマー病，脳血管性痴呆，神経変性疾患（ピック病，パーキンソン病末期など），感染症によるもの（クロイツフェルト・ヤコブ病，AIDS など）
② 脳血管疾患：脳出血，脳梗塞，くも膜下出血，硬膜下血腫など
③ 筋萎縮性側索硬化症（ALS）
④ パーキンソン病
⑤ 脊髄小脳変性症
⑥ シャイ・ドレーガー症候群
⑦ 糖尿病性腎症，糖尿病性網膜症，糖尿病性神経障害
⑧ 閉塞性動脈硬化症
⑨ 慢性閉塞性肺疾患：肺気腫，慢性気管支炎，気管支喘息，びまん性汎細気管支炎
⑩ 両側の膝関節または股関節に著しい変形を伴う変形性関節症
⑪ 慢性関節リウマチ（悪性疾患リウマチ）
⑫ 後縦靱帯骨化症
⑬ 脊柱管狭窄症
⑭ 骨折を伴う骨粗鬆症
⑮ 早老症（ウェルナー症候群）

## 2. 対象者

　介護保険の対象者は65歳以上の者（第1号被保険者）と，40歳以上65歳未満の医療保険加入者のうち表 I-61 に示す疾病の者（第2号被保険者）と定められている．すなわち，65歳以上は全員対象になるが，40歳以上65歳未満では一部の方のみが対象となり，40歳未満はすべて対象外である．表 I-61 に示された疾病は老化に起因するという基準で選ばれており，整形外科関係では，両側の膝関節または股関節に著しい変形を伴う変形性関節症，関節リウマチ，後縦靱帯骨化症，脊柱管狭窄症，骨折を伴う骨粗鬆症があげられている．それに対して，交通事故による脊髄損傷や重度成人脳性麻痺などの表 I-61 以外の疾病では，在宅で介護量の多い方でも65歳になるまでは介護保険を利用できない．

## 3. 利用できるサービス（表 I-62）

　介護保険で受けられる主なサービスを表 I-62 に示す．在宅サービスは自宅で生活する者に対する介護サービスであり，医療関係者や介護専門員が自宅を訪問して行われるサービスのほかに，デイサービスや短期入所のように，施設に行って受けるサービスがある．また福祉用具や住宅改修のような物的サービスも含まれている．在宅生活者の中には，点滴や中心静脈栄養の管理，経管栄養，気管切開の処置やレスピレータの管理，褥瘡の処置，排尿カテーテルの管理など，特別な医療を必要とされる者も含まれており，これらの行為は訪問看護師により確実に実施されるか，あるいは家族により正しく行われるように，看護師により指導・監督する必要がある．そのため在宅患者の生命維持にとって訪問看護の果たす役割と責任は大きい．

　一方，施設サービスとは施設入所のことである．介護老人福祉施設は従来の特別養護老人ホームのことで，特別な介護が必要で在宅での介護が困難な者を長期にわたり入所させる施設である．介護老人保健施設は，病状が安定して病院に入院する必要はないが，家庭に退院

表 I-62 介護保険で受けられるサービスの例

| | | |
|---|---|---|
| 在宅サービス | | |
| | 居宅療養管理指導 | 医師，歯科医師，薬剤師などが家庭を訪問し，療養上の指導，管理を行う． |
| | 訪問看護 | 主治医の指示のもと，看護師が家庭を訪問して療養上の世話を行う． |
| | 訪問介護 | ホームヘルプサービス．ホームヘルパーが家庭を訪問して，入浴，排泄などの介護や料理，洗濯などの家事を援助する． |
| | 訪問入浴介護 | 浴槽を積んだ入浴車で家庭訪問し，入浴の介護を行う． |
| | 通所介護 | 日帰り介護．デイサービスセンターなどで入浴，食事，機能訓練などを行う． |
| | リハビリテーション | 通所リハ（デイケア）と訪問リハがある．理学療法士，作業療法士などが施設や家庭で機能訓練を行う． |
| | 短期入所介護 | ショートステイ．医学的管理が必要なときや，介護者の病気や所用などの際に，介護老人保健施設などで一時的に介護する． |
| | 福祉用具等の貸与・購入費の支給 | 車いすやベッドなどの福祉用具を貸し出すほか，特殊尿器などは購入費を支給する． |
| | 住宅改修費の支給 | 手すりの取りつけや段差の解消など，小規模な住宅改修費を支給する． |
| 施設サービス | | |
| | 介護老人福祉施設 | 常に介護が必要で，在宅の介護が困難な寝たきりや痴呆性高齢者に必要な介護サービスを行う． |
| | 介護老人保健施設 | 病状が安定して入院治療の必要がない方を，家庭へ戻ることを目的に，訓練や介護を行う． |
| | 介護療養型医療施設 | 長期間の療養が必要な者に，医学的管理のもとで介護や必要な医療を行う． |

するには機能的に少し困難を伴う者を対象とした，病院と自宅との中間的な役割を果たす施設．介護療養型施設は通常は医療機関の中に設けられ，介護保険を利用して長期療養が可能な病棟のことである．

## B 整形外科疾患での介護保険利用の具体例

　整形外科では老人や移動機能に障害をもつ患者が多いため，ADL の低下を伴う患者では自宅退院に際して介護保険を申請して在宅サービスを利用することが多い．一方，大腿骨頸部骨折，脊椎圧迫骨折などの，老人に発生しやすく寝たきりの原因になりやすい疾患では，全身合併症や痴呆の併発などで自宅への退院が困難な場合もあり，病状が安定した後は介護保険を申請して施設サービスを利用する．

【症例 1】A さん，60 歳女性，関節リウマチ（RA）
　32 歳で RA を発症．徐々に四肢の関節症状が進行し，50 歳で右側，52 歳で左側の人工股関節全置換手術を受けた．しかし最近になり両膝関節，両足関節の腫脹・疼痛が強く歩行困難となる．上肢では手指と手関節の変形が著しく，何とか ADL が自立していたが，肩関節

と肘関節の可動域制限が強くなり，昨年からは更衣，トイレ，入浴に介助を要していた．高血圧と肺線維症を合併し時々呼吸が苦しくなる．家事を手伝っていた娘が最近結婚し，現在は67歳の夫との2人暮らし．夫1人での介護が困難になり介護保険を申請．

→在宅で訪問看護（1回/2週）での健康管理，訪問介護（4回/週）で家事負担の軽減をはかり，訪問入浴介護（1回/週）を利用することとし，また夫が遠方へ出かけるときには短期入所介護を活用することとした．Aさんは65歳未満であるが，原因疾患が関節リウマチであることから第2号被保険者として介護保険を利用できた．

【症例2】Bさん，78歳男性，大腿骨頚部骨折

Bさんは自転車で外出するような元気な老人であったが，ある日自宅の玄関で転倒して，大腿骨頚部内側骨折を受傷した．総合病院の整形外科に入院し3日後に人工骨頭置換手術を受けた．術後に肺炎を併発したため離床が遅れ，車いすに乗ったのは術後2週間を経過していた．また術後の臥床期間に見当識障害を伴う軽い精神機能低下が生じた．理学療法を行ったが，術後1カ月で平行棒内歩行がやっと安定した状態．介護保険を利用しての退院が計画された．自宅は72歳の健康な妻との2人暮らし．

→退院後は介護老人保健施設に2カ月程度入所して，杖歩行を目標に機能の向上を図ったうえで自宅に帰る計画．その間に住宅改修費支給により自宅の手すりを取りつけ，ベッドの貸与を受ける．自宅へ退院した後は，週3回のデイサービスを利用する予定．

【チェックポイント】
- 介護保険の対象者や利用方法，サービスの内容などを理解する．
- 整形外科では高齢の患者が多いため，退院に際しては介護保険を上手に利用して，機能が低下することなく自宅などでの生活を送っていただけるように設定する．
- 法律の改正により，今後介護保健の内容が変更される可能性があるので注意．

〈吉永勝訓〉

# 医療リスクマネジメント 20

　医療における患者安全のテーマは，日本にとどまらず全世界的な潮流であり史実的課題である．特に注目すべき点は，医療事故の多くは個人のエラーに限定されるものではなく，医療の提供における医療運用システム全体の未整備と人が複合的に関係する中で発生することがわかってきた．エラーを起こした「人」を排除しても，また次のエラーを起こす構造が潜在しており，エラーを誘発させる根本的原因を分析し，その分析の結果，再発防止を考え，事故を予防するなかで「人」がどのようなかかわりの中で，業務工程を管理（マネジメント）し実践してゆかなければならないのかという考え方が現代の医療リスクマネジメントである．

## A 医療リスクマネジメント概論

### 1. 今なぜリスクマネジメントが必要なのか？

　テレビ報道，新聞記事報道には，医療事故報道のない日はまずないといって過言ではない．我が国の看護事故を振り返ると，手術患者取り違え事故，塩化カリウム原液の側管注による死亡事故，リドカイン注の2％と10％の規格間違いによる死亡事故，床頭台においてあった消毒剤入りのシリンジを患者の三方活栓につなぎ死亡させた事故，蒸留水とエタノールを取り違え，人工呼吸器の加湿器にエタノールが3日間注入されたまま死亡させた事故など枚挙にいとまがない．これら一連の事故を振り返ると，個人の不注意や知識・技術不足で片づけられがちだが，はたしてそうだろうか？　もちろん最終的な確認を行い，指示や計画と相違ないかどうかは最後の実施者の責任であることはいうまでもない．しかし，過密スケジュールの中で，人がエラーを犯した際に，簡単に患者に不具合が発生する構造に，脆弱な対策しかとってこなかった結果，大きな事故を契機に病院の医療提供の現場での仕組みが取りざたされたのである．今，医療リスクマネジメントが必要とされるのは，個々人の資質についても言及しなければならないが，人は必ず過ちは犯すものであり，その過ちの過程を個人レベルから病院のシステムへ視点を移し，その根本的原因がなんであるのかを組織で対応してゆく考え方，しいてはその組織は，医師や看護師といった職種の単位から組織横断的多職種によるチーム医療の目でみた改善策が求められている．過ちを犯した個人のみを排除しても，根本的な問題が改善されない限り患者には安全は提供できないのである．

### 2. 医療事故に対する看護師の法的責任

　医療事故に対する看護師の法的責任は，民事責任と刑事責任に大別できる．民事責任は，患者救済に重点をおき（損害賠償責任），もっぱら損害の補填をはかることを目的とするも

ので，これに対し，刑事責任は，一定の行為に対する行為者（看護師）の反規範性を追求して，刑罰という国家的制裁を科することを目的とするものである[1]．

民事責任については，業務上の行為に注意義務違反があった場合，とりわけ結果予見義務と結果回避義務が問われる．結果予見義務とは，結果の発生を予測する義務であり，結果回避義務とは，予測に基づいて結果の発生を回避する義務である．例えば，抗がん剤の点滴行為に関して，穿刺部位の血管外漏洩は常に予測しなければならず，これは結果予見義務にあたり，看護師の業務上，必ず点滴穿刺部位のアセスメントを実施し，確実に点滴が血管内に流れていることを確認しなければならないのである．結果回避義務とは，例えば，抗がん剤の血管外漏洩の予見はしていたが，穿刺部位の確認をしたところ腫脹を認め，即座に血管外漏洩を疑い，医師への報告とともに適切な処置により，組織傷害を回避することにある．結果予見・回避義務の判断については，医療・看護事故当時の医療・看護水準が問われ，当時の医療・看護水準に基づき，結果の予見や回避が可能であったかどうかが争点となる．

また，不法行為以外に，債務不履行によっても患者に傷害が発生することがある．業務上履行しなければならなかったことを履行しなかった場合についてだが，例えば，術後，体腔内にガーゼ遺残が発生しないように，看護師2名で頻繁なガーゼカウントを実施するという防止策を立てていたにもかかわらず，次の手術予定が詰まっており，ガーゼカウントを実施せず後日のレントゲン検査などでガーゼ遺残が発覚した場合である．

刑事責任については，業務上過失傷害・致死罪が一般的に問われる．業務上，高度な注意義務を怠り，患者に傷害や死に至らしめた場合には，業務上過失がとわれ，一般的には懲役，禁固，罰金，科料が刑罰として問われることになる．最近の看護事故事例では，例えば，注射器に記載された内容を確認せず，消毒剤の入った注射器を患者に投与し，死亡させたケースや，塩化カリウムの投与方法を理解せずに，原液の薬剤をワンショットで静脈に打ち死亡させたケースは，注意義務違反により患者の尊い命を死に至らしめたとして，禁固刑が適用されている．さらに公務員の場合には，禁固刑以上の場合が適用されれば，公務員法に基づき失職するということが定められている．

また，刑罰で罰金刑以上が確定されれば，行政処分の対象となる．厚生労働省医道審議会に諮られ，看護師免許の停止や取り消し処分が言い渡されることとなる．最近の悪質な医療事故のケースでは，例えば，医療事故の証拠隠滅や，医療水準から逸脱し，患者に重大な傷害や致死に至らしめたケースなどでは，刑事責任の決着を待たずに，行政処分が下されることが新たに実施されるようになってきた．この典型的な事例は，東京慈恵会医科大学医学部付属青戸病院の泌尿器科で起こった腹腔鏡手術事件である．

## B リスクマネジメントプロセスの構築

### 1. リスクコントロール，リスクファイナンシングの必要性

医療施設でのリスクコントロールとは，事故の発生を事前に防止し，また，仮に医療事故が発生したとしてもその被害拡大を最小限にするための重要なリスクマネジメント手法であるといえる[3]．

リスクコントロールには，「患者中心医療の提供」を主眼におくことが原則であり，医療

者側の論理を患者に負担させることを担保として，医療は存在していないことを確認しておく必要がある．医療リスクマネジメントの活動が時として患者が主体であることを忘れ，医療の論理が先行することがあるので留意する必要がある．

### a. リスクの回避　exposure avoidance

絶対に事故を発生させないようにするためその作業や行為を止めること（現在実施している作業や行為を中止し，他の方法で事故を発生させないようにすること）．

例）塩化カリウムの希釈をナースステーションで作業せず，薬剤部で混注し，希釈した注射製剤を使用することで，原液塩化カリウムの側管注射の誤認を防止する．あるいは，側管注射ができない構造の塩化カリウム製剤を採用する．

### b. 事故発生の予防，防止　loss prevention

事故発生頻度を低減すること（予防・防止対策を実施し，事故の発生を抑えること）．

例）周術期のガーゼ・器械カウントを厳重に実施しているおり，カウントが合わない場合には全例 X 線により確認をする．

### c. 事故の軽減　loss reduction

事故発生の被害度を軽減すること（即座に医療介入し患者被害を拡大させないこと）．

例）普段から患者急変時の対応について訓練を実施しておき，発生時には全力で医療介入ができるようにしておく．

### d. リスクの分離（拡散）　segregation of loss exposure

事故の発生を拡散させること（医療安全活動や人的・物理的資源を活用することによって連鎖する事故を防止すること—全ての卵を 1 つのかごには入れるなという格言がある）．

例）手術に際し，様々な場面で患者確認・手術情報確認を実施し，手術誤認が発生しないように工程を明確にする．

前述のリスクコントロール手法に加え，どのような手段が取られても，医療事故は実際には発生するために，その損害のための金銭的な支払いを行うことをリスクファイナンシングという言葉で代表される．医療事故で発生する身体障害への賠償は，小額で完了することは考え難く，その補填方法を考えなければならない．基本的には，賠償責任保険で填補することになる．

### e. リスクの移転　transfer

契約や保険によって発生する事故を賠償させること．

例）賠償責任保険を購入し，損害が発生したときにその損害を移転することで病院の経済的な損失を軽減すること．

## 2. リスクマネジメントプロセス

院内のインシデント，アクシデントの取り扱いについて，以下 4 つのリスクマネジメントプロセスについて概説する．

### a. 把　握

インシデント（ヒヤリ・ハット）・アクシデント報告書，ご意見箱，患者苦情窓口，患者代弁者（患者の声を公平に聞き，その声を病院管理者に届けたり，院内のリソースを活用して問題解決や，患者支援を行う立場の職員）を通してリスクの把握に努めることが必要である．

### インシデント（ヒヤリ・ハット）・アクシデント報告の整備の留意点

- どのようなフォームを使うのか（記述が多いものは報告側に時間がかかりすぎるきらいがあるので，できるだけ問題点が絞られ，要点がわかりやすいものを考案する[5]．
- 報告要綱に報告対象や定義を定め，どのような報告ルートを通り，報告が受理されるのか．また，報告者の取り扱い（人事考課に全く影響を受けないなど）や受理されたものはどのように職員や院内にフィードバックされるのかを明記しておく．
- 報告書のアクセス権限，保管方法，報告書分析後の文書保管・年数などを明確にしておく．報告書そのものは分析・整理が終了すれば，必要のないものと考えて差しつかえなく，活用が終われば不要である．
- 詳細の不明な報告書には，リスクマネジャーは迅速に現場に足を運び，5W1H 方式で事実調査を実施する．
    ① 事象の発見
        - 誰が発見したのか—氏名ではなく役職や職種（人ではなく役割が重要）
        - どのようにして発見されたのか（後々の事象の早期発見に手がかりになる）
    ② 事象そのもの
        - 何が起こったのか—事象のタイプ
        - 医療提供のどのプロセスで発生したのかまたは発見されたのか
        - いつ事象が発生したのか
        - 誰が関与したのか—氏名ではなく，職場上の機能や役割
        - なぜ発生したのか—まず最重要と考えられる原因分析を踏まえて[6]

**b. 評価，分析** evaluation/analysis

- リスクの測定と評価を継続的に実施し，対策を講じる際の優先順位とフレームワークを決める．
- 定量（院内の事例傾向を求めるために，どのような事例がどれくらい発生しているのかなど）の分析や SHELL や 4M4E などの分析モデルを使用し，詳細な要因分析（ソフトウェア，ハードウェア，環境，当事者，患者などの視点からみる）を実施し，事故の再発防止に結びつける．
- 分析をする場合は，1 人ではなく医療チームで実施する．

**c. 対応方法を決め，実行** treatment

- 分析結果に基づき，対応策をどのように実施してゆくのかを具体的に決める．
- 決定された対策をどのように他の職員に伝達するのかを具体的に決める．
- 施設の能力を考えて現実的な対応策かどうかを評価する．

**d. 再評価** re-evaluation

- 対策の実施後，一定期間を置いて対策の実行度・波及効果を評価する．
    ＊SHELL や 4M4E などの分析モデルには，対応策実施後の評価項目がないので，項目を追加して，対策後一定期間を設定し，対策の評価を実施することを提言する．
- 評価に応じて繰り返し実施するのか，再対策が必要なのかを評価・検討する．

## C リスクマネジメントから医療の質の向上・患者安全へ

### 1. リスクから医療の質の向上を目指す

　リスクマネジメントとは病院の対患者防衛を強く示唆し，患者中心医療の提唱としての機能をもたないという考え方もある．米国では1995年頃より「リスクマネジメント」という言葉から，患者安全「Patient Safety」という言葉を用いるようになり，「患者の権利と安全な医療の提供」に主眼におかれている．図I-68では，リスクマネジメント活動（図下方）とは，期待されるべき医療水準レベルから逸脱した，医療の提供の場面での不具合をさしており，リスクマネジメントとは，医療提供者のゴールではなく，あくまでも不具合を発生させないための手段をチーム医療で対策してゆくものである．今求められている医療とは，安全でかつばらつきの少ない医療水準レベル以上の提供を患者が受けることが必要である．図I-68（図上方）はリスクマネジメント活動から，医療水準レベル以上の医療の質の改善に目を向け，その活動プログラムを策定する考え方が昨今の動きであり，リスクマネジメントという病院本位の立場から，患者本位の医療の提供に視点が移行している動きをみると，「リスクマネジメント」から「患者安全」という言葉がそろそろ使用されてもよいのではないかと考える．

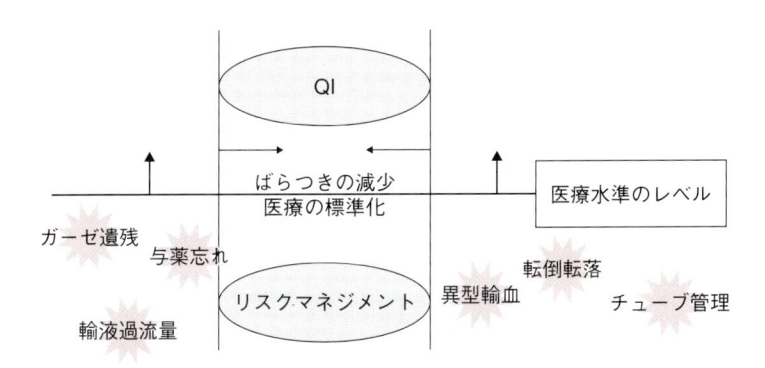

**図I-68　リスクから医療の質の改善への移行**
（リスクマネジメントからペイシャントセイフティーへ）

### 2. 医療の質の向上を目指すために年間の教育研修プログラムを策定する

　医療の提供場面では，常に警戒心をもって適切な方法で確実に実施することが望まれる．そのためにも，継続的な院内教育研修プログラムは不可欠である．また，医療安全対策マニュアルや業務マニュアルを基に，院内の考え方を明確に把握し，ワークショップなどを通じ，実践面での作業の標準化と，作業時の注意点を会得しておかなければならない．また，院内で実施されているプログラムには，可能な限り参加をし，標準作業の内容や警戒心を養える機会を増やすことが肝要である．なお，研修を実施・参加する際の一般的注意点を下記に示した．

　① 研修目的の明確化（何を履修するか目的と履修内容が明確か？履修内容を項目立てる）

② 参加対象者―職種，レベル分けの明確化（各参加対象者にとって適切な内容か？）
③ 時間（適切な時期，時間帯か，理解に足りる時間が提供されたかまた業務との兼ね合いは？）
④ 波及効果（履修したことが実践に活用され，波及効果があったか？ インシデント傾向や職員の意識調査などで把握する）
⑤ 質疑応答の時間を設ける．
⑥ 研修終了時に，上記内容をアンケートで調査，分析して次の研修に活用を図る．
⑦ 年間で継続的計画を立てる．

## D 事故発生時の対応

### 1. 患者被害拡大の防止プログラムの整備

　　リスクをコントロールする中で，リスクの回避や防止は最重要な取り組みであるが，リスクをゼロにすることは困難である．しかし，いったん患者に不具合が発生した場面では，即座の医療介入を実施し，患者の被害拡大を最小限に食い止める対策を日常から整備しておかなければならい．新採用オリエンテーションでは必ず実施しなければならないリスクマネジメント項目として位置づけることが必要である．

a. 迅速な対応ができる体制づくり
　1）救急コール体制の周知
- 救急コードの全職員へ周知
- 各部署内で緊急報告ルートの掲示
- ポケットマニュアルや部署掲示などで緊急報告ルートの職員への周知
- 毎日，毎月の救急勤務体制の整備と当直への引継ぎの徹底実施
- コメディカル・事務職・委託業者も含めて徹底させる
- 普段から救急体制について話し合い，役割分担を決めておく
- 救急カート内の蘇生器具・薬剤のリスト化，内容についてはオリエンテーション時に実際にカートを開けて手にとって，組み立て方や，薬剤の使用方法などを確認しておく．除細動器の日常点検・操作の把握も合わせて確認すること．

b. 一次救命処置（患者急変を発見したら）
- その場を離れず，救命，安全確保に全力傾注する．まず，意識レベル，バイタルサインの確認，応援の要請を行う．応援を受けた職員は救急コールにより，院内救急チームの要請を行う．
- 救急チームが到着するまで，安全確保に努め，必要に応じ心肺蘇生の開始する．心肺蘇生は毎年必ずアップデートしておく必要がある．
- 救急医療チームによる救命救急に全力を尽くすと同時に
全体の指揮者の決定
　① 日勤帯は師長（または主任），夜勤帯はリーダーや当直など
　② 指揮者の役割
　　　上席者・主治医への連絡，ご家族への連絡，他の患者への配慮など

1）病院管理者への報告
- 上席者（病棟であれば師長）と主治医へ
  ① 事故発生の事実，現在の患者の状態
  ② 上席者，主治医は直ちに現場へ向かう
- 上席者は病院管理者へ報告
  ① 緊急報告ルートで報告
  （日中，夜間・休日用の報告ルートの整備）
- 上席者は事故状況の把握とスタッフへの指示を行う

2）ご家族への緊急連絡
- 第一次連絡先に連絡がつかなかった場合は，第二次連絡先，第三次連絡先へ連絡する どこにも連絡がとれなかった場合には，その後も繰り返し連絡する．
- ご家族へ連絡した者は，連絡時間，連絡した家族氏名，連絡内容を記録．不在の場合でも連絡事実を記載する．
- 家族への第一報では家族は気が動転しているので，電話による長い説明は極力避ける．急変したことを伝え，病院のどこで誰に面会するのかを明確に伝える．
- 家族が施設で患者の容態を確認した後に面談して家族の反応をみつつ主担当医から説明を行う．プライバシー配慮も忘れないように看護サイドでサポートする．

## 2. 現場の保全（可能な限り使用した医療機器，材料は保管しておく）

- 医療機器，医療器具，医薬品などの保全
  ① 事故に関係したと思われる医療機器（人工呼吸器，ポンプ類）の設定はそのままの状態にしておく
  ② 設定を変更する場合は写真を撮り，事故時の設定値を詳細に記録しておく
  ③ 医療器具など（チューブ，ルート類，注射器，空アンプル，バイアル，薬袋，薬のからヒート）は破棄せずそのまま保存

## 3. 急変時の記録（間接介助ナースが急変時の医療介入記録の担当をする）

　医療介入時の記録は，患者が回復しなかった場合には，後々発生した障害が病院側の何らかの過誤を追求される際には，重要な証拠として取り扱われることになるから，詳細に，しかも慎重なエントリーが要求されるので，下記の項目を参考にしていただきたい．
　日本看護協会では，急変時の記載方法は経過記録を推奨しており2種類のタイプがある．
　① フローシート：経過一覧表
　② 叙述的な記録：文章で記載
　患者の特徴に応じた経過記録（急変時や事故発生時）を経過一覧表でおよび記載すべき内容に応じた経過記録（時間軸に応じた患者の変化や医療に記録）を叙述的に記録する方法が適切である[7]．

a. 初期対応時の記録をとる
　① 記録担当は，基準とする時計を決める．モニターなどの機器類の時間も確認しておく
　② 記録は経時記録で記載する
　③ 記録担当の記録を基に，初期対応にかかわった医師，看護師，その他スタッフが事実

を確認，整合性がとれたうえで，それぞれ治療や処置などの実施時間，内容，実施方法を記録する．

**b. 記録の注意点**

① 事実を正確に記録する
- 記録の表現方法はできるだけ言葉を選んで客観的に書く．
- 事故を発見した時間，患者の状態，処置を正確に書く．
- 決して「誰が○○したためだと思う」などと憶測は書かない．

② 他の記録との整合性を確認する
- 他の医療者と時間や処置内容などの食い違いはないか．
- 検査データ，心電図などの結果と自身が書いた記録に違いはないか．

③ 後の記載，追記・訂正の方法に注意する．
- 慎重に行う．
- 証拠保全（紛争目的として記録が裁判所の命令により証拠とされる）となった記録は決して手を加えない[8]．

## E 看護師のサバイバルリスクマネジメント

これから医療機関の中で，安全で質の高い病院の取り組みに積極的に参加し，患者中心の医療提供の展開を行っていくことは重要なテーマであるが，遭遇する様々な事案の中では，法的な責任が個々人に及ぶことが多々あることを忘れてはいけない．当然，看護師個々人で必ずしなければならないこと，やってはいけないことは保助看法に規定されている他に，看護師の看護倫理に基づく専門職としての基本的な実践が求められる．看護師は対患者だけではなく，他の職員特に医師の指示を受けて，患者に実施するという業務を実施するという職種にあり，例えば職位の影響を受けやすい職種であると考える．その中で，個々人の法的な責任を遵守するためにも，日常から看護師としてのサバイバルリスクマネジメントを実践してゆかなければならない．

### 1. 確認業務の重要性

人間の心理を探ると，業務という指令が与えられると，その指令の中心たる作業を実行することに主眼がおかれる．例えば，医師からソリタ-T3 輸液 500 m$l$ にセファメジン 1g を 8 時間毎，DIV の指示が出たときに，ミキシングをすることと患者に点滴を穿刺もしくは接続することに主眼がおかれ，ミキシング時の薬剤が正しいものであるか，正しい患者に，正しい流量，時間といった点滴行為に付随する周辺の重要な情報が軽視される傾向がある．これは，厚生科学研究 11,000 件のインシデント・アクシデント分析の結果でも指摘されている[9]．

医療現場を一瞥すると，実に様々な指示と作業が複雑に組み合わさり，最終的に患者に実施されるという流れになっている．産業界，特に製造業の生産ラインをみてみると，医療現場のような複雑な指示と作業形態をとるものはなく，理路整然とした工程管理ができ上がっている．どの部分で間違っていても，精度管理の観点から，不具合なものは排除できるラインが一般的である．しかしながら，チーム医療では，指示が違った情報になりやすいし，1

人受け持ちでは，他の目からの鑑査を受けにくく，間違いが発生しても気がつきにくい．看護業務という業務システムが，人の手が介在しなければ成り立たない領域である以上，各業務の場面場面での確認作業は必須項目である．患者確認をはじめとして，薬剤や機器操作など確認作業は決して省略してはならない．

確認作業の件数としては，おそらく1シフト，1看護師あたりに数百回の確認場面があると推測するが，指差し呼称手法を導入することによって，間違いが1/7に低減できるともいわれており，是非，確認作業の場面では，実践をいただきたい．

将来的には，患者リストバンドを軸に，医師の指示，調剤，与薬，点滴流量の管理，輸血実施などの様々な場面で，ITを駆使した方法が用いられ，人間の目ですり抜けたものを水際で防止できることができるようになるであろう．すでに，患者認証システムについては，実用化が始まっており，その精度が評価され時代に入っている．

## 2. 看護業務工程の明確化

正確に看護業務を実施・終了するという行為は，当たり前とはいえ，しばしば困難な状況が発生しているのが現状である．

一つの看護業務工程を終了させるにも障害が待ち構えている．それに加え，複数の患者が受け持ちである現状を考えるときに，一目瞭然で明確な作業リストと工程管理表が必要となる．

これは時間軸の管理，複数の患者のケアをする場合に複数の時間軸が走ること，横軸として医師の指示中止・変更や，前述した理由による交差の中で，チーム医療としてのバックアップ体制も含めて，正確なスケジュール管理と変更時の柔軟な対応ができる方法を検討しなければならない．今後，看護業務を安全・正確に遂行する際に，プリセプティ・プリセプターシップや on the job training（OJT）で知識や技術論に特化せずに，重点的にこの工程管理という考え方を，看護業務そのものの技術や知識に加えて導入していただきたい．電子カルテ化で，時間軸のスケジュール管理は，最近では可能になったが，横軸である指示中止・変更時，様々な管理上の障害で修正情報をリスト化することがまだ苦手な感がある．仮に，作業工程が，リアルタイムで明確な作業工程を提示してくれるものになれば，インシデント，アクシデントの発生数は激減できるものと筆者は考えている．

## 3. チーム医療コミュニケーション

医療現場のコミュニケーションは，情報発信したものから1方向のコミュニケーションが多く，2方向（双方間）コミュニケーションの方法を取り，より発信情報をより正確に受け止め，実施し，実施内容を報告することが求められる．復唱して発信元の情報を確かめる行動が代表的なものであるが，指示箋や実施記録などもコミュニケーションの媒体として使用されるために，その会話技術や，誰にでも理解可能な記載方法を実践しなければならない．どのようにして相手方に理解をさせ，その理解の仕方を確認するかが問題である．

特に医療安全上のコミュニケーションミスで重大事故につながるケースとして，行為責任の分散が発生することがある．例えば，複数の看護師とMEが重症患者の転棟をする際に，様々なチューブ・ラインをシリンジポンプによる微量薬剤によって生命が維持されている場合，患者搬送時の工程のなかで，担当看護師は，注意点は全てマニュアルで網羅できている

からと思っていたが，相手の看護師が先輩看護師で，最終確認は相手がするものと思い込みで電源を ON にしなかったために患者が死亡したケースなどは，主たる行為者の責任が分散されて発生したことになる．様々な確認業務に加え，「私」「あなた」という一人称，二人称の行動の主体を明確に相手方に知らせる会話を日常から訓練しておいていただきたい．また，双方の時間，場面，場所などの環境因子も，コミュニケーションの障害になることが多々考えられるので，会話の始まりには，具体的なコミュニケーションの目的を相手に伝え，その適切な時間であるかを確認しておくことが望まれる．また反対に，緊急時にはその重大性を相手方に伝え，相手方に注意をひきつけることも必要であろう．

## 4. 事故に遭遇したときに必要なこと

当事者として医療事故に遭遇した場合，結果の重大性から，精神的なダメージを受けるのは患者だけではなく，当事者としても同様である．事故発生時には，いち早く病院管理者に報告を行うとともに，事故遭遇時の当事者としての責務は，事実関係を可能な限り明らかにしておくことにかかっている．しかしながら結果の重大性から，罪意識として事実に基づかない反省を行うことがしばしばみられる．例えば，「私のミスにより」「私が注意をしなかったばかりに重大事故を発生させてしまった」などは，なぜ重大事故が発生したのかという重要な事実関係を把握する場合に不要である．重大な結果をもたらしたことに対する倫理的な側面からの謝罪と，事実関係を把握し，患者・家族に説明をすることとは別次元で対処するべきものであると考える．また，精神的なダメージに対しては，積極的にカウンセリングを受ける，上司と相談をし当面職場の配転を求める，職能団体の支援を受けるなど 1 人で対処をすることを避けなければならない．また，同僚が当事者となった場合でも，同様の支援を行っていくことを忘れてはいけない．

最後になったが，医療安全の基本は職員一人一人があらゆる業務の場面で，日々警戒心をもち，発生した不具合には即座に対応をし，その発生した事案を分析し，具体的再発防止をチーム医療で実践してゆくことである．これからリスクマネジメント活動に参入して行く看護師の皆さんへ看護の質の向上と，安全な医療・看護の提供にささやかながらヒントになればと願ってやまない．

●文献
1) 深谷　翼．判例に学ぶ看護事故の法的責任．日本看護協会出版会; 2002.
2) 鮎澤　純子．リスクマネジメント読本．医学書院; 2001.
3) Head GL, Horn S, II. Essentials of the Risk Management Process. Malvern, PA: Insurance Institute of America; 1997.
4) Carroll R. Risk Management Handbook For Health Care Organizations. 3rd ed. American Society for Healthcare Risk Management. 2000.
5) Beth Israel Medical Center. Focus-Occurrence Report. NY. NY.を一部編集翻訳
6) Corrigan JM, 他．Patient Safety: Achieving a new standard for care. Institute of Medicine; 2004.
7) 社団法人日本看護協会．看護記録の開示に関するガイドライン．2000 年．ホームページより http://www.nurse.or.jp/senmon/report/kaiji-guideline/index.html

8) 木村ひでみ．フォーカスチャーティングの拡大活用：看護記録に活かす「患者記録」．MC メディカ, 2003 年 3 月
9) 川村治子．医療のリスクマネジメントシステム構築に関する研究．厚生科学研究平成 13 年度．

〈北川明人〉

# II

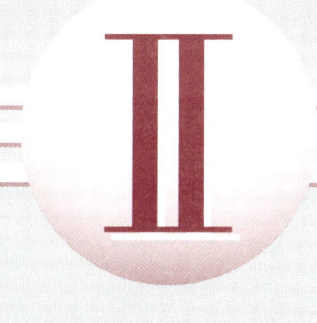

# 各論

# 1 頚椎疾患

## A 臨床解剖と神経症候学

### 1. 頚椎の構造と機能

　　頚椎 cervical spine または cervical vertebra は7個の脊椎骨からなり，生理的な前弯を呈する．第1頚椎と第2頚椎は特殊な形をしており，それぞれ環椎 atlas，軸椎 axis とよばれ，上位頚椎を構成する．第3頚椎から第7頚椎は下位頚椎とよばれる（図II-1）．隣接する脊椎骨の間には椎間板とよばれる軟骨組織があり，線維輪に囲まれた髄核が存在する．頚椎の運動や支持はこの椎間板がクッションとなり，屈曲，伸展，回旋，側屈の動作を行うことができる．また顎を前に出したり，うなずいたり，回旋したりする細かい動作は上位頚

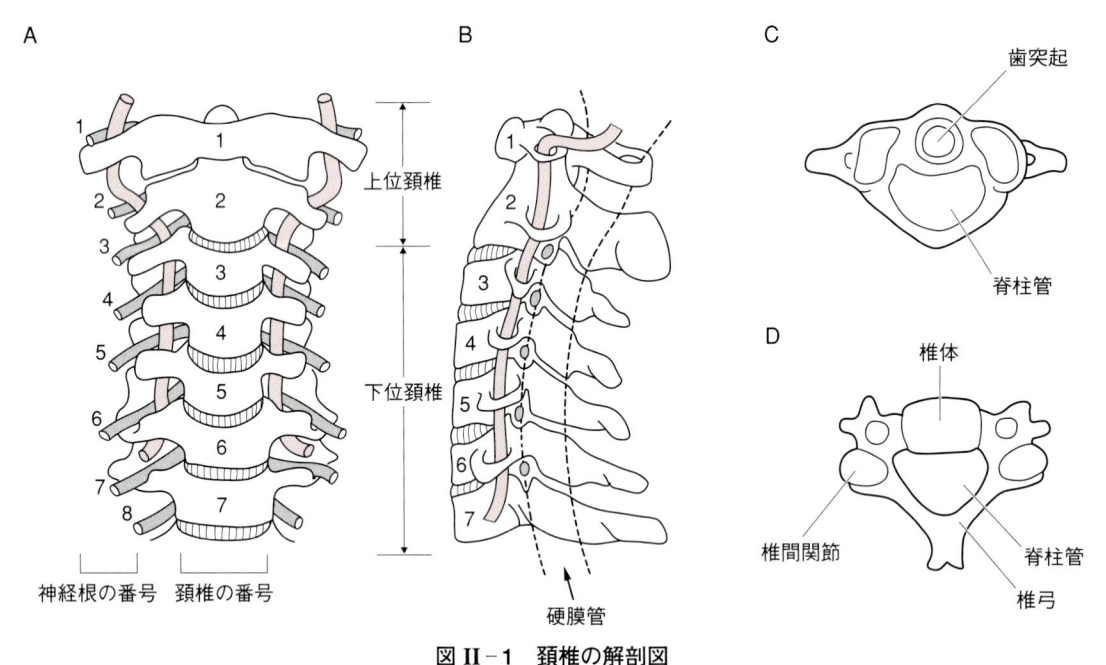

**図 II-1　頚椎の解剖図**
A：頚椎正面．7個の頚椎に対して神経根（灰色で示す）は両側各8本存在する．また両側に椎骨動脈（赤で示す）が走行している．
B：頚椎側面．頚髄は硬膜管の中に存在し，神経根を分岐する．
C：第2頚椎水平面．環椎とよばれる．脊柱管の中に硬膜管があり，その中を脊髄（神経）が通っている．
D：第5頚椎水平面．椎体と椎弓に囲まれた脊柱管の中に硬膜管に囲まれた脊髄（神経）が通っている．

A. 臨床解剖と神経症候学　　181

椎の動きによる．さらに頸椎には前縦靱帯，後縦靱帯，黄色靱帯，棘間靱帯，棘上靱帯などのさまざまな靱帯が付着しており支持機構として働いている．このような構造により，頸椎は痛みを伴わず，脊柱の可動性と安定性の両方の機能を保持している．また頸椎は脳に連続する脊髄（中枢神経）の通り道であり，神経を保護しなければならない重要な役目も担っている．すなわち頸椎は重い頭を支えながら，可動性 mobility と支持性 stability，神経（脊髄と神経根）の保護 protection という3つの大きな役割をもつため，その形態は複雑になっているものの，人類の進化の中でより合目的に淘汰された優れた構造体といえる．

　頸椎部分の脊髄を頸髄 cervical cord とよぶが，7個の頸椎の上下からは頸部や上肢に連絡する両側各8本の神経根（末梢神経）が分岐するため，頸髄は8つの領域（髄節）に分かれている．髄節とそれに連続する神経根はそれぞれが機能分化した神経支配となっており，神経麻痺が生じたときにはその麻痺領域から損傷神経の番号を推測することが可能である．この番号を知ることによりおよその障害高位を知ることができる．なお頸椎は骨（脊椎骨）を，頸髄は神経（脊髄）を示す言葉であり，区別して用いなければならない．頸椎や神経根の番号を表すときには cervical の頭文字をとっていずれも C5 とか C6 という形で用いられるが，この C は頸椎（骨）を表しているか，神経根を表しているか，脊髄の分節を表しているかを混同しないように理解しなければならない．

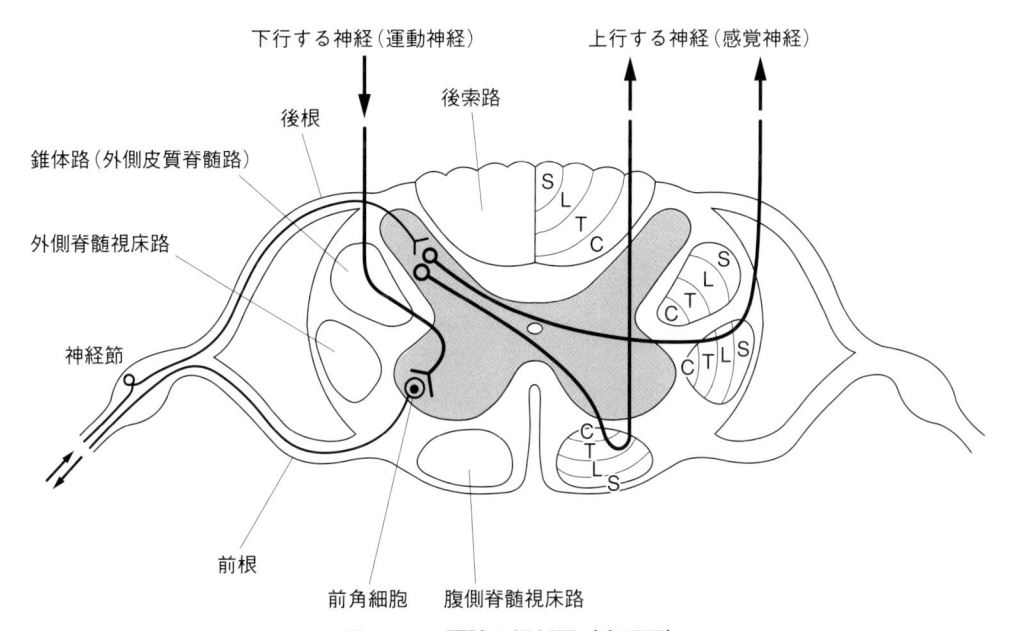

**図 II-2　頸髄の解剖図（水平面）**

頸髄は中心に灰白質（赤い部分），周囲が白質となっている．白質の部分に脳から下行する神経として代表的な運動神経が通る錐体路（外側皮質脊髄路），上行する神経として代表的な感覚神経の通り道である腹側脊髄視床路，外側脊髄視床路，後索路などがある．前根は運動神経，後根は感覚神経が通っており，神経節を介して末梢へ連続する（脊髄の図の左側を参照）．
C：頸髄部を支配する神経，T：胸髄部を支配する神経，L：腰髄部を支配する神経，S：仙髄部を支配する神経，をそれぞれ示しており，頸髄ではすべての支配神経がこのような配列で通過している．いずれの神経経路においても頸髄の支配領域が，より内側に存在している（図の右側を参照）．

182　1. 頚椎疾患

## 2. 頚椎疾患の神経診断学

頚髄（中枢神経）および神経根（末梢神経）の神経学的異常はその高位診断と横位診断に

**表 II-1　脊髄症（ミエロパシー）と神経根症（ラディキュロパシー）の鑑別点**

|  | 脊髄症（ミエロパシー） | 神経根症（ラディキュロパシー） |
| --- | --- | --- |
| 病態 | 中枢神経（脊髄）の障害 | 末梢神経（神経根）の障害 |
| 主症状 | 両側手指のしびれ，巧緻運動障害，痙性歩行，膀胱直腸障害 | 片側の上肢への放散痛 |
| 感覚障害 | 障害神経レベル以下の感覚低下 | 障害神経レベルに一致した感覚低下 |
| 運動障害 | 障害神経レベル以下の運動麻痺 | 障害神経レベルに一致した運動麻痺 |
| 腱反射の異常 | 障害神経レベルより下の腱反射の亢進　病的反射の出現 | 障害神経レベルに一致した腱反射の低下または消失 |
| 筋萎縮 | 軽度 | 障害神経レベルに一致した筋萎縮 |

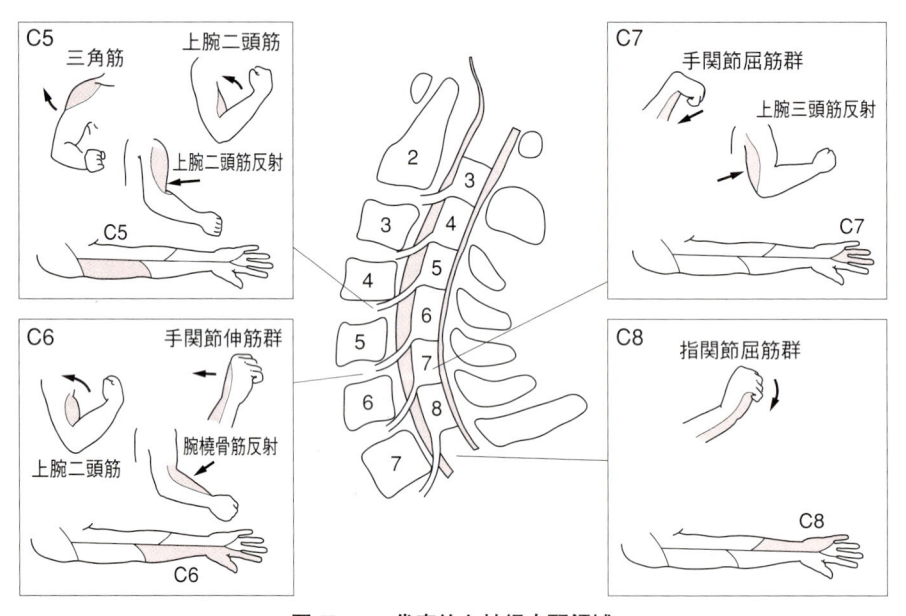

**図 II-3　代表的な神経支配領域**

頚椎と脊髄，神経根の位置関係にはこのようなずれが生じている．例えば第3頚椎と第4頚椎の間の椎間板後方に第5頚髄の髄節があるが，その神経根（5番）は第4頚椎と第5頚椎の間から出てくる．したがって同じ第3頚椎と第4頚椎の間の椎間板ヘルニアでも脊髄が圧迫された場合は C5 以下の症状が出るが，神経根が圧迫された場合はその一つ上の C4 の神経根の症状が出現することになる．
C5 神経根障害の症状：三角筋と上腕二頭筋の筋力低下，上腕二頭筋反射の低下および上腕外側の感覚低下．
C6 神経根障害の症状：手関節伸筋の筋力低下，腕橈骨筋反射の低下および前腕橈側および母指領域の感覚低下．
C7 神経根障害の症状：手関節屈筋の筋力低下，上腕三頭筋反射の低下および中指，環指の感覚低下．
C8 神経根障害の症状：指関節屈筋の筋力低下，小指および前腕尺側の感覚低下．

よって表される．この神経学的診断は感覚麻痺，運動麻痺，腱反射の所見を総合的にみて判断する．頸髄には体幹や下肢への支配神経も含まれるため（図Ⅱ-2），四肢および体幹の所見を取らなければ診断できない．感覚障害領域の判定には皮膚の知覚支配図（デルマトーム dermatome）が参考になり，筋力評価にはおのおのの徒手筋力テスト manual muscle testing（MMT）が必要である．反射は病的反射を含めた上下肢の腱反射および体幹の表在反射の所見を捉える必要がある．これらの所見により高位診断と横位診断を行うわけであるが，同時にその原因が中枢神経の障害である脊髄症（ミエロパシー myelopathy）によるものか，末梢神経の障害である神経根症（ラディキュロパシー radiculopathy）かも判断しなければならない（表Ⅱ-1）．障害神経のレベルと代表的な鑑別点を表に示すが（図Ⅱ-3），実際の臨床では両者が合併した症状を呈することもある．

## B 疾患の病態と治療

### 1. 頸椎症　cervical spondylosis

#### 概念

頸椎症は頸椎の退行性（加齢）変化に由来する病態の総称である．具体的には椎体の骨棘形成，ルシュカ関節（椎間板側方の関節）および椎間関節の肥厚，靱帯の肥厚，椎間板の膨隆および不安定性により頸部痛，神経根または脊髄圧迫症状を示すものである．中年以降に多くみられる疾患である．

#### 症状

頸部痛は肩凝り，項部の疼痛，後頭部痛，頸部の重圧感などで表現される．神経根の圧迫症状がある場合は当該神経のレベルに一致する片側上肢への放散痛，しびれ感，感覚麻痺，運動麻痺（脱力）が生じ，頸椎を後屈したり，患側への側屈によって症状が誘発される．時に上肢の筋委縮を伴うこともある．脊髄の圧迫症状がある場合は障害レベル以下全体のしびれ感と知覚障害を認め，手指の巧緻運動障害，下肢の痙性歩行，膀胱直腸障害を認める．このように頸椎症は多彩な症状を呈することがある他，頸椎椎間板ヘルニア，頸部脊柱管狭窄症の病態を包含して用いられることもある．また頸椎症は頸椎骨軟骨症，頸部脊椎症とよばれることもある．

#### 検査，診断

神経根症がある場合の診察所見はスパーリングテスト Spurling test やジャクソンテスト Jackson test（shoulder depression test ともいう）が陽性になる．単純レントゲン検査では椎間板の狭小化，骨棘形成，ルシュカ関節および椎間孔狭窄，椎間関節の肥厚などがみられる（図Ⅱ-4）．

#### 治療

局所の安静，頸椎牽引，消炎鎮痛剤の投与を行う．神経根や脊髄の麻痺症状が認められる場合は手術の適応となることがある．主として頸椎前方除圧，固定術が行われる．

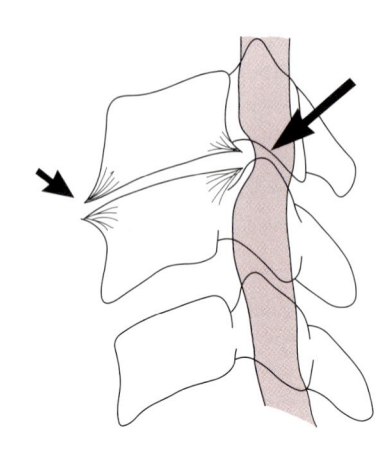

**図Ⅱ-4　頚椎症性変化**
小矢印：骨棘形成と椎間板の狭小化
大矢印：骨棘による硬膜管の圧迫
頚椎症は加齢に伴う変化であるが，椎間板の変性による不安定性が生じるため，支持性を補おうとする生体の反応のために骨棘形成が生じる．これは合目的な反応であるが，後方の脊柱管内に突出した骨棘は硬膜管の圧迫の原因となり，脊髄や神経根の症状が出現する結果につながる．

## 2. 頚椎椎間板ヘルニア　cervical disc herniation

### 概念

頚椎椎間板ヘルニアは椎間板の退行性（加齢）変化に基づき，椎間板の突出，脱出が生ずる病態である．病理学的には椎間板線維輪の亀裂による髄核の脱出が認められ，神経根または脊髄が圧迫されることにより，頚部痛，神経根または脊髄圧迫症状を示すものである．好発年齢は，30～50歳で，C5-6（第5頚椎と第6頚椎の間の椎間板）に最も起こりやすい．椎間板の変性は頚椎の不安定性を招来し，骨棘や椎間関節の肥厚など頚椎症性の変化を伴うことも多い．

### 症状

症状は頚椎症と酷似しており，頚椎の動きによって症状が誘発されやすい（前項目を参照のこと）．

### 検査，診断

代表的な診察所見はスパーリングテストとジャクソンテストが陽性になることである．X線検査では椎間板の狭小化がみられ，核磁気共鳴画像 magnetic resonance imaging（MRI）で椎間板の変性と突出または脱出による神経根または硬膜管の圧迫が証明される（図Ⅱ-5）．

### 治療

局所の安静，頚椎牽引，消炎鎮痛剤の投与を行う．神経根や脊髄の麻痺症状が認められる場合は手術の適応となることがある．主として頚椎前方除圧（ヘルニア摘出）術および固定術が行われる．

## 3. 頚部脊柱管狭窄症　cervical stenosis

### 概念

発達性狭窄と変性狭窄に大きく分けられる．発達性狭窄は成長に伴う脊柱管の狭窄状態であり，形態的に脊髄症状が出現しやすくなっているため，比較的若い壮年期に症状が出現する．一方，変性狭窄は頚椎の退行性（加齢）変化に基づく頚椎症性変化が多椎間に認められる状態で，高齢者に起こりやすい．椎体の終板周辺の骨棘形成，椎間関節の肥厚，靱帯の肥厚，椎間板の不安定性が認められ，椎間板ヘルニアを合併することもある．発達性狭窄がも

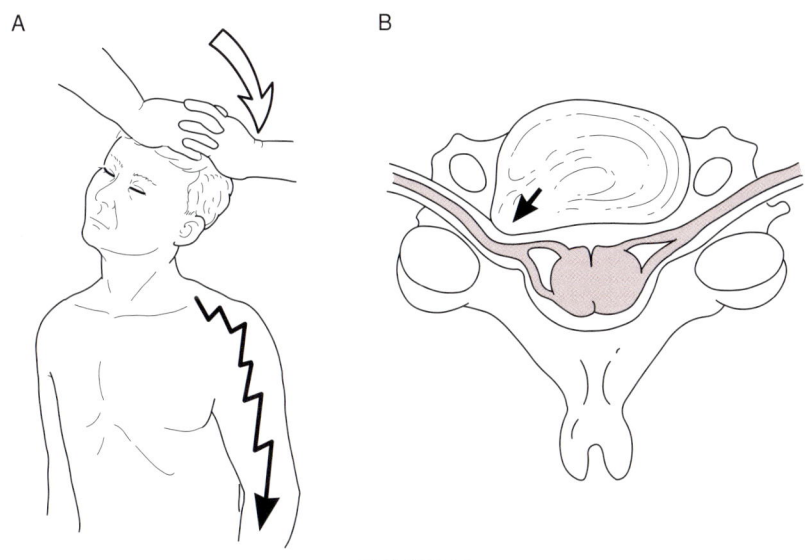

図 II-5　頸椎椎間板ヘルニア
A：スパーリングテスト
　頭部を患側に傾斜して圧迫すると上肢への放散痛が再現される．
B：頸椎椎間板ヘルニア
　矢印の部分に椎間板の膨隆がみられ，神経根が圧迫されている．

ともとあれば加齢変化としての変性狭窄も有症性になりやすく，両者を合併している場合も少なくない．

### 症状

主として脊髄の圧迫症状を認めるため，両上下肢のしびれ，脱力を伴いやすく，痙性歩行になりやすい．無抑制性収縮を示す膀胱直腸障害を認めることもある．側方の狭窄は神経根圧迫症状（前述）を呈することがあり，頸部痛として，肩凝り，項部の疼痛，後頭部痛，頸部の重圧感などを認めることも多い．脊髄の圧迫所見は腱反射の亢進，両上下肢の感覚低下，筋力低下を認め，いわゆる脊髄症（ミエロパシー）とよばれる錐体路症状を呈する．

### 検査，診断

レントゲン検査では椎間板の狭小化，骨棘形成，椎間孔狭窄，椎間関節の肥厚などの所見に加えて脊柱管の前後径の狭小化がみられる．MRI やミエログラム検査で硬膜管の狭小化が証明される．

### 治療

症状が強い場合は保存療法ではあまり効果がなく，手術の適応となることが多い．主として後方から脊柱管拡大術が施行される．

## 4. 後縦靱帯骨化症　ossification of posterior longitudinal ligament（OPLL）

### 概念

脊柱管の前方に存在する後縦靱帯が骨化，肥厚して脊髄を圧迫することにより脊髄症（ミエロパシー）を発症する．頸椎レベルに最も多くみられる．原因としてはカルシウム代謝異

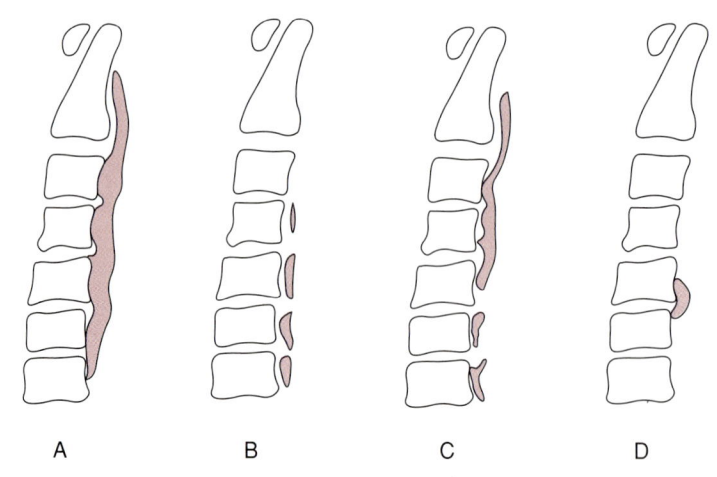

図 II-6 後縦靱帯骨化症の分類
A：連続型　　B：分節型　　C：混合型　　D：その他（椎間板後方骨化）

常，外傷，内分泌以上などの説があるが，はっきりとはわかっていない．アジア地域に多い疾患とされる．日本における推定有病率は人口10万対6.3人といわれ，欧米ではその1/10とされている．

### 症状

緩徐進行性の脊髄の圧迫症状を認めることが多い．腱反射が亢進し，脊髄症（ミエロパシー）とよばれる錐体路症状を呈する．両上下肢のしびれ，脱力を伴いやすく，悪化すると痙性歩行になりやすい．また頸椎の可動性が減少し，肩凝りや頸部痛も起こりやすい．

### 検査，診断

レントゲン検査では後縦靱帯が骨化，肥厚して脊柱管の有効前後径の狭小化がみられる．MRIやミエログラム検査でも硬膜管の圧排像が証明される．骨化の形態には連続型，分節型，混合型があるが（図 II-6），連続型が最も有症性になりやすい．

### 治療

錐体路症状が強いときは，手術の適応となることが多い．主として脊柱管拡大術により脊髄後方から除圧を行うことが多いが，骨化巣そのものを前方から切除する手術方法もある．

## 5. 頸椎損傷　cervical vertebral injury，頸髄損傷　cervical cord injury

### 概念

頸椎，頸髄の外傷は脊柱に対する直達外力，または頭部，骨盤などからの介達外力によって生ずる．交通事故，転落事故，スポーツ外傷など過大な外力がかかる事故で起こる．骨（頸椎）の外傷は頸椎損傷とよばれ，椎体骨折，椎弓骨折，脊椎脱臼，脱臼骨折などがあり，神経（脊髄）の外傷は頸髄損傷とよばれる．神経根の外傷には引き抜き損傷がある．また明らかな骨傷や神経損傷が証明されないものに頸椎捻挫（外傷性頸部症候群）があり，頸部の軟部組織（筋肉，靱帯，椎間板，血管，神経）の損傷と理解されている．追突衝突などの交通事故に付随する頸椎捻挫を「むち打ち損傷」とよぶ人がいるが，病名としては病態を反映していないので不適切とされている．

### 症状

頚椎損傷のみであれば強い頚部痛が主症状である．痛みのために頚椎を動かすことができなくなる．一方，頚髄損傷は障害レベル以下の感覚麻痺および運動麻痺が生ずる．この麻痺は完全損傷と不完全損傷に分けられるが，完全脊髄損傷は手術を施行しても神経の回復は得られない．脊髄損傷は5つのタイプに分けて考えることができる（図II-7）．不完全損傷であっても受傷当時はいわゆる脊髄ショックの状態であり，完全損傷にみえることもあるが，通常は24時間以内に脱するといわれている．頚椎損傷と頚髄損傷は同時に生ずることも多く，局所がきわめて不安定な状態となるため，搬送時には局所の安静保持に注意しないと二次的に麻痺を上行させてしまう危険性が高い．

### 検査，診断

脊椎損傷のうち脱臼骨折は単純レントゲンで明らかである．微小な椎体骨折や椎弓骨折の診断にはCTが有用である．また緊急にMRIを行うことは，患者への負担を最も少なく脊髄の状態を検索できるのできわめて有用である．

### 治療

治療の目的は薬物療法（ステロイド投与）と外科的治療によって非損傷部位を浮腫などの二次障害から守り，可逆的障害部位の回復をはかることである．また早期にリハビリテーションが行えるように，麻痺の回復が望めなくてもインスツルメンテーションによる脊椎固定術を行うことがある．

初期治療中には特に合併症（呼吸困難，肺炎，無気肺，尿路感染，褥創，発熱，血圧異常など）に注意し，早期の社会復帰ができるように努力することが肝要である．晩期には脊椎の変形治癒や不安定性が問題になることがある他，将来への不安からうつ的状態になることがあり，精神的な問題に対しても配慮されなければならない．

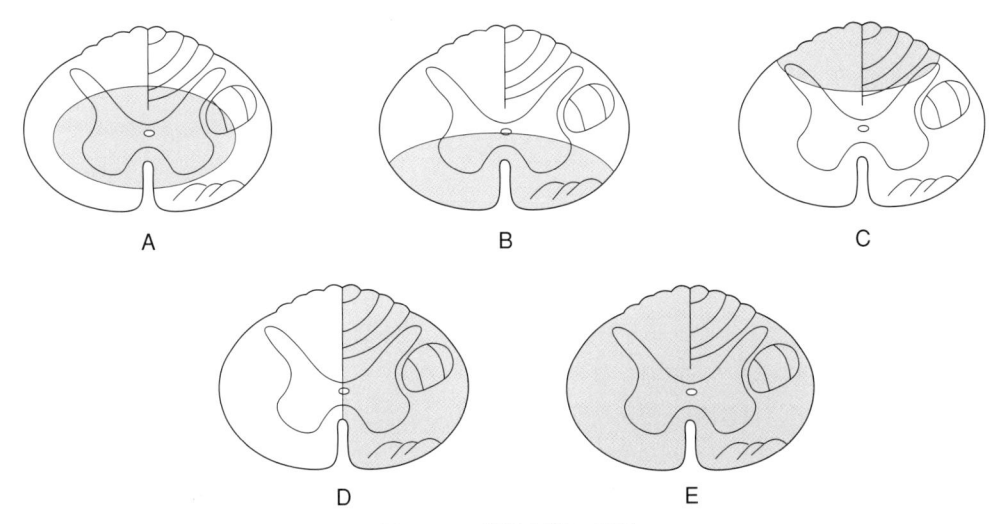

図II-7 脊髄損傷の分類
A：中心性損傷型　B：前部損傷型　C：後部損傷型
D：半側損傷型（ブラウンセカール型ともいう）　E：横断性損傷型

## 6. 頚椎腫瘍 cervical vertebral tumor，頚髄腫瘍 cervical cord tumor

### 概念

　　頚椎腫瘍は骨に発生した腫瘍であり，原発性と転移性に分けられる．原発性の良性腫瘍には脊椎血管腫，脊椎巨細胞腫，好酸球性肉芽腫などがあり，悪性腫瘍の代表としては多発性骨髄腫などがある．また転移性悪性腫瘍には乳癌，肺癌，前立腺癌などが原発巣として認められることが多い．

　　頚髄腫瘍は部位によって髄内腫瘍，硬膜内髄外腫瘍，硬膜外腫瘍の3つに分かれる．髄内腫瘍には神経膠腫，上衣腫，硬膜内髄外腫瘍には神経鞘腫，髄膜腫がある．硬膜外腫瘍の多くは脊椎に発生した腫瘍（頚椎腫瘍）であり，最も多いのは転移性脊椎腫瘍である．癌の転移は硬膜外腔や硬膜内に生ずることもある．

### 症状

　　頚椎腫瘍は局所の疼痛が主であるが，進行すると脊髄麻痺が生じる．脊髄腫瘍の場合は障害脊髄レベル以下の神経麻痺が生ずる．初期症状として腫瘍に近接した神経根の刺激症状を生ずることが多く，その後に緩徐進行性の脊髄麻痺症状へ移行する．

### 検査，診断

　　脊髄腫瘍および脊椎腫瘍の有無にはMRI検査が最も非侵襲的で確定しやすい．転移性脊椎腫瘍は単純レントゲン所見において椎弓根陰影の消失，椎体骨梁の低下や椎体圧潰が生じる．また脊髄腫瘍では腫瘍の増大に伴い椎弓根間距離の拡大や，椎体後縁の陥凹が間接的所見として観察される．脊髄腫瘍では当該レベル以下の神経麻痺所見を認め，脊髄腔閉塞徴候が出現すると髄液検査において髄液の黄変，蛋白増加，グロブリン反応が陽性となる．

### 治療

　　いずれも神経の麻痺症状の回復，疼痛の改善を期待し，手術的に切除する適応があるが，転移性脊椎腫瘍に対する手術適応は他の部位への転移状況や全身状態，出血傾向などを注意深く検索したうえで行う必要がある．脊椎の切除範囲や不安定性を考慮したうえで脊椎インスツルメンテーションが併用されることもある．

## C 頚椎手術のクリニカルパスと術前術後の看護

### 1. 頚椎手術とクリニカルパス

　　頚椎手術には主として頚椎前方から行う頚椎前方固定術と，後方から行う脊柱管拡大術（ラミノプラステイー）などの後方除圧手術および頚椎後方固定術がある．除圧方法や固定方法には様々なものがあり，脊椎インスツルメンテーションを併用する場合もある．これらの術式の選択や術後の後療法に対する考え方は施設により若干異なるため，一概に述べることはできないが，基本的な考え方は脊髄や神経根の圧迫をいかに取るかということと，頚椎の不安定性をいかに再獲得するかという2点である．さらにこれらの手術後は局所の安静を保ちながらいかに早期離床を可能にするかという点にある．頚椎手術は他の整形外科疾患に比べて患者さん自身にも手術に対する心の不安感が強いことも多く，安静にしすぎて精神的苦痛を招来したり，日常生活への復帰が遅れたりすることのないようにしなければなら

C. 頸椎手術のクリニカルパスと術前術後の看護

表 II-2 頸椎手術のクリニカルパス

| 経過 月日 | 入院〜 | 手術前日 | 手術日 | 術後1日目 | 術後2日目 | 術後3〜6日目 | 術後1週目 | 術後10〜14日目 | 術後2週目 | 術後2〜3週目 |
|---|---|---|---|---|---|---|---|---|---|---|
| 検査 治療 処置 | ○X-P(胸部,頸椎2R,前後屈,両斜位) ○ECG ○頸椎MRI ○採血(血算,生化,CRP,感染症,血液型) ○検尿 ○出血,凝固,抗生剤皮内テスト ○血液ガス ○下肢ベノグラフィー,肺シンチ ○肝機 ○myelography, ○CTM ○discography, ○CTD ○root block ○アドフィット,○弾性ストッキング購入 ○麻酔科受診 ○他科受診 | ○麻酔医術前診察 | ○術前,術衣着用 ○手術 ○抗生剤(麻酔科依頼) ○術後X-P ○AVインパルス | ○採血(血算,Na,K,Cl) | ○包交 ○ドレーン抜去 | ○ポリネックス装着 ○弾性ストッキングoff ○AVインパルスoff ○包交(1〜2日おき) | ○頸椎2R (○装具はずして) ○採血 (血算,生化,CRP) | ○抜糸 | ○頸椎2R (○装具はずして) ○採血 (血算,生化,CRP) | ○再診日確認 ○退院療養計画書 |
| 説明 | ○入院時説明(入院療養計画書)(医師,看護師) ○検査説明(承諾書)(医師,看護師) ○術前説明(承諾書,輸血同意書)(医師,看護師) | ○必要物品確認 | ○術後説明 | | | | | | ○退院指導 | ○退院処方確認 |
| 安静度 活動 | ○制限なし ○床上鏡使用訓練 | | ○床上安静 ○介助体交 | ○bed up 30° | ○bed up 45° ○上下肢自動運動,四頭筋訓練 ○自力体交 | ○術後3日目 bed up 60° ○座位 ○車椅子 ○立位 ○歩行器歩行 | ○歩行器off | | | |
| 食事 | ○普通食 | ○夕食まで摂取 ○21時以降絶食 | ○絶飲食 ○水一口 | ○飲水 ○昼食より全粥 | ○常食 | | | | | |
| 内服 | ○継続,○中止(ワーファリンなど) ○回収 | ○継続,○中止 ○回収 | ○指示薬のみ | ○再開 | | | | | | |
| 注射 | | | ○術後点滴 ○前投薬 ○ST 1 500 ml DIV ○ST 3 500 ml DIV ○ST 3 500 ml DIV ○自己血 ○CTM 1g+生食100ml DIV(術後6h後) | ○術管点滴 ○前投薬 ○ST 1 500 ml DIV ○ST 3 500 ml DIV ○CTM 1g+生食100ml DIV(朝) ○CTM 1g+生食100ml DIV(夕) ○終了抜針 | ○ST 1 500 ml DIV ○ST 3 500 ml DIV ○CTM 1g+生食100ml DIV(朝) ○CTM 1g+生食100ml DIV(夕) | | | | | |
| 清潔 | ○剃毛 ○清拭 ○入浴 | | | ○清拭 | | ○清拭 ○洗髪 ○足浴 | | ○シャワー ○入浴 | | |
| 排泄 | ○自己排便 ○浣腸 | | ○尿管カテーテル | ○床上排便 | | ○尿道カテーテルoff ○ポータブルトイレ ○トイレ | | | | |

ない．このような観点から「頚椎手術のクリニカルパス」は重要であるが，患者さんの術後の痛みやしびれの程度と精神的背景を考慮しながら，かつ医師と充分なコミュニケーションをとって，型にはまりすぎず，臨機応変に対応する必要があろう．ここでは我々が使用している標準的なクリニカルパスを紹介する．最近では1日でも早く後療法を進めるように努力しているが，頚椎前方固定術，脊柱管拡大術などの代表的な手術はすべてこのクリニカルパスを用いて行っているので参考にしていただきたい（表II-2）．電子カルテ導入に伴い，クリニカルパスを組み込んで指示箋，カルテ記入，会計箋を作成することは業務の改善に役立つことになる．

## 2．術前術後の管理とリスクマネジメント

　頚椎手術においては一般的な整形外科疾患の手術の説明に加えて，術後の看護に関して体位変換，食事，洗面，排泄などを，より具体的に，その方法とコツをパンフレットを用いて説明するのがよい．必要であれば手術前にこれらを練習させておくと術後にスムーズにできる．また食事の動作は上肢の麻痺があったり，高齢でうまく習得できないときはしばらくの間，食事介助を行う方が創の汚染を防ぐことができる．これらのことはあらかじめ患者さんに理解していただくことで患者さんの不安を解消し，看護業務の省力化につながるので大切である．

　手術前日には剃毛処置，麻酔医診察の予定時刻，追加検査，医師からの手術の説明（インフォームド コンセント）に対する疑問の有無の確認，術後に必要な頚椎装具の確認，便秘の有無，食事，入浴，睡眠に関する説明を行う．精神的安定と，身体の清潔を心がけさせることが必要である．

　手術当日は特に患者さんに不安を与えぬよう，安全に，手術治療全体が円滑に進行するように看護行為を行わなければならない．そのためには一つ一つの医療行為を説明しながら，適確な判断と記録を行う．特に入室前後は時間的に忙しくなるのでバイタルサイン，手術着への更衣に関する諸注意，術前処置，麻酔前投薬などチェックリストを作成して行うのがよい．術後も同様に基本的な処置や観察項目はチェックリストを用いるのがよい．頚椎手術後は特に両上下肢の運動，知覚の変化を確認しなければならない．術後の血腫による麻痺の出現の可能性もあるため，繰り返しチェックする必要がある．合併症の予防として褥創対策が特に必要であり，脊髄損傷など手術前からすでに麻痺がある場合はエアーマットやセラミックベッドなども用意しておく．またその他の合併症として無気肺，肺炎などの呼吸器合併症，尿路感染症などがあり，注意を要する．また術後に使用される頚椎装具（ハローベスト，ソーミーブレイス，アドフィットカラー，ネックカラーなど）の装具装着の介助も看護上必要となることがあり，習熟しておく必要がある．

〈金森昌彦〉

# 肩関節・肩甲帯疾患
― 鎖骨骨折，肩鎖関節脱臼，肩関節脱臼，上腕骨近位端骨折 ―

## A 鎖骨骨折　clavicle fracture

### 概念

鎖骨骨折は全骨折の 10 ～ 15 ％を占める比較的頻度の高い骨折で，あらゆる年齢層に発生する．

### 骨折の分類

骨折の部位から骨幹部骨折，外側端骨折，内側端骨折の 3 つに分類される．発生頻度は骨幹部骨折が圧倒的に高く，全体の約 80 ％を占める．ついで外側端骨折が約 15 ％で，内側端骨折は珍しく，約 5 ％を占めるにすぎない（図 II-8）．外側端骨折は 3 型に分類されていて，その治療法の選択にあたって重要である（Neer の分類，図 II-9）．I 型は烏口鎖

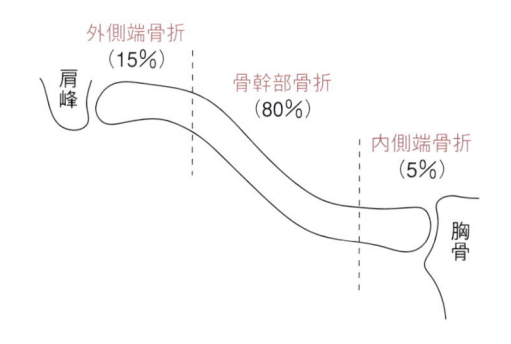

**図 II-8　鎖骨骨折の分類**
鎖骨骨折は，骨幹部骨折，外側端骨折，内側端骨折の 3 つに分類され，発生頻度はそれぞれ約 80 ％，約 15 ％，約 5 ％である．

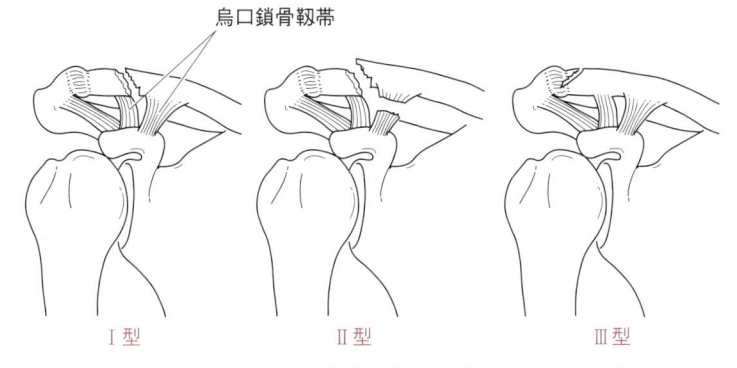

**図 II-9　鎖骨外側端骨折の分類（Neer の分類）**
I 型：烏口鎖骨靱帯が正常で転位のない骨折
II 型：烏口鎖骨靱帯の断裂があり，近位骨片が上方へ転位した不安定骨折
III 型：肩鎖関節内骨折

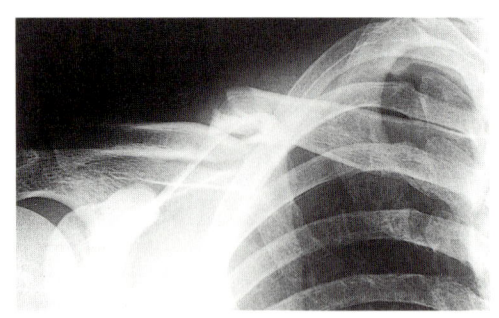

**図 II-10　鎖骨骨幹部骨折**
近位骨が上方へ転位し第3骨片を伴っている．

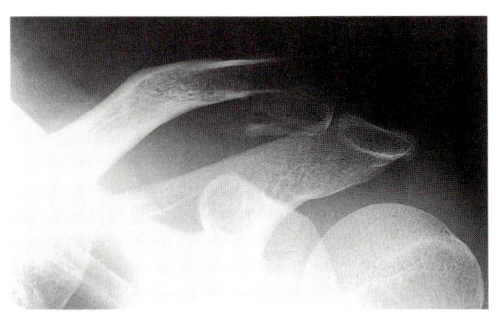

**図 II-11　鎖骨外側端骨折（II 型）**
近位骨が上方へ転位し，烏口鎖骨靱帯の断裂が示唆される不安定型骨折である

骨靱帯が正常で転位のない骨折，II 型は烏口鎖骨靱帯の断裂があり，近位骨片が上方へ転位した不安定骨折，III 型は肩鎖関節内骨折である．

### 受傷原因と受傷機転

受傷原因は自転車やバイクの転倒などによる交通事故やスポーツなどによる転倒である．手をついたり肩の外側をぶつけるなどの介達外力が鎖骨に加わると，鎖骨はS字状をしているために，鎖骨中央部に力が集中して骨幹部骨折が発生する．介達外力が肩関節を押し上げるような方向に作用すると，外側端骨折が起こり，内側端骨折は直達外力により生じる．

### 症状と診断

自覚的には骨折部の疼痛と肩関節の運動時痛を訴える．他覚所見では骨折部の腫脹や変形がみられる．転位のある骨幹部骨折では中枢骨片が胸鎖乳突筋に引かれて上方に，末梢骨片は上肢の重量により下方に転位するため，上方凸変形をきたす．さらに末梢骨片は大胸筋と広背筋の作用で内側に転位するため，短縮変形により患側の肩幅が狭くみえることがある．

診断はレントゲン撮影により行われる（図 II-10）．**外側端骨折では烏口鎖骨靱帯断裂の有無を判断することが重要である**．立位で両上肢に5kgの重錘をぶら下げたストレス像を撮影し，鎖骨と烏口突起間の距離を健側と比較することで明らかとなる（図 II-11）．

### 治療

骨幹部骨折では多少転位があっても骨癒合が得られ良好な成績が得られるので，原則として保存的に治療する．**II 型外側端骨折は手術治療が必要である**．

#### （1）保存的治療

**ギプス，8の字包帯，鎖骨バンドなどを用いて外固定する**．鎖骨バンドは着脱が簡単で患者の苦痛も比較的少ないため，多く用いられている．鎖骨バンドが合わない小さな小児では，ストッキネット内に綿包帯を詰めて，8の字包帯として固定している．固定に際しては，転位が全くないかあっても小さい場合はそのままの固定でよいが，転位が大きい場合は骨折部に局所麻酔剤を浸潤させて，徒手整復を行った後に固定する．整復および外固定に際しては，骨折部を押し込んだり押さえつけようとするのではなく，胸を反らせて肩甲骨を後にもっていくような姿勢をとることが大事である．夜間は背中の中央に丸めたタオルなどを入れて，臥床時にもできるだけ胸を反る姿勢を保てるようにする工夫が必要である．

固定期間は小児では2～4週間，成人ではおよそ4～6週間程度が目安であるが，患者

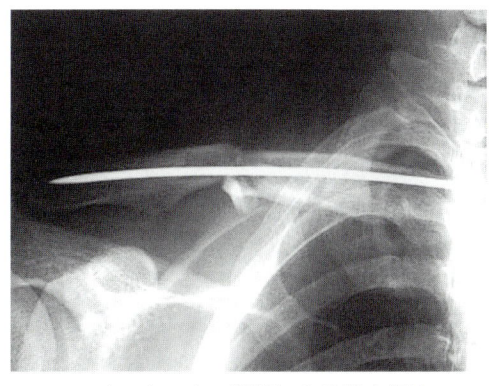

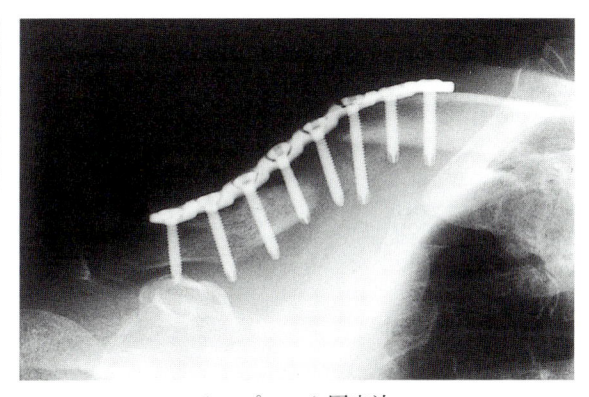

a. キルシュナー鋼線による髄内釘法　　　b. プレート固定法
図 II-12　鎖骨骨幹部骨折に対する手術療法

の年齢，骨折の転位や粉砕の程度によっても異なるので，臨床症状やレントゲン所見から総合的に判断する必要がある．
(2) 手術的治療
(a) 手術適応
- 開放骨折
- 神経血管損傷の合併
- II 型外側端骨折
- 骨幹部骨折で整復後も転位が大きく，骨折端が全く接触していない場合
- 転位のある内側端骨折
- 看護上の理由（多発外傷）や社会的理由（早期の社会復帰，早期の復帰を希望するスポーツ選手）により早期に固定性を得たい場合などが考えられている．

(b) 手術方法
　骨幹部骨折では髄内釘法とプレート固定法がある（図 II-12）．髄内釘法ではキルシュナー鋼線，中空螺子などが用いられ，経皮的刺入術が行われる．骨折部を展開しないため（小切開を加えることあり）手術侵襲が小さく，骨癒合に有利であるという利点がある．一方で手術時に放射線被曝が多くなる，固定性が弱い場合があるなどの欠点がある．プレート固定法は骨折部を展開して種々のプレートを用いて固定する方法である．骨折部の正確な整復と強固な内固定ができることから，外固定が不要で早期のリハビリ開始が可能である利点がある．逆に侵襲が大きく創が目立つ，骨折部を大きく展開するので骨癒合に不利であるという報告もある．
　II 型外側端骨折に対しては骨折部を展開して整復し，キルシュナー鋼線と軟鋼線を組み合わせた鋼線引き寄せ締結法（tension band wiring 法）やフック付鎖骨プレートなどが行われる（図 II-13）．フック付鎖骨プレートは侵襲が大きくなるが，骨片が粉砕している場合などは有用である．

**後療法**
　プレートにて強固に固定できた場合は，創痛が落ち着き次第肩関節可動域訓練を開始する．鋼線固定などの場合は，2 週間程度三角巾，鎖骨バンドなどで外固定を行った後に，可動域

a. キルシュナー鋼線と軟鋼線を組み合わせた鋼線引き寄せ締結法（tension band wiring 法）

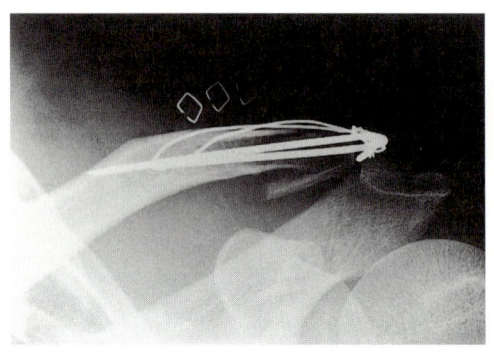

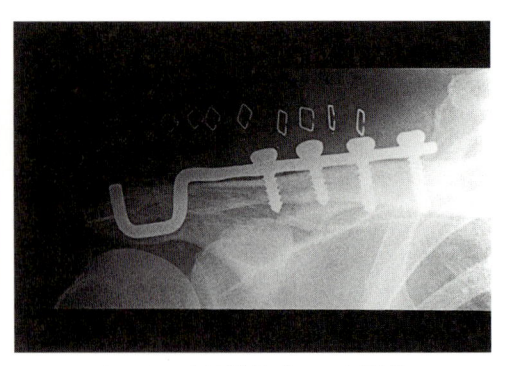

b. フック付鎖骨プレート固定

図 II-13　鎖骨外側端骨折（II 型）に対する手術療法

訓練を開始する．

## B 肩鎖関節脱臼 dislocation of the acromio-clavicular joint

### 概念

鎖骨と肩甲骨の間の関節に損傷が及び，関節の適合が失われた状態をいう．本脱臼で損傷される部位は，肩鎖靱帯，烏口鎖骨靱帯（菱形靱帯，円錐靱帯），肩鎖関節包の他に，肩鎖関節軟骨，肩鎖関節円板，三角筋や僧帽筋の起始部の剥離であり，ときに肩峰，鎖骨，烏口突起骨折を合併する．

### 分類

従来から肩鎖関節の損傷を捻挫，亜脱臼，脱臼の 3 型に分ける分類（Tossy 分類）が用いられてきた．しかし，この分類は重症度を表しておらず，かつ必ずしも病理解剖学的所見に裏付けられていない点が問題であった．現在では 6 型に分けた Rockwood 分類が広く用いられるようになっている（図 II-14）．

### 受傷機転

肩を下にして転倒し肩峰を強打し，肩甲骨が強く下方へ押し下げられ，このときに肩鎖関節では鎖骨に対して肩峰が強く下方へ引き下げられ脱臼が発生する．

### 症状と診断

自覚的には転倒後に肩鎖関節部の痛みと肩関節の運動時痛や挙上困難を訴える．他覚的所見として，肩鎖関節部の腫脹と圧痛を認める．Type II・III・IV・V では，鎖骨外側端が上方へ突出した変形を認め，指で押すと沈み込む浮動感を触知する（piano-key sign）．

診断は臨床症状と他覚的所見および通常の X 線撮影で可能であるが，損傷の程度を明らかにするためにはストレス撮影を行う必要がある．方法は鎖骨外側端骨折の場合と同じである．得られた画像の烏口突起と鎖骨との距離を左右で比較して，損傷の程度を判断する（図 II-15）．

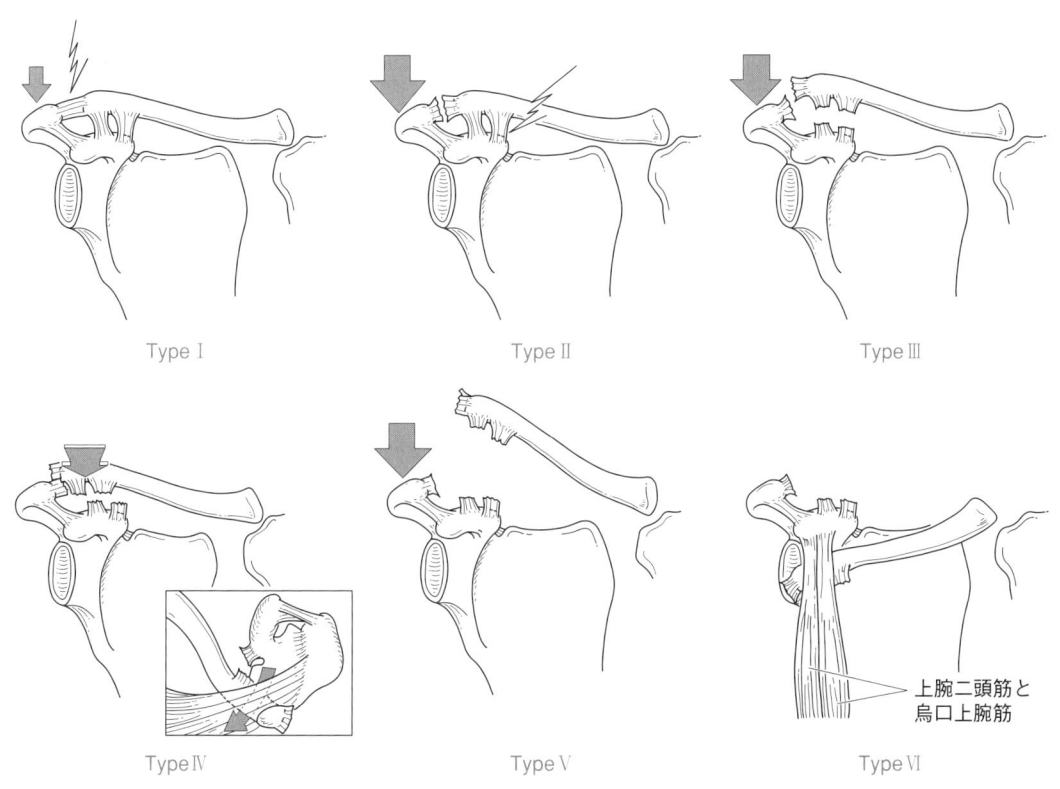

図 II-14 肩鎖関節脱臼の分類（Rockwood 分類）

Type I ： 肩鎖関節の捻挫．
Type II ： 肩鎖靱帯は断裂，烏口鎖骨靱帯は捻挫で鎖骨は亜脱臼している．
Type III： 肩鎖靱帯と烏口鎖骨靱帯は断裂，肩鎖関節は脱臼するが烏口鎖骨間距離は正常側の 25 ～ 100 ％まで増加している．
Type IV： 肩鎖靱帯と烏口鎖骨靱帯は断裂し，鎖骨外側端は僧帽筋内の後方へ転位している．
Type V ： 肩鎖靱帯と烏口鎖骨靱帯は断裂し，鎖骨外側端は上方へ転位して烏口鎖骨間距離は正常側の 100 ％以上に増加している．
Type VI： 鎖骨外側端が肩峰下または烏口突起下へ転位している．

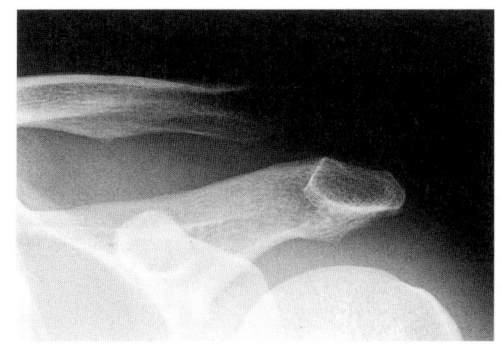

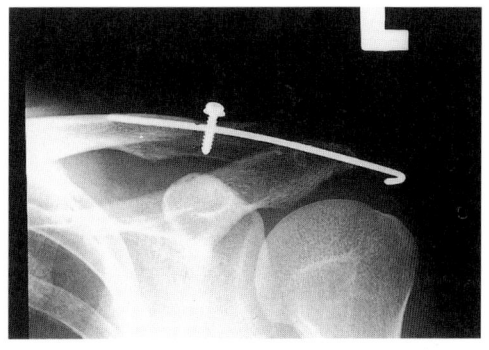

a. 肩鎖関節の脱臼が認められ，烏口突起鎖骨間も大きく開大している．
b. 骨つき烏口肩峰靱帯を移行して烏口肩峰靱帯を再建した（Cadenat 変法）．

図 II-15 肩鎖関節脱臼（Rockwood type V）

表 II-3 肩鎖関節脱臼に対する手術方法

| |
|---|
| 肩鎖関節の修復 |
| 烏口鎖骨靱帯の修復，再建 |
| 筋移行 |
| 鎖骨外側端の切除 |
| プレートによる固定 |
| その他 |

手術方法は，修復する部位により分類される

## 治療

### (1) 保存的治療

Type Ⅰ・Ⅱ では，保存的治療が行われる．局所の安静を保つ意味で三角巾や肩鎖関節脱臼用の装具が用いられる．亜脱臼の場合の整復位保持は困難であり，遺残変形を残すが，機能障害を残すことはほとんどない．

Type Ⅳ・Ⅴ・Ⅵ では手術的治療でないと解剖学的な整復位をとることはできず，保存的治療では機能障害を残すことが多いため手術的治療の適応である．Type Ⅲ に対して保存療法を行うか，手術療法を行うかに関しては意見の一致をみていない．保存療法と手術療法を比較した研究でも，保存的治療の機能的な回復は手術的治療に劣るものではないという報告がある．一方で保存的治療では機能障害が大きく残るため，手術的治療をするべきであるという報告もある．治療法の選択にあたっては，患者の年齢，性別，スポーツ選手か否か，スポーツの種目は何か，職業などを総合的に考慮して決める必要がある．

### (2) 手術的治療

本脱臼に対する手術的治療法には多くの術式があり，どこを修復するかによって分類することができる（表 II-3）．術後成績に関しては特に大きな差はなく，術者の慣れた方法が推奨される．術後は三角巾などにより1〜2週間の外固定を行った後に，リハビリテーションで肩関節の可動域改善や筋力増強訓練を行う必要がある．

## C 外傷性肩関節脱臼 dislocation of the shoulder joint

### 概念

上腕骨頭が肩甲骨関節窩からはずれてしまった状態をいう．肩関節は人間の関節の中で最も脱臼しやすい関節で，全脱臼の50％を占めるといわれている．その理由は，肩関節が体幹から離れて突出した部位であり外傷を受けやすいこと，骨頭の大きさが関節窩の3〜4倍あり不安定であること（あたかも杯の上にテニスボールがのっている状態），各方向に広い運動性をもっていること，もともと肩関節自体にある程度の緩みがあり，関節を支えている靱帯が弱く，関節の固定が筋肉に依存していることなどがあげられる．

### 分類

上腕骨頭が肩甲骨関節窩より前方に脱臼する前方脱臼と後方に脱臼する後方脱臼がある．前方脱臼はさらに烏口下脱臼，鎖骨下脱臼，腋窩脱臼（直立脱臼）に分けられ，後方脱臼は肩峰下脱臼，関節窩脱臼，棘下脱臼に分けられる．前方脱臼が肩関節脱臼の約98％を占め

るといわれている.

**受傷機転，受傷原因**

(1) 前方脱臼

　肩関節の後方から上腕骨頭に直接外力が加わって生じる直達外力によるものと，肩関節伸展位で手をついて過度に外転が強制されたとき，外転位で外旋を強制されたとき，手を挙上した状態で転倒してさらに強く挙上位を強いられたときなどの介達外力によるものがある.

(2) 後方脱臼

　肩関節が内転あるいは屈曲かつ内旋位で，上腕骨軸方向に力が加わり発生する.
　受傷原因は，スポーツによるものが最も多く，ついで転倒，転落などが続く.

**診断**

(1) 前方脱臼

　肩関節の疼痛，運動制限がみられ，受傷後早期で腫脹が強くない時期には三角筋の生理的膨隆の消失や肩峰の突出などの変形も認められる．脱臼した骨頭を烏口下，鎖骨下に触れる．患者は，脱臼した上肢を反対の手で支えるような独特の姿勢をとることが多い．他動的に上肢を動かそうとすると，抵抗（ばね様固定）がある.

　脱臼が見逃されることがあるため，2方向以上の撮影が必要である．X線所見では，上腕骨頭が関節窩に対向していないことが確認される（図Ⅱ-16）．大結節骨折，関節窩骨折がしばしば合併する.

(2) 後方脱臼

　疼痛，運動制限などは前方脱臼と同様である．外見上，肩関節前面は平坦となり，烏口突起が突出してみえる．肩関節後方に脱臼した骨頭を触れる．患側上肢は内旋位をとり，他動的に外旋しようとすると，痛みの増強とばね様固定を認める.

　本症は前方脱臼に比べて見逃される確率が高く，必ず2方向以上の撮影が必要である．正確な診断のためには，肩甲骨Y撮影，腋窩撮影などを追加し，疑わしい場合はCT検査を行うことも考慮する必要がある.

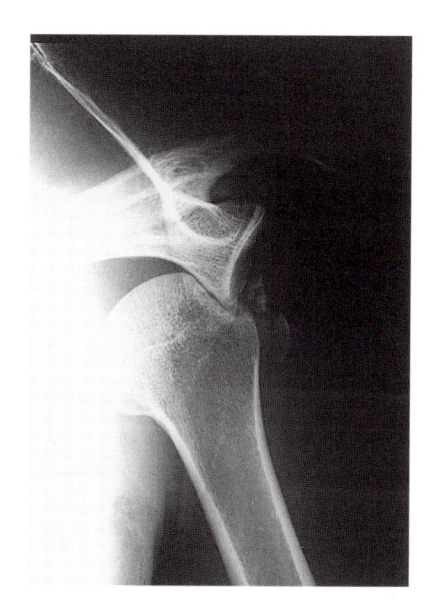

図Ⅱ-16　肩関節前方脱臼
上腕骨頭が関節窩に対向しておらず，前方脱臼を示し，大結節骨折を合併している.

### 治療

徒手整復と観血的整復がある．

#### (1) 徒手整復

新鮮例では無麻酔で整復を試みるが，脱臼後時間が経過した例，痛みが強い症例や筋肉質の患者では整復が困難な場合があるため，関節内への局麻剤の注入，ブロック麻酔，全身麻酔（通常は短時間の静脈内麻酔）下に徒手整復を行う．整復方法は多数あり，**代表的な方法はヒポクラテス Hippocrates 法，コッヘル Kocher 法，スティムソン Stimson 法，挙上位整復法（ミルヒ Milch 法）**などである（詳しくは，成書を参照）．どの方法でも，患者に不安感を与えることなく，できる限り筋肉の緊張を和らげた状態とし，整復は緩やかに行い，乱暴な操作により骨折や神経血管損傷などの合併症を起こさないようにする必要がある．Hippocrates 法や Kocher 法は骨折などの合併症を起こしやすいといわれているため，Stimson 法や挙上位整復法（Milch 法）を第一選択として行うのがよいと考えられる．

後方脱臼は患肢を末梢方向に牽引しながら，助手に後上方から上腕骨頭を圧迫し，患肢を内転する．内転を強めた後に外旋を加え，最後に軽度内旋位として整復する．

#### (2) 観血的整復

全身麻酔下にも整復が困難な場合には手術的治療にて行う必要がある．上腕二頭筋長頭腱，腱板，関節包，骨折片の介在により整復が阻害されることが多い．また，上腕骨頸部骨折を合併している場合も適応である．

### 後療法

#### (1) 前方脱臼

従来，脱臼整復後は三角巾やベルポー固定などで肩関節内旋位での固定が行われていた．しかし肩関節の内旋位固定では，脱臼時に損傷された関節唇や上腕関節靱帯などが修復されないため再脱臼を起こしやすく，反復性肩関節脱臼に移行する割合が高いといわれている．我々は3週間の外旋位固定により再脱臼率を減少させることに成功しており，再脱臼予防の観点からは，**整復後の肩関節外旋位固定が推奨される**（図II-17）．

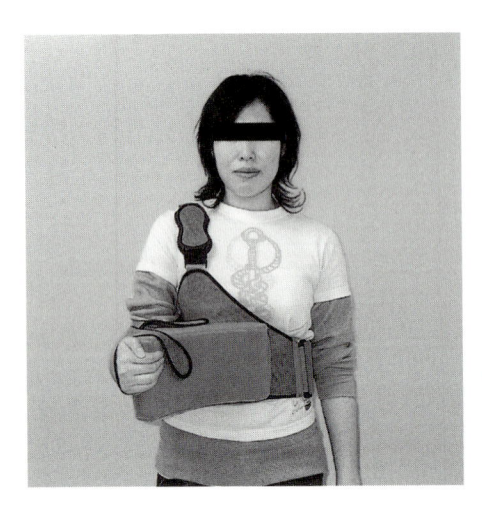

**図II-17 肩関節前方脱臼整復後の外旋位固定**
ショルダーブレース・ER（アルケアー社製）を用いて肩関節下垂位＋外旋10°で固定を3週間続ける．

### (2) 後方脱臼

整復後に肩関節軽度伸展，内外旋中間位ないしは軽度外旋位にて3週間固定する．

## D 上腕骨近位端骨折 proximal humeral fracture

### 概念

上腕骨近位端骨折は全骨折の約5％を占めるといわれている．成年層すべてで発生しうるが，高齢者に多く発生する．特に高齢女性では骨脆弱性を基盤として急激に発生頻度が高くなる．

### 分類

上腕骨近位端は，閉鎖した骨端線にそって骨頭，大結節，小結節，骨幹部の4つに分けられ（four segment），それらの旧骨端線にそって骨折が生じやすいといわれている．

以前は骨頭とその他の部分の境界である解剖頸骨折とそれより遠位で骨折した外科頸骨折とに分けられていた．しかし複雑な形で骨折する場合が多いため，不充分な分類であった．現在広く用いられている分類は four segment 分類（Neer 分類，1970）と AO 分類（Müllerら，1990）である．Neer 分類は，4つの segment の転位の程度のよる分類である．AO 分類は，Neer 分類と同様に解剖学的認識に基づいているが，骨頭の血流状態や骨頭壊死の発生の可能性をより重視している（詳細は成書を参照）．

### 受傷原因，受傷機転

受傷の原因は転倒が最も多く，次に交通事故が続く．骨脆弱性を基盤として発生する高齢者の骨折では，そのほとんどが平地での転倒など比較的軽微な外力で発生する．多くの骨折は腕を伸ばした状態で転倒して手をつき，上腕骨骨軸方向に力が加わる介達外力により発生する．ついで，直接肩の外側を打撲した場合や挙上位などで肩外旋が強制されたときに生じる．

### 症状と診断

肩外傷に共通の腫脹，圧痛，運動時痛と運動制限などがみられる．しかし，最終的な診断はX線撮影により行われる（図 II-18）．多方向の正確な撮影が必要で，場合により 3D-CT を含めた CT を撮影して，正確な診断を行う必要がある．正確な X 線像が撮られていなかったり方向が不充分なため，正確な診断ができずに骨折を見逃したり，治療方法を誤ったりすることがあるので注意が必要である．

合併症としてしばしば血管，神経系の損傷を起こす．見逃すと後に機能障害を引き起こすので，充分な注意を要する．

### 治療

保存的治療と手術的治療に分けられる．

#### (1) 保存的治療

転位がないかあっても軽度の場合は，三角巾（場合によりバストバンドで体幹固定を追加する），ストッキネットベルポー包帯などで固定する．転位のある骨折の場合でも，徒手整復により良好な整復位が得られる場合があるので，麻酔下に整復を試みる．また，牽引により整復を得る方法もある．牽引法にはラバーテープによる介達牽引と肘頭部にキルシュナー鋼線を刺入して行う直達牽引がある．牽引法では4週間程度のベッド上臥床と肩関節の外

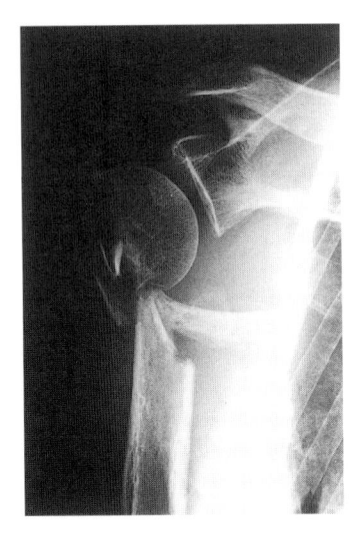

**図 II-18　上腕骨近位端骨折**
上腕骨近位が骨折し，大きく転位している．

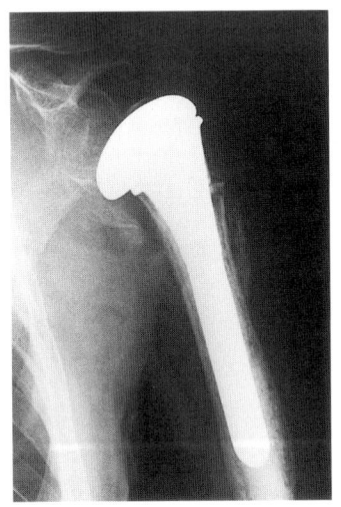

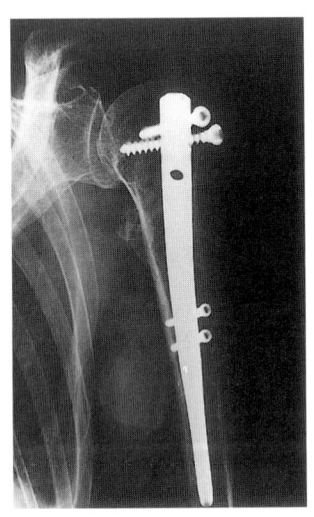

a. 人工骨頭置換術　　　b. 髄内釘法　　　c. プレート固定法

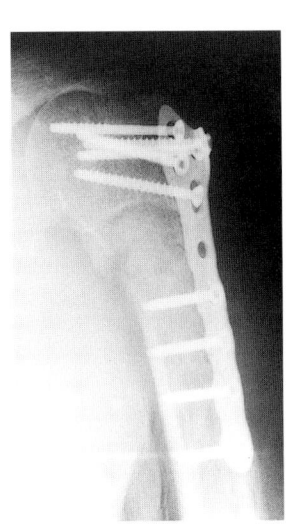

**図 II-19　上腕骨近位端骨折に対する手術**

転挙上が必要なため，患者および家族との充分なインフォームド コンセントが重要である．
　3～4週間の固定，牽引の後に上肢の振子運動から開始し，徐々に自・他動的可動域訓練や筋力訓練を開始する．

### (2) 手術的治療

　保存的治療によっても整復が不可能な場合，整復できてもその保持が困難な場合や転位が大きい場合は手術適応となる．しかし，その適応には一致した見解はない．基本的には骨接合術が第一選択となるが，骨頭への血流が明らかに障害されていて，骨癒合が得られないか得られても骨頭壊死発生が高頻度に予想される場合や，高齢者の粉砕骨折の場合は，人工骨頭置換術が選択される（図 II-19）．
　骨接合術には，軟鋼線やキルシュナー鋼線を単独または組み合わせる方法，螺子による固定，プレートによる固定法，キルシュナー鋼線や nail による髄内釘法などが行われる（図

II-19)．本骨折の発生頻度が高い高齢者では，骨脆弱性が基盤にあるため，使用する固定材料に緩みが生じる可能性がある．手術方法の選択には充分な考慮が必要である．固定性が良好であれば，術後早期から可動域訓練などのリハビリを開始する．

人工骨頭置換術では，術後1〜2週間は三角巾などで固定した後に，可動域訓練や筋力訓練を開始する．

〈佐藤 毅　井樋栄二〉

# 3 肘関節疾患

　肘関節は上腕骨・橈骨・尺骨の各骨間で形成される3つの複合関節であり，手部を的確な位置へ誘導し，手で把持したものに作用を与えるための力とその方向，さらに肩関節をつうじて体幹からの力の伝達をする関節であり，屈伸運動や回旋運動が正確かつ大きな力で行われる．例えば，ものを投げる，持ち上げる，叩くなどの動作であり，肘関節を構成する骨，上腕筋群と前腕筋群が複雑な運動を行う．したがって，これらの骨や筋群の少しの変形や損傷でも疼痛の発生や運動障害をきたしやすい．

　小児の肘関節周辺骨折・脱臼は成人例と比較して，その発生頻度・合併症・診断や治療上の問題に関していくつかの相違点がある．

小児例
1. 発育期にあるため肘関節の構成は軟骨が多く，X線像から診断が困難な場合がある．
2. 小児期特有の骨端損傷が起こりやすい．
3. 骨癒合が速い．
4. 変型治癒に対して自家矯正力が旺盛ではあるが，上腕骨遠位端は近位端に比べ長径成長が少なく，期待されるほど自家矯正力は大きくない．
5. 関節拘縮は比較的少ない．
6. 徒手整復などで異所性骨化が発生しやすい．

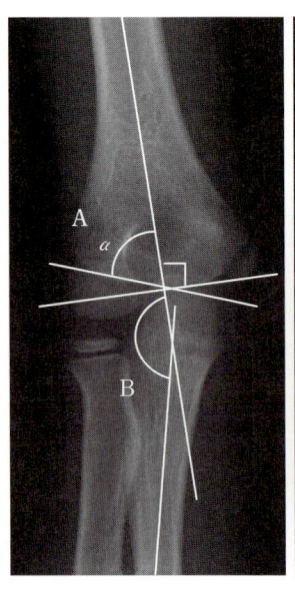

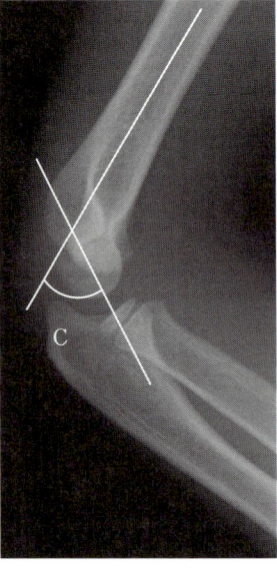

図 II-20　肘関節 X 線像の指標角
A：Baumann angle（90°-α）
　　上腕骨長軸に垂直な線と骨端線に平行な線のなす角
　　15～20°
B：Carrying angle
　　上腕骨長軸と尺骨長軸のなす角
　　♂：154～178°（169°）
　　♀：158～178°（167°）
C：Tilting angle
　　上腕骨長軸と外顆長軸のなす角
　　40°前後

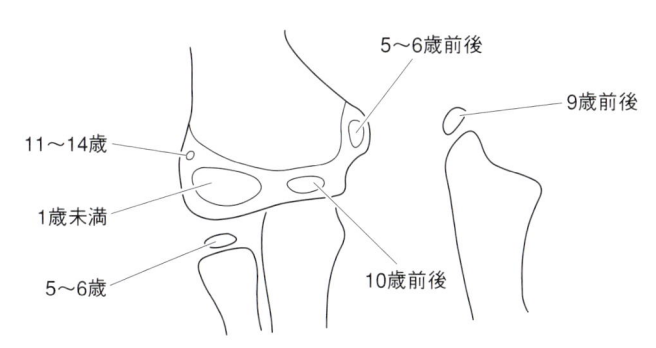

図 II-21　肘関節周辺の骨化核の出現

**成人例**
1. 骨癒合に長時間を要する．
2. 骨の柔軟性が低いため，粉砕骨折になりやすい．
3. 変型治癒に対して自家矯正力が少ないため，より正確な整復と固定が必要である．
4. 関節拘縮が起こりやすい．

　これらの特徴のため小児例では，診断に際して健側 X 線像（図 II-20）と比較したり，軟骨部分の形態を知るために関節造影を要することがある．また，骨端離開の診断には骨端核の位置や出現時期など（図 II-21），解剖学的基礎知識が必要となる．治療のうえでは，骨片転位の許容範囲の限界や成長障害に対する予測を考慮しなければならない．また，合併症の早期発見やそれに対する適切な処置が重要である．

## A 上腕骨顆上骨折

### 概念

　小児の骨折は上肢に多く，特に肘関節部は橈尺骨遠位部と並んで小児骨折の好発部位とされる．なかでも上腕骨顆上骨折は小児の肘関節部の外傷のほぼ 50 % を占め，小児骨折の代表的骨折ともいわれている．好発年齢は 5 〜 8 歳をピークとする報告が多い．
　成人，特に高齢者でもしばしば加療する機会がある．

### 疾患解説

**(1) 受傷機転**

　多くの例では転倒や転落により手をついて受傷する．
　骨折型（図 II-22）は伸展型骨折（約 97 %）がほとんどである．その受傷機転は，肘伸展位で手をついた際に肘関節が過伸展を強制・固定され，同時に軸圧力が働き，肘頭を支点として上腕骨遠位端の前面の骨皮質を開大し，後面は圧縮され骨折が発生する．
　肘頭をついて受傷する屈曲型骨折はまれ（約 3 %）である．この受傷機転は，肘関節屈曲位で肘頭をつくと，後下方から前上方へ向かい剪断力が働き，屈曲方向に骨折が発生するとされる．したがって，骨折は肘頭窩を通る横骨折または斜骨折になることが多い．
　成人，特に高齢者では肘・肘頭部の直達外力により，発生する症例が多い．

伸展型　　　　　　　　　　　　屈曲型

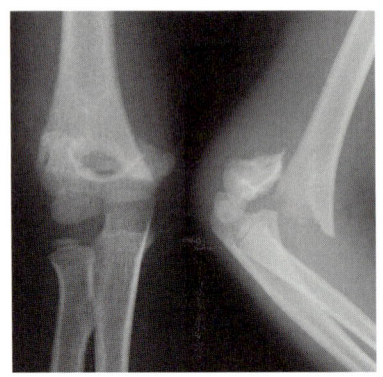

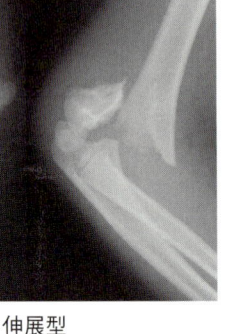

図 II-22　骨折型

### (2) 臨床症状

　患児は激しい疼痛を訴え，肘関節部は著明に腫脹し変形する．時間の経過した例では腫脹のため水泡形成がみられる．転位が著しい場合には上腕動脈の圧迫や損傷により橈骨動脈が触知できないことや神経損傷により当該神経支配領域の知覚障害をきたすこともある．また時には開放骨折となることもある．

### 診断

　単純 X 線像により容易に診断可能であるが，**小児の肘関節には骨端線が多く，骨化部分が少ないために健側との比較はぜひとも必要である．したがって，正確な前後・側面の 2 方向撮影を健側とともに行う．**通常，骨折線は内・外側上顆を結ぶ線より中枢側を走り，原則として関節包外骨折である．多くの例（伸展型骨折）において末梢骨片は後方・内側に転位する．X 線像で骨折線が明らかでない場合でも，fat pad sign（図 II-23，II-30）は骨折

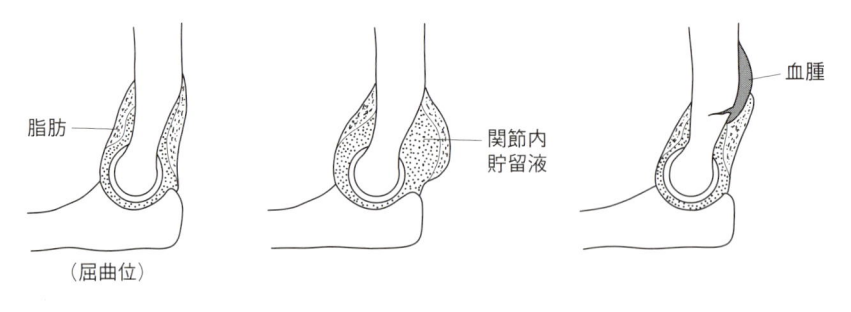

正常　　　　　関節内貯留液像　　　　関節外骨折の血腫像

図 II-23　fat pad sign

　fat pad sign とは肘関節包内，滑膜外にある fat pad（脂肪）が，外傷の際に生じる関節内の血腫や滲出液による関節内圧の上昇に伴い転位し，側面像で描出される．

　fat pad sign（＋）：関節包の断裂はない
　fat pad sign（−）：関節包の断裂があり，関節内骨折時骨片の転位が危惧
　　　　　　　　　　される

表 II-4　上腕骨顆上骨折の代表的分類

**Holmberg 分類**
1. 転位なし，またはごく軽度の転位
2. 回旋転位のない軽い側方転位
3. 回旋転位を含む若干の転位
4. 骨片間に接触のない完全転位

**Wilkins 分類**
1. 転位なし
2. 転位あり（後方骨皮質は損傷なし）
3. 転位あり（骨皮質の接触なし）
    A：後内側への転位
    B：後外側への転位

**Smith-阿部分類**
Ⅰ．転位がみられない
Ⅱ．矢状面における屈曲転位が主体
Ⅲ．中等度の転位で骨片間に接触がある
Ⅳ．転位が著明で骨片間に接触がない

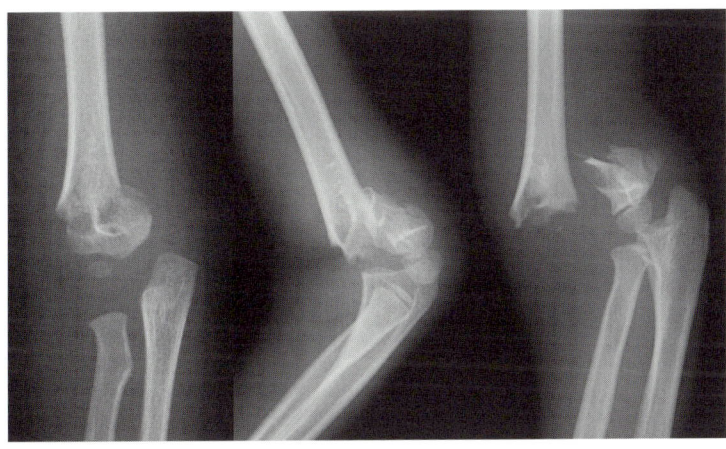

Ⅱ型　　Ⅲ型　　Ⅳ型

図 II-24　Smith-阿部分類

の存在を示唆する所見である．

分類（表 II-4）として，最近の論文ではホルムベルグ Holmberg 分類，ウィルキンス Wilkins 分類，エクスパレ Ekesparre 分類，スミス Smith-阿部分類などが用いられており，本邦では Smith-阿部の分類（図 II-24）が最も用いられている．各症例がどの分類のどの程度に属するかを判定して治療方針決定の参考とする．

**治療**

形態的・機能的予後に最も関係するのは整復位の良否であり，**内反変形と回旋変形の自家矯正はほとんど期待できない**．また，合併損傷の有無の確認は重要である．

徒手整復は**原則として全身麻酔下**に行う．

6歳　男児

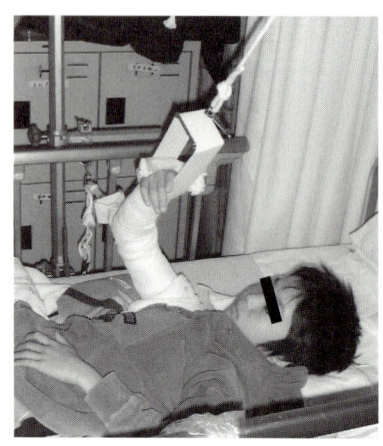

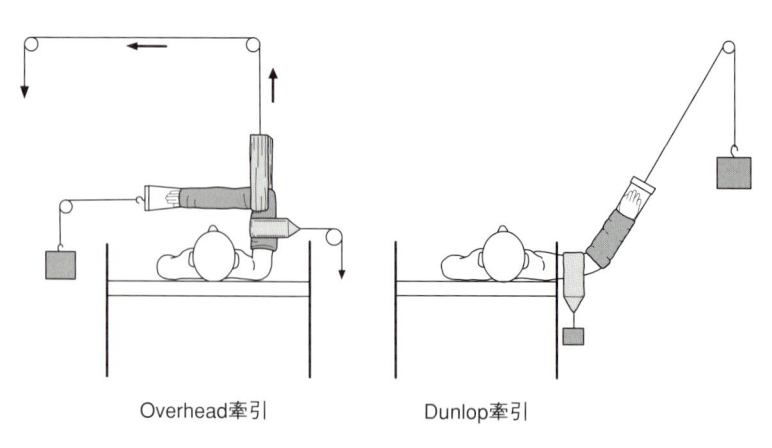

図 II-25　持続牽引法

**(1) 転位がない場合や整復位の安定性がよい場合**
　肘関節 90〜100°屈曲，前腕回内位として上腕近位部から手 MP 関節部までギプス（シーネ）固定を 3 週間程度行う．

**(2) 整復位が不安定な場合**
　従来，整復後は持続牽引により整復位の保持がなされてきたが，入院期間が長くなることや固定テープによる皮膚トラブルの発生などがあることから，最近では徒手整復に引き続いて経皮的鋼線固定術を施行する症例が多く，牽引療法は循環障害，著しい腫脹，転位の強い症例に行っている．
　術後はギプス（シーネ）固定を 1〜2 週間程度行い自動運動を開始する．局所の腫脹が軽度であれば術翌日には退院可能である．

**(3) 持続牽引法**（図 II-25）
　肘関節伸展位で行う垂直牽引法と屈曲位で行う屈曲位牽引法がある．

**(a) 垂直牽引法**
　手部を内旋 50°（手掌面が口を横切る）で牽引する．この肢位での牽引では上腕骨顆部では回旋転位が生じないとされる．

**(b) 屈曲位牽引法**
　肘関節 90°屈曲位とし肘頭で直達牽引（キルシュナー鋼線や蝶ネジを刺入）する．

**(4) 徒手整復・経皮的鋼線固定術**（図 II-26）
　循環障害や末梢神経完全麻痺がない場合が適応となる．
　X 線透視下に，内・外顆から 1.4〜1.8 mm のキルシュナー鋼線を各 1〜2 本刺入し固定する．

**(5) 観血的整復固定術**
　徒手整復が不能な場合や，高度な神経麻痺や循環障害があり，神経・血管損傷が疑われる場合に適応となる．上腕動脈，正中神経を展開し損傷の有無を確認し，損傷部位を修復する．これらの処置に先立ち，骨折部の整復固定を行うのは当然である．

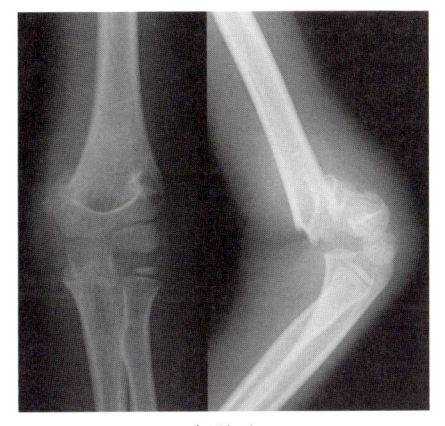

初診時

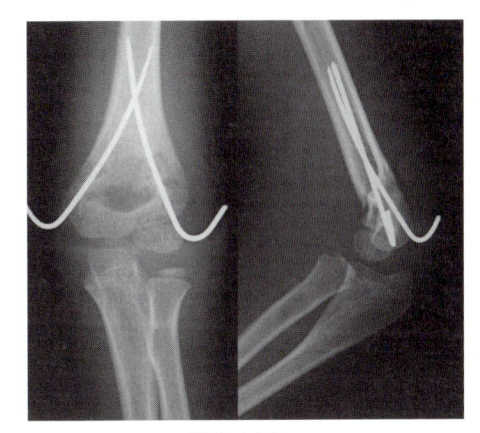

術後1週

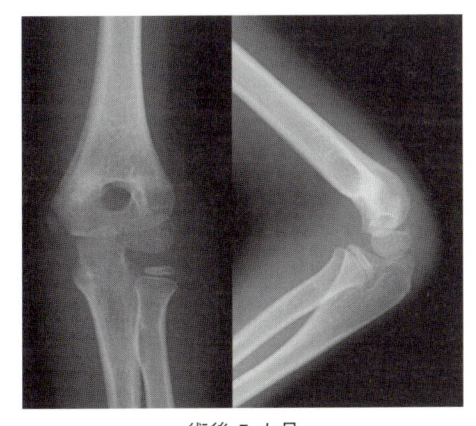

術後5カ月

図 II-26　経皮的鋼線固定例
Smith-阿部分類　III 型

### 術後管理

　　持続牽引法の場合は前記したごとく内反変形と回旋変形の自家矯正はほとんど期待できないため，牽引中は頻回にX線撮影を行い，必要によっては対抗牽引を追加して，回旋および内外反変形の矯正に努めなければならない（図 II-25）．

　　循環障害の発生がないか充分に注意し，経過観察する．

　　手指の高度の腫脹のみならず，上肢全体に激しい自発痛が出現したり，指の他動運動で激痛がある場合は，躊躇せずに外固定を除去し，肘関節伸展位とし患肢を挙上する．

　　これで症状が軽快しないときは，前腕の筋区画内圧を測定し，フォルクマン Volkmann 拘縮が疑われる場合は筋膜切開を行う（図 II-27）．

### リスクマネジメント

**(1) フォルクマン Volkmann 拘縮**

　　最も重篤な合併症であり，血流障害で発症する．血流障害は受傷時の上腕動脈損傷による一次性障害と骨折整復後の圧迫包帯やギプス包帯による二次性障害に分けられる．

**(a) 一次性**

　　上腕動脈に対する直接障害．血管の断裂はまれで骨片の刺激による痙攣であることが多い．

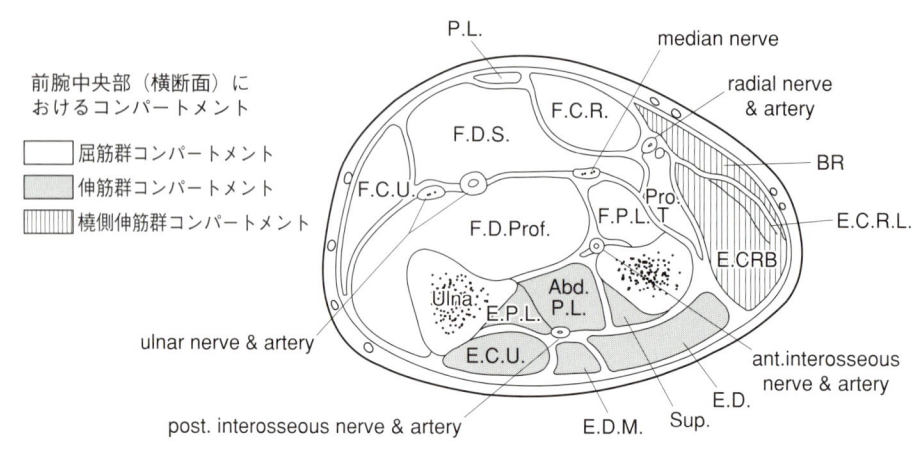

前腕中央部（横断面）におけるコンパートメント

□ 屈筋群コンパートメント
▨ 伸筋群コンパートメント
▥ 橈側伸筋群コンパートメント

屈筋群コンパートメント
P.L.：palmaris longus　長掌筋
F.C.R.：flexor carpi radialis　橈側手根屈筋
F.C.U.：flexor carpi ulnaris　尺側手根屈筋
F.D.S.：flexor digitorum superficialis　浅指屈筋
F.D.Prof.：flexor digitorum profundus　深指屈筋
F.P.L.：flexor pollicis longus　長母指屈筋
Pro.T.：pronator teres　円回内筋

橈側伸筋群コンパートメント
BR：brachioradialis　腕橈骨筋
E.C.R.L.：extensor carpi radialis longus　長橈側手根伸筋
E.C.R.B：extensor carpi radialis brevis　短橈側手根屈伸筋

伸筋群コンパートメント
E.C.U.：extensor carpi ulnaris　尺側手根伸筋
E.D.M：extensor digiti minimi　小指伸筋
E.D.：extensor digitorum（総）指伸筋
Sup.：supinator　回外筋
Abd.P.L.：abductor pollicis longus　長母指外転筋
E.P.L.：extensor pollicis longus　長母指伸筋

Median nerve　正中神経
Ulnar nerve & artery　尺骨神経＆動脈
Radial nerve & artery　橈骨神経＆動脈
Ant.Interosseous nerve & artery　前骨間神経＆動脈
Post.Interosseous nerve & artery　後骨間神経＆動脈

図 II-27　コンパートメント症候群

骨，骨間膜，筋膜，筋間中隔などで囲まれたコンパートメント（隔室）の内圧が種々の原因により上昇し，循環症が起こり，その中の神経，筋肉が機能障害や壊死に至る疾患である
急性期症状：激しい疼痛，高度の腫脹，水疱形成，知覚過敏または鈍麻，運動障害
CPK，LDH，GOT の上昇（ミオグロビン尿）
治療：原因を除去し，1〜2時間で改善のないときは12時間以内に表層のみならず，深層まで筋膜切開を行う筋肉内毛細血管圧の**正常値は約 25 mmHg** であり，40 mmHg 以上で手術適応と考えられる

(b) 二次性

腫脹による骨折部より末梢での**コンパートメント症候群（区画症候群）**である（図 II-27）．毛細血管壁の透過性亢進のため高度な浮腫が生じ，細動脈より末梢の循環障害のため筋・神経などの壊死・変性が起こる．主要血管の血流は比較的保たれるため**橈骨動脈の拍動が触知されても本病態は否定できないので注意を要する**．

(2) 神経損傷

約20％（5〜40％）に発生するとされるが，骨折が整復されれば多くの場合自然治癒する．末梢骨片が後橈側に転位すると正中神経麻痺が，後尺側に転位すると橈骨神経麻痺が発生しやすい．尺骨神経麻痺は比較的まれである．

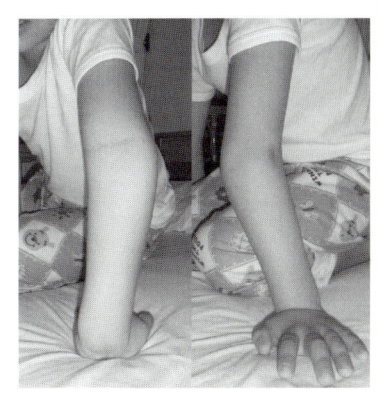

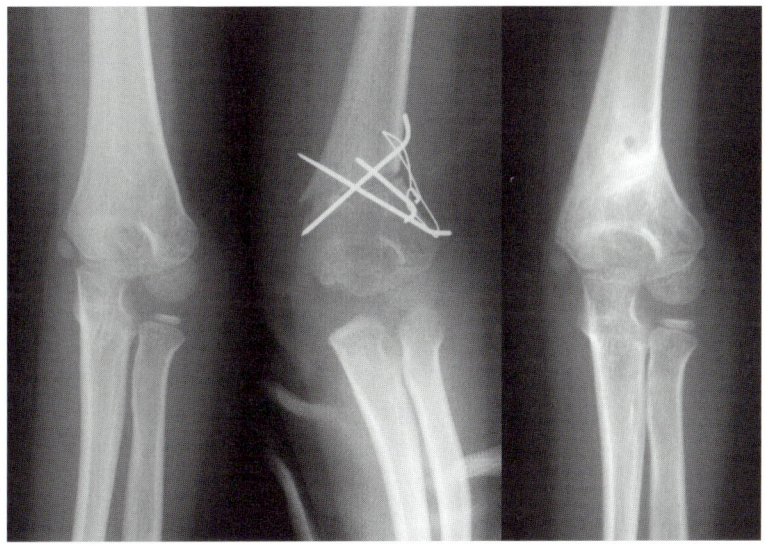

術前　　　　矯正骨きり術後1週　　　術後7カ月

図II-28　内反肘　7歳男児

2～3カ月の経過で回復の徴候がみられない場合は神経を展開する必要がある．

### (3) 内反肘（図II-28）

**内反肘は大きな問題であり，最も多い合併症である．**骨折整復不全や再転位が遺残したために発生するとする説と，内側骨端軟骨の血流障害による発育不全とする説があるが，前者が広く支持されている．関節機能やADLに支障をきたすことは少ないが外見上醜形を呈する．また，**成長とともに自家矯正されることはなく，**遅発性尺骨神経麻痺や肘関節外側不安定症が発生する症例もみられるため，10°以上の内反変形残存例では矯正骨切り術を考慮しなければならない．

## B　上腕骨外顆骨折

### 概念

小児肘関節骨折のなかで**上腕骨顆上骨折についで好発**する．偽関節・外反肘という重大な後遺症を招来するので注意を要する．骨端軟骨を損傷し**関節面の1/2～2/3に及ぶ関節内骨折**である．

### 疾患解説

#### (1) 受傷機転

外反位で前腕からの突き上げによるもの（push off）と肘伸展・内反位での裂離によるもの（pull off）の2種類が考えられる．いずれの受傷機転でも上腕骨外顆は前腕伸筋群の牽引により末梢に回旋転位することが多い．

#### (2) 臨床症状

**上腕骨顆上骨折に比して症状は軽く肘関節外側部の腫脹・圧痛がある程度で**，転位の軽微な場合には肘関節運動も可能である．これが骨折の見落としにつながる原因ともいえる．

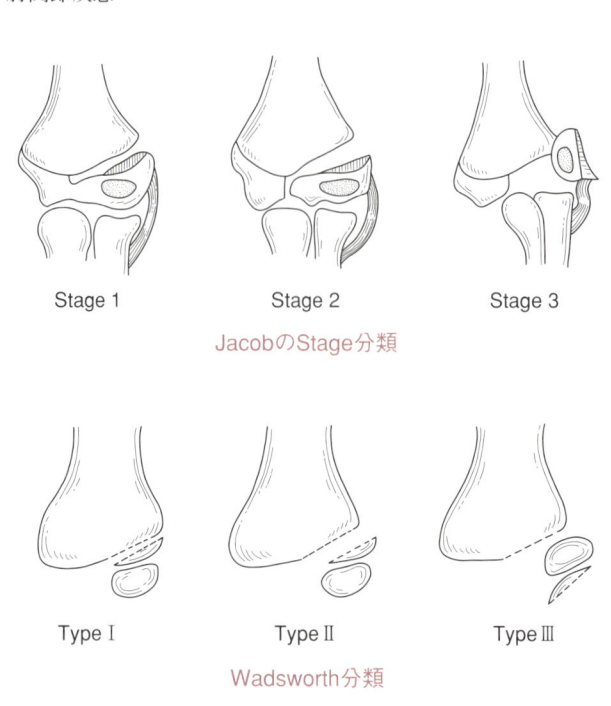

Stage 1　　　　Stage 2　　　　Stage 3

Jacobの Stage 分類

Type Ⅰ　　　　Type Ⅱ　　　　Type Ⅲ

Wadsworth 分類

図 Ⅱ-29　上腕骨外上顆骨折の代表的分類

図 Ⅱ-30　fat pad sign

正常　　　　　陽性
　　　　　（上腕骨外上顆骨折）

### 診断

　臨床症状が少ないだけに正確な X 線像が必要である．転位の軽微なものから上腕骨小頭核が骨幹端部の小骨片を伴って外側に回旋転位しているものまで種々みられ，時には肘関節脱臼を伴う症例もみられる．
　X 線分類（図 Ⅱ-29）がそのまま治療の目安となる．ワドワース Wadsworth 分類，ヤコ

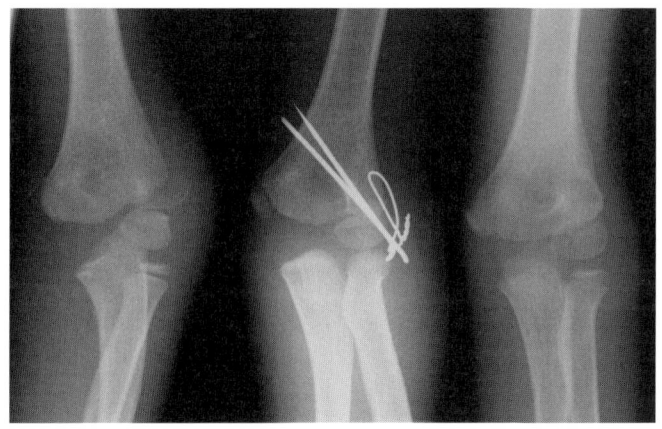

図 II-31
Tension band wiring 法

術前　術後2週　術3カ月

ブ Jacob 分類などさまざまな分類があるが，いずれもI型はほとんど転位のないもの，II型は側方転位を認めるもの，III型は回転転位を認めるものである．

## 治療

転位のまったくない亀裂骨折の場合はギプス固定を行う．

軽度の転位のある場合の取り扱いについては種々の意見がある．

### (1) 骨片転位2mm以内，fat pad sign 陽性例（図II-23, II-30）

fat pad sign が陽性とは骨幹端の骨膜は連続性で関節内血腫が漏出していないことを意味しており，骨折部は安定している．注意深く頻回にX線チェックを行うことで保存的療法が可能である．固定期間は上腕骨顆上骨折よりも長く4〜6週間は必要であり，固定中に側方転位の増大 lateral displacement や骨折部の硬化像の出現 impending nonunion がみられれば，偽関節に移行しやすく観血的治療の適応となる．

### (2) 側方転位3mm以上，fat pad sign 陰性例およびIII型

観血的整復固定の適応となる．多くの症例で骨折線は外顆を越え滑車部分まで達し，骨片は回旋して骨折面を前方・上方に向けている．関節面の整復を第一に考えてこれを整復する．

固定法は年少児ではキルシュナー鋼線2本で充分であるが，年長児では tension band wiring 法（図II-31）などより強固な固定が必要である．2〜3週間のギプス固定の後，自動運動を開始する．

## 術後管理

循環障害の発生がないか充分に注意し，経過を観察する．上腕骨顆上骨折に比べ術後のトラブル発生は少ない．

## リスクマネジメント

骨折の見落としや保存的療法の失敗により偽関節になることがある．偽関節を放置すれば側方動揺性が持続し，肘関節は徐々に外反し（外反肘），経過とともに変形性関節症（図II-32）や遅発性尺骨神経麻痺（図II-33）を招来する．

受傷後3カ月以内であれば，骨折部の新鮮化を行い骨接合可能であるが，これ以降では骨移植を要する症例が多い．陳旧例では関節面の対向不良な症例が多く，軟部組織の緊張もあるため，安易に偽関節部のみの修復を行うと，可動域制限が出現する．まず偽関節部をキ

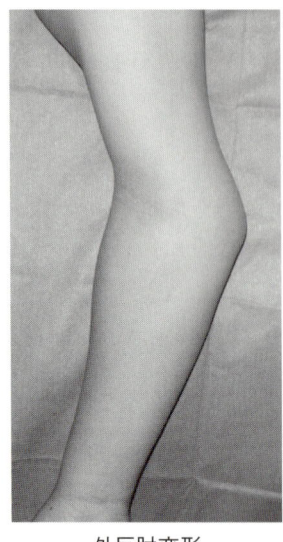

図 II-32 外反肘

外反肘変形　　　外顆偽関節

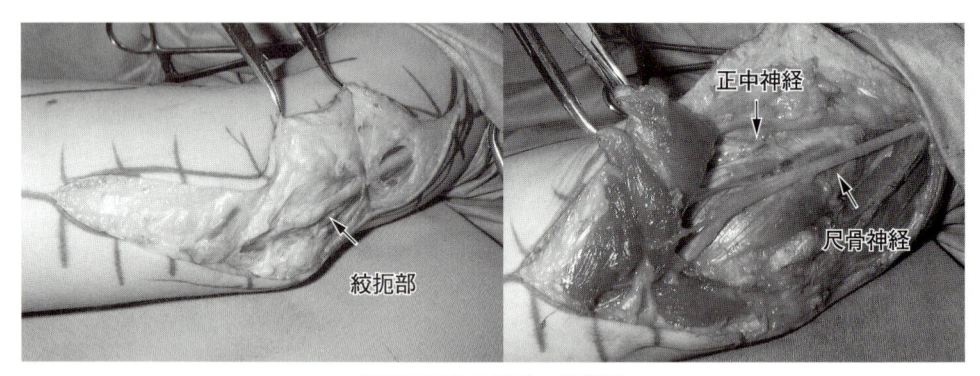

正中神経
絞扼部
尺骨神経

筋層下尺骨神経前方移行術
図 II-33 遅発性尺骨神経麻痺

ルシュナー鋼線で仮固定して，可動域制限の有無を確認した後骨移植を行い，可動域制限が著明であれば軟部組織の剥離を行う．

## C 上腕骨内側上顆骨折

**概念**

　　上腕骨顆上骨折，外顆骨折についで多い小児骨折である．ただ前 2 者よりも**受傷年齢が高く，年長児もしくは少年期に発生**し，9 ～ 14 歳，ピークは 11 ～ 12 歳である．

**疾患解説**

（1）受傷機転

　　手関節背屈，肘関節伸展位で手をついて転倒すると，肘関節の外反強制が加わり，**屈筋群の牽引力によって内側上顆が裂離**する．骨端離開であることが多い．また，投球や腕相撲の際にも発生するが，特に野球など投球動作を繰り返すスポーツでは徐々に骨端軟骨の損傷が

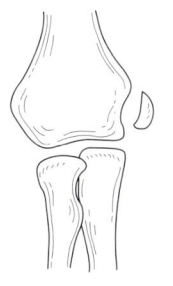

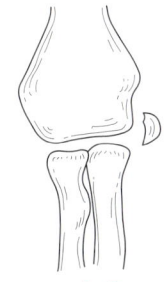

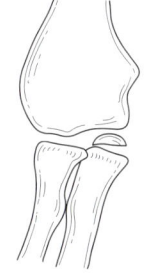

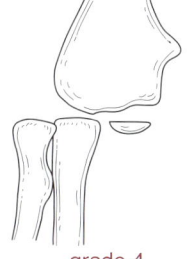

図 II-34 Watson-Jones 分類
grade 1：軽微な転位
grade 2：関節レベルまで転位
grade 3：関節内に陥入
grade 4：肘関節脱臼を伴う

進行し発症する．
(2) 臨床症状
　年長児で転倒して**肘関節内側に限局する腫脹や疼痛**，肘関節運動制限訴えているものは本症を疑う．脱臼を伴っていなければ腫脹や疼痛はそれほど激しくない．外傷ではなく，投球動作などに伴い自家筋力の牽引力による裂離骨折例では，前駆症状として1カ月程度前から肘関節内側の疼痛を自覚する症例がある．

### 診断

　単純X線像によるが肘関節脱臼や橈骨頚部骨折などの合併損傷に注意する．内側上顆骨端核は前腕屈筋群の牽引により種々の程度に下方に転位する．
　X線分類ではワトソン-ジョーンズ Watson-Jones 分類（図 II-34）がある．
　　grade 1：内側上顆骨端核の 2 mm 以内の離開転位
　　grade 2：骨端核は関節の高さまで転位
　　grade 3：骨端核が関節内に嵌入
　　grade 4：肘関節の脱臼に伴う

### 治療

　骨端核の転位のないものや軽微な症例（の 2 mm 前後の離開）ではギプス固定 2〜4 週間の保存的療法を行う．しかし，繰り返す投球動作に伴う自家筋力の牽引力による裂離骨折例では，骨折面に瘢痕の侵入や線維化が起きており，骨癒合に長期間を要することがある．**骨**

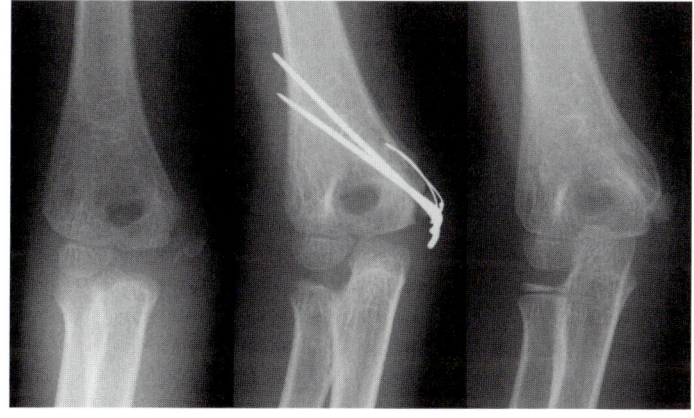

術前　　　術後4週　　　術4カ月

図 II-35
Tension band wiring 法

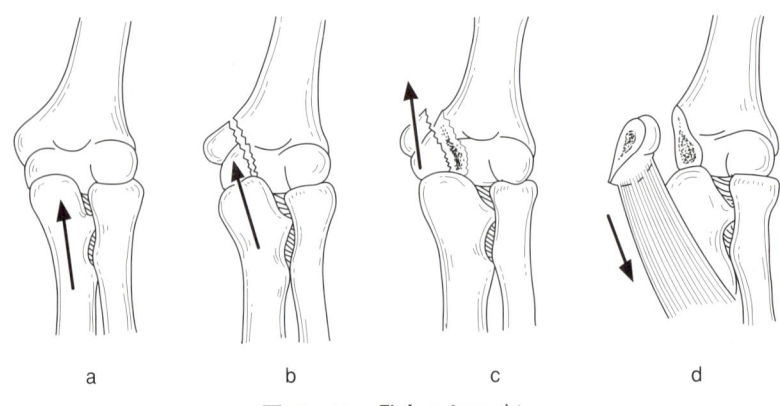

図 II-36 発生メカニズム
・内反力が加わる
・尺骨の突き上げにより剪断骨折が発生
・上方への転位
・外反力で内側顆の裂離骨折が発生

端核が 3 mm 以上転位したものは観血的整復固定術（図 II-35）の適応となる．術後は 1〜2 週間の外固定の後，自動運動を開始する．

### 術後管理
循環障害に注意して経過観察する必要がある．

### リスクマネジメント
骨癒合が得られれば軽度の伸展制限をきたすことがあっても ADL 上問題になることはほとんどない．後遺症として偽関節，滑車壊死，関節症，外反動揺性，尺骨神経麻痺などがあげられる．偽関節は転位の大きな症例に保存的に加療した場合に発生することが多く，偽関節になれば疼痛の残存や尺骨神経刺激症状の可能性がある．

## D 上腕骨内側顆骨折

### 概念
上腕骨内側顆骨折は比較的少なく，小児での発症はきわめてまれである．

### 疾患解説
(1) 受領機転（図 II-36）
外反強制による裂離骨折と尺骨の突き上げによる滑車に対する直達外力が原因の剪断骨折が考えられる．

(2) 臨床症状
内側上顆骨折と区別しにくい．尺骨の脱臼を伴えば脱臼の症状が優位に出現し，骨片転位が強ければ尺側に骨性の突出を触知する．尺骨神経麻痺を合併することもある．内外側いずれにも関節動揺性を認める．

小児例において本骨折を内側上顆骨折と混同してはならない．本骨折は関節面にかかるソルター-ハリス Salter-Harris IV 型骨折（図 II-37）であり，手術適応となる症例が多く，不適切な治療は機能障害を遺残することとなる．

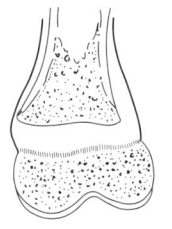

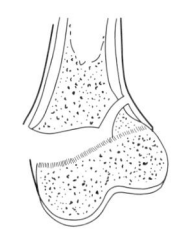

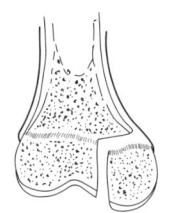

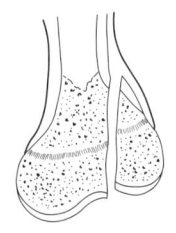

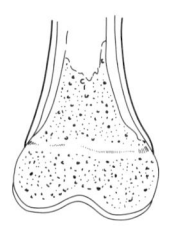

D. 上腕骨内側顆骨折　215

図 II-37　骨端離開の分類（Salter & Harris）
Type 1：骨端線離開
Type 2：骨幹端の一部を含んだ骨端線離開
Type 3：骨端の縦骨折とその部の骨端線離開
Type 4：骨端と骨幹端の縦骨折
Type 5：骨端線の圧挫

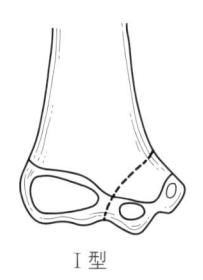

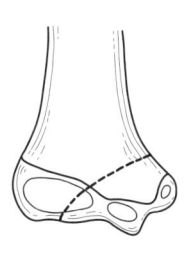

Milch分類（骨折パターン）
I型：骨折線はtrochlear notchに至る
II型：骨折線はcapitulotrochlear grooveに至る

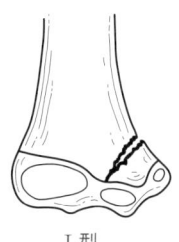

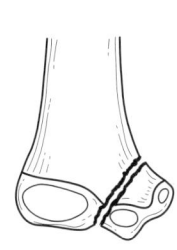

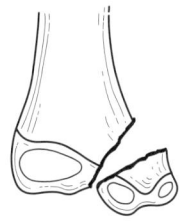

Kilfoyle分類（転位パターン）
I型：骨折線は骨端線にとどまる
II型：骨折線は骨端部に及ぶが転位はない
III型：骨片は回転転位する

図 II-38　上腕骨内側顆骨折の代表的分類

### 診断

　X線像が診断の決め手となる．骨折線は骨幹端から骨端線を通過し，滑車関節面に至る．
　滑車が骨化していないか，ごくわずかな症例ではX線での診断は困難である．内側骨幹端部の骨片を伴った内側上顆骨折がみられたら，本骨折を疑う必要がある．関節造影は滑車が骨化していない症例には有用である．X線分類（図 II-38）は骨折線のパターンで分類し

たミルヒ Milch 分類や骨片転位のパターンで分類したキルファイル Kilfoyle 分類, ベンサール Bensahel 分類などがある．

### 治療

関節面にかかる Salter-Harris IV 型骨折であり，解剖学的な整復が必要である．したがって，転位がないかごく軽度の転位例以外はすべて（Kilfoyle 分類 III 型，Bensahel 分類 II・III 型）観血的治療の適応である．

#### (1) 保存療法

骨片の転位がないかごく軽度の転位がみられる症例．上腕から手部の外固定を肘屈曲 90°，前腕中間位で行う．固定期間は上腕骨外顆骨折と同様に長めに必要である．

#### (2) 観血的治療

骨片は付着する筋群に引かれて，矢状面と水平面の両方で回転している．これらを整復し，滑車関節面の適合を第一に考え，キルシュナー鋼線やスクリューで固定する．

### 術後管理

循環障害の発生がないか充分に注意し，経過を観察する．

術後の固定期間は長時間を要することが多く，自動運動開始時から運動制限がしばらく持続する．暴力的な可動域訓練は避けるべきで，あせらず自動運動を行わせる．

### リスクマネジメント

最もひどい合併症は滑車壊死（虚血性壊死）であり，変形や可動域制限発生の可能性が高い．滑車壊死がもとで滑車形成不全となると内反肘が発生する．

## E 橈骨中枢端骨折

### 概念

橈骨中枢端は橈骨頭と頚部に分けられる．橈骨頭は尺骨の橈骨切痕と近位橈尺関節をなし頚部を輪状靱帯で保持されつつ前腕の回旋運動を営む．骨頭が変形したり（骨頭骨折）骨頭軸が偏位する（頚部骨折）と回旋運動が妨害され，ひいては近位橈尺関節の関節症に発展する．**橈骨頭は手関節からの軸圧を上腕骨に伝達するとともに，肘関節外反に対する安定機構としても働いている．**

### 疾患解説

#### (1) 受傷機転（図 II-39）

肘関節伸展位で手をついた際，軸圧力が外反ストレスに変化して上腕骨小頭と橈骨頭が衝突し発症する．**成人では骨頭，頚部ともに骨折しやすいが，小児ではほとんどが頚部骨折である．**外反ストレスが強い場合には尺側側副靱帯損傷や内側上顆剥離骨折あるいは尺骨近位端骨折などの合併損傷を起こしやすい．特に小児では 60〜70％にこのような合併損傷を伴うので注意を要する．また，橈骨頭骨折の 10％は肘関節脱臼を合併する．

#### (2) 臨床所見

単独骨折では腫脹・疼痛は比較的軽く，肘関節橈側に限局される．伸展・屈曲制限は比較的少なく，回旋運動，特に回内運動が制限されやすい．前腕の回旋運動によって疼痛が増強し，転位のある骨折では回旋運動時に軋轢音を触知できる．

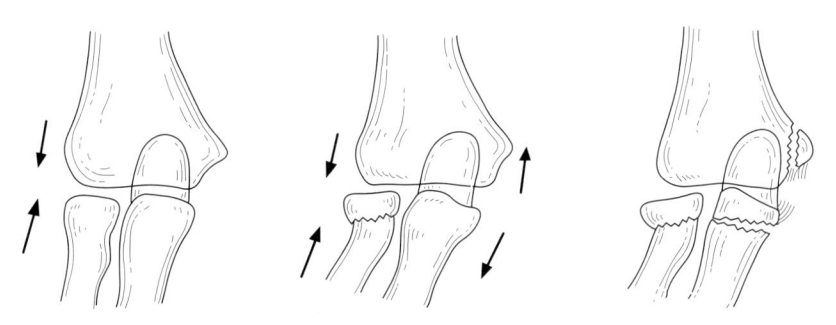

E. 橈骨中枢端骨折　217

**図 II-39　外反骨折（Jeffery 骨折）**
橈骨頚部─→肘頭─→内側上顆（内側側副靱帯）の順に損傷される

### 診断および治療

通常，正面・側面の単純 X 線撮影で診断は可能であるが，骨片の大きさ，転位を正確に把握するためには断層撮影や CT スキャンが有用である．5 歳以下の小児では橈骨骨端核は出現していないので骨片の転位，傾斜角の判定が難しく，注意深く骨頭の触診を行うとともに，関節造影が必要なことがある．

骨折分類およびその治療は小児と成人に分けて述べる．

#### (1) 小児

#### (a) 小児の骨折分類

小児の橈骨中枢端骨折では治療方法を考慮に入れた骨頭傾斜角によるオブライエン O'Brien 分類（図 II-40）が便利である．

　I 型：骨頭傾斜角は 0〜30°
　II 型：骨頭傾斜角は 30〜60°
　III 型：骨頭傾斜角は 60°以上

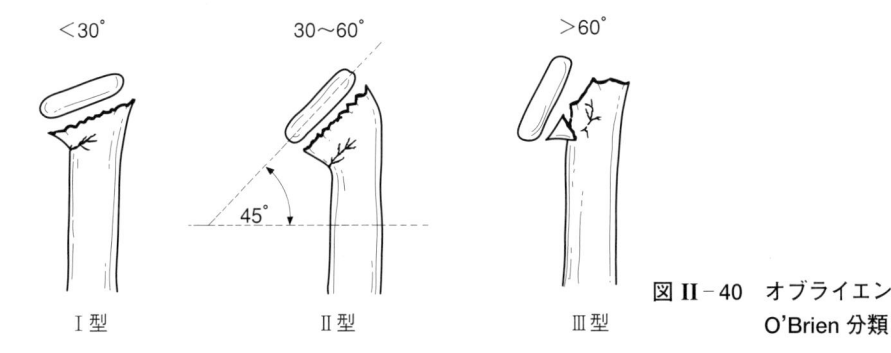

**図 II-40　オブライエン O'Brien 分類**

#### (b) 小児の頚部骨折の治療

本外傷の予後に影響を及ぼす因子は① 骨頭傾斜角，② 骨頭側方転位，③ 合併損傷である．

　① 骨頭傾斜角

　　許容される骨頭傾斜角は若干の意見の相違があるが，一般には以下のごとくである．
　　10 歳以下：45°以内
　　10 歳以上 14 歳未満（女子では 12 歳未満）：30°以内

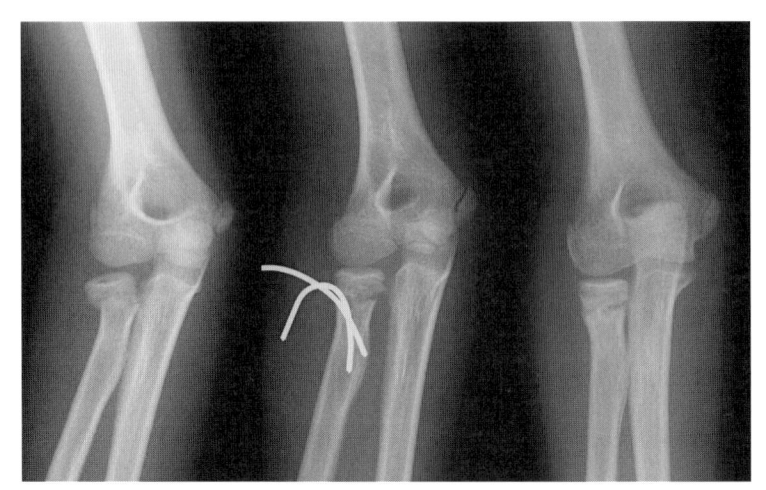

O'Brien II 型　　　　術後　　　　術後 2 カ月
(Jeffery 型骨折)

**図 II-41　経皮的鋼線刺入術（O'Brien II 型）**

　14 歳以上：15°以内
　② 骨頭側方転位
　　側方転位の許容範囲は 3 mm までであり，4 mm を超えると尺骨と cross union しやすい．
　③ 肘関節脱臼
　　肘関節脱臼を合併すると拘縮を残しやすい．
以上を踏まえて治療方針を立てると，
　I 型：転位あるいは屈曲変形がなければ 1 週間程度三角巾で肘関節の安静を保つ．
　　　　屈曲変形が大きければ整復を試みてもよいが無理はしない．
　　　　2～3 週間のギプス固定．
　II 型：徒手整復を試みる．
　　　　整復が不充分のときは X 線透視下に経皮的整復鋼線固定（図 II-41）を行う．
　III 型：II 型の操作で許容範囲内に整復できないときは観血的整復術を行う．
　　　　外固定期間は関節拘縮防止の観点から 3 週を超えないようにする．

### (2) 成人

#### (a) 成人の橈骨頭骨折の分類（メイソン−モーレイ Mason-Morrey 分類）（図 II-42a）

　Mason は橈骨頭骨折と頚部骨折を同じグループに入れて 3 型に分け，Morrey は肘関節脱臼に合併するものは転位のいかんにかかわらず IV 型とした．
　　I 型：転位のない骨頭辺縁骨折あるいは頚部骨折．
　　II 型：転位のある骨頭辺縁骨折あるいは頚部骨折．
　　III 型：骨頭全体に及ぶ粉砕骨折あるいは大きく転位した頚部骨折．
　　IV 型：肘関節脱臼に合併した骨折．

#### (b) 治療

　　I 型：保存的が原則で，しかもなるべく早期に関節運動を始める．疼痛が強いときは

I型　　　　　　　　　II型　　　　　　　　　III型　　　　　　　　IV型

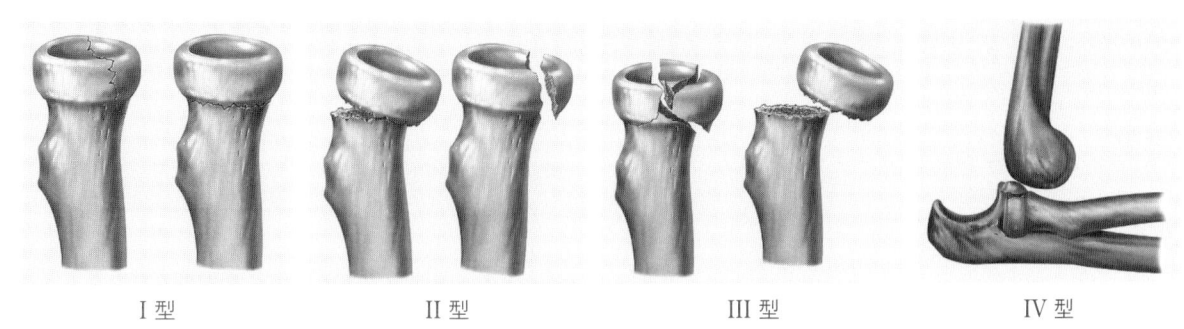

図 II-42a）　Mason-Morrey 分類

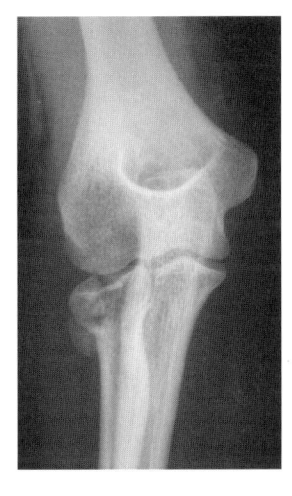

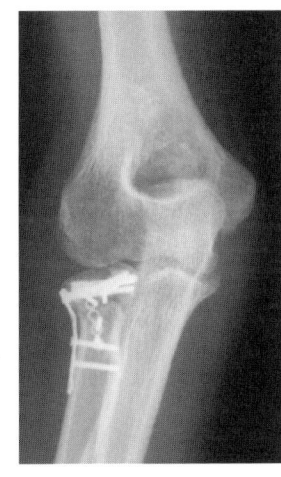

図 II-42b）　Mason-Morrey III 型
Herbert screw とライビンガープレートにて固定した

　　　　関節穿刺を行って血腫を排除する．
　II 型：骨片の転位が 2 mm 以内であれば 2〜3 週間の外固定を行う．
　　　　2 mm 以上の転位があれば観血的に整復内固定を行う．1〜2 週間の外固定後可動域訓練を始める．
　III 型：粉砕が強くとも可能なかぎり整復固定を試みる（図 II-42b）．やむを得ず切除する場合は，合併損傷がなければ一次的切除でよいが，尺側側副靱帯損傷合併例やエセックス-ロプレスティ Essex-Lopresti 骨折例（図 II-43）では断裂した靱帯が修復されるまでの 1〜2 カ月間骨頭を温存するか，一次的に silastic implant を挿入する．
　IV 型：脱臼整復後の骨頭骨折の治療は前述の I〜III 型の治療法に準ずる．肘関節拘縮の予防のためには 3 週間以上の外固定は行うべきではない．

### 術後管理

　　　　肘伸展位で外固定し，浮腫の防止に努める．強固な固定が得られていれば，手術翌日から自動介助運動を開始する．外固定は 3〜4 週間，着脱可能な副子を装着する．

### リスクマネジメント

（1）小児例
　① 骨頭過成長
　　　　40 % 程度に骨頭の肥大化が生じるといわれているが機能障害はほとんどない．

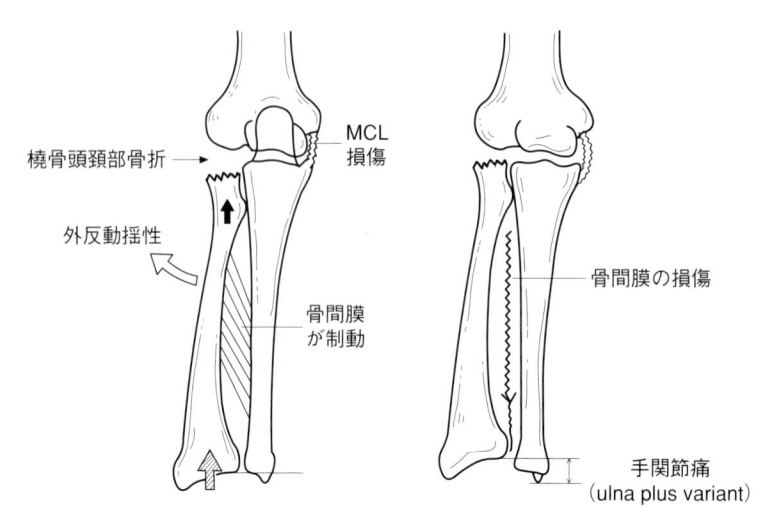

**図 II-43 Essex-Lopresti 骨折**
骨間膜およびTFCC*が損傷されるため，橈骨の近位方向への移動に対しての制動がなくなる
*TFCC：triangular fibrocartilage complex 三角線維軟骨複合体

② 早期骨端線閉鎖
　骨端線閉鎖が起きても橈骨は健側と比べて5mm以上は短縮しないため重篤な障害は起きない．
③ 骨頭壊死
　比較的少ない．骨頭が完全に転位していても48時間以内に整復すれば壊死は免れる可能性が高い．
④ いわゆるジェフェリー Jeffery型損傷（図 II-39）
　橈骨頸部骨折に内側側副靱帯断裂を合併した骨折がJeffery型骨折であり，外反外力により橈骨頸部骨折に内側上顆骨折・内側側副靱帯断裂あるいは尺骨近位端外反骨折のいずれかを合併した損傷をいわゆるJeffery型損傷という．

**(2) 成人例**
　II型骨折ではハーバートスクリューなど内固定材料の進歩により良好な結果が得られているが，転位の大きいII型骨折やIII型骨折は骨頭切除術の適応とされてきた．しかし，長期的には握力の低下，肘関節外反動揺，手関節の手根尺骨インピンジメントを起こすことが注目されており，できるだけ骨頭切除は避けるべきである．
　IV型骨折では尺側側副靱帯損傷を伴うことが多く，骨片切除により肘関節の外反動揺性をきたす．粉砕骨折でも可及的に骨頭を温存して早期に関節運動を始め，必要ならば二次的に骨頭を切除するのがよい．
　Essex-Lopresti骨折（図 II-43）は橈骨に加わった軸圧により骨頭骨折とともに前腕の骨間靱帯が損傷されて橈骨の中枢移動が生じ，手根尺骨インピンジメントをきたす外傷である．一次的な単独骨頭切除術は禁忌である．

## F 肘頭骨折

### 概念

肘頭骨折は成人では発生頻度が高く，安易に治療されがちである．しかし，肘関節は屈伸と回旋の両運動を担い，屈伸は腕尺関節（上腕骨滑車・肘頭関節）で行われる．滑車を軸とすれば肘頭の滑車切痕は軸受けであり，軸受けの構造的破綻は屈伸運動に重大な障害を生じる．したがって不適切な治療では偽関節や関節拘縮を生じやすい．

### 疾患解説

#### （1）受傷機転

肘頭骨折は成人ではまれではなく，ほとんどの症例は肘頭を直接打撃する直達外力によって発生し，粉砕骨折となりやすい．介達外力によるものは肘屈曲位で三頭筋の牽引力により発生し，横骨折や斜骨折となる．

一方，小児では比較的少なく，肘関節部骨折の5～6％であり，単独骨折より他の肘部周辺損傷を合併することが多い．すなわち肘頭骨折の10％に橈骨頚部骨折を合併し，これは外反強制によるいわゆるJeffrey型損傷（図II-39）である．

#### （2）臨床所見

疼痛および肘関節運動制限がみられ，肘頭の皮膚には腫脹，打撲，挫創を認める．

隣接骨骨折，靱帯損傷などの合併例や多骨片骨折では肘関節の不安定性を示す．

### 診断

受傷機転，局所症状，単純X線像から，成人では診断は困難ではない．肘が伸展できるから肘頭骨折がないとはいえず，また保存的療法の適応とはならない．

小児では骨端核の出現以前ではSalter-Harris I型の診断は困難であり，II型では骨幹端骨片の存在に注意する．小児伸展損傷の外反型（Jeffrey型）では橈骨頚部骨折や内上顆骨折の合併を，内反損傷では橈骨頭脱臼の合併（モンテジア Monteggia 骨折のバド Bado type III）を見落としてはならない．このためには正確な正・側面X線像が必須である．

X線所見からいくつかの分類があるが，成人に多い粉砕型では粉砕，転位の程度はさまざまであり，分類に困難を感じる症例も少なくない．ここではコルトン Colton の分類（図II-44）を示す．

小児の分類は受傷機転から分けたウィルキンス Wilkins の分類（図II-45）が知られている．特殊なものとして成長期の野球などの投擲競技による骨端閉鎖不全がある．弓道などでは完全な骨端離開となることがある．

### 治療

この骨折の治療は，単に骨癒合を得ればよいのではなく，安定性，無痛性はもちろん可動域の良好な肘関節を再建しなければならない．このためには，関節面の正確な整復，強固な内固定に加えて，早期の自動運動が治療のポイントとなる．

小児では，この部の骨膜が厚いため安定性がよく，転位がない骨折では肘関節直角位で3週間程度の外固定でよい．剪断損傷では，背側の骨膜が損傷されずに残っていることが多く，これをhingeとして徒手整復，鋭角位固定を試みる価値がある．小児でも屈曲損傷の場合は背側骨膜も損傷されているため転位があれば観血的整復固定術が必要である．

成人では骨癒合を得るまで外固定を行うと拘縮をきたしやすく，2mm以上の転位があれ

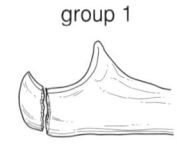

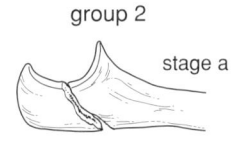

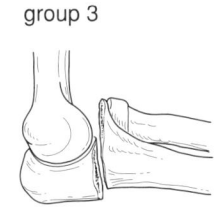

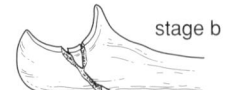

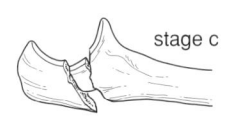

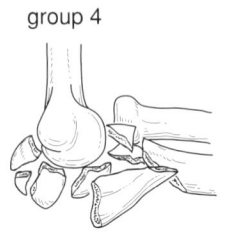

図 Ⅱ-44 Colton 分類

group 1：裂離骨折で骨折線は横走する
group 2：斜骨折型
    stage a：単純な斜骨折，転位があってもよい
        b：a に第 3 骨片を伴い，転位なし
        c：b で転位がある
        d：c の第 3 骨片が粉砕性
group 3：骨折＆脱臼（Monteggia 骨折型）
group 4：分類不能型，強大な直達外力による
       上腕骨遠位端や前腕骨幹部の骨折を合併することが多い

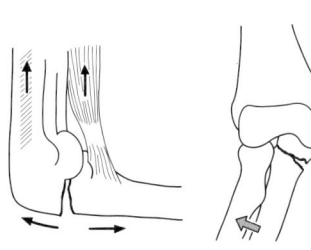

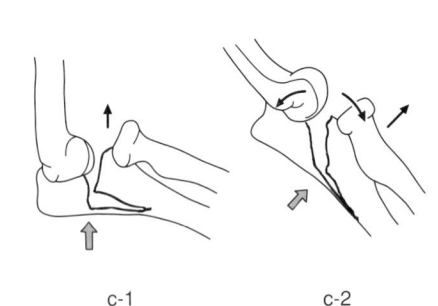

図 Ⅱ-45 Wilkins 分類

  a：屈曲型損傷
b-1：外反伸展損傷，いわゆる Jeffery 型骨折
b-2：内反脱臼伸展損傷，Monteggia 骨折 Bado Ⅲ 型になりやすい
c-1：剪断損傷，屈曲位で後方からの直達外力
c-2：剪断損傷，伸展位で後方からの直達外力

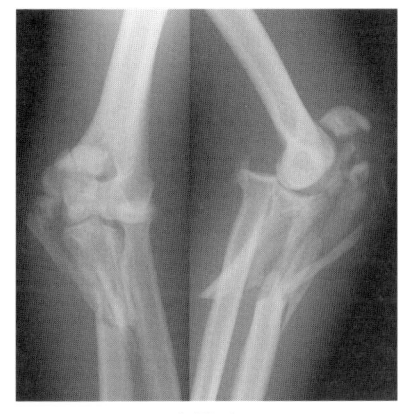

初診時 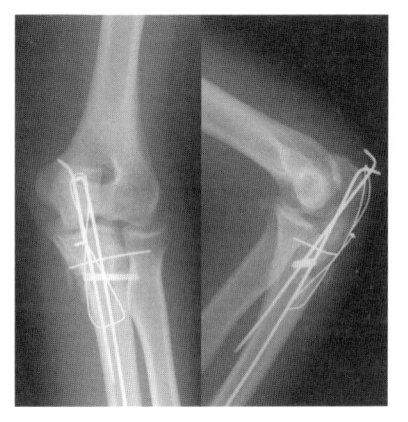　　　　　　　　tension band wiring
　　　　　　　　　　　　（尺骨偽関節）

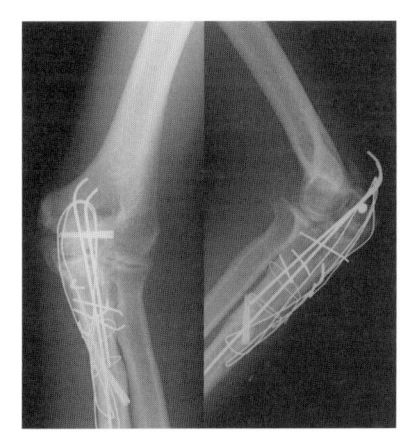

自家腸骨移植術後 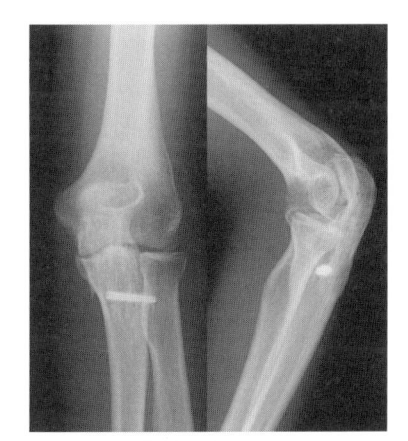　　　　受傷後 1 年 3 カ月

図 II-46　Colton 分類 group 4

ば手術を行う．正確な整復と強固な内固定は早期運動を可能とし，拘縮と変形性関節症の防止を可能とする．

　粉砕骨折（図 II-46）では一期的にまずキルシュナー鋼線，ソフトワイヤー，スクリューなどで内固定術を行い，症例によっては二期的に骨移植とプレート固定を行うことで良好な結果を得られる．

　強固な固定，早期自動運動ができれば比較的予後は良好である．拘縮が残れば早期に弾性副子を使用し，3 カ月以上後療法を行っても可動域が不良なら，観血的関節授動術を行う．

### 術後管理

　持続ドレーンを留置し，最初の 24 〜 48 時間は外固定を行い，局所の安静を図る場合もあるが，強固な固定が得られていれば，手術翌日から自動介助運動を開始する．

### リスクマネジメント

　強固な固定，早期自動運動ができれば比較的予後は良好であるが，拘縮が残れば早期に弾性副子を使用し，3 カ月以上後療法を行っても可動域が不良なら，観血的関節授動術を行う．偽関節はまれであるが，発生した場合は二期的に骨移植を要する．キルシュナー鋼線などが

## G Monteggia 骨折 Monteggia lesion

### 概念

イタリアのモンテジア G. Monteggia は 1814 年，尺骨近位 1/3 の骨折に橈骨頭の前方脱臼を合併した外傷を報告した．1962 年，バド Bado は橈骨頭脱臼の方向によって I 〜 IV 型（Bado 分類）（図 II-47）に分類した．さらに橈骨頭脱臼に伴う尺骨のいかなるレベルの骨折あるいは屈曲をモンテジアリージョン Monteggia lesion と総括した．現在この概念が広く支持されている．

### 疾患解説

#### （1）受傷機転

受傷メカニズムは骨折型別に論じられている．

Bado I 型は肘伸展，前腕回内位で手をつき，さらに回内力が働いて橈骨頭の脱臼と尺骨骨折を起こす（回内説：Evans），前方へ手をついて転倒して肘は過伸展し，橈骨頭が上腕二頭筋の反射的緊張で前方に脱臼し，ついで尺骨骨折を生じる（過伸展説：トンプキン Tompkin），および後方からの直達外力（直達外力説：ネイラー Naylor）があげられている．さらに II 型では直達外力，回旋，長軸負荷など，III 型では肘内反力などである．なお，IV 型は I 型に引き続いて起こるとする考えがある．

#### （2）臨床症状

尺骨骨折の症状に加えて，肘関節周辺の疼痛，腫脹，運動障害と運動痛が出現し，脱臼した骨頭を前方や外側に触れるが，軽度の場合にはわかりにくい．尺骨骨折の症状が優位に出現して橈骨頭脱臼の症状が隠れてしまうこともあり，橈骨頭脱臼を見逃さないことが大切である．

神経麻痺のチェックは必ず行っておく必要がある．後骨間神経麻痺が最も多く，この場合の症状は drop hand ではなく drop finger となる．まれに尺骨神経麻痺，きわめてまれに前骨間神経麻痺を伴うものもある．

### 診断

成人例では診断に苦慮することは少ない．しかし，小児に発生した Monteggia 骨折は軽微な尺骨の不全骨折に合併する症例が多く存在し，肘関節の訴えが少ないことから橈骨頭脱臼が見逃される場合がある．したがって，誤診を招かないためにも，肘および手関節を含め

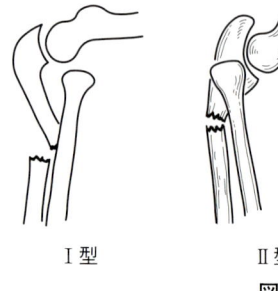

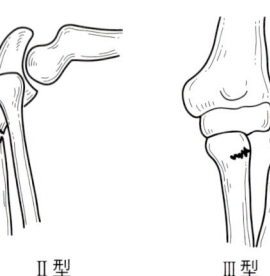

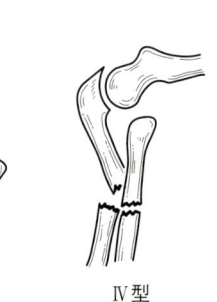

I 型　　II 型　　III 型　　IV 型

図 II-47　Bado 分類

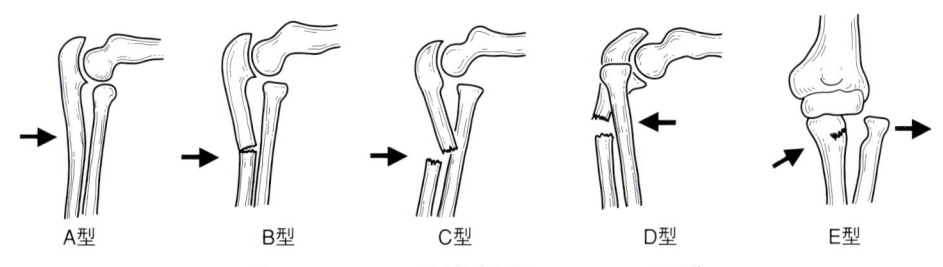

図 II-48 Letts 分類（小児 Monteggia 骨折）

た正しい側面像と前後像の X 線撮影が必要である．

　尺骨骨折の多くは近位 1/3 である．肘頭の骨折に橈骨頭脱臼を伴うものもある．

　小児では尺骨の骨折ではなく，弯曲 (bowing) に伴う症例もあり，**尺骨の前方凸変形 anterior bowing**（図 II-48）を認めたらならば，Monteggia 骨折を念頭におく必要がある．

　正常では橈骨の長軸はいかなる肢位，また，いかなる方向からの撮影でも上腕骨小頭に向かうので，脱臼方向のチェックは橈骨長軸の延長線が上腕骨小頭の中心からどちらに偏位しているかを確かめることである（図 II-49）．

**(1) Bado 分類**（成人 Monteggia 骨折）（図 II-47）
　　Ⅰ型：尺骨は前方凸，橈骨頭は前方脱臼
　　Ⅱ型：尺骨は後方凸，橈骨頭は後方脱臼
　　Ⅲ型：尺骨は外側凸，橈骨頭は外側脱臼
　　Ⅳ型：橈・尺骨骨折，橈骨頭は前方脱臼

　橈骨頭の脱臼方向は多くの症例で尺骨の変形の凸側であり，いずれの方向へも起こり得るが，前方脱臼を伴うものが最も多く 70〜80 % を占めている．

**(2) レッツ Letts 分類**（小児モンテジア Monteggia 骨折）（図 II-48）
　　A 型：尺骨の前方への弯曲に伴う橈骨頭前方脱臼

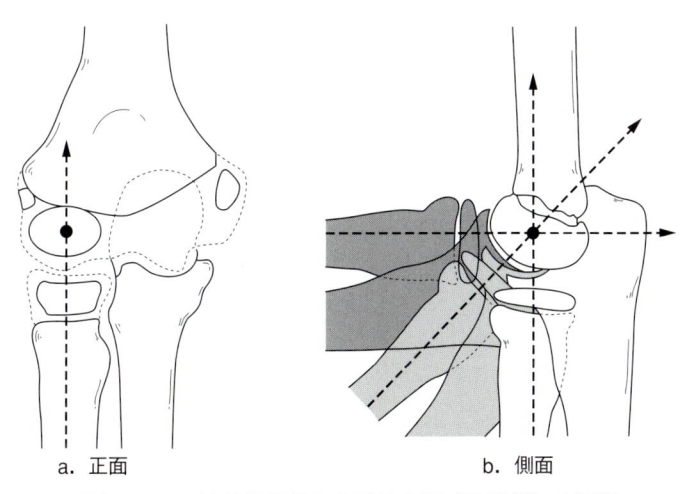

図 II-49　橈骨長軸線と上腕骨小頭（骨端核）の関係
いかなる肢位においても橈骨長軸線の延長は上腕骨小頭（骨端核）中心を通過する．

            Ⅰ型                    Ⅱ型

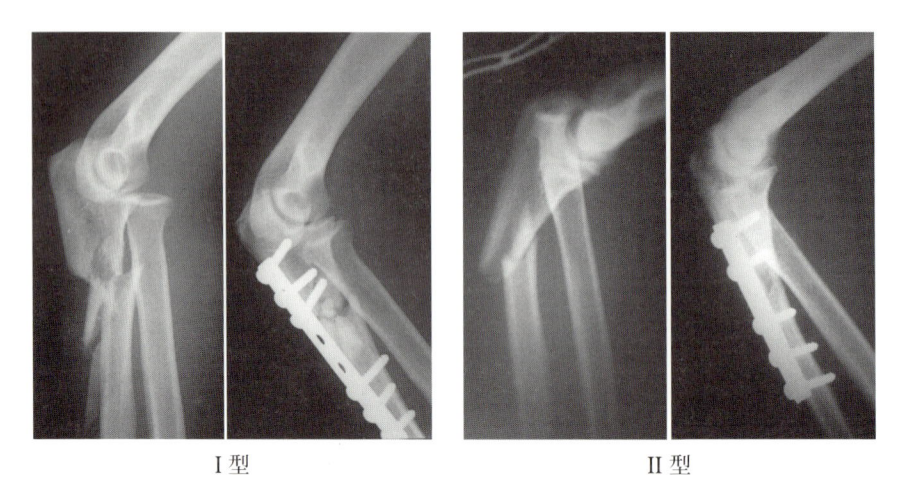

**図Ⅱ-50 Monteggia 骨折（成人）**

　　B型：A型に若木骨折が加わったもの
　　C型：尺骨の前方屈曲で完全骨折＋橈骨頭前方脱臼
　　D型：尺骨の後方屈曲で完全骨折＋橈骨頭後方脱臼
　　E型：尺骨骨折に伴う＋橈骨頭側方脱臼
　成人ではE型は非常にまれで，小児特有の骨折型である．小児ではB，C型が多い．

### 治療

#### (1) 新鮮例

　成人例（図Ⅱ-50）では尺骨の転位が高度なことが多く，観血的整復固定術を要する症例がほとんどである．尺骨の解剖学的整復位を得ることで，ほとんどの症例で橈骨頭脱臼の整復が得られる．

　小児例ではほとんどの症例で徒手整復による尺骨骨折の整復・保持が可能であり，橈骨頭の観血的整復が必要となることはまれである．しかし，橈骨頭の整復不能例や整復位保持が困難な症例，受傷後2週間以上経過した症例などで観血的整復固定術を要することもある（図Ⅱ-51）．

#### (2) 陳旧例

　成人例では，橈骨頭脱臼自体が明らかな障害となり，かつ，肘関節の機能の改善が期待できる症例のみ橈骨頭切除術を考慮する．

　小児例では脱臼位にある橈骨頭を積極的に整復すべきとする説と，機能障害が軽度な症例が多いため放置すべきとする意見に分かれる．橈骨頭を積極的に整復する適応は，受傷後2〜3年以内で橈骨頭に変形がないこととし，輪状靱帯再建術と尺骨矯正・延長骨切り術を併用する．

### 術後管理

　患肢を挙上し，手指の腫脹や血流障害に注意し，経過観察を行う．整復後は橈骨頭の脱臼方向にかかわらず，前腕回外位・肘関節屈曲位で3〜4週のギプス固定を行う．

### リスクマネジメント

　橈骨神経の分枝である後骨間神経損傷が20〜30％の頻度でみられる．後骨間神経損傷

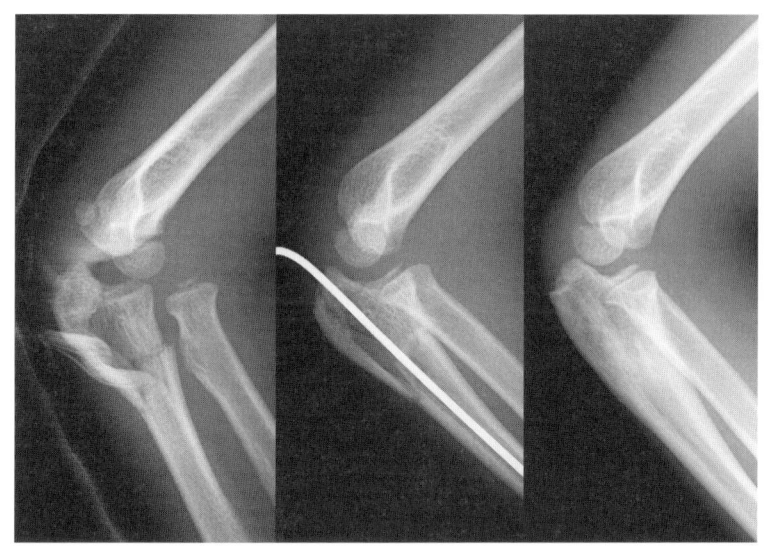

Letts 分類　C 型

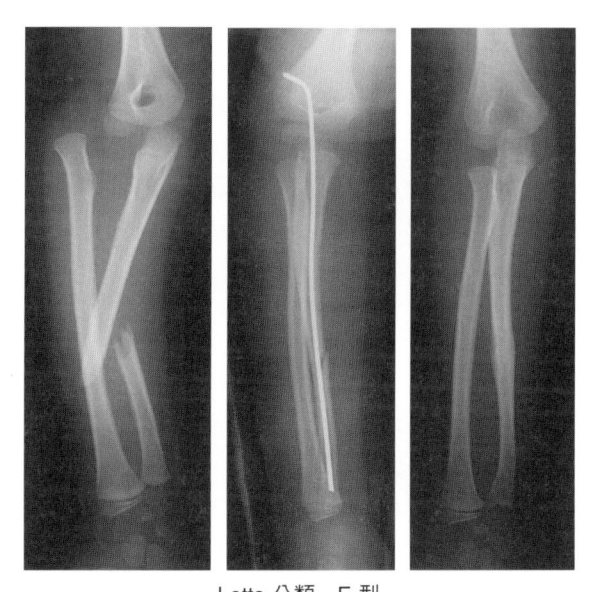

Letts 分類　E 型

図 II-51　小児 Monteggia 骨折例

は橈骨頭の前面でフローセのアーケード arcade of Frohse の直下を通過するため，圧迫損傷を受けやすい．麻痺は一過性のことが多く，多くは 8〜12 週で自然回復する場合が多い．

〈関口昌之〉

# 4 手疾患

## A 骨折

**概念，分類，解剖**

　骨折は，転倒，事故，スポーツなどにより身体の様々な部位に発生する．そして，骨折の治療には，ギプスなどを用いる保存的治療と，キルシュナー Kirschner（K-）鋼線，螺子（スクリュー）やプレートを用いて骨折部分を固定する観血的治療がある．どの治療方法を選択しても，患部の循環，知覚および運動機能に細心の注意を払う．また，不要な関節拘縮の発生を起こさないよう健常部分の運動療法を積極的に行わせる．

　手部（図Ⅱ-52）は，神経，血管，腱などの重要臓器が小範囲に集中している．したがって，どの一つが障害を受けても手としての機能を完全に発揮することが困難となる．手部の骨折では，骨折の治療を単独で考えるだけでなく，手の機能を総合的に判断して治療を行う．

　特に，開放骨折の場合には，骨折の治療に加えて軟部組織の一次修復を同時に行う場合も

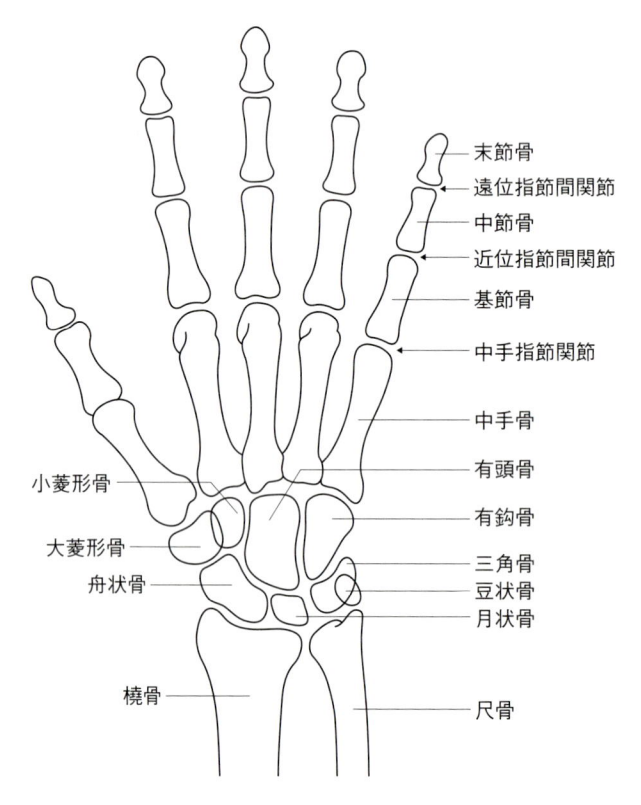

図Ⅱ-52　手部の骨

多い．したがって，適切な治療がなされなかった場合には，手の機能は大きく障害され，患者の日常生活にきわめて重大な影響を与えることになる．

### 分類

罹患部位で骨折を分類すれば，橈骨遠位端部骨折（コレス Colles 骨折，スミス Smith 骨折，バナン Barton 骨折など），手根骨骨折，中手骨骨折や指節骨骨折に分類できる．中でも特殊な骨折としてベネット Bennett 骨折，舟状骨骨折，骨性槌指などがある．

### 疾患の解説

受傷機転や臨床症状から骨折の形態をある程度推測できる場合もある．

① 転倒する際に手関節背屈位で手掌をついた．その後，手首が痛く，腫脹が継続している．同一の受傷機転でも患者の年齢による骨の強度により，発生する骨折の形態が異なる例である．
　　⟶ 高齢者の場合，橈骨遠位端骨折が疑われる（図 II-53）
　　⟶ 若年者の場合，舟状骨骨折が疑われる（図 II-54）

② げんこつで物体を殴った，あるいは手部をぶつけた後に手が痛い．
　　⟶ ボクサー骨折，中手骨骨折

③ ボールが指に当たった．突き指をした．指が痛い．指が変形している．遠位指節間関節（DIP 関節）を伸ばせない（図 II-55）．
　　⟶ 指節骨骨折，骨性槌指など

④ 母指の外転を強制された．母指の付け根が痛い．指が変形している．母指と示指間で物をつまめない． ⟶ Bennett 骨折（第一中手骨脱臼骨折）（図 II-56）など

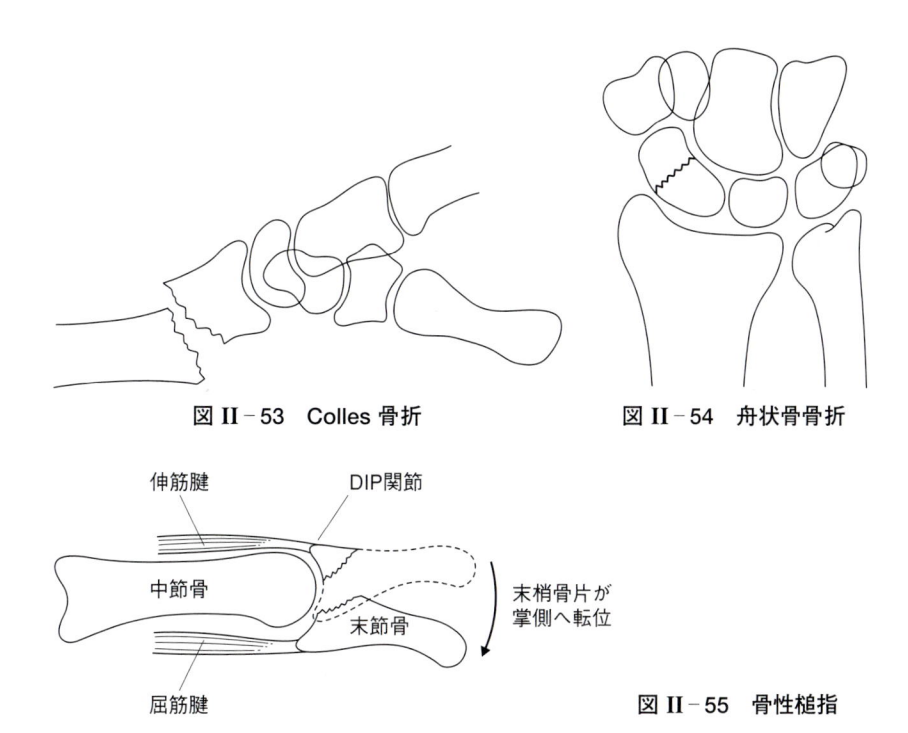

図 II-53　Colles 骨折　　　　　図 II-54　舟状骨骨折

図 II-55　骨性槌指

230　4．手疾患

第一中手骨　大菱形骨　長母指外転筋

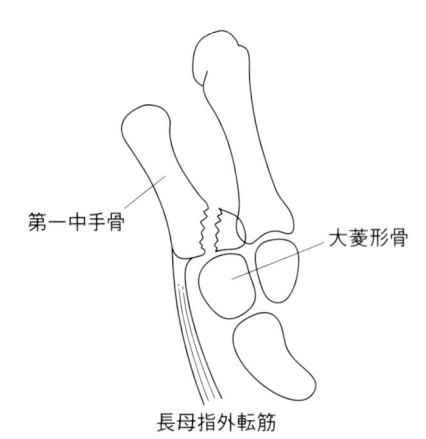

図II-56　Bennett 骨折

### 検査，診断

　骨折の診断は，単純X線写真像から比較的容易である．しかし，転位のない舟状骨骨折の診断は，単純X線写真像では明確でないことも多い．受傷機転から舟状骨骨折が強く疑われる症例では，多方向の撮影，CT，MRIなどを行う．あるいは，患者に舟状骨骨折の可能性を話し，骨折部が単純X線写真像で判別しやすくなる，受傷後2週間目に再度単純X線写真撮影を行い，診断を確定する．

### 治療

　骨折治療の一般的な注意として，末梢循環，知覚機能，運動機能を頻回に検査して，様々な障害が不可逆的な状態になる以前に早期発見することが大切である．さらに，患部の腫脹を減らし，疼痛を軽減し，浮腫による組織の線維化を防止するために，患肢を高挙，冷却する．健常部分の関節（肩，肘および手指関節）運動練習は，患部の腫脹を軽減するためと，関節拘縮の予防のために積極的に行わせる．

(1) 非開放骨折（単純骨折）

(a) 転位を伴わない症例

　3～6週間のギプス固定を行う．

(b) 転位を伴う場合

　局所麻酔，伝達麻酔などの適切な除痛処置後，整復を行う．徒手整復後に整復位の保持が可能（安定型）であれば，3～6週間ギプス固定を行う．

　特殊な骨折として，基節骨部の骨折がある．この部は腱修復の立場では no man's land とよばれ，狭い腱鞘の中を浅指屈筋腱と深指屈筋腱が走行している．同部の骨折を長期間固定すると両屈筋腱が癒着を起こし，近位指節間関節（PIP関節）およびDIP関節の屈曲が不能となる．したがって，強固な骨固定を行い早期から運動練習を積極的に行わせる．

(2) 開放骨折（複雑骨折）

　受傷後6時間以内のいわゆる golden time 内であれば，創処置（洗浄，debridement，組織損傷の評価）後，K-鋼線や創外固定器を用いて骨折部の固定を行う．そして損傷された他の軟部組織の一次修復を同時に行う．

　以下に代表的な骨折の治療法について要点を述べる．

### (a) 橈骨遠位端骨折（図II-53）

**保存療法**：転位のない症例，あるいは安定型であれば，前腕から中手指節関節（MP関節）部までの固定を4〜6週間行う．ギプス除去後に，手関節の可動域訓練を開始する．

**手術療法**：徒手整復が不可能な症例，あるいは整復できても整復位保持が困難な症例（不安定型）および関節内骨折の症例では，創外固定，観血的整復内固定術（プレート固定など）あるいは経皮ピンニングを行う．

術後早期より関節可動域練習を行わせる．

### (b) 舟状骨骨折（図II-54）

舟状骨の栄養血管の構造上，骨折部位により末梢骨片の血流が障害されやすく，偽関節となりやすい．

**保存療法**：骨折部の転位のない症例が適応となる．8〜12週間の前腕から母指の指節間関節（IP関節）および他の指ではMP関節部までのギプス固定を行う．しかし，ギプスによる治療では日常生活動作上の障害が長期間にわたる．最近ではX線透視下に，5 mm程度の皮膚切開から螺子（スクリュー）固定を行い，手術数日後から自動運動を許可する傾向にある．治療成績は良好である．

**手術療法**：骨折部の転位のある症例や偽関節症例などが適応となる．観血的整復内固定術（螺子固定など）と骨移植術が行われる．

### (c) Bennett骨折（図II-56）

長母指外転筋の牽引力により，末梢骨片が中枢方向に牽引され整復位の保持が困難な骨折として知られている．

**手術療法**：K-鋼線による内固定が行われる．

### (d) 中手骨骨折

中手骨の頚部，骨幹部，基部の骨折に分けられる．

**手術療法**：K-鋼線による内固定を行う．特にMP関節の伸展拘縮は容易に発生し，拘縮除去には時間を要する．したがって，拘縮をつくらないよう，早期に運動練習を行わせる．

### (e) 指節骨骨折

**骨性槌指**（図II-55）：関節面の1/2以上に骨片が達する場合や整復位保持が困難な場合に手術を行う．広く行われ成績が安定している方法に石黒法がある．

〈吉田 綾〉

## B 再接着

### 概念

労働災害や交通事故などの外傷により，手指を含めた上肢の切断が発生する．多くの患者が美容上の観点から再接着を希望するが，患者の年齢，職業，創の状態や全身状態，さらに再接着した指肢の機能回復などを総合的に検討した上で手術適応を決定する必要がある．現在では，手術手技の改善も加わり，指尖部分での再接着も可能となったが，年齢などを考慮せずに手術適応を広げて再接着手術を行えば，本来，健常であるはずの手指にも関節拘縮を

起こすなどして，患部だけでなく手全体の機能が障害されてしまう可能性がある．言い換えれば，再接着手術は，患部が生着しても手全体の機能が充分発揮できなければ成功ということはできない．

一方，下肢切断例における再接着の適応は，義足の機能が単純で良好なため，小児を除いて少ないと考えられている．

**解説**

多くの患者は，受傷直前まで健康に社会生活を営んでいる．しかし，中には，本人が気づかない消化管の病変や，本人は内服の効果を完全に理解しないままに様々な理由から抗血小板凝集薬を内服したり，あるいは本人が知らない重篤な疾患に罹患している場合がある．

手指を切断した場合には救急患者として来院するが，年齢のいかんを問わず大多数の患者が再接着を希望する．しかし，再接着後には，ヘパリンをはじめとする様々な抗凝固薬，ウロキナーゼなどの血栓溶解剤，プロスタグランジンなどの末梢血管拡張剤や低分子デキストランなど様々な薬剤を使用して血管縫合部分の血栓形成防止に努力する．したがって，不顕性の胃潰瘍や十二指腸潰瘍などが存在すれば，術後のストレスにより潰瘍が悪化，抗凝固剤の使用と相まって消化管出血のコントロールができず全身状態の悪化を招くことがある．過去の報告の中には，再接着を行ったものの，肺の腫瘍から大量出血して死亡した症例もある．

したがって，手術適応の決定には，局所に注意を向けるだけでなく，全身状態の把握を短時間に行う必要がある．

### (1) 全身状態の把握

再接着の成功率を上げるためには，受傷後に手術を早期に開始して血行を再開させる必要がある．

搬送されてきた患者は，ショック状態のために詳細な情報を提供できない場合も多い．したがって，付き添い人から可能な限りの情報を聴取する．理学的に全身状態の把握を行うことはもちろん，最低限の検査として心電図，胸部X線写真と患部のX線写真撮影，血液検査を行う．

### (2) 治療方針の一般的事項

再接着する部位や多数指切断の場合における手術予定時間から，伝達麻酔あるいは全身麻酔を選択する．その機能的予後から手術は，基本的には骨，腱，神経，血管などすべての組織の一次修復が原則である．しかし，全身状態や患部の状態，ならびに阻血時間や全体の手術時間の関係から，はじめに動脈と静脈を縫合して血行を再開し，患部を生着させ，数カ月後に二次的に神経，腱などの修復を行う場合もある．

#### (a) 患部の状態

鋭的切断，挫滅切断と引抜き切断がある．鋭的切断においては，骨，腱，血管，神経が同一の部位で鋭的に損傷されているため，骨の短縮を行うことなく，比較的容易に再接着が可能である．

#### (b) 挫滅切断および引抜き切断

患部の挫滅が強い場合，各組織は様々な部位で障害されている．特に，再接着を成功させるためには縫合する血管の内膜が正常な状態となるまで損傷された血管を切除せざるを得ない．そのために生じた血管の欠損距離が大きい場合には，患部の長さを犠牲にして骨を短縮するか，短縮できない場合には血管の欠損部に静脈を移植したり，健常指の動静脈を移行し

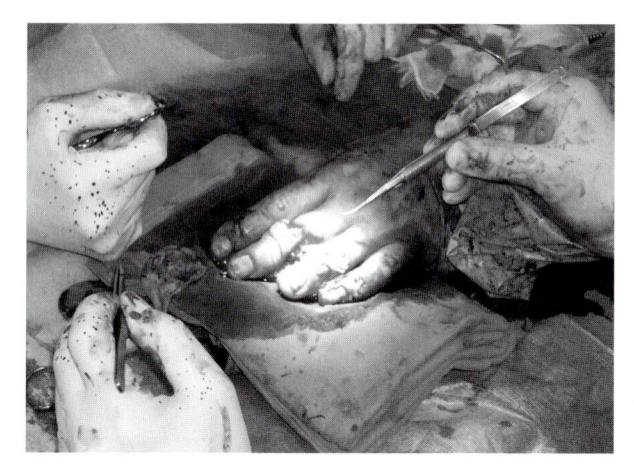

図 II-57　指再接着手術

て血行を再建する.

### 検査，診断

切断部の診断は視診により容易である．患部と胸部単純 X 線撮影を行う．

### 治療

切断部位に応じた骨の固定を行う．指の場合には K-鋼線固定（図 II-57）やスクリュー固定，前腕の場合にはプレート固定が一般的である．強固な固定を行い患部を安定させなくては，術後経過中に修復した血管や神経の損傷を起こし，不幸な転帰となる．

次に時間的な余裕があれば，腱修復，神経縫合を行い，最後に動脈，静脈の順に血行再建を行う（図 II-58）．**多数指切断で時間的な余裕がない場合には，腱や神経の修復は二次的とし，原則的には 1 本の動脈と静脈を修復した後に，次の患指の血行再建に移る．**

皮膚の閉鎖も修復した組織を覆うために大切である．皮膚欠損が大きかったり，皮膚の縫合により修復した血管が圧迫される場合には，皮膚移植を行う．

### 術後管理

前述した血行を保つための薬剤を使用する．再接着が広く行われるようになった 30 年前

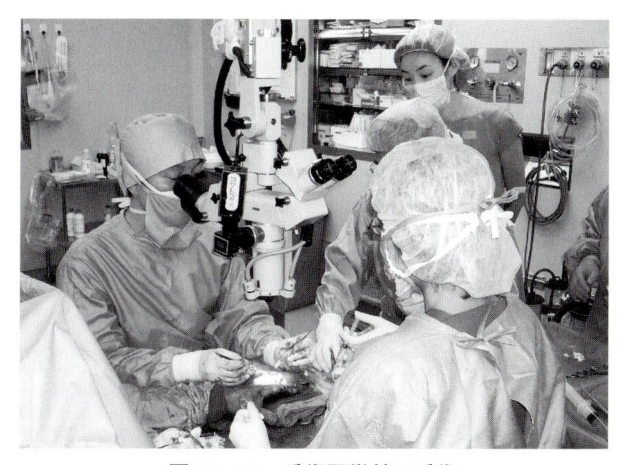

図 II-58　手術顕微鏡下手術

表 II-5　クリニカルパス

|  | 帰室時 | その後 6〜8 時間毎の観察 |
|---|---|---|
| 全身状態のチェック<br>　　循環動態<br>　　呼吸状態<br>　　覚醒状態<br>　　尿の状態 | 血圧，脈拍，体温，心電図モニターなど<br>回数，大きさ<br>麻酔方法にもよるが術後に覚醒を確認. | 全身状態が良好であれば1日に3回程度，血圧，脈拍，体温測定を行う．<br>意識レベルを確認する．<br>体重1kgあたり1分間に1cc以上の尿量確保がなされているか確認. |
| 体位<br>輸液路の状態<br>疼痛の管理 | 患肢高挙にて患部の腫脹を軽減する．<br>輸液路と輸血路は別に確保する．<br>インドメサシンの坐薬などを用いて疼痛を取り除く. | 患肢高挙を継続．<br><br>疼痛および不安により循環が障害されるので，これらを取り除く． |
| 患部の状態 | 循環の最末端で皮膚の色調および爪下毛細血流を確認，指尖温度などを確認する． | 血液循環が良好であれば，術後3日目までは，指尖皮膚は腫脹状態を示す．その後，循環状態が改善すれば健常指と同様の皮膚の状態となる．動脈血栓が形成されれば，指尖は白色を呈し，皮膚の張りがなくなる．静脈血栓が形成されれば，指尖は紫色を示し，皮膚が張った状態となる． |
| その他 | 輸液の中には抗凝固剤，末梢血管拡張剤などが配合されている．<br>したがって，点滴速度には注意する． | 点滴速度に注意する． |

この部分は同一で術後7〜10日程度まで繰り返す．

には，術後にヘパリンや血栓溶解剤のウロキナーゼが大量に使用されていたが，現在では，低分子デキストラン（1000 ml/日）やプロスタグランジン（$PGE_1$，1〜6アンプル，120 μg 程度まで）のみを用いる医師が多い．

### 患部血流状況の観察

熟練した医師や看護師では，視診ならびに触診によっても患部の血流状態を容易に判定できる．客観的に患部の状況を判断するには，従来は皮膚温モニターやサーモグラフィなどによったが，これらは室温の影響を受けやすいので，患部の酸素飽和度などを用いて参考にする場合もある．

### リスクマネジメント

指の再接着など患部に筋肉体積が少ない場合には，crush syndrome（挫滅症候群）などに注意を払う必要はない．しかし，上腕の再接着例などは筋肉の体積が大きいため挫滅症候群やミオグロビン血漿の発生には充分注意を払う．不適切な術後管理は，生命の危険を引き起こす．

過剰の抗凝固剤の投与は患部よりの出血を増すばかりでなく，消化管出血などの重篤な合併症を引き起こし，全身状態を悪化させ，ひいては生命的予後を悪化させる場合もある．

低分子デキストランとアミノグリコシド系の抗生剤の併用は，腎機能障害を引き起こす可能性があるので併用しない．

また，輸液路と輸血路は，同一回路で行うと溶血などを起こす場合があり，生命の危険に直結する．輸血は必ず別の単独ルートから行う．

通常の血液検査，凝固系の検査ならびに腎機能の検査（検尿）は，頻回に行い，患部の評価だけでなく，常に全身状態の評価を行う．

### 代表的なクリニカルパス

表 II-5 を参照

〈奥津一郎〉

## C 腱鞘炎

腱鞘炎とは腱を包む腱鞘 peritenon の炎症である．しかし，この部分単独の炎症とは区別できないので腱滑膜炎 tenosynovitis や腱周囲炎 peritendinitis も含めて一般には腱鞘炎とよばれる．また，臨床的に腱自体の炎症である腱炎 tendonitis との鑑別は困難である．腱鞘炎の原因は，腱鞘滑膜に何らかの反復する過剰な摩擦が加わることにより発生する漿液性炎症と考えられている．しかし，明らかな誘因がなくても発症する症例が多い．

### 1. ばね指 trigger finger, trigger thumb

#### 概念

ばね指は，指屈筋腱の腱鞘炎により腱が肥厚し，靱帯性腱鞘 A1 pulley との間に相対的な狭小化を生じて，無意識に指を強く屈曲しようとしたときに，腱鞘の末梢部分に腱の肥厚した部分が引っかかるため急に曲がったり，腱の肥厚した部分が腱鞘の中枢部分に引っかかるために指を伸展しようとしたとき，ばねが急に跳ねるように伸びたりする疾患である（図 II-59）．

手をよく使う中年女性，更年期や妊娠前後に発症する．また，糖尿病，リウマチ，血液透析に合併することも多い．母指と中指に多くみられ患部に圧痛や腫瘤を認める．弾発現象に気づかず近位指節間関節の痛みや指の屈曲拘縮を主訴として来院することもある．

#### 治療

軽症例では局所の安静，鎮痛外用剤塗布などの保存療法が有効な場合もある．しかし，根治は困難で，局所麻酔剤とステロイド剤の腱鞘内注射が行われることが多い．ステロイド剤を頻回に腱鞘内注射すると，腱の脆弱性をきたし腱断裂の危険が増す可能性もある．ステロイド剤無効例や弾発あるいは強直現象が顕著な場合は手術療法を選択する．一般的な手術療法は，無血野で局所麻酔下に弾発現象が解消されるまで靱帯性腱鞘の縦切開あるいは部分切除を行う．一部には内視鏡を使用したり靱帯性腱鞘の皮下切開を行う術者もある．靱帯性腱鞘の切開のみでは腱鞘が再癒着して症状の再発を危惧する報告もあるが，確実に弾発現象が消失するまで靱帯性腱鞘を切開すれば再発はほとんど起こらない．手術においては，腱の走行から指神経損傷に注意する．

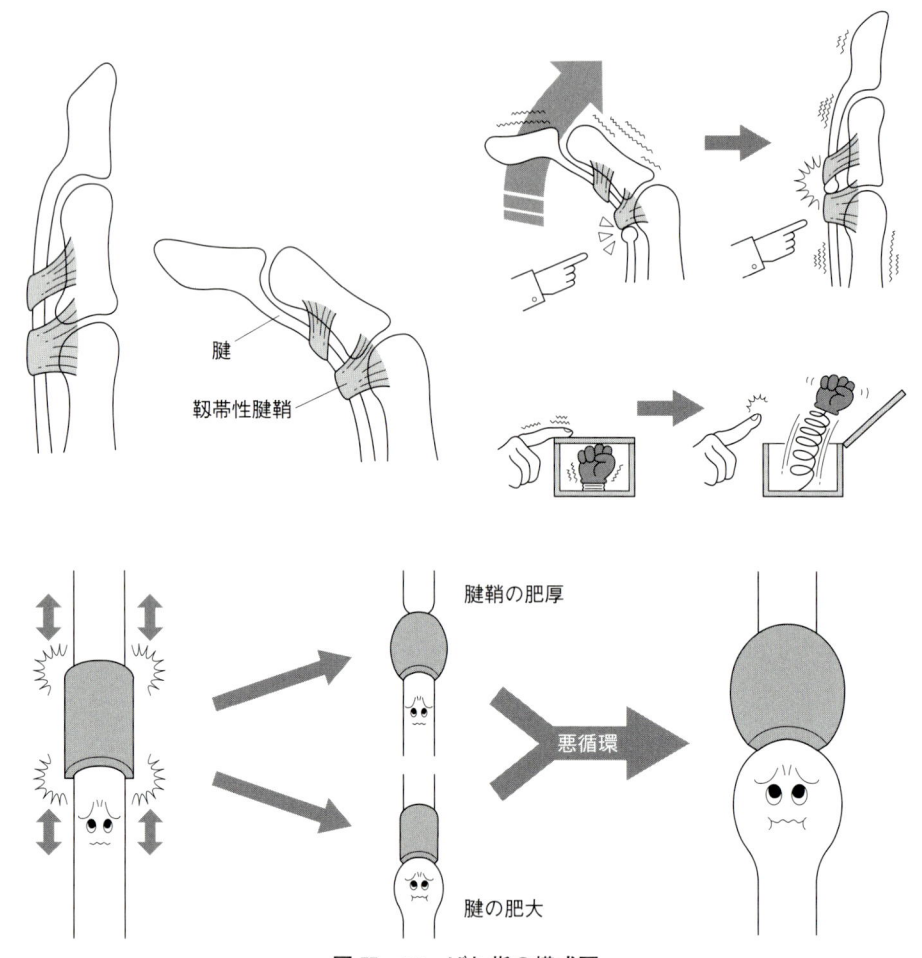

**図 II-59 ばね指の模式図**
腱鞘炎が腱の相対的肥大を生じ弾発現象を起こす
(日本手の外科学会後方委員会監修．手の外科シリーズ　ばね指．より)

## 2. ドゥケルバン病 de Quervain 病

### 概念

　　手関節橈側の伸筋支帯第1区画における短母指伸筋腱と長母指外転筋腱の**狭窄性腱鞘炎**である．手関節や母指の運動により第1区画で機械的刺激が加わり，同部の炎症が進んで腱鞘滑膜の増殖，**伸筋支帯**肥厚を生じて発症する．橈骨茎状突起部に疼痛，圧痛，腫脹をきたす（図II-60）．母指を握って手関節を尺屈させると同部に激痛が生じる**フィンケルシュタインテスト** Finkelstein test は臨床誘発試験として有名である（図II-61）．第1区画に隔壁が存在して狭窄を強めている症例，あるいは腱の数の異常により発生することが多い．ばね指と同様に，手を頻回に使用する中年女性に多く発症する．また，母指の手根中手関節症との鑑別を必要とする．圧痛部位の相違，単純X線写真所見にて鑑別できる．

### 治療

　　保存療法としては，ばね指と同様に，局所の安静と鎮痛外用剤塗布，ステロイド剤の腱鞘

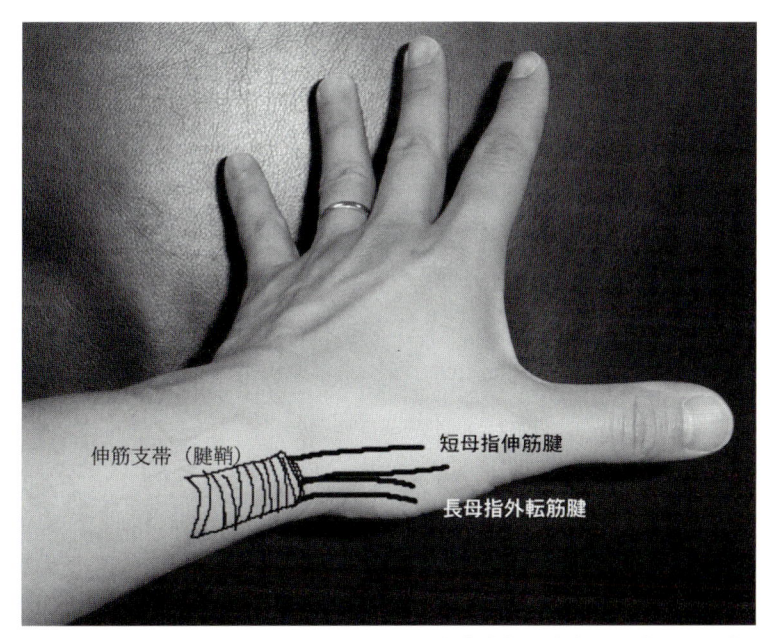

図Ⅱ-60　ドゥケルバン病では下図の伸筋支帯部に疼痛，圧痛をきたす

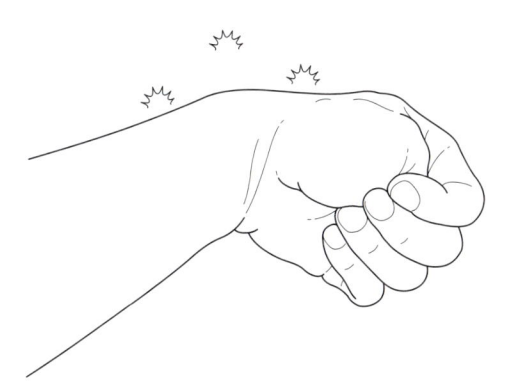

図Ⅱ-61　フィンケルシュタインテスト
手関節尺屈で疼痛を誘発する

内注射が行われる．また，局所の安静保持目的で母指内転と手関節尺屈を制限する装具療法も行われる．保存療法に抵抗する症例では，局所麻酔下に伸筋支帯第1区画における伸筋支帯の切離を行う．隔壁が存在すれば切離して短母指伸筋腱，長母指外転筋腱全ての狭窄を取り除く．手術に際しては橈骨神経浅枝が術野内を通過するので損傷しないよう注意する．

### 3. 急性化膿性指屈筋腱腱鞘炎

**概念**

手指の開放創などから細菌が屈筋腱腱鞘内に侵入することにより化膿性炎症が生じる．

**治療**

発症初期の症例では，適切な抗生剤の投与と局所の安静によって治癒することが多い．症状が進み膿瘍を形成している症例では，手術的に切開排膿を要する．

## 4. リウマチ

### 概念

リウマチでは，手指伸筋腱に高頻度に腱滑膜炎が発生する．そして症例によっては，リウマチ性肉芽が腱組織に侵入して腱の栄養障害が起こり，腱の皮下断裂を生じる．特に手関節部周囲の伸筋腱に断裂を生じることが多い．

### 治療

進行した症例には，滑膜切除手術を行う．腱が断裂した症例では腱移行術を行う．

## 5. 腱鞘巨細胞腫　giant cell tumor of the tendon sheath

### 概念

指屈筋腱鞘から発生する線維組織，脂肪組織またはヘモジデリン含有マクロファージ，多核巨細胞よりなる炎症性の小結節と考えられている．

### 治療

切除手術が行われるが，再発の可能性もある．

## D 奇形

本稿では，先天奇形（先天異常）について述べる．先天異常手は先天性体表形態異常の約20％を占め，出生1000に対し1.25と高い頻度で生じる．遺伝因子と環境因子の両方の作用によるものであろうと考えられている．遺伝因子とは染色体の数と構造の異常によるもので，環境因子とは上肢芽が出現してから指が形成される受胎後3.5～6.5週の間に母体が催奇形性物質を摂取したり，風疹に罹患することなどである．また，手の先天異常が全身症候群の部分症状であることも多く，注意深い観察が必要である．

先天異常手をもつ子と親の間，また形態上の問題と機能上の問題との間には，かなりの乖離がある．親が子どもの手の使い方がおかしいと感じても，子ども自身は日常生活上の不自由を感じていないことも多い．子どもの適応性には計り知れないものがあり，形態上の異常のみに目を向けてはならない．先天異常手の分類法としては日本手の外科学会先天異常委員会が2000年に改訂版として出したマニュアルを示す（表 II-6, II-7, II-8）．日本における先天異常手の発生頻度は母指多指症，握り母指，合指症，短合指症，絞扼輪，裂手，橈側列形成不全の順である．

## 1. 形成障害

### a. 弯手（内反手）club hand，外反手　manus valgus

#### 概念

橈骨が一部または完全に欠損し手関節部で橈側に屈曲しているものが外反手（図 II-62）であり，尺骨が一部または完全に欠損し手関節部で尺側に屈曲しているものが内反手（図 II-63）である．発生頻度は外反手の方が高い．外反手 radial hemimelia では橈骨側の手根骨および母指列の形成不全を伴うことが多い．

**表 II-6 手の先天異常分類マニュアル**（日本手の外科学会先天異常委員会　改訂版2000年）

Modified IFSSH Classification:
〔IFSSH（International Federation of Societies for Surgery of the Hand）修飾分類法〕

I. Failure of formation of parts: 形成障害（発育停止）
    A. Transverse deficiencies (symbrachydactyly): 横軸形成障害（合短指症）
        1. Peripheral hypoplasia type　　　　末梢低形成型
        2. Short webbed finger type　　　　合短指型
        3. Tetradactyly type　　　　四指型
        4. Tridactyly type　　　　三指型
        5. Didactyly type　　　　二指型
        6. Monodactyly type　　　　単指型
        7. Adactyly type　　　　無指型
        8. Metacarpal type　　　　中手型
        9. Carpal type　　　　手根型
        10. Wrist type　　　　手関節型
        11. Forearm type　　　　前腕型
        12. Elbow type　　　　肘型
        13. Upper arm type　　　　上腕型
        14. Shoulder type　　　　肩型
    B. Longitudinal deficiencies: 長軸形成障害（縦軸形成障害）
        1. Radial deficiencies: 橈側列形成障害
            ①橈骨の異常　a. Hypoplasia of the radius　　　　橈骨低形成
            　　　　　　　b. Partial absence of the radius　　　　橈骨部分欠損
            　　　　　　　c. Total absence of the radius　　　　橈骨全欠損
            ②手の異常　　a. Five fingered hand　　　　五指手（症）
            　　　　　　　b. Hypoplastic thumb　　　　母指形成不全
            　　　　　　　c. Absence of more than two digital rays　　　　2指列以上の欠損
            ③肘の異常　　a. Contracture of the elbow joint　　　　肘関節拘縮
            　　　　　　　b. Proximal radio-ulnar synostosis　　　　近位橈尺関節癒合
            　　　　　　　c. Radial head dislocation　　　　橈骨頭脱臼
        2. Ulnar deficiencies: 尺側列形成障害
            ①尺骨の異常　a. Hypoplasia of the ulna　　　　尺骨低形成
            　　　　　　　b. Partial absence of the ulna　　　　尺骨部分欠損
            　　　　　　　c. Total absence of the ulna　　　　尺骨全欠損
            ②手の異常　　a. Hypoplasia of the little finger　　　　小指低形成
            　　　　　　　b. Absence of the 5 th digital ray　　　　小指列欠損
            　　　　　　　c. Absence of more than two digital rays　　　　2指列以上の欠損
            ③肘の異常　　a. Contracture of the elbow joint　　　　肘関節拘縮
            　　　　　　　b. Humero-radial synostosis　　　　上腕橈骨癒合
            　　　　　　　c. Radial head dislocation　　　　橈骨頭脱臼
    C. Phocomelia: フォコメリア（あざらし肢症）
    D. Tendon or muscle dysplasia: 筋腱形成障害
    E. Nail dysplasia: 爪形成障害

表 II-7 手の先天異常分類マニュアル

II. Failure or differentiation of parts：分化障害
    A. Synostosis：先天性骨癒合（症）
        a. Humero-ulnar synostosis　　上腕尺骨癒合（症）
        b. Humero-radial synostosis　　上腕橈骨癒合（症）
        c. Radio-ulnar synostosis　　橈尺骨癒合（症）
        d. Carpal coalition　　手根骨癒合（症）
        e. Metacarpal synostosis　　中手骨癒合（症）
    B. Radial head dislocation：先天性橈骨頭脱臼
    C. Ankylosis of digital joints：指関節強直
        1. Symphalangism：指節骨癒合症
        2. Ankylosis of the MP joint：MP関節強直
    D. Contracture, Deformity：拘縮，変形
        1. Soft tissue：軟部組織
            a. Arthrogryposis multiplex　　多発性関節拘縮（症）
            b. Webbed elbow（Pterygium cubitale）翼状肘
            c. Clasped thumb　　握り母指（症）
            d. Windblown hand　　風車翼手
            e. Camptodactyly　　屈指（症）
            f. Aberrant muscles　　迷入筋
        2. Bone：骨組織
            a. Kirner deformity　　キルナー変形
            b. Delta bone　　三角状骨
            c. Madelung deformity　　マーデルング変形
        3. Others：その他の拘縮
    E. Tumorous conditions：腫瘍類似疾患
        a. Hemangioma　　血管腫
        b. Arteriovenous fistula　　動静脈瘻
        c. Lymphangioma　　リンパ管腫
        d. Neurofibromatosis　　神経線維腫症
        e. Juvenile aponeurotic fibroma　　若年性手掌腱膜線維腫
        f. Osteochondroma　　骨軟骨腫
        g. Others　　その他

III. Duplication：重複
    A. Thumb polydactyly：母指多指症　1-6：1-6型（分岐高位で分類：Wassel分類に準ずる），7型　浮遊型，8型　その他
    B. Central polydactyly：中央列多指症：カテゴリーIVに分類
    C. Polydactyly of the little finger：小指多指症
        a. Floating type　　浮遊型
        b. Others　　その他
    D. Opposable triphalangeal thumb：対立可能な三指節母指
    E. Other types of hyperphalangism：その他の過剰指節（症）
    F. Mirror hand：鏡手
        a. Mirror hand　　鏡手
        b. Mirror hand like deformity　　鏡手様変形

表 II-8　手の先天異常分類マニュアル

IV. Abnormal induction of digital rays：指列誘導障害
　　A. Soft tissue：軟部組織
　　　　1. Cutaneous syndactyly　皮膚性合指
　　　　2. Cleft of the palm　　　過剰な指間陥凹
　　B. Bone：骨組織
　　　　1. Osseous syndactyly　　骨性合指
　　　　2. Central polydactyly　　中央列多指
　　　　3. Cleft hand（Absence of central finger rays）裂手
　　　　4. Triphalangeal thumb　三指節母指
　　　　5. Cleft hand complex　　複合裂手
V. Overgrowth：過成長
　　A. Macrodactyly：巨指症
　　B. Hemihypertrophy：片側肥大
VI. Undergrowth：低成長
　　A. Microcheiria（Hypoplastic hand）小手（症）（低形成の手）
　　B. Brachydactyly　短指（症）
　　C. Clinodactyly　　斜指（症）（斜走指）
VII. Constriction band syndrome：絞扼輪症候群
　　　1. Constriction ring　　絞扼輪
　　　2. Lymphedema　　　　リンパ浮腫
　　　3. Acrosyndactyly　　　尖端合指
　　　4. Amputation type　　切断型
VIII. Generalized skeletal abnormalities & a part of syndrome：骨系統疾患および症候群の部分症
IX. Others（including unclassifiable cases）：その他（分類不能例を含む）

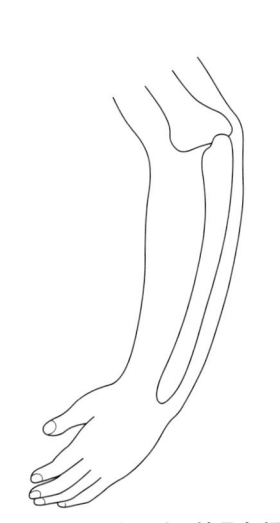

図 II-62　外反手：橈骨欠損　　図 II-63　内反手：尺骨欠損

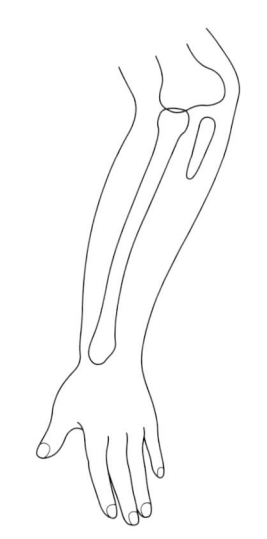

**治療**

　手関節の橈屈や尺屈に対してはマッサージや軟部組織切離手術が行われる．重症例に対して外反手では尺骨遠位端を手根骨の中央部に移動する手術，内反手では肘関節部で重要な尺

中指欠損部に深い切れ込み

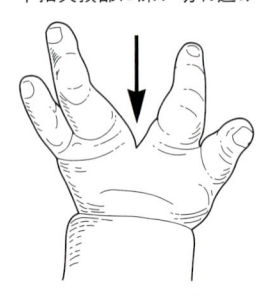

図 II-64　裂手

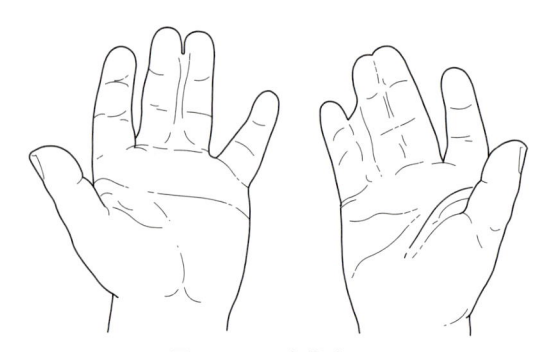

図 II-65　合指症

骨近位部と手関節部で重要な橈骨遠位部を癒合させて one boneforearm（前腕を一本の骨にする）手術が行われる．

**b. 裂手** cleft hand（図 II-64）

**概念**

中指列の欠損または形成不全で生じる．しばしば橈側指や尺側指の合指症を合併している．

**治療**

開いた指間部を手術的に閉じる方法が行われる．

## 2. 分離障害

**a. 合指症** syndactyly（図 II-65）

**概念**

指間部の間葉系細胞のアポトーシスが減少して指間陥凹が抑制され隣接指が一部または全長にわたり癒合しているもの．罹患指は中指と環指が最も多い．発生頻度は出生 1000 人に対して 0.3〜1 人である．男性に多い．皮膚性合指症と骨性合指症に分けられる．

**治療**

手術は 1〜2 歳時に行う．ジグザグ皮弁等で合指を分離する．皮膚欠損部には遊離全層植皮を行う．

## 3. 重複 duplication

**a. 多指症** polydactyly

**概念**

指の数が多いもの．多合指症ともよばれるように 1 本の指が先端部で二分している場合が多い．母指に多く発生する（約 90 %）．発生頻度は出生 1000 人に対して 0.5 人〜1 人である．

**治療**

1 歳前後に手術を行う．通常は発育のよくない方の指を切除する．切除する方の手内筋 intrinsic muscle が付着している場合，これを残す指骨に再縫着する．骨軸の偏位がある場合には骨切り術も追加する．

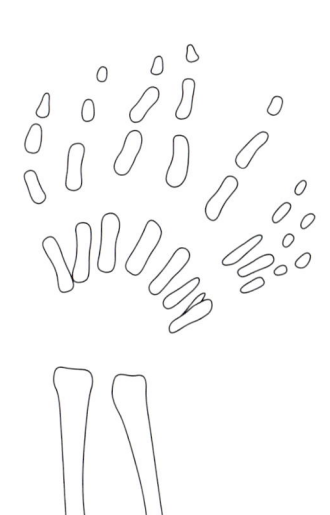

図 II-66　鏡手
（日本手の外科学会先天異常委員会．手の先天異常分類マニュアル改訂版 2002 年．より）

b. **鏡手**　mirror hand（図 II-66）
　概念
　　手の一部または全部が鏡像様に重複しているもの．

### 4. 過成長

a. **巨指症**　macrocactyly
　概念
　　指が異常に大きいもの．通常 1 指または 2 指にみられる．神経線維腫を合併している場合がある．
　治療
　　肥大部の部分切除短縮術を行う．指の機能および指尖部の血行を障害しないよう長さと幅を短縮するために数回にわたる手術が必要となる場合がある．

### 5. 低成長

a. **小手症**　microcheiria
　概念
　　手全体が正常のバランスを保って小さくなったもの．

b. **短指症**　brachydactyly
　概念
　　指骨または中手骨が短縮しているもの．
　治療
　　骨移植等で指骨または中手骨を延長する．

〈本村朋英〉

# 5 胸椎疾患

## A 靱帯骨化症 ossification of the ligament

1. 後縦靱帯骨化症　ossification of the posterior longitudinal ligament（OPLL）
2. 黄色靱帯骨化　ossification of the yellow ligament（OYL）

### 脊椎靱帯骨化症

この疾患は，1960年に月本裕国が後縦靱帯骨化による脊髄圧迫により重篤な脊髄麻痺をきたした剖検症例の報告を行って以来，日本を中心に多くの報告がなされてきた．1975年に厚生省特定疾患調査研究班の対象疾患に指定され研究がなされてきた．本稿では後縦靱帯骨化症の最近の知見と胸椎に限ってその治療と成績について紹介する．

### 成因に関与する遺伝子

靱帯骨化の成因に関して，その全身的・局所的因子の検討がなされてきた．特に遺伝的背景の検索が進歩し，病因候補遺伝子の検索が行われた．家系調査では，347人のOPLL患者の兄弟には30％の確率で靱帯骨化を認め，また鹿児島大学によるOPLL72家系の調査でも40％の同胞に靱帯骨化を認めた事実から遺伝的背景があることは明白であったが，いわゆる常染色体優勢遺伝といった古典的遺伝形式ではなく多因子疾患であることが認識された．

また疾患の遺伝背景を検討する有効な手段として human leukocyte antigen（HLA）解析があるが，フェノタイプではみいだされなく，ハプロタイプが患者と一致している兄弟には高率に靱帯骨化の発生を認めた．この研究から第6染色体上のHLA遺伝子座の近傍に本症の遺伝子が存在することが確認され，さらにはこの第6染色体上のHLA遺伝子近傍に存在する第11コラーゲン（COL 11A 2）に患者と一般健常者とに優位な差異を認めた．

今の研究段階はここまでである．しかし近日詳細は明らかとなる．

### 胸椎靱帯骨化症の治療

胸椎後縦靱帯骨化症に起因する脊髄麻痺に対しては，保存療法はほとんど無効であり手術的治療が選択される．しかし諸家によって報告されている手術成績は芳しくなく，確立された手術術式はないといえる．その理由として胸椎には，頚椎腰椎と異なって生理的後弯が存在するため，脊髄の除圧を得られにくいことがあげられる．また我々は，術後神経症状の悪化をきたした4症例を検討した結果，それぞれに共通していたのはOPLLの骨化形態が限局嘴状であったと報告した．そこで，骨化形態で① 平坦型：連続型もしくは混合型で骨化の隆起がなだらかなもの，② 限局嘴型：椎間板高位に一致して急峻な隆起を示すものの2群に分けることを考えた（図Ⅱ-67）．

本稿では，胸椎後縦靱帯骨化症を骨化形態でこの2群に分け，代表例を呈示し，術中，

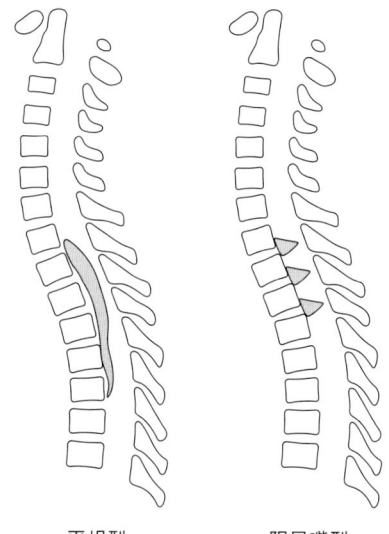

図 II-67　骨化形態
左は平坦型，右は限局嘴型である．

平坦型　　限局嘴型

術直後，周術期，退院後での注意すべき点を述べる．

(1) 手術術式について

手術方法は基本的には3つに分類される．
① 脊椎の前方からアプローチする前方除圧固定
② 脊椎の後方からアプローチし，頸椎から胸椎まで広範囲に椎弓形成術を行う広範囲椎弓形成術
③ 脊椎の後方からアプローチし，椎弓切除後，脊髄前方の骨化を後方から摘出する後方侵入前方除圧

胸椎 OPLL の手術的治療法としては，前方進入前方除圧術，後方進入前方除圧術，広範囲頸胸椎部脊柱管拡大術などがある．前方進入前方除圧術では，確実な除圧が得られるが，手技が難しく，胸腔内合併症の危険がある．後方進入前方除圧術も，確実な除圧が得られるが，手技が難しく，術後後弯の増強を起こす危険が高い．広範囲頸胸椎部脊柱管拡大術は，手技が比較的安全で，前方除圧に匹敵する改善率を上げている．しかし，悪化例もときにみられる．

麻痺が起こる可能性が非常に高い疾患であることを明記したい．

また胸椎 OPLL の存在部位であるが，最狭窄部は平坦型では T1/T2 から T6/T7 までが各々1例，そして T9/T10 が1例とばらついていたが，限局嘴型は，T4/T5，T5/T6 それぞれ4例ずつと中位胸椎に集中している（図 II-68）．

(2) 代表症例呈示

【症例1】38 歳，女性

主訴は歩行困難である．歩行は痙性歩行で杖を必要とした．神経学的には臍以下の知覚障害と両足関節クローヌス反射を認めた．画像診断においては，T2-T3 間に限局型の嘴状 OPLL を認め，CT では脊柱管前後径占拠率は 80 % であった（図 II-69）．頸椎には C3 から C7 まで連続型の OPLL が存在したため，頸椎に関しては C3 から C7 まで頸椎椎弓形成術を行って，胸椎に関しては前方からだけの除圧は困難と考え，後方侵入前方除圧術，お

図 II-68　脊髄最狭窄部位の高位

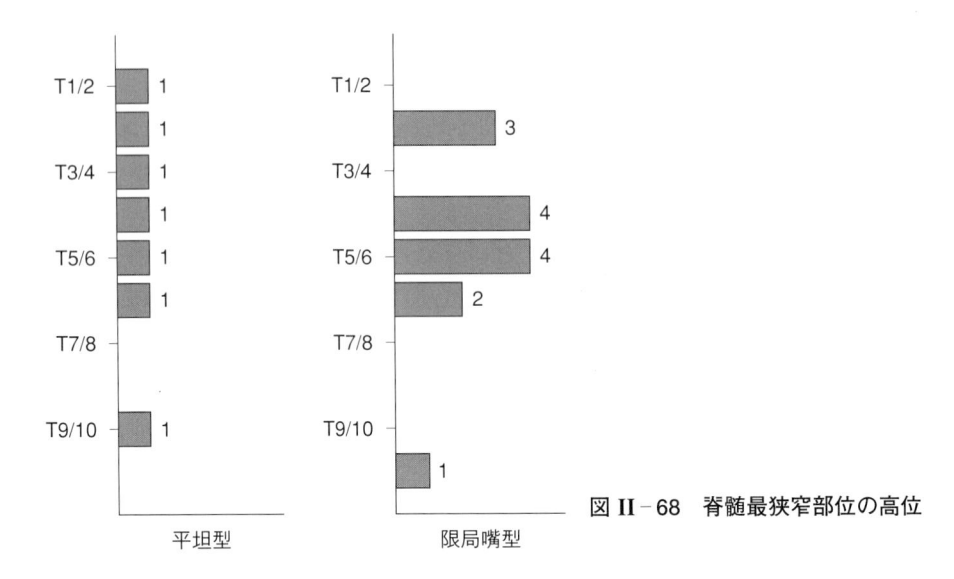

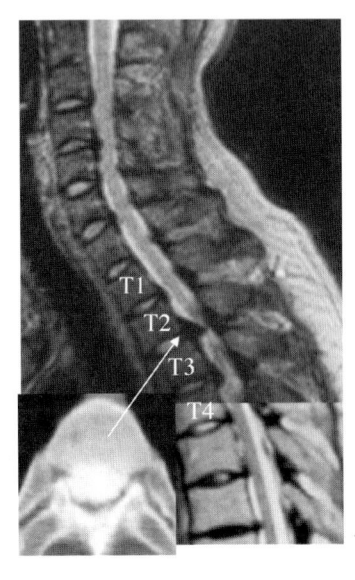

図 II-69
MRI, CT 画像より, 第2・第3胸椎レベルに存在する巨大な限局嘴状 OPLL によって脊髄が圧迫を受けている.

よびインスツルメントによる後方固定を予定した．実際にはT1-T5間の椎弓切除を行い，特にT2, T3については経椎弓根的に椎体前方へ切り込みを入れ，後方よりOPLLを浮上または摘出しようとした．しかしT1からT5椎弓切除を広範囲に完了した直後，脊髄電位は低下した．椎弓切除後，脊柱後弯が増強して脊髄損傷が生じたと判断し，後方よりT1, T6にpedicle screwを刺入し，圧迫力を加え後弯を矯正した．T2からT5まで椎弓切除を行っていたため，T1とT6にpedicle screwを入れて矯正せざるをえなかった．矯正後，脊髄が後方へ軽度浮上したことを確認した（図II-70）．脊髄電位が改善しなかったこと，OPLLが巨大で後方より摘出または浮上術は困難と判断したため手術継続をあきらめて終了した．手術直後より下肢完全麻痺が生じ，また抗生剤によるアレルギーを併発して全身状態の悪化を伴ったため，手術的に脊髄前方除圧を行うことができずに待機した．この初回手術後4カ月間は下肢筋力に変化はなく，ただ知覚のみ改善した．全身状態も改善し，初回手

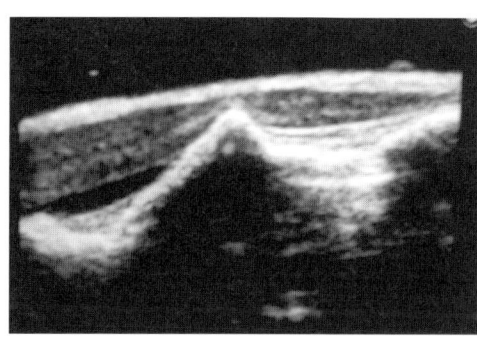

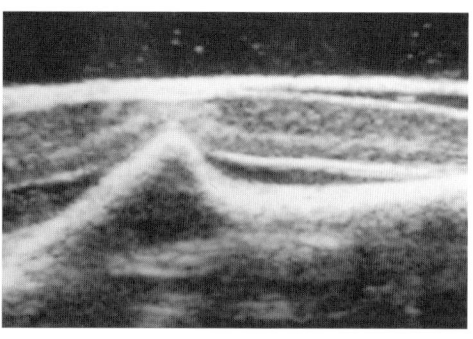

**図 II-70**

T1からT4まで椎弓切除直後にとった術中エコー像である．脊髄がOPLLによって後方へ突き上げられ，high echogenic lesionをその部位に認める．pedicle screwによって圧迫力を加え，後弯を矯正したあとの脊髄が嘴状OPLLより後方へ浮上している．

術後4カ月半後，video asistted thoracoscopy（VATS）下にて前方除圧固定術を行った．除圧範囲はT2-T4でT3の亜全摘，T2下半分切除後，T2-T4間に腓骨をstrut boneとして移植し，そしてT1-T2およびT4-T5，T5-T6間の椎間板を切除してチップボーンを移植した（図 II-71）．術後1年半の現在，知覚の改善は得られたものの運動麻痺の改善は得られていない．

【症例2】48歳の女性，結果良好例

主訴は歩行困難，車椅子を必要とした．C3からT7まで連続するOPLLで，C7-T2にかけて脊髄は高度な狭窄を受けていた（図 II-72）．この症例に対してC2からT9まで広範囲椎弓形成術を行った．

最狭窄部であったT1-T2間の脊髄は萎縮傾向であったが，他の部分の脊髄形態はよく改善した（図 II-73）．術後3年の現在，歩行可能で仕事も行っている．

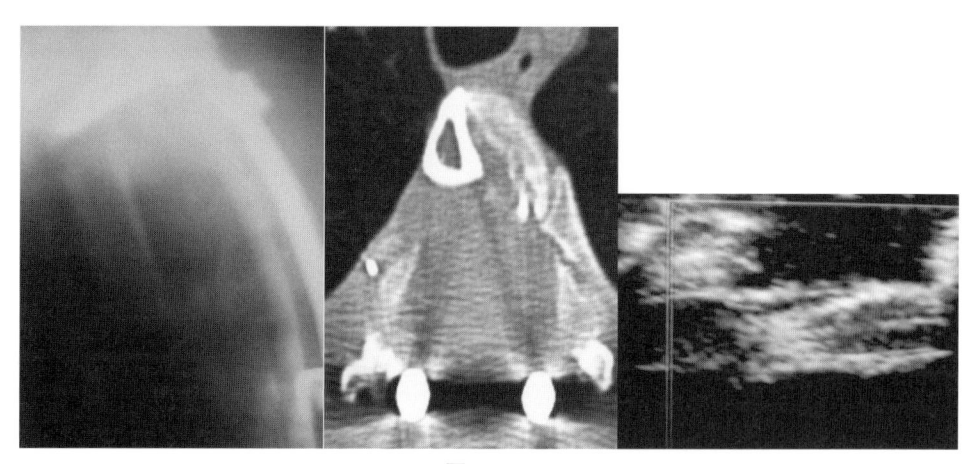

**図 II-71**

胸腔鏡視下にて第1胸椎から第6胸椎までの前方除圧固定を行った．術中エコーにて，脊髄は完全に除圧されていることを確認し，腓骨を移植した．

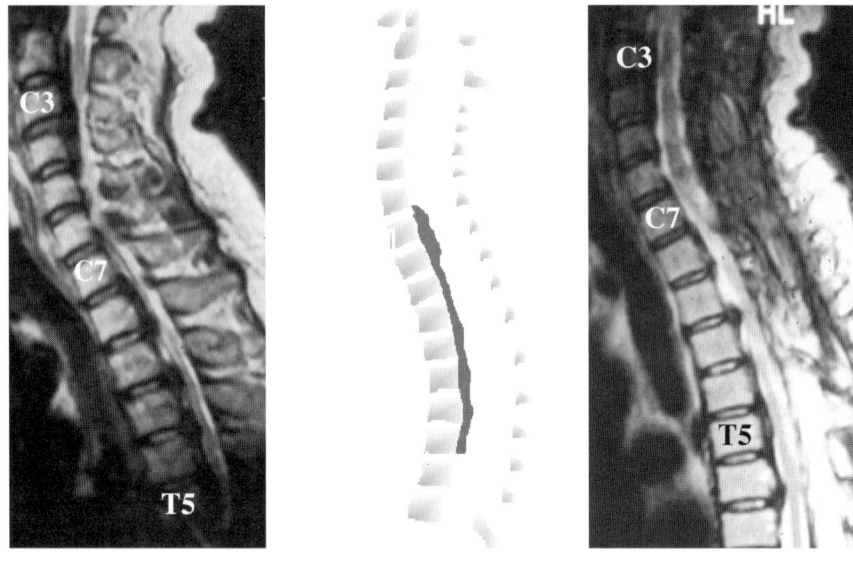

248    5. 胸椎疾患

図 II-72
C3からT7まで連続する平坦型OPLLで, C7-T2にかけて脊髄は高度な狭窄を受けていた. 真中は椎弓形成したシェーマで, 右はC2からT9まで広範囲椎弓形成術後の脊髄である. 脊髄形態は改善している.

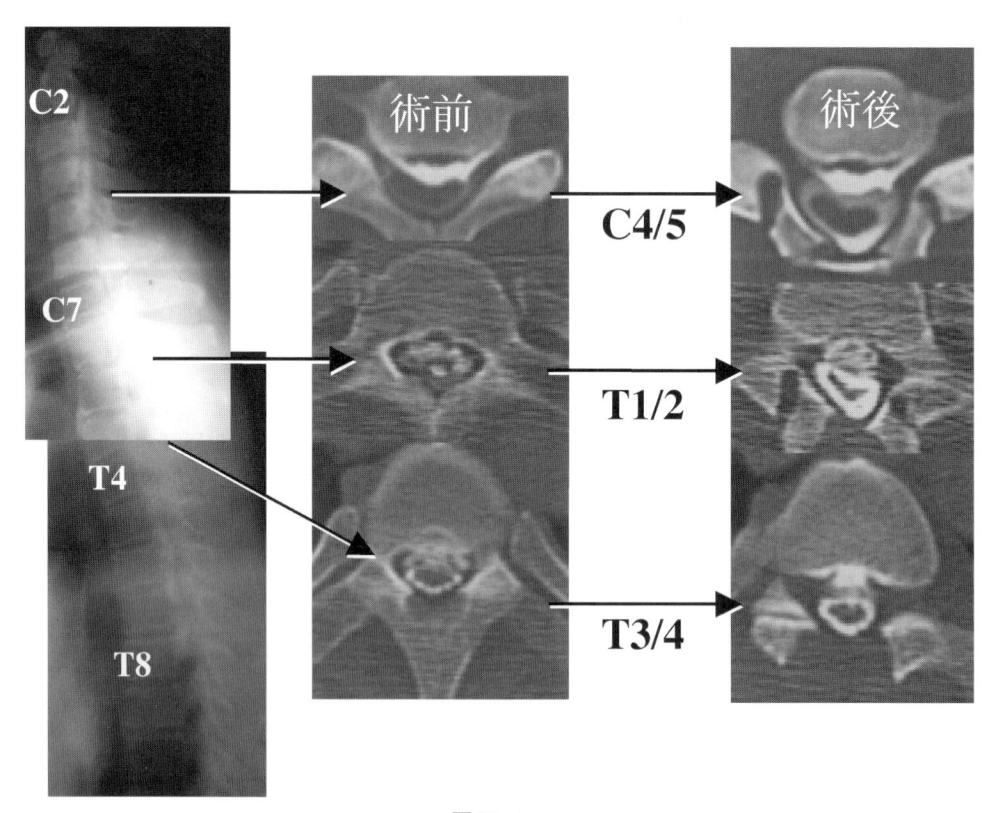

図 II-73
除圧前と後のミエロCTである. 最狭窄部であったT1-T2間の脊髄は萎縮傾向であったが, 他の部分の脊髄形態はよく改善している.

### なぜ胸椎靭帯骨化の手術は難しいか？

　　基本的に上位胸椎，中位胸椎には生理的後弯が存在するため後方からの除圧効果がえられにくいこと，胸髄は脊髄循環面での分水界であり衝撃に弱いこと，手術時の体位および椎弓切除により後弯増強が起こりやすいことが手術成績が良好でない理由としてあげられる．熟練した脊椎外科医でも最も頭を悩まし，慎重に手術を行わなければならない．

　　術後症状増悪の原因としては，除圧操作によるテクニカルな問題や後方除圧の際の脊柱後方構築の破壊によるアライメントの変化が考えられる．悪化症例では術中エコーにて，椎弓切除直後に脊髄が OPLL によって前方から後方へ突き上げられているのがわかる（図 II-71）．インスツルメントを行い圧迫力をかけることによって後弯を矯正すると，実際この突き上げが軽減した（図 II-70）．この所見は脊椎の可動性を示すもので，術中の後弯増強の可能性を示唆している．すなわち，急峻に隆起した OPLL では，後方除圧の際の微妙な脊柱のアライメントの変化が脊髄への圧迫をより強くし，症状悪化に強く関与したものと考えている．

　　すなわち限局性嘴状 OPLL に対しての除圧には，後方法では限界があり，前方除圧が必要であるといえる．ただ後方に黄色靭帯骨化を合併した症例など，まず後方より椎弓切除が必要な場合には，椎弓切除による後弯増強が起こらないように一時的にロッドの設置をすることや，術中モニタリングを行い電位変化が生じた場合にはできる限り早く脊髄前方要素の除圧を試みるべきであると考えている．

### 術直後の管理

　　これがこの疾患を扱ううえで一番重要である．

　　術後の出血によって脊髄が圧迫されたり，また胸椎後弯が進行することによって脊髄圧迫が進行し下肢麻痺が進行することがある．このことを常に頭にいれ観察が必要である．インスツルメントをしていない場合は不用意なギャッジアップは危険である．もし麻痺が進行するようであれば担当医へ至急連絡するべきである．

　　また脊髄液の漏出が多い場合は強い頭痛を訴えることがある．ドレーに陰圧がかけられてないかどうかを確認し，もし陰圧がかけられているようであれば低髄液圧症候群をさけるため，自然落下とするべきである．

### 術後の離床とリハビリ

　　術後 4〜5 日で頸椎から上位・中位胸椎まで固定可能な装具（アドフィットブレース）を装着して歩行訓練を行う．注意が必要なのは頸椎・上位胸椎が屈曲位にならないように装具をフィットさせることである．この装具は 1 カ月ほどで除去する．

### 精神的支援

　　胸椎 OPLL は手術的治療が難しく，必ずしも術後成績がよいとは限らない．したがって術後神経症状の悪化をみる場合もあるが，リハビリをすることによって改善も期待できることを忘れてはならない．そのためには患者にやる気を出させるように精神的支援が大切であることを明記したい．

## B 転移性脊椎腫瘍 metastatic spinal tumor

　　転移性脊椎腫瘍は脊柱の① 支持性，② 可動性，③ 脊髄の保護などの重要な要素に破綻

をきたす疾患で，もともと原発巣がありその組織型にもよるが患者の予後は限られているのが特徴である．

したがって治療方針を決める上では，患者の予後，また QOL をよく考慮しながら検討しなくてはならない．

### 病態

転移性脊椎腫瘍のほとんどは血行性転移であり，椎体の後側方に好発する．椎体の前方部では椎体側方から中央部にかけて進展し，また後方部では椎弓根にかけて骨破壊が進行する．骨破壊が進行すると椎体が圧潰し疼痛が生じ，また椎弓根部の破壊そして腫瘍の脊柱管内への伸展が起こると脊髄麻痺が生ずる．麻痺は腫瘍による脊髄の直接圧迫と脊髄静脈内腫瘍塞栓による血流障害によるものの2点がある．この脊髄麻痺は胸椎部では後弯しているためよりいっそう麻痺が起こる可能性は高くなるといえる．また胸椎部では脊柱の支持性の一部として肋骨も分担しているため，ここに転移破壊が及ぶと帯状痛が生じる．

### 診断

#### (1) 問診

診断において問診は重要である．過去に悪性腫瘍の手術を受けているかどうかの確認，そしてその治療が継続されているかどうか，また完治といわれて放置されていないかどうかの確認が大切である．これらの既往があって腰痛，あるいは背部痛を訴えている場合は転移を疑うべきである．

#### (2) 画像診断

##### (a) 単純 X 線

正面像にて椎弓根像の破壊，溶骨像，また側面像では椎体圧潰が認められることが多い．ただ高齢者の場合は単なる骨粗鬆症による脊椎圧迫骨折である場合もあり注意を要する．

##### (b) MRI

やはり診断的価値が高いのは MRI である．

T1強調で low，T2強調で high を呈し，ガドリニウムでエンハンスされることが多い．椎体後壁がバルーニングし，椎弓根も腫瘍で侵されていることが特徴である．骨粗鬆症による椎体骨折との鑑別には困難を要するが，ポイントは椎体後壁がバルーニングしているかどうかである．

##### (c) CT

CT での情報は骨の変化であり，溶骨性の変化がどの程度あるかどうかで脊椎原発腫瘍との鑑別に役立つことが多い．

すなわち溶骨性の腫瘍であっても腫瘍周囲に骨硬化像を認めた場合などは骨原発腫瘍の可能性が大きい．

##### (d) 骨シンチグラフィ

転移性脊椎腫瘍の診断には有用であるが，この画像は補助的なものととらえたほうがよい．すなわち単なる骨折や骨軟骨の加齢変化による変形性関節症も陽性となる false positive があることである．

##### (e) 確定診断

画像診断のみでは骨髄腫や悪性リンパ腫などは否定できない．確定診断はやはり針生検が必要である．腰椎ではイメージ下で可能であるが，胸椎部では CT を使用して行うのが

通常である．最近はオープン MRI で，MRI 下で生検も可能となっている．ただし，この生検をしてもその採取部位の問題，採取組織の量の問題もあり確定診断率は 6 割前後であることも忘れてはいけない．

## 治療

### （1）転移性脊椎腫瘍に対する手術療法の適応

本疾患に対する治療目標は，延命の期待，疼痛，神経麻痺改善による ADL 障害の改善である．あくまでも転移であるので，予後不良なことが多いこと，そして解剖学的に四肢の腫瘍のように広範囲切除が困難なことから放射線療法，抗がん剤などの化学療法があくまでも主体である．放射線療法の疼痛に対する軽減効果は高く，一般に 80 〜 90 ％の脊椎転移がんに有効である．したがって手術療法の位置づけは治療体系の中のオプションの一つにすぎない．しかし適応によっては他の治療法では得られない治療効果を短期にしかも効率的に獲得することもできる．

### （2）それでは手術適応とはどのようなものなのか？

① 脊椎不安定性に起因する疼痛と脊髄麻痺

これが最も有効な手術適応である．手術方法には，腫瘍摘出の程度で差はあるが，基本的には脊椎インスツルメントを併用した固定術と神経除圧の組み合わせである．

② 放射線治療，化学療法，鎮痛剤に抵抗を示す頑固な痛みや麻痺を呈する場合

基本的にはこれらの保存療法が第一選択の治療である．

進行性の麻痺でも放射線療法に感受性の高いがん種の場合は放射線療法のみで麻痺も改善する．しかし，これらの保存療法に抵抗する麻痺や，痛みがある場合は手術適応ありと判断する．

③ 手術患者の条件がそろうこと．その条件とは？

- 患者の全身状態が全身麻酔に耐えられるかどうか
- 生きる気力が充分かどうか
- 生命予後が 6 カ月以上望めるかどうか
- 麻痺の状態が，完全麻痺になっていないかどうか

があげられる．

この中で一番難解な問題点は生命予後予測であろう．

原発がんの種類，その処理状況，転移病巣の状態（肺，肝臓，脳などの主要臓器）が予後を大きく左右するため，原発がん担当医，放射線科医との慎重なる検討が必要である．予後からみた手術適応は 6 カ月以上が望ましい．徳橋らは① 全身状態，② 骨転移の数，③ 脊椎転移の数，④ 原発巣の種類，⑤ 主要臓器転移の有無，⑥ 麻痺の状態で術前予後判定を行っている．総合点数が 9 点以上あれば手術適応ありと判断してよいと考える（表 II−9）．

【症例】70 歳，女性，乳がん術後 5 年での脊椎転移

歩行不可能となり来院した．入院後，放射線療法（42 G）を施行したが，疼痛の改善は得られたが麻痺の改善はなかったため手術的治療を行った．この時点での徳橋予後点数は，(222521 = 14) 14 点で予測予後 1 年以上あると判断し手術を行った．

術後歩行可能となり，術後 5 年まで歩行可能であった（図 II−74）．

## 術後管理での注意点

やはり術直後はドレーンからの出血と術後血腫による麻痺の発症に気をつけなければなら

表 II-9　転移性脊椎腫瘍に対する術前予後判定点数（1998）

| 項目 | 点数 |
|---|---|
| 1. 全身状態* | |
| 　　不良（PS 3, 4） | 0 |
| 　　中等度（PS 2） | 1 |
| 　　良好（PS 0, 1） | 2 |
| 2. 他の骨転移の数** | |
| 　　≧3 | 0 |
| 　　1〜2 | 1 |
| 　　0 | 2 |
| 3. 脊椎転移の数** | |
| 　　≧3 | 0 |
| 　　2 | 1 |
| 　　1 | 2 |
| 4. 原発巣の種類 | |
| 　　膵，食道，胃 | 0 |
| 　　膀胱，骨肉腫，肺不明，胆囊，肝 | 1 |
| 　　その他 | 2 |
| 　　子宮，腎 | 3 |
| 　　直腸 | 4 |
| 　　前立腺，乳，甲状腺，カルチノイド | 5 |
| 5. 主要臓器転移の有無*** | |
| 　　切除不能 | 0 |
| 　　切除可能 | 1 |
| 　　なし | 2 |
| 6. 麻痺の状態 | |
| 　　Frankel A, B | 0 |
| 　　Frankel C, D | 1 |
| 　　Frankel E | 2 |
| 総計 | 15 |

予想予後のクライテリア
　　総計点数　　0〜8　　→　予想予後6カ月未満
　　　　　　　　9〜11　→　予想予後6カ月以上
　　　　　　　　12〜15 →　予想予後1年以上

*PS：performance status（日本癌治療学会）
　0　無症状で社会活動ができ，制限を受けることなく，発病前と同等にふるまえる．
　1　軽度の症状があり，肉体労働は制限を受けるが，歩行・軽労働や座業はできる．例えば軽い家事・事務など．
　2　歩行や身の回りのことはできるが，時に少し介助が必要なこともある．軽労働はできないが，日中の50%以上は起居している．
　3　身の回りのある程度のことはできるが，しばしば介助を要し，日中の50%以上は就床している．
　4　身の回りのこともできず，常に介助を要し，終日就床を必要としている．

**原則的には骨シンチにて判定（MRIも参考）
***主要臓器は肺，肝，脳，腎

ない．特に腫瘍からの出血が多い場合は術後血腫による麻痺が心配である．必ず3時間おきには麻痺が起こってきていないかどうか確認する必要がある．

　他の合併症としては，術後3〜4日して起き上がるときに発症する肺梗塞がある．これは深部静脈にできた血栓がとんで肺動脈に塞栓を形成してしまうことによって起こるが，術中からの下肢弾力包帯圧迫，弾力ストッキングによる下肢圧迫，また術後早期からの下肢運動を勧めることによって回避可能である．現在はインスツルメントによって強固な固定ができるので術後3〜4日で離床可能であり，積極的にリハビリを開始し早期退院を目指すべきである．特に転移性腫瘍で予後が限られている場合はなおさら早期に自宅へ帰すべく努力が必要である．

Frankel C
車イス
疼痛 自制内

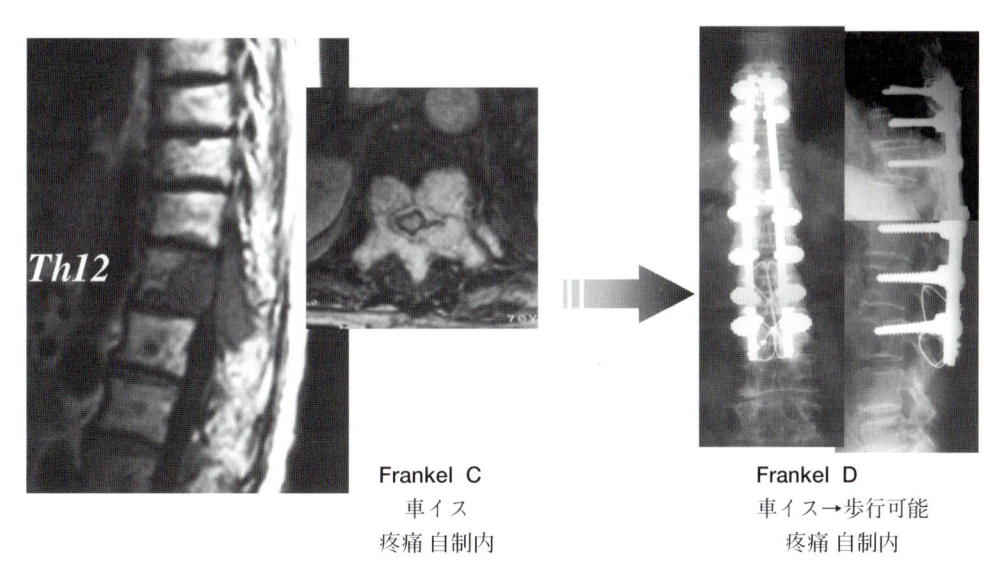

Frankel D
車イス→歩行可能
疼痛 自制内

図II-74 70歳,女性,乳癌術後5年での脊椎転移

## C 胸椎脱臼骨折 fracture dislocation of thoracic spine

### 胸椎腰椎損傷

　胸椎は胸郭の一部で,肋骨およびそれを支持する靱帯により安定性を有している.したがって,胸椎は外傷によって損傷を受けにくく,胸椎損傷（T2-T10）は全脊椎損傷のうち15％を占めるのみである.

　しかし胸椎は脊柱管が狭く,いったん脊椎損傷が生じると脊髄損傷発生率は50％で,しかもそのうち80％以上は完全損傷である.

　一方胸椎腰椎移行部（T11-L1）では胸郭の安定性がないため損傷の程度は高い.全胸椎・腰椎損傷の約半数が集中する.また粉砕骨折などの重篤なものが多い.腰椎損傷は胸椎腰椎移行部損傷に比較して頻度が低く,全脊柱損傷の4％にすぎない.

### 分類

　脊柱の安定性に関してはデニス Denis Fとマカフィー MacAfee PCが1983年にthree-column theoryを提唱した.この理論は,脊柱前方部分（前縦靱帯,椎体,椎間板前方）,脊柱中部（椎体,椎間板後方,後縦靱帯）,後脊柱部（後縦靱帯より後ろに存在する骨と靱帯）の3つのパートに分けて脊柱不安定性を論ずるものである.

　このうち,2つ以上の要素に損傷が及ぶと脊柱に不安定性が発生すると考えられている.これらをもとに手術適応を決定している.

　胸椎損傷ではヘンリー Hanley ENとエスケイ Eskay MLの分類（1989年）がよく用いられ,この分類では4つのタイプに分類される.

#### (1) Type I　楔状圧迫骨折

　急激な前屈で脊柱前部へ軸圧がかかることによって発生する.胸椎では生理的後弯を形成しており楔状圧迫骨折が発症しやすい.損傷が前脊柱部分に限局している限りは安定してい

るが，圧迫率が50％を超えたり，30°以上の後弯を呈すると手術適応になることもある．

### (2) Type II　脱臼骨折
　隣接する上位の椎体が下位の椎体に対して前方へすべるため tree-column すべてが損傷され不安定な状態．胸椎では半分以上がこのタイプの骨折である．

### (3) Type III　粉砕骨折
　椎体の前脊柱部分と中脊柱部分の2つの要素が損傷され，しかも椎体の後方が粉砕し脊柱管内へ突出した状態．胸腰椎移行部に多く，胸椎にはまれである．

### (4) Type IV　粉砕脱臼骨折
　隣接する上位椎体の前方への移動と下位椎体の粉砕骨折を合併するまれな骨折である．

## 診断および初期治療

　まずバイタルサインのチェックが必須である．T1–T5の胸髄損傷では交感神経系の損傷が随伴して，低血圧や除脈が発生することがある．これはまれに胸腔内の出血を伴うこともあり，中心静脈圧の測定や腹部，胸部CTは必要不可欠である．また脊髄損傷の有無に関しては，筋力，知覚の障害があるかどうか，反射はどうか，もしあればどのレベルの脊髄高位での障害が疑われるかを推測すべく神経学的所見をとる必要がある．

　画像診断としては，脊柱管内の骨片の状態の把握や椎弓の骨折，関節突起の転移の有無などはCT，さらに reconstruction CT，3DCT が必要で，脊髄の障害の状態，また靭帯障害は MRI が必要である．

## 治療

　Type I の圧迫骨折であればギプスをまいて3～4週のベット上安静後，歩行をしていただく．ギプスは硬性コルセットへ変え，3カ月コルセットを装着する．
　他の Type の骨折は，不安定で手術的加療が必要である．

### (1) 脱臼を伴った粉砕骨折の場合
　手術は後方から脱臼整復固定後，前方から椎体間固定を行う．後方からでないと脱臼を整復し固定することが困難であるから後方アプローチで行う．

### (2) 脱臼を伴わない粉砕骨折の場合
　手術は前方からでも後方からでもよい．前方からでは脊髄除圧固定は同時に可能であるが，後方からの場合は後方固定後，再度前方から椎体間固定を行う必要性がある．

【症例】24歳，女性，第2腰椎の破裂骨折
　脱臼はしていない．下肢の不全麻痺であるが歩行はできず，下肢筋力低下を伴ったフランケル Frankel B であった（図 II-75）．
　CTとMRIであるが，脊柱管は椎体後方の破砕骨片で占拠されている．
　脊髄円錐部から馬尾は強度に圧迫されている（図 II-76）．
　手術は前方からアプローチし脊柱管内の骨片を摘出し，同時にインスツルメントで固定した（図 II-77）．
　術後歩行可能となり，神経学的にも完全緩解した．

## 術後管理について

　脊椎手術はどの手術においても術後血腫による麻痺に注意しなければならない．特に術直後から24時間は注意が必要である．
　また深部静脈血栓症による下肢の腫脹には充分注意が必要で，下肢弾性ストッキングを術

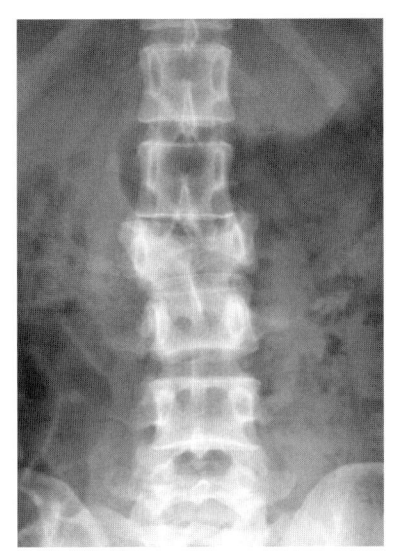

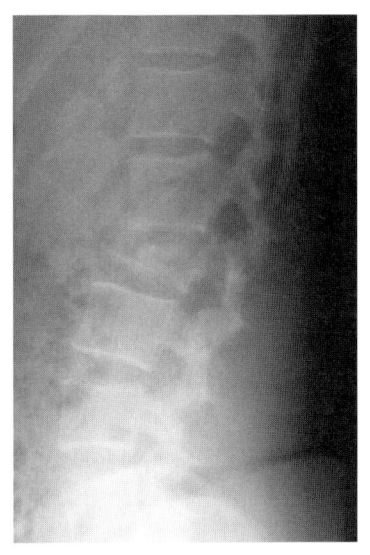

A-P view　　　　　　　　Lateral view

**図 II-75　24歳，女性，L2 破裂骨折**
単純X線であるが，L2の破裂骨折である．脱臼はしていない．

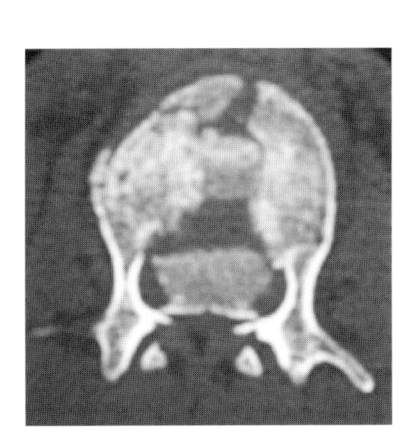

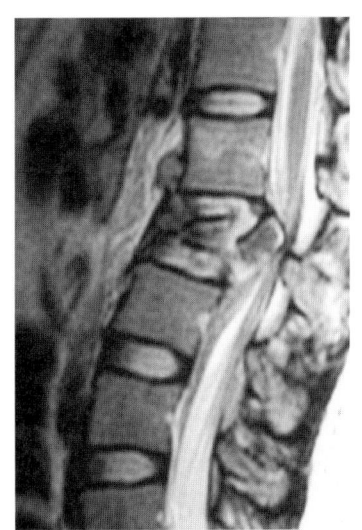

CT axial　　　　　　　　MRI T2w sagittal

**図 II-76　CT では脊柱管がほぼ骨片で占拠されている**

中，術後24時間装着すること，術直後からの下肢運動を行うことによって予防可能である．
　通常，インスツルメント固定を行うと脊椎は安定化しているので，術後早期から（3〜4日）立位歩行可能である．我々は硬性コルセットを術後2カ月は装着させている．
　歩行可能となり創部の感染がないことがはっきりする2週間後には退院可能となる．術前の麻痺が強い場合は，術後の立位訓練，歩行訓練を積極的に行う必要がある．
　精神的支援は，麻痺が強い場合に特に必要である．場合によっては精神ケアーを心療内科に依頼するのも得策であろう．

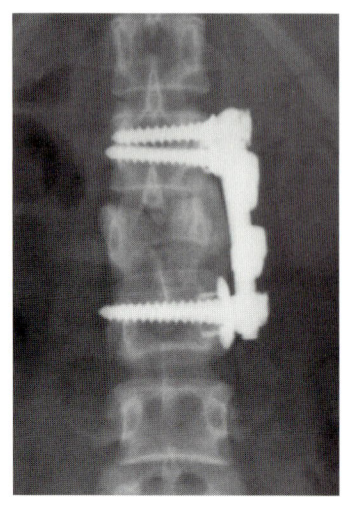

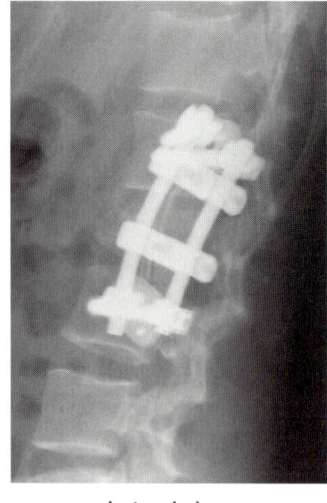

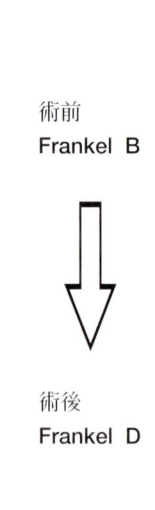

図II-77 前方除圧固定術
術後のレントゲンであるが，前方よりのインスツルメントで強固に固定されている．

医療社会事業部へ相談し，帰宅後の家屋改造，得られる保証などを確認することも重要である．

## D 脊柱側弯症 spinal scoliosis

まず脊柱側弯症の定義であるが，左右に弯曲し椎体が弯曲の凸側後方に回旋した状態でCobb角10°以上のものが脊柱側弯症と定義され，その脊柱側弯症には大きく分類して2つがある．機能性側弯症と構築性側弯症があり，機能性とは，痛みやヒステリー，また脚長差などが原因で起こっており，これらの原因を除去すると側弯変形も改善するものをいい，また構築性とは凸側への屈曲や，臥位にても消失しない強固な弯曲を有し，椎体の楔状化やねじれなど非対称性の骨格変形がみられるものと定義されている．構築性側弯症には3つがあり，原因が不明の特発性側弯症，生まれながらにしてある先天性（分節異常と形成異常）側弯症，マルファン症候群やエーラース-ダンロス Ehlers-Danlos 症候群に合併する症候性側弯症に分類される．

本稿では特発性側弯症に限ってその形態学的特徴，分類，そして治療方針について述べる．

### 特発性側弯症

全側弯症の約70％を占め，学童においては1～1.5％の確率で発症している．成因については明らかでなく，いくつかの因子が重複して発生や進行に関与している．最近ではメラトニンの減少が側弯症発症，進行と関連が大きいことや，また遺伝的素因も検討されてきている．側弯症の発症時期によって

① 乳幼児期側弯症（0～4歳未満）
② 学童期側弯症（4～10歳未満）
③ 思春期側弯症（10歳以上）

に分類される．おのおのの発生頻度はボストンでは0.5％が乳幼児期，10.5％が学童期，

89％が思春期と報告され，日本でも同様である．

治療に関しては3つに大別される．① 経過観察，② 装具療法，③ 手術療法である．側弯症の経過観察は，成長期であればすべて経過観察が必要であるが，成長期をすぎてもCobb角が50°を超えている場合は側弯が進行する可能性があり経過観察が必要である．

装具療法は，成長期で側弯Cobb角が25°から45°までの間に適応する．45°を超えて進行する場合は手術的加療を行う．成長期が終了しており，側弯Cobb角が25〜45°の間であっても矯正装具は適応としない．成長期でも成長期終了後においても側弯Cobb角が50°を超えてくるとさらに側弯が進行する可能性が高く手術的加療が必要となる．

### 手術的加療

特発性側弯症の分類は1983年にキング King HA，モー Moe JH らが報告したものがよく使用されてきた．この分類は胸椎カーブを基本に作成され，type I から type V の5型に分かれている．type I は胸椎カーブ，腰椎カーブともに仙骨正中線を超え，腰椎カーブのほうが胸椎カーブより大きく硬いカーブを呈していると定義されている．type II は胸椎カーブのほうが大きく硬いカーブ，type III は基本的には type II と似ているが，腰椎カーブが小さく仙骨中心線を超えない，また type IV は type III とよく類似しているがより腰椎カーブが小さくL4の傾斜が存在する．最後に type V は胸椎に2つカーブがあり，その上位胸椎カーブも硬く，T1傾斜もあると定義されている（図Ⅱ-78）．

この分類には問題点も多く，固定範囲を決める上で重要である腰椎カーブの評価と脊椎側面の評価がなされていない．しかし1997年の Scoliosis Research Society でレンケ Lenke L

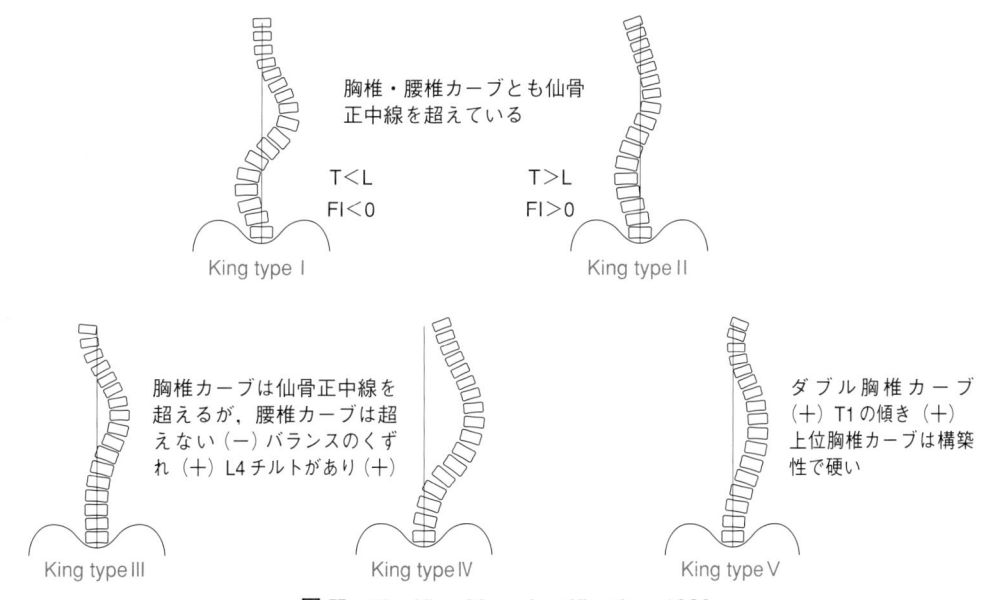

図Ⅱ-78 King Moe classification, 1983

type I は胸椎カーブ，腰椎カーブともに仙骨正中線を超え，腰椎カーブのほうが胸椎カーブより大きく硬いカーブを呈していると定義されている．type II は胸椎カーブのほうが大きく硬いカーブ，type III は基本的には type II と似ているが，腰椎カーブが小さく仙骨中心線を超えない，また type IV は type III とよく類似しているがより腰椎カーブが小さくL4の傾斜が存在する．最後に type V は胸椎に2つカーブがあり，その上位胸椎カーブも硬く，T1傾斜もあると定義されている．

らによって報告され，この分類は，正面像で6タイプに分類され，さらに腰椎カーブの大きさ，仙骨正中線との関係でさらにABCの3つに細分化している．type 1は胸椎カーブ，type 2は胸椎のダブルカーブ，type 3は胸椎，腰椎のダブルカーブ，type 4はダブルの胸椎カーブに腰椎カーブが重なったトリプルカーブを呈し，type 5は胸腰椎部に頂椎をもつシングルカーブ，そしてtype 6はtype 5に胸椎カーブが加わったダブルカーブを呈している（図II-79）．腰椎カーブはその大きさによって小さいほうからABCの3型に再分類され，仙骨中心線がそのsatable vertebraの椎弓根間のどこを通るかで分類され，Aは椎弓根間，Bは椎弓根の内側から外側の間，Cは椎弓根外側をさらに離れた大きなカーブである（図II-80）．またそれに加え脊椎側面像で，normal（N），PT（上位胸椎に後弯），TL（胸腰椎移行部に後弯），PT＋TL（上位胸椎，胸腰椎移行部に後弯）の形も考慮に入れた分類である（図II-81）．

　キング-モー分類での問題点は，① 腰椎カーブだけの分類がないこと，② typeIIでも腰椎カーブの大きいものから小さいものまでばらつきが大きく固定範囲を決めるのに難渋すること，③ 側面での評価が組み入れてない点があげられる．しかしレンケ分類はこの3点をも考慮に入れた分類である．我々が今まで使用してきたキング-モー分類においてking type IIでの腰椎カーブは，あくまで胸椎カーブの代償性カーブであり，固定しなくてよいと認識されてきた．しかし腰椎カーブが45°を超えると，上の胸椎カーブよりは柔軟性は高いが

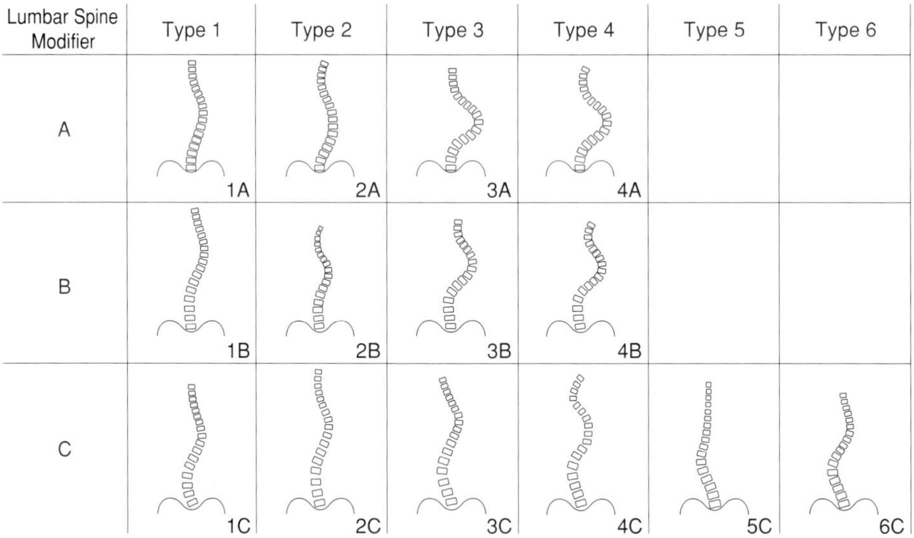

**図II-79　Curve Type（1～6），Lenke，1997 SRS**

正面像で6タイプに分類され，さらに腰椎カーブの大きさ，仙骨正中線との関係でさらにABCの3つに細分化している．type 1は胸椎カーブ，type 2は胸椎のダブルカーブ，type 3は胸椎，腰椎のダブルカーブ，type 4はダブルの胸椎カーブに腰椎カーブが重なったトリプルカーブを呈し，type 5は胸腰椎部に頂椎をもつシングルカーブ，そしてtype 6はtype 5に胸椎カーブが加わったダブルカーブを呈している．

## D. 脊柱側弯症

Lumbar Modifier A　　　　　Lumbar Modifier B　　　　　Lumbar Modifier C

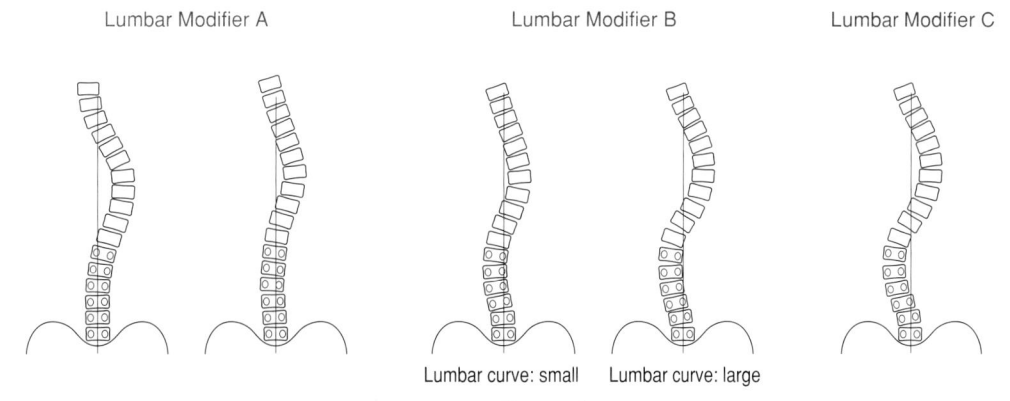

Lumbar curve: small　　Lumbar curve: large

**図 II-80　腰椎カーブの3型**

腰椎カーブはその大きさによって小さいほうからABCの3型に再分類され，仙骨中心線がそのsatable vertebraの椎弓根間のどこを通るかで分類され，Aは椎弓根間，Bは椎弓根の内側から外側の間，Cは椎弓根外側をさらに離れた大きなカーブである．

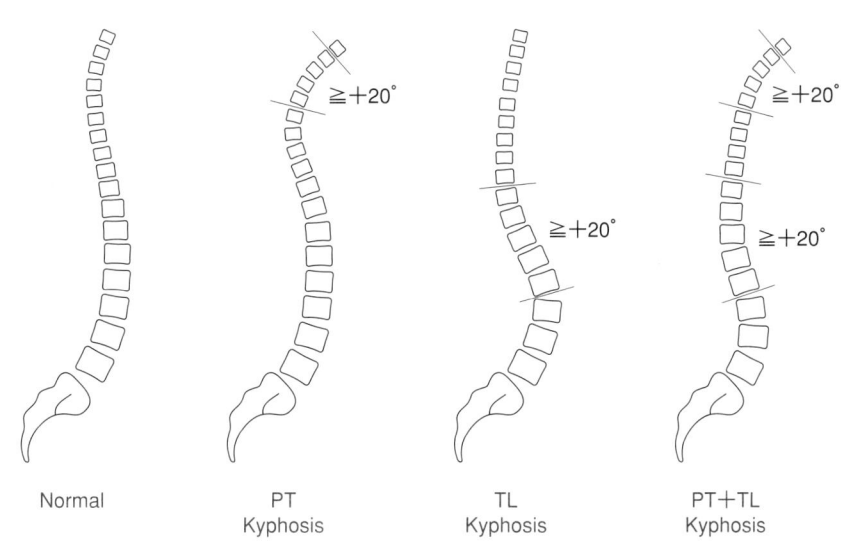

Normal　　　　PT Kyphosis　　　　TL Kyphosis　　　　PT+TL Kyphosis

**図 II-81　Possible sagittal structural criteria**

脊椎側面で，normal（N），PT（上位胸椎に後弯），TL（胸腰椎移行部に後弯），PT＋TL（上位胸椎，胸腰椎移行部に後弯）の形も考慮に入れた分類である．

選択的胸椎固定を行うと腰椎カーブは代償せず，全体としてバランス不良の脊椎となってしまう．すなわち固定範囲を決める上でキング-モー分類は不充分で腰椎カーブの大きさを考慮したレンケ分類が有効で，腰椎カーブが45°以下であればレンケ1Bで，45°以上になると1C群に分類され，胸椎の選択的固定では充分ではなく腰椎カーブまでの固定が必要であるとわかる．

したがって，手術時下位固定椎体（どこまでを手術によって固定するか？）を決定する上で，レンケの新分類は有用であり今まで使用してきたキング-モー分類にとってかわるものと判断している．

### (1) 手術方法と固定範囲

手術方法は前方からと後方からの2種類がある．
それぞれにおいて利点と欠点があげられる．

#### (a) 前方法

側臥位で，肋骨を1本切除することによって椎体へ到達する．切除する肋骨は上位固定椎体の2椎上の肋骨を選択するとよい．固定範囲は胸椎カーブ終椎から終椎までの固定範囲で矯正可能である．

この方法は固定範囲の短縮が可能であるが，矯正後の身長ののびは期待できず，インスツルメント破損時の再手術時に困難を要する（図Ⅱ-82，Ⅱ-83，Ⅱ-84）．

#### (b) 後方法

腹臥位で行うが，固定範囲は胸椎カーブの上位終椎より1椎上より固定し，下位固定椎体は通常終椎より1椎遠位の stable vertebra までを選択する．前方法に比べると1〜2椎体多く固定する必要がある．しかし最近は，椎弓根スクリューを各椎体へ刺入することによって，固定椎体数を減らすことが可能となってきた（図Ⅱ-85，Ⅱ-86，Ⅱ-87）．

### 術後管理

術後管理は当然神経麻痺が術後血腫によって起こってこないか，また胸椎前方からのアプローチの場合，肺にトラブルが起こらないか（まれに無気肺を呈す），また深部静脈血栓症が起こらないかどうか，以上が術直後から3日ほどの間に注意すべき点である．胸椎前方アプローチで開胸を行った場合，胸腔ドレーンは3〜4日で抜去するが胸水がたまっていないことを確認して抜去しなくてはならない．通常の経過として，術後3日で立位，歩行を勧める．前方アプローチで開胸した場合は胸腔ドレーンを抜いてから歩行を許可する．合併症としては感染（2〜3％），神経麻痺（0.1％），大量出血による輸血，そして矯正率が

前方アプローチ
終椎から終椎

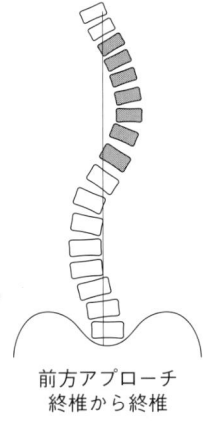

図Ⅱ-82 前方アプローチによる側弯矯正

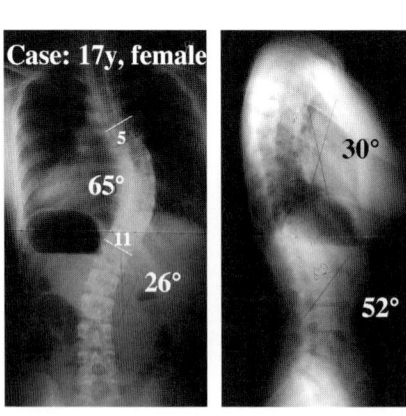

図Ⅱ-83 17歳，女性，特発性側弯症
T5-T11に65°の胸椎カーブを呈している．

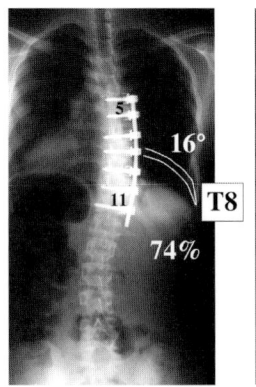

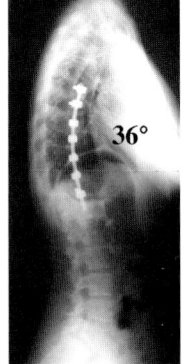

図Ⅱ-84 前方アプローチにてT5-T11までの矯正固定を行った．65°から16°へ矯正された（矯正率74％）．

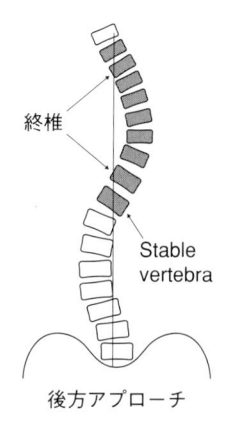

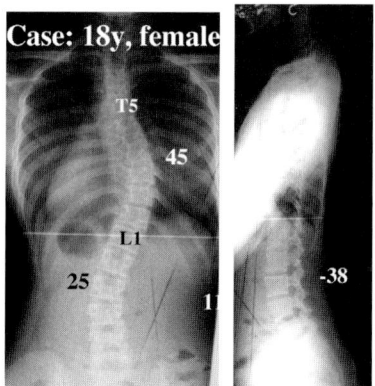

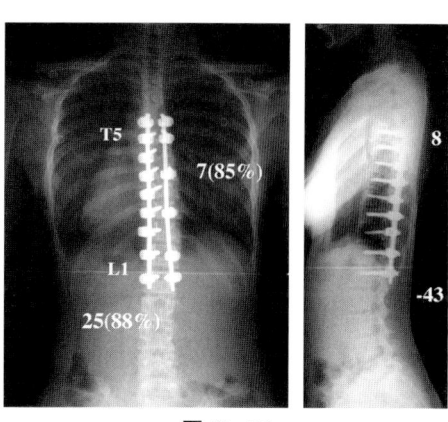

図II-85 後方アプローチによる側弯矯正

図II-86 18歳，女性，特発性側弯症 T6-L1に45°の胸椎カーブを呈している．

図II-87 後方アプローチにてT6-L1までの矯正固定を行った．45°から7°へ矯正された（矯正率85％）．

高い場合は上腸間膜動脈症候群が起こる場合がある．もし上腸間膜動脈症候群が生じた場合，絶食とし，中心静脈栄養としなければならない．普通は2週間ほどで改善する．

　このような合併症が起こらねば，術後2週間以内に退院可能である．

〈松山幸弘〉

# 6 腰椎疾患

## A 腰椎椎間板ヘルニア lumbar disc herniation

### 解剖

椎間板 intervertebral disc は，上下の椎体を連結して脊椎の支持性（体を支える役目）と運動性（体を自由に動かす役目）を担うとともに荷重や衝撃の吸収機能をもつ脊柱に特有の構造で，**髄核，線維輪，軟骨終板**によって構成されている．

髄核 nucleus pulposus は肉眼的に白色ゲル状でムコたんぱく質と水を主成分とし，椎間板の中心部に存在する．線維輪 annulus fibrosus は膠原線維からなり，内層と外層に分かれて髄核の周囲を取り囲んでいる．軟骨終板 cartilaginous endplate は椎間板の上下に存在している．

椎間板の水分含有量は加齢とともに減少し，水分含有量に関係する椎間板の弾力性もそれとともに低下してゆく．

### 概念

髄核もしくは線維輪内層が，周囲を囲んでいる線維輪を破り，突出した状態のことを椎間板ヘルニアという．

#### ヘルニアの形態

- **突出型** protrusion type：表層の線維輪が損傷せずに髄核の一部が後方に移動して突出しているもの．
- **脱出型** extrusion type：髄核が後縦靱帯を破りヘルニアが脊柱管内に飛び出しているもの．
- **遊離脱出型** sequestration type：ヘルニア腫瘤が椎間板から離れて脊柱管内に転位したもの．

### 臨床症状

#### （1）自覚症状

多くの場合主訴は腰痛と片側の下肢痛で，運動や労働によって痛みが強くなり安静で軽快する傾向がある．典型的な急性発症例では腰痛，臀部痛の期間が先行し，激しい下肢への放散痛が引き続き発生する\*．疼痛性側彎，前屈制限がみられることが多い．慢性緩徐に起こ

---

\* これらの症状は，以前はヘルニアによる神経根や硬膜管への圧迫によるためと考えられてきたが，最近では機械的な圧迫のみではなく，化学的な因子が注目されるようになってきた．これは無血管組織の髄核が血流の豊富な硬膜外腔に脱出すると自己免疫反応による炎症が発生し，神経を傷害するというもので，髄核内に存在する様々な化学伝達物質が関与しているといわれる．

表 II-10　椎間板ヘルニア高位，障害神経根，神経症状の関係

| 椎間板高位 | L3/4 | L4/5 | L5/S1 |
| --- | --- | --- | --- |
| 障害神経根 | L4 | L5 | S1 |
| 深部反射 | 膝蓋腱反射 |  | アキレス腱反射 |
| 支配筋 | 大腿四頭筋 | 前脛骨筋<br>長母趾伸筋<br>長趾伸筋 | 下腿三頭筋<br>長母趾屈筋<br>長趾屈筋 |
| 知覚 | 下腿内側 | 下腿外側から<br>足背内側 | 足部外側 |

る場合は下肢痛というより同一姿勢の保持で腰臀部，下肢の重苦しい痛みを生じる傾向がある．巨大なヘルニアが神経を圧迫すると運動麻痺，排尿障害が生じることがある．

**(2) 他覚所見**

　ヘルニアの発生した高位によって疼痛や感覚障害の部位，筋力低下の部位が異なる（表II-10）．障害を受けた神経根の支配領域に筋力低下や感覚低下が生じる．発生は第4/5腰椎間，第5腰椎/第1仙椎間，第3/4腰椎の順に多く，前2者で90％を占めている．通常第4/5腰椎間のヘルニアでは第5神経根が障害される．神経刺激徴候として以下のような所見がみられることが多い．

　(a) **SLRテスト**　straight leg raising test

　　下肢の挙上が強く制限される．30°程度のことが多い（図II-88）．

　(b) **大腿神経伸張テスト**　femoral nerve stretching test（FNST）

**診断**

　病歴，臨床症状，理学所見，画像所見を合わせて診断する．単純X線写真では特徴的な所見はなく，これのみでヘルニアの診断はできない．MRIはX線被曝がなく組織の判別が可能であるため最も有用な画像診断法である．脊髄造影検査 myelography は前・後屈位の画像が得られ，腰椎の動きに伴う硬膜管の変化が観察できる．脊髄造影後CTでは硬膜管や

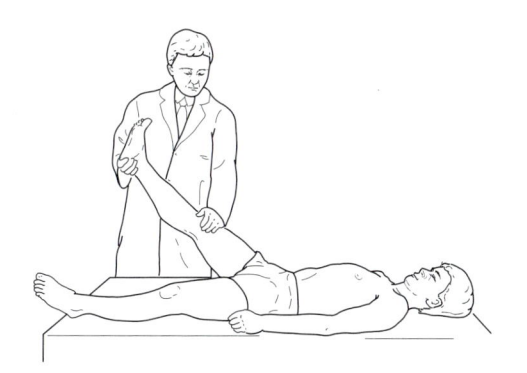

a．SLRテスト
70°未満の角度で坐骨神経にそった疼痛が誘発された場合を陽性とする．陽性の場合には，L4/5またはL5/S1椎間板ヘルニアが強く疑われる．

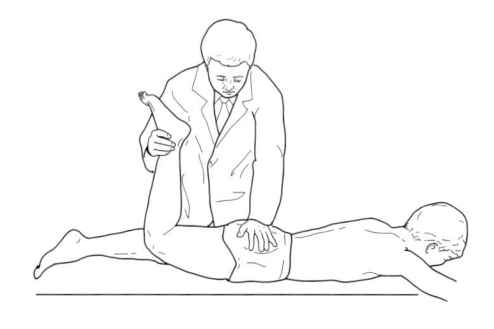

b．大腿神経伸展テスト
陽性の場合には，L3/4椎間板ヘルニアを代表とする上位腰部椎間板ヘルニアが疑われる．

図 II-88
（矢吹省司．整形外科外来シリーズ1．腰椎の外来．メジカルビュー社；p.35．より）

神経根の状態を横断像で把握できる．最近ではヨード製造影剤のかわりに MRI を用いた脊髄造影法（MR 脊髄造影）も行われるようになった．

神経根造影 radiculography，椎間板造影検査 discography は，それぞれ神経根，椎間板の形態を把握するだけでなく，造影剤を注入するときに生じる症状の再現性（患者が普段感じている痛みが起こる，あるいは増強する）をみるという機能的診断の意義も有している．

### 治療

椎間板ヘルニアによる症状は多くの場合自然軽快が期待できるため，保存療法が基本である（図 II-89）．多くの場合，発症後 3 カ月以内で症状が改善する．したがって，本疾患の予後は良好であることを説明し，不安や恐怖感を取り除き，患者自身が積極的に疾患に対処できるようにしなければならない．また，椎間板への過度の負担を生じないように日常生活上での注意事項を指導することも重要である．

しかし，保存的治療で症状が改善せず，日常生活や就業に支障がある場合は，手術的治療の有効性を患者に説明し，手術に対する根拠のない恐怖感や不信感を抱いて治療期間が必要以上に長引かないようにすべきである．手術に関する説明では，手術の方法のみでなく，改善する症状，改善が期待できない症状，合併症とその発生率，再発率などを家族もまじえて説明する．

#### (1) 保存療法

理学療法，薬物療法，ブロック療法（硬膜外ブロック，神経根ブロック）などがある．最近では保存的療法と手術療法の中間療法として，経皮的髄核摘出術，レーザー療法，椎間板内注入療法などもある．

##### (a) 安静

急性期の初期治療では，自分の疼痛の程度に応じて活動の制限や安静が有効である．しかし長期の安静や入院は筋力低下や勤労意欲の低下などの弊害が生じるため，なるべく

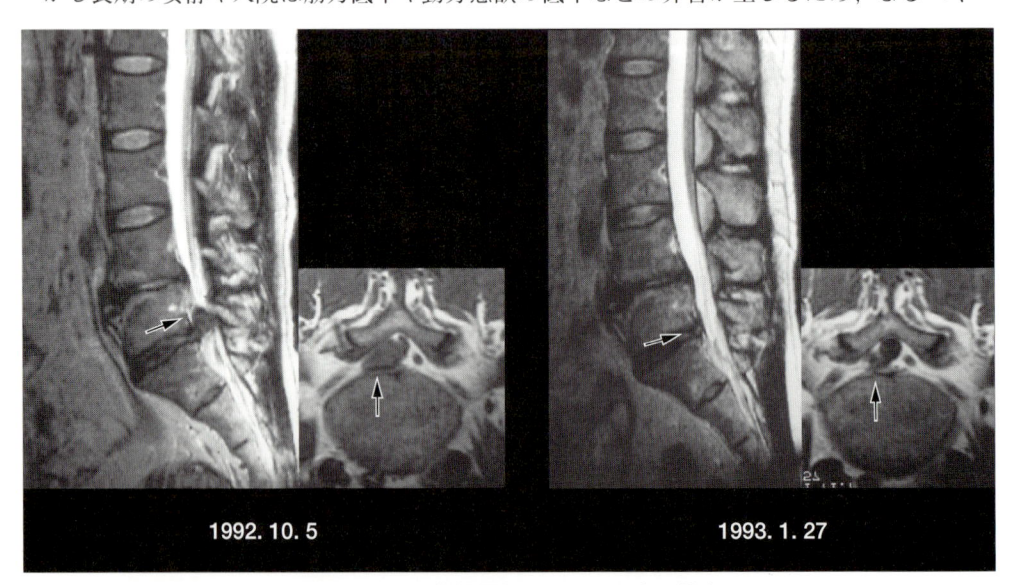

**図 II-89 腰椎椎間板ヘルニアの自然縮小**
発症当初および発症からから約 3 カ月経過した MRI にてヘルニアが小さくなっているのがわかる．本患者では症状も消失した．

早く通常の日常生活に戻るような指導を行う．

### （b）薬物療法

急性期には非ステロイド性消炎鎮痛剤が最も多く使われる．他には筋弛緩薬が急性期の有痛性の筋痙縮に対して有効といわれている．慢性期では症状の内容に応じて抗うつ剤が投与されることもある．

### （c）生活指導

腰部への負担を避け，症状の再発を予防するために日常生活のうえで，重量物を持ち上げる，長時間の座ったままでいる，腰を曲げたりひねったりするなどの動作を制限し，喫煙，肥満などに対する生活習慣上の注意点も指導する．

### （d）ブロック療法

神経ブロック（局所麻酔剤にて神経刺激伝達を遮断して疼痛の軽減を得る）を用いた疼痛疾患に対する保存療法のひとつである．椎間板ヘルニアは予後良好な疾患であり治療の目的はヘルニアを消失させることではなく疼痛を改善させることであるため，正しい適応と的確な手技を用いれば神経ブロックは有用な治療手段である．硬膜外ブロック（腰部硬膜外ブロック，仙骨部硬膜外ブロック），神経根ブロック*，トリガーポイントブロック（強い圧痛点に局所麻酔剤を浸潤させる）などがある．神経ブロックは急性期の腰痛，下肢痛，慢性期の下肢痛に対して適応があるが慢性期の腰痛に対しては適応がないと考えるべきである．硬膜外ブロックでは局所麻酔剤にステロイドを加えて使用されることが多い．

### （e）椎間板内注入療法

椎間板内に薬物を入れる治療法で，注入する薬物としては蛋白分解酵素，ステロイド，生理食塩水などが用いられている．椎間板内注入治療に際しては，絶対に施術後の化膿性椎間板炎が生じないように徹底した無菌的操作をしなければならない．

### （f）経皮的髄核摘出術　percutaneous nucleotomy

後方からイメージ下にガイド針を椎間板に刺入しカニューレを通し，カニューレを通して髄核を摘出するという方法である．40歳以下で，後縦靱帯を破っていないタイプ，徒手筋力テストで4以上，神経根に奇形がない，変性性脊柱管狭窄がない患者に適応があるとされている．

### （g）経皮的レーザー椎間板減圧術　percutaneous lazer disc decompression（PLDD）

椎間板の中の髄核に刺したレーザーファイバーからレーザーを照射して髄核を蒸発させ椎間板内圧を減圧させることにより神経への圧迫を減少させ疼痛を改善する方法である．髄核が後方の線維輪や後縦靱帯を突き破って脱出している場合は適応でないとされている．

---

*神経根ブロックは，透視下に単一の神経根に少量の局所麻酔剤を注射する方法である．そのため，治療効果に加えて，注射針が神経根に当たることによって生じる疼痛の再現性と，ブロックによっていつもの疼痛が消失するかどうかをみることによってどの神経根の障害かを確認する診断的な意義もある．

### (2) 手術療法
#### (a) 手術適応
- 馬尾が高度に圧迫されて尿閉を生じた場合（馬尾圧迫症候群 cauda equina compression syndrome）は遅くとも発症から 48 時間以内に緊急手術を行う必要がある．
- 運動麻痺については，3 週間経過しても改善傾向がない場合や麻痺が進行性する場合は手術が必要である．
- 疼痛が主症状の場合は，3 カ月以上の保存療法が無効で痛みのため日常生活が強く障害されている場合や，早期に職場復帰を望む場合は手術適応と考えられる．

しかし，腰痛，下肢痛を訴える患者の中には整形外科的に理解できない慢性的な疼痛を訴え，そのような疼痛によって生活が障害されている場合がある．このような患者では症状の形成に心理社会的要因が関与していると考えられ，画像上椎間板ヘルニアを確認して手術を行っても愁訴が残る可能性がある．したがって，特に腰痛を主たる症状とする患者に対しては，手術に踏み切る前に充分な心理的側面への配慮が不可欠である．外科的治療を行う上で問題がありそうな症例については，精神科医が手術前から関与して人格や精神状態を評価し，整形外科医との協力の下で治療することが理想であるが，現実にはわが国ではまだ精神医学的アプローチを積極的に受け入れてもらえることが困難な場合も多い．痛みには身体的な要因と心理的な敏感性が関係しており，痛みの治療には心理的治療も重要であることを患者に納得してもらう努力が必要である．

#### (b) 手術方法
腰椎椎間板ヘルニアに対する手術はヘルニアそのものを摘出するヘルニア切除術と，ヘルニア切除と併用する脊椎固定術がある．脊椎固定術はヘルニアの存在した椎間に過剰な動きがあって安定性が損なわれ腰痛の原因になることが危惧されるような場合に行うが，脊椎固定術の真の適応に関しては様々な意見がある．ほとんどの場合ヘルニア切除術のみで対応可能である．

##### ⅰ) 椎間板ヘルニア切除術
- 後方法：Love 法，部分椎弓切除術 partial laminectomy

腰椎椎間板ヘルニアに対して最も広く行われている手術方法で，ヘルニアの存在する椎間の椎弓を部分的に切除するか，あるいは椎弓を全く切除しないで黄色靱帯のみを切除し，圧迫されている神経を注意深く避けてヘルニアを摘出する方法である．侵襲が少なく良好な手術成績が報告されている．手術用顕微鏡を用いることによってより低侵襲で神経に対する愛護的な操作が可能となる．手術は腹臥位で行うが，術中出血を少なくするには腹部が圧迫されないように工夫が必要である．

最近では生体への侵襲を最小限にし，術後の後療法の期間を短縮する目的で内視鏡を用いたヘルニア摘出術〔内視鏡下椎間板ヘルニア切除術 microendoscopic discectomy（MED）〕も行われているが充分なトレーニングを積んでから行うべき手術である．

- 前方法：腹膜外路前側方髄核摘出術

前方法では脊柱管内の操作は行わないため，術後の脊柱管内瘢痕形成が少ないという利点はあるが，侵襲が強く，また脱出遊離したヘルニアや脊柱管狭窄症を合併した症例には適応とならい．

### ⅱ) 脊椎固定術　spinal fusion

固定術を併用するかどうかは様々な意見があるが一般に次のような症例に行われる．
① 画像診断で腰椎に不安定性を認めるもの．
② 根症状よりも腰痛が主体であり，長時間持続しているもの．
③ 重労働に従事している青壮年男子．
④ 再手術例．

術式としては後側方固定術や椎体間固定術がある．早期離床を促し，骨癒合を確実に行うために固定術にインスツルメンテーション instrumentation（金属製の内固定器具）を用いることがある．

### 後療法

ヘルニア切除術のみの場合，術後は疼痛のない範囲で体動を許可し，創部の吸引ドレーンは2日目に抜去する．術後3日以内に歩行開始を目標とする．術後10日で抜糸し，軟性コルセットを装着して術後2週間で退院を許可する．軽作業，デスクワークであれば退院後1週間で職場復帰を許可する．術後2カ月間は軟性コルセットを装着させ，重量物の持ち上げ，腰部のひねり動作などを禁止する．

### 合併症とその対策

① 手術高位の誤認：術中または術前の高位確認．
② 神経損傷：神経への愛護的操作．顕微鏡使用．
③ 術中出血：顕微鏡視下に双極凝固器を使用した厳密な止血操作．
④ 術後血腫：吸引ドレーンの設置．術後の知覚，運動障害出現に対する注意深い観察．ドレーン内に吸引されるのは血液か，または時間が経過すると淡黄色の浸出液であるが，無色透明の液体が吸引されるときは硬膜損傷によって髄液が流出していると考ええられるため感染予防に万全の注意を払う．
⑤ 感染：術前抗生剤投与，術中の無菌的操作，術野の洗浄．術後の体温，血液所見のチェック．

## B　腰部脊柱管狭窄症　lumbar spinal canal stenosis

### 解剖

脊柱管とは，その内部を脊髄，馬尾神経，神経根が通過する3次元的な形態をとる空間である．前方が椎体，椎間板，後縦靱帯，側方が椎弓根，黄色靱帯，後方が椎弓，関節突起，黄色靱帯によって構成されるが，その形態や容積は常に一定ではなく，臥位・立位や腰椎の屈曲・伸展などの動きによって変化する．診断，治療に当たっては脊柱管の解剖をよく理解しておく必要がある．

### 概念

腰部脊柱管狭窄症とは，脊柱管がいろいろな原因で狭小化し，馬尾や神経根を圧迫して神経症状を生じている状態をいう．したがって，ひとつの疾患単位とするよりも，様々な疾患や病態が混在したものである．

脊柱管の狭窄を生じる原因としては，先天的な脊柱管の狭窄，腰椎の加齢的変化に伴う脊柱管の狭窄，腰椎のすべり（腰椎すべり症　spondylolisthesis）による狭窄，手術や外傷の後に

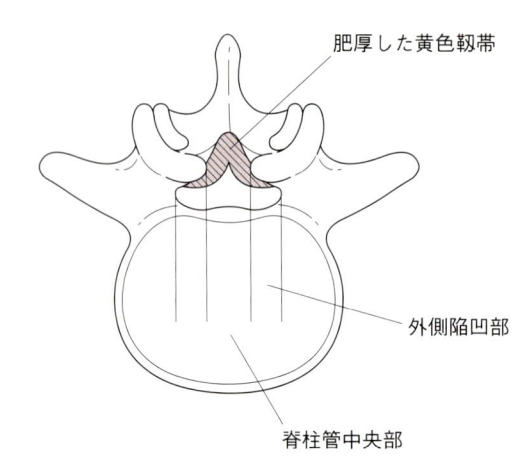

**図II-90 脊柱管狭窄の模式図**
椎間関節，黄色靱帯の肥厚によって生じる場合が多い．

生じた脊柱管の狭窄，さらにこれらが合併している場合などがある．

神経の圧迫は，脊柱管中央部 central canal の狭窄，外側陥凹部 lateral recess の狭窄，両者の合併，それよりさらに外側の部分での狭窄，いずれの場合にも生じる（図II-90）．加齢的変化に伴う脊柱管狭窄は椎間関節，黄色靱帯の肥厚によって生じるもので，第4腰椎と第5腰椎間に発生することが多い．

### 臨床症状

#### （1）自覚症状

腰部脊柱管狭窄症の原因となる病態は多岐にわたるため，症状も腰痛，下肢痛，下肢のしびれ，異常知覚，脱力など様々であるが，自覚症状として最も特徴的なのは神経性間欠跛行 neurogenic intermittent claudication である．神経性間欠跛行とは，歩行や立位の保持によって下肢にしびれ，疼痛，灼熱感，脱力などの症状が発生あるいは増強し，体を前屈したりしゃがみこんだりすると下肢に出現した症状が速やかに消失あるいは軽快して再び歩行できるようになるが，歩行を続けようとするとこのような症状の変化を繰り返す現象である．間欠跛行自体は下肢の血流障害でも生じるが姿勢の変化によって症状が速やかに改善することが本疾患の特徴である．このため，腰部脊柱管狭窄症では，歩行は困難であるが自転車であれば体が前屈位になるためいくらでも走行できることが多い．

腰部脊柱管狭窄症の間欠跛行は自覚症状と他覚所見により馬尾型，神経根型，混合型の3群に分類される（表II-11）．

① 神経根型：神経根性間欠跛行は単一の神経根が障害されて症状を発生するもので，症状は片側の下肢の疼痛である．第5腰神経根の障害される頻度が最も多い．
② 馬尾型：馬尾性間欠跛行は脊柱管の中央部で複数の馬尾神経が圧迫を受けて生じるもので，主訴は両下肢のしびれのことが多い．また下肢，臀部，会陰部の異常知覚，膀胱直腸障害，性機能不全などを伴っていることもあるが，痛みはないことが特徴である．
③ 混合型：上記2つの病像が混在しているものである．

#### （2）他覚所見

特徴的なものはないが障害された神経根支配領域の感覚障害，筋力低下を認めることがある．体を後屈させると下肢へ放散する痛みが生じることがある（ケンプ Kemp 兆候）．ア

表 II-11 間欠跛行の鑑別診断

|  |  | 馬尾性 | 神経根性 | 動脈性 |
|---|---|---|---|---|
| 自覚症状 | 性質 | しびれ，灼熱間，冷感 | 疼痛 | 疼痛 |
|  | 部位 | 両側<br>下肢後面<br>歩行によるしびれの拡大や移動時に会陰部まで | 片側性<br>下腿外側から足背 | 片側<br>下腿後面から足部 |
| 神経症状 | 知覚障害 | －～＋ | 通常　＋ | なし |
|  | 運動障害 | 弛緩性<br>腱反射低下<br>多根性 | 軽度　＋<br>単根性 |  |
|  | その他 | 陰茎勃起<br>前屈位で間欠跛行が消失または軽快 |  | 下肢動脈拍動低下 |

キレス腱反射は馬尾型の大部分の例で両側性に消失する．脊柱弯曲，脊柱の可動性制限，傍脊柱部，上殿神経，坐骨神経出口部などに圧痛を認めることがあるが特徴的な所見ではない．反射の亢進があれば，頸椎胸椎での脊髄障害を疑うべきである．膀胱直腸障害がみられることもあるが，高齢の女性であれば括約筋不全，男性であれば前立腺肥大などの合併の可能性も考慮する必要がある．SLR test はあまり認められず，あっても軽いことが多い．

### 診断

臨床症状としての神経性間欠跛行の有無が重要である．間欠跛行の有無を知るには問診の仕方が重要である．患者は必ずしも典型的な間欠跛行の症状を言ってくれるわけではない．先に述べたような症状をこちらから具体的に説明しその有無を確認する必要がある．問診のみではっきりしない場合は患者と一緒に歩行したり立位をとってもらったりして間欠跛行の有無，程度を把握する必要がある．血管性との鑑別には神経症状の有無と，足背動脈の拍動などをチェックする．

画像診断による手順としてはまず単純X線写真を撮り，脊椎変形，変性辷り，分離辷り，変性側弯などの診断を行う．その後 CT，MRI といった検査を進める．

CT では骨性狭窄の状態とその程度，さらに骨棘や椎間関節との関係を観察するのに最も適している．さらに脊柱管の形態を把握し，形態計測もできる．

MRI では狭窄の原因となる黄色靱帯・椎間関節包の肥厚，椎間板の状態およびこれらと神経根，硬膜管の関係が腰椎全体にわたって観察でき診断に有用である．

保存的治療が効果なく，手術が考慮される場合は脊髄造影，造影後 CT なども行う（図 II-91）．脊髄造影は造影剤を硬膜管内に注入するため侵襲的ではあるが，姿勢の変化に伴う硬膜管の圧迫の状態を直接観察できる利点がある（図 II-92）．この変化は他の検査法では捉えることが困難である．

### 治療

腰部脊柱管狭窄症の治療には，他の腰椎疾患と同様に保存療法と手術療法がある．神経根型の症状を訴える場合はまず保存療法が選択される．後で述べる神経根ブロックが有効なこ

270　6. 腰椎疾患

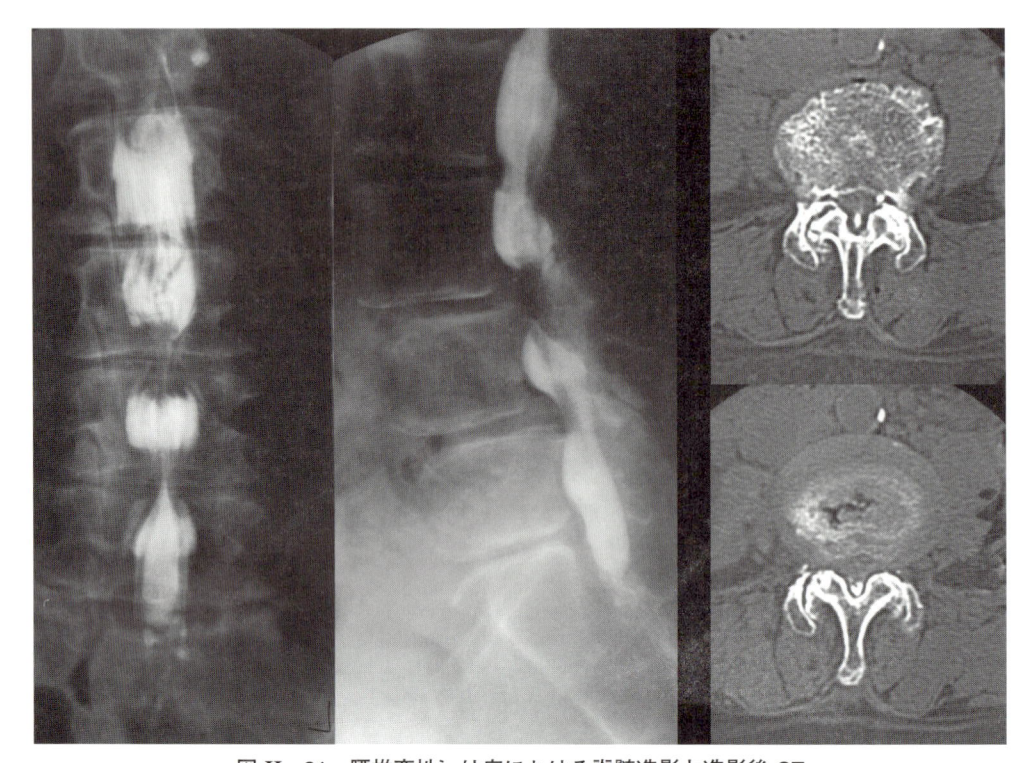

**図 II-91　腰椎変性じこり症における脊髄造影と造影後 CT**
脊髄造影では脊柱管の狭窄の状態，馬尾の走行がわかる．CT では肥厚した椎間関節，黄色靱帯によって脊柱管が狭窄し，硬膜管が圧迫されているのが観察される．

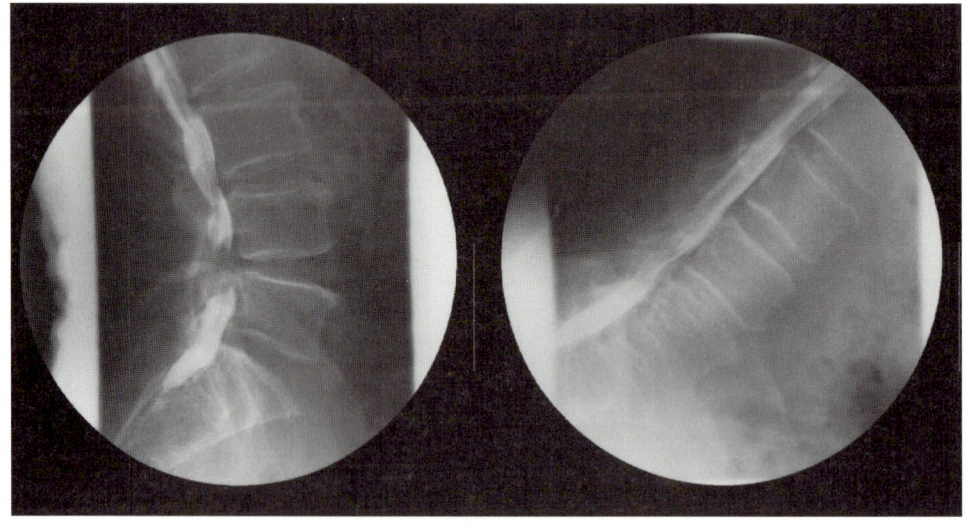

**図 II-92　前後屈時の脊髄造影像**
前屈すると造影剤の通過がよくなり狭窄が解消されている．前屈時に症状が改善するのと一致した所見である．

とが多い．馬尾障害の場合は保存的治療を行っても改善が期待しにくいため最終的には手術

を行わねばならないことが多い．椎間板ヘルニアと異なり，馬尾型の障害ではいったん下肢の筋力低下が生じると手術を行っても回復しにくいため時機を失することがないようにすべきである．基本的には患者の日常生活の障害の程度が強くなれば手術適応と考えられるが，本疾患の患者は高齢者が多く，整形外科領域以外の合併疾患を有していることも多いため手術を施行するに当たっては患者の全身状態を充分に把握しておくことが大切である．

### (1) 保存療法

#### (a) 理学療法

温熱療法，牽引療法，装具療法などがある．装具療法としては腰椎の後屈を制限するWilliams型装具がある．

#### (b) 薬物療法

疼痛に対しては非ステロイド性消炎鎮痛剤，筋弛緩薬，ビタミンB製剤などが使用される．プロスタグランジン製剤が有効との報告がある．

#### (c) ブロック療法

硬膜外ブロック，神経根ブロックなどの方法がある．いずれも疼痛に対しては有効なことが多く，まず試みてみるべき治療手段であるが，しびれや運動麻痺に対しての効果は期待できない．神経根ブロックは神経根型の症状を有する患者に対してきわめて有効である．疼痛や間欠跛行の改善が期待できるが馬尾型の症状に対する効果はない．

### (2) 手術療法

腰部脊柱管狭窄症に対する手術は，基本的には馬尾や神経根への圧迫を取り除く（除圧 decompression）ために行われる．① 日常生活に支障をきたす間欠跛行，下肢筋力低下，膀胱直腸障害をみとめ，② 症状に一致した画像所見を有し，③ 症状が保存治療で改善しなければ手術を考慮する．除圧方法は，広範囲椎弓切除術，開窓術，骨形成的椎弓切除術に大別される．除圧術を行うことで神経性間欠跛行は改善するが，安静時の下肢のしびれは改善しにくい．この点を術前に患者に充分納得してもらっておく必要がある．

椎間のずれや高度の不安定性を有する症例には除圧術に加えて，後側方固定術 posteriolateral lumbar fusion（PLF），後方進入椎体間固定術 posterior lumbar interbody fusion（PLIF）などの脊椎固定術が併用される．ただし固定術の厳密な適応については意見の分かれるところである．

**後療法**

椎弓切除術のみの場合はヘルニア切除術の後療法とほぼ同じである．疼痛のない範囲で体動を許可し，創部の吸引ドレーンは2日目に抜去する．術後3日以内に座位，立位，歩行開始を目標とする．術後7～10日で抜糸し，軟性コルセットを装着して術後2週間で退院を許可する．術後3カ月間は軟性コルセットを装着させる．

脊椎固定術を併用した場合は創部の疼痛がやや強いため，後療法の期間がやや長くなることがあるが，通常術後5日以内に硬性コルセットを装着して歩行訓練を開始する．術後定期的にX線写真を撮影しながら経過観察する．通常3カ月間硬性コルセット，その後3カ月間軟性コルセットを着用させる．

**合併症とその対策**

椎間板ヘルニアの項で述べたことに加えて以下のような点にも注意する．

① 術後硬膜外血腫：術後24時間以内に発生し，下肢のしびれ，脱力，運動麻痺が進行

する．このような症状が発生したらまず血腫を疑って MRI を行う．診断が確定したら直ちに開創して血腫を除去する．

② 術後感染：糖尿病など免疫能が低下した患者の場合は要注意である．術後1週間を経過して体温，白血球，CRP の再上昇があれば感染を疑い，抗生剤を変更する．抗生剤に反応しないようであれば開創，洗浄も考慮する．

③ 深部静脈血栓症 deep venous thrombosis（DVT）：肺梗塞を起こして死亡することがある．危険因子有する患者では術後1週間を経過して感染兆候がないにもかかわらず発熱や CRP 上昇がある場合は要注意である．抗凝固療法や弾性ストッキングの使用，間歇的空気圧迫装置の使用などが有効とされる．

## C 腰椎外傷 spinal injury

### 解剖

腰椎は下位では仙骨を介して骨盤に固定されており，上位では可動性の乏しい胸椎に連なって胸郭を支えているうえ，腰椎自身は広い可動性をもっている．また腰椎部は前弯，胸椎部は後弯を呈しており，S 字型の前後の弯曲をもっている．このために脊柱に外力が加わると，胸腰椎移行部（第 11 胸椎から第 2 腰椎）に損傷が起こりやすい．一方下位腰椎，腰仙部は背筋群や骨盤周囲の靱帯によって強固に固定されており，椎間関節の傾きが前額面型であるため脱臼，骨折はまれである．

胸腰椎移行部の脊椎損傷にはしばしば神経損傷を伴う．この部位では，脊髄は円錐部となって第 1〜2 腰椎で終わりそれ以下は末梢神経組織である馬尾神経として硬膜管内を下降する．そのため胸腰椎移行部の損傷時に認められる神経学的所見は脊髄障害，馬尾神経障害あるいは両者が混在し複雑な神経症候を呈する．中・下位腰椎の損傷の場合は脊髄がないため，損傷を受けても麻痺がないか，あっても馬尾神経あるいは神経根の不全麻痺のことが多い．

### 受傷機転

高所からの転落，重量物落下による損傷，交通事故，スポーツ外傷によるものが多い．外力の作用機転は屈曲力，伸展力，回旋力，圧迫力があり，それぞれが複合外力として脊椎・脊髄損傷を引き起こす．

### 損傷の分類

脊椎外傷に対してはこれまでにいくつかの分類法が提唱されているが，脊柱の不安定性*の概念を導入して系統的な分類が合理的である．従来，脊椎が3本の柱で構成されているという理論に基づいて〔デニス Denis が提唱した three column（3 支柱）説〕損傷を圧迫骨折，破裂骨折（図 II-93），シートベルト型損傷，脱臼骨折の4タイプに分類し，脊柱の安定性を評価する方法が用いられてきた．最近では脊椎を前方要素と後方要素に分け，損傷形態，受傷機転および重症度を考慮した包括的分類を提唱されている（マーゲル Magerl らにより提唱された）．この分類では損傷パターンから，重症度，予後および損傷メカニズ

---

*脊柱の不安定性とは，生理学的な負荷の範囲であるにもかかわらず，脊柱の変形や神経の障害を起こしてくるような脊柱の状態をいう．

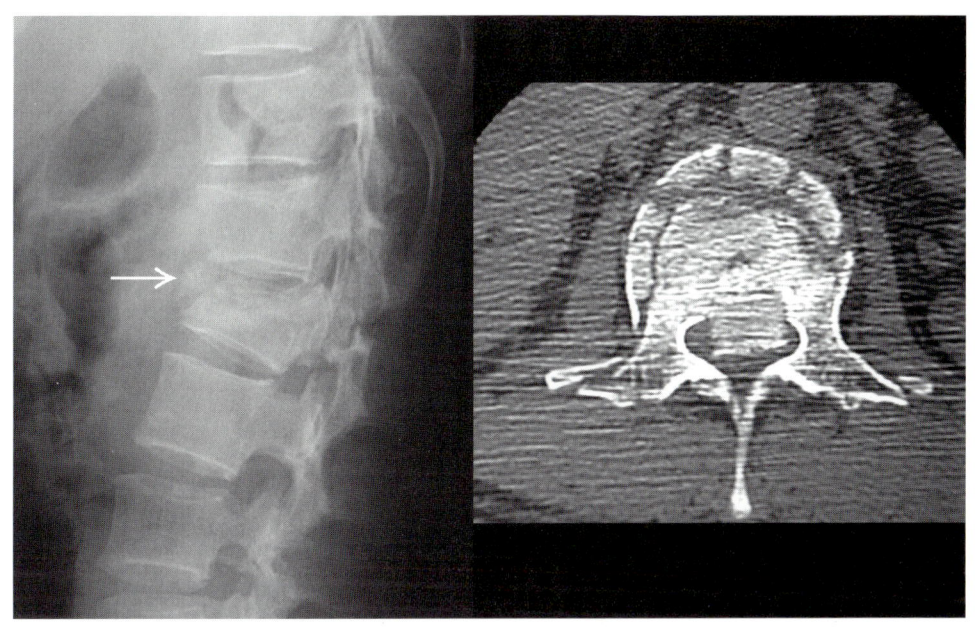

**図 II-93　破裂骨折の画像**
腰椎が骨折のため後彎変形し，CT で大きな骨片が脊柱管内に突出しているのが観察される．

ムを決定でき，治療法選択に重要な指針を得ることができるとされている．
　神経障害度の分類には簡便なことからフランケル Frankel 分類（表 II-12）がよく用いられているが，より詳細にはアメリカ脊髄損傷学会が推奨する ASIA（American Spinal Cord Injury Association）score が用いられる．

### 診断

　いかなる場合もまずバイタルサイン（血圧，脈拍，呼吸数，意識レベル）のチェックを行う．これらに異常がある場合は輸液路を確保し，頭部外傷，内臓器損傷の可能性を疑う．意識のある患者では，疼痛の部位，体幹や四肢の知覚障害，運動障害をチェックし，脊椎損傷の高位を推定し，単純 X 線写真撮影を行う．腰椎の配列（アライメント alignment）と椎体，椎弓，棘突起などの形態を読影し，脊椎損傷の損傷型を判定する．患者を移動させる際には，麻痺の悪化をきたさないように数人がかりで患者の体位が変化しないように保持することが大切である．
　脊椎損傷においては，CT は短時間で検査が終了する上，脊柱管内の骨片の状態（位置，大きさなど），椎体・椎弓の損傷の程度，椎間関節の状態（脱臼の有無，骨折の有無など）を判定するのに不可欠である．

**表 II-12　Frankel の障害度分類**

| | |
|---|---|
| A：完全麻痺 | 知覚完全麻痺，運動完全麻痺 |
| B：知覚のみ | 知覚一部残存，運動完全麻痺 |
| C：有用性のない運動 | 知覚一部残存，運動一部残存（歩行不能） |
| D：有用性のある運動 | 知覚一部残存，運動一部残存（歩行可能） |
| E：回復 | 病的反射以外，神経学的に正常 |

MRIは硬膜管内の出血やヘルニアの有無，靱帯損傷の有無を把握できることに加えて，脊髄神経組織の損傷高位，損傷の程度などを把握するための不可欠の検査法である．ただしMRIは撮像に時間がかかること，磁性体を検査室内に持ち込めないなどの制約がある．

その他，外力が大きい場合は脊椎の損傷が複数箇所の可能性があることを念頭においておく必要がある．

### 治療

初期治療の基本は，① 救急処置と全身管理，② 損傷脊椎に対する可及的早期の整復，固定（安定化）③ 早期離床，④ 早期リハビリテーションである．全身状態が安定している場合は脊椎損傷のタイプ，神経損傷の有無，程度によって治療方針を決定する．

早期手術が神経機能の回復に与える影響については動物実験などではその有効性が証明されているが臨床的には明確な実証はなされていない．

#### （1）保存療法

保存療法を行うのは一般に神経麻痺のない圧迫骨折や，粉砕骨折などの安定型骨折が適応である．不安定型骨折でも神経麻痺がない場合は保存療法が行われることがある．脊髄損傷に対する保存的治療法についてはステロイドの大量投与が行われてきたが，合併症の問題もあってその臨床的有用性については再検討が必要とされている．

#### （2）手術療法

手術療法の基本的な目的は脊柱の変形を整復すること，脊髄の圧迫を解除すること，そして脊柱の安定性を確保することである．近年では instrumentation を使用した手術を行うことが多い．手術は前方法，後方法および前方後方を一期的に行う方法があるが損傷のパターン，神経を圧迫している骨片の大きさなどを参考に手術方法を決定する．

### 後療法

損傷型，手術の内容によって異なるが，早期の離床とリハビリテーションが原則である．損傷部の安定性が得られるまではコルセットなどの外固定を併用することがある．

## D 腰椎の腫瘍

### 解剖および概念

転移性腫瘍も含めて腰椎（骨）に生じた腫瘍（脊椎腫瘍 spinal tumors）と，硬膜を含めた神経組織に発生した腫瘍（脊髄腫瘍 spinal cord tumors, 馬尾腫瘍 cauda equine tumors）を区別する必要がある．

### 1. 脊椎腫瘍

#### 脊椎腫瘍の種類

臨床の場で多く遭遇するのは転移性脊椎腫瘍 metastatic spinal tumor であり，脊椎原発性腫瘍 primary spinal tumors は良性 benign，悪性 malignant ともに少ない．全脊椎原発腫瘍のうち良性は約 60％を占める．

#### 症状

血管腫では無症状のものが多いが，多くの脊椎腫瘍の症状は痛みである．痛みは運動時に限らず安静時にもみられる．腫瘍が拡大すると神経組織を刺激して疼痛を生じたり，圧迫し

て下肢の知覚・運動障害を生じる可能性がある．しかし，類骨骨腫は小児の椎弓，棘突起などに発生し，著明な疼痛を生じる点で特徴的であるが脊椎腫瘍に特有の症状があるわけではない．

### 診断

安静時の腰痛，下肢痛，しびれなどの訴えがあれば年齢，既往歴などから脊椎腫瘍の可能性を考慮に入れることが診断の第一歩である．**脊椎以外に原発の悪性腫瘍があっても脊椎への転移による疼痛が初発症状のことがある．**転移性腫瘍が疑われる場合は各種の血液学的検査や腫瘍マーカーのチェック，胸部X線写真撮影も行う必要がある．

単純X線写真は重要である．脊椎腫瘍の多く，特に転移性腫瘍は椎体に発生する．骨硬化像，骨溶解像，椎体の膨隆，圧壊像などの有無に注目する．多くの転移性腫瘍は骨破壊を示す溶骨性変化（骨が解けたように欠損してみえる）を呈するが，腫瘍が椎体の30％以上を占めないと認識しにくい．硬化像がみられるのは前立腺癌（まれに乳癌，肺癌，悪性リンパ腫）である．正面像では椎弓根の楕円形の輪郭が消失している場合は腫瘍による骨融解を疑う．この他画像診断法としてMRI，CT，骨シンチなどがある．それぞれの特性を組み合わせて診断するが，確定診断と治療方針の決定には生検による病理組織学的診断が不可欠である．

### 治療

原発性腫瘍はできる限り全摘出を行って根治的治療を目指すのが原則である．

一方転移性脊椎腫瘍の治療については画一的に論じることのできない難しい問題を多く含んでいる．**転移性脊椎腫瘍は治療に限界のある全身疾患であり，治療の目的は疼痛を緩和し脊髄麻痺の発生を予防して患者の生存期間中のQOLを維持することである．**

治療として放射線治療，ホルモン療法，緩和療法などの他，近年はinstrumentationを用いて破壊された脊柱を再建する外科的治療も積極的に行われるようになり，多くの患者が疼痛や麻痺から解放されるようになった．さらに転移性脊椎腫瘍に対して脊椎全摘出術（転移部の椎骨を完全に摘出する手術方法）が可能となり，早期に発見されたものでは局所の根治も期待できるようになった．このような外科的治療法によって転移性脊椎腫瘍患者に対する治療戦略は劇的に変化していることを知っておかなければならない．

しかし全ての転移性脊椎腫瘍患者に対してそのような侵襲の大きな手術が適応になるわけではない．また，どの施設でも施行可能というわけでもない．患者にとって最も重要なことは，我々が患者の生命予後をできるだけ正確に予測し，その予後に見合った最も適切な治療方法を選択することである．治療方針は原腫瘍の種類，重要臓器への転移の有無，それまでに行われた治療の内容とその効果，全身状態，症状，脊椎転移巣の形態などを考慮して決定する．徳橋らはこれらの因子を点数化して予後判定の指標を作成し治療方針を決定すると報告している（表II-13）．

#### (1) 放射線療法

悪性リンパ腫，骨髄腫，多発病巣例，手術不能例などに適応がある．放射線療法はがんの種類を問わず60〜80％の症例に疼痛緩和効果がある．しかしがんによる急激な麻痺や骨破壊のために生じた骨折による脊髄麻痺などには効果が期待できない．脊髄への照射の後に放射線脊髄障害による麻痺を生じることがある．

表 II-13　術前予後判定点数（1987,1999改訂）と予後予測クライテリア

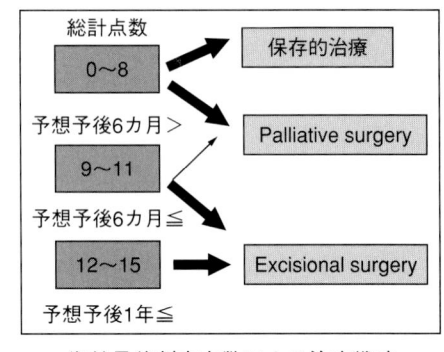

|  |  |  | 点数 |
|---|---|---|---|
| 1. 全身状態（performance status） | 不良（PS 3, 4） |  | 0 |
|  | 中等度（PS 2） |  | 1 |
|  | 良好（PS 0, 1） |  | 2 |
| 2. 脊椎以外の他の骨転移数 | 3≦ |  | 0 |
|  | 1−2 |  | 1 |
|  | 0 |  | 2 |
| 3. 脊椎転移の数 | 3≦ |  | 0 |
|  | 2 |  | 1 |
|  | 1 |  | 2 |
| 4. 原発巣の種類 | 肺，食道，胃，膀胱，膵，骨肉腫 |  | 0 |
|  | 肝，胆嚢，不明 |  | 1 |
|  | その他 |  | 2 |
|  | 腎，子宮 |  | 3 |
|  | 直腸 |  | 4 |
|  | 乳，前立腺，甲状腺 |  | 5 |
| 5. 主要臓器転移の有無 | 切除不能 |  | 0 |
|  | 切除可能 |  | 1 |
|  | 転移なし |  | 2 |
| 6. 麻痺の状態 | Frankel A, B |  | 0 |
|  | Frankel C, D |  | 1 |
|  | Frankel E |  | 2 |
|  |  | 計 | 15点 |

総計点数
- 0～8　→　保存的治療
- 9～11　→　Palliative surgery（予想予後6カ月＞）
- 12～15　→　Excisional surgery（予想予後6カ月≦，予想予後1年≦）

術前予後判定点数による治療戦略

（徳橋泰明，他．脊椎転移癌に対する術式選択とその治療成績―術前予後判定点数による治療戦略―．臨整外 2003；38：739-45.）

**（2）ホルモン療法**

乳癌，前立腺癌はしばしばホルモン療法が有効である．

**（3）緩和療法**

全身衰弱が顕著で重要臓器への転移があれば手術適応はなく，疼痛に対する麻薬を用いた緩和療法が適応となる．

**（4）ビスフォスフォネートによる骨転移の治療**

癌の骨転移が生じると著明な骨吸収の亢進によって骨の破壊と転移巣の拡大が進むが，強力に骨吸収を抑制するビスフォスフォネートを投与すると，骨転移に伴う強い痛みや骨折などが防止され QOL の改善，生命予後の向上が期待されるようになった．

**（5）手術療法**

原発性腫瘍に対する手術は再発の少ない良性腫瘍では病巣搔爬や切除術が行われる．再発傾向の高い良性腫瘍（巨細胞腫）や悪性腫瘍では根治的な完全切除術と脊柱の安定性を再獲得するための必要に応じた再建術が必要である（図II-94）．

転移性脊椎腫瘍に対する手術はその目的に基づき姑息的手術 palliative surgery と病巣切除手術 excisional surgery に大別できる．後者は腫瘍のある椎骨を可能な限り一塊として切

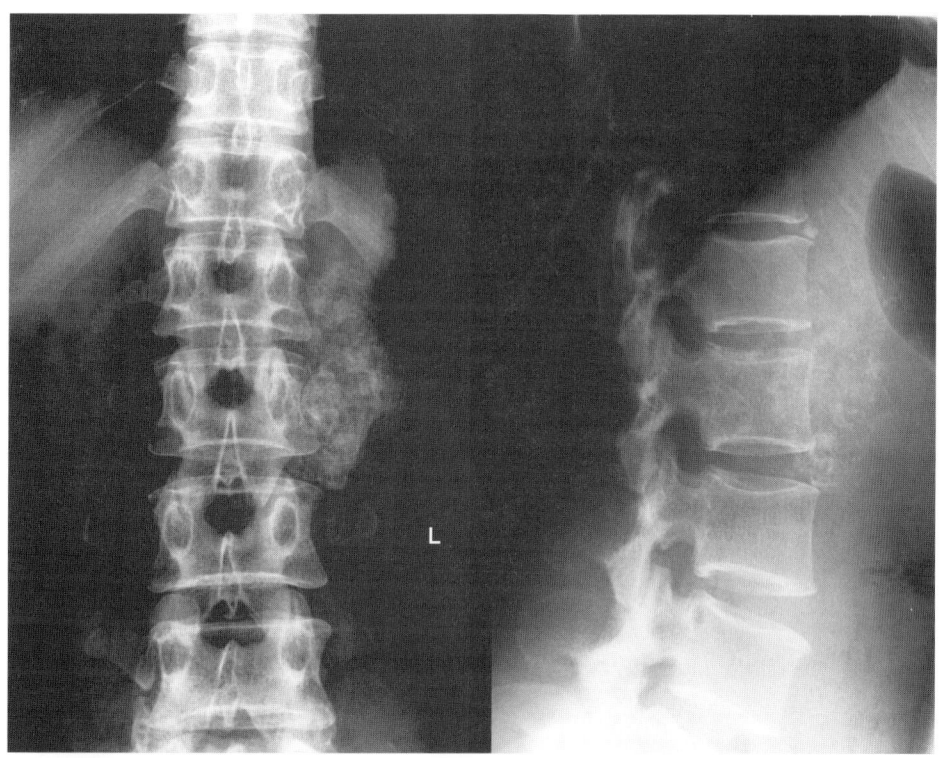

a：2 椎体に及ぶ腫瘍を認める．

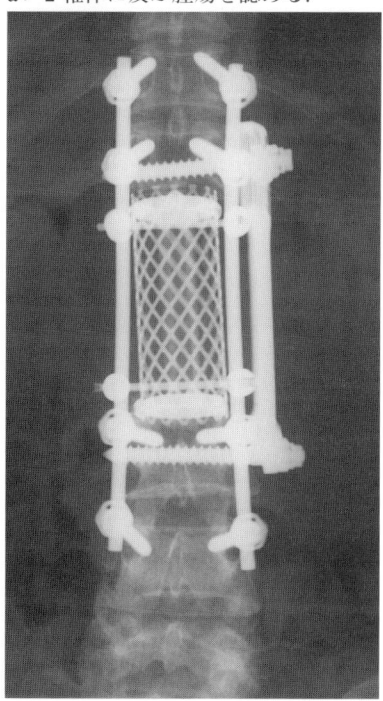

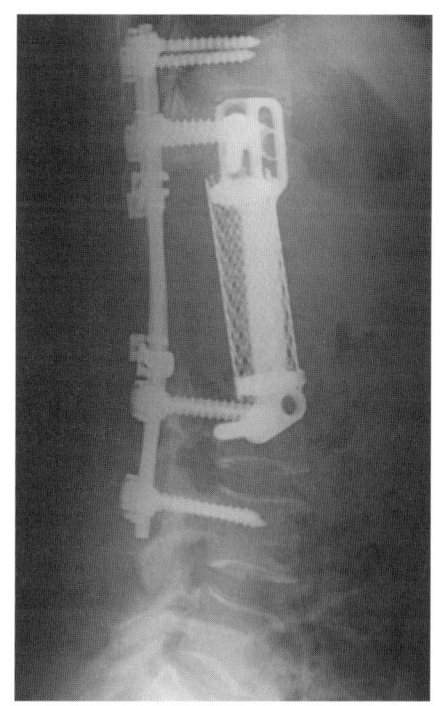

b：腫瘍を全摘出し，instrumentation にて再建した．

**図 II-94　腰椎部軟骨肉腫に対する脊椎全摘出術**

除し，局所の根治性を目指すもので，脊椎全摘出などが含まれる．前者は腫瘍の根治性というより，脊柱の安定性を確保して痛みを軽減することや脊髄への圧迫を除去して麻痺の改善をはかることを主目的とした手術である．

### 後療法

施行される治療方法によって後療法は異なるが，早期離床と精神面でのサポートが重要である．脊椎腫瘍は，最終的に診断が良性であったとしても治療の過程においては患者も家族も大きな不安を抱えている．まして，転移性脊椎腫瘍ということが明らかな患者にとっては痛みや麻痺による苦痛，死に対する恐怖と不安ははかりしれないものがある．このような患者や家族の心理を充分に理解しながら治療に当たることが大切である．

## 2. 脊髄腫瘍

### 解剖および概念

脊髄腫瘍は一般に髄内腫瘍，硬膜内髄外腫瘍，硬膜外腫瘍に分けられる．しかし腰椎では通常第2腰椎以下は脊髄がなく，馬尾であるため発生した硬膜内腫瘍は馬尾腫瘍という．

### 分類

多くは神経鞘腫 Schwannoma, neurinoma であるが，髄膜腫 meningioma，神経線維腫 neurofibroma がみられる．神経線維腫症 neurofibromatosis では腫瘍が多発する．まれに終糸 filum terminale に上衣腫 ependymoma が発生することがある．

### 症状

脊髄腫瘍の初期症状は神経根刺激症状（神経根が障害されることによって生じる神経根性下肢痛）である．夜間に腰部から下肢にかけての強い疼痛のため睡眠が障害されることも多い．腫瘍が大きくなると，馬尾が圧迫されて下肢の運動障害・知覚障害が生じることがある．

### 診断

最も有用なのは MRI である．特に造影 MRI（ガドリニウムという造影剤を用いた MRI 検査法）を行うと腫瘍がより鮮明に描出される．この傾向は特に神経鞘腫で顕著である．

### 治療

硬膜内腫瘍であれば椎弓切除の後硬膜を切開して腫瘍を摘出する．この際に腫瘍の発生している神経を切除することが多い．腫瘍の発生している神経を切除しても後に神経麻痺や疼痛を生じることはほとんどない．骨が腫瘍が大きく侵蝕されている場合は摘出後に支持性を獲得するための再建術を併用することがある．

### 後療法

硬膜切開後に髄液の漏出がなければ術後3日以内に歩行開始を行う．

### 合併症とその対策

注意事項はヘルニアの項で述べたことを参考にする．

〈松田芳郎〉

# 骨盤股関節疾患　7

　骨盤股関節疾患として重要かつ頻度の高い疾患は，高齢者の大腿骨頚部骨折である．その一方で，同じ外傷として骨盤・寛骨臼骨折は交通外傷などにみられ，重要臓器の障害を伴うことが多いため注意を要する．慢性疾患としては，最も頻度の多い疾患は変形性股関節症であり，骨切り術，人工股関節など多彩な手術を行う．ついで大腿骨頭壊死も同様に種々の手術療法が選択される疾患である．股関節周囲の腫瘍性病変は骨転移を除けば頻度の少ない病変である．また骨転移は病的骨折を伴っていることが多く，原疾患と生命予後との関係が重要となる．

## A 骨盤骨折

### 解剖

　骨盤の内側には，膀胱をはじめとする尿路系の臓器，子宮・卵巣などの生殖器系臓器，内外の腸骨動脈・静脈，坐骨神経・大腿神経など重要な組織が入っている．骨盤骨折においては骨折型により傷害される臓器・神経・血管が異なるので解剖を充分理解する必要がある（図II-95 a）．また，股関節側からみた場合，大きく前柱，後柱・（腸骨後方部）に分ける（図II-95 b）．さらに臼蓋部分を前壁と後壁に分類する．

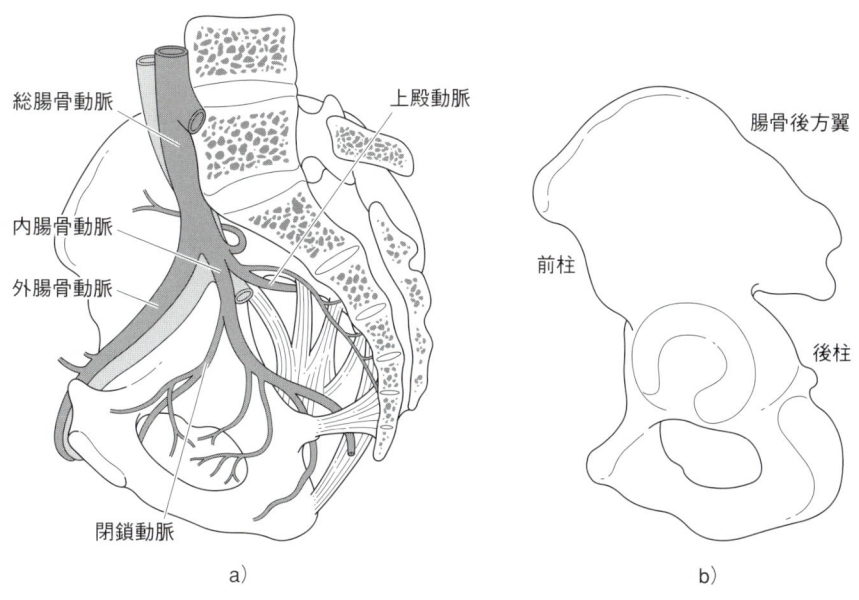

図II-95

## 7. 骨盤股関節疾患

### 概念・分類

骨盤骨折は大きく分けて"骨盤輪骨折"と"寛骨臼骨折"に分けられる．後者は股関節機能に関係しその予後に重要な意味をもつ．どちらの骨折も骨盤内臓器の損傷を伴い，大量出血などの危険性をもつとともに，頭部・胸部・腹部損傷も伴い一般的に集中治療室管理となる外傷である．

#### (1) 骨盤輪骨折

坐骨骨折，恥骨骨折，腸骨骨折などの単独の安定骨折に加えて，**マルゲイン Malgaigne 骨折**のような不安定骨折がある．Malgaigne 骨折は，高所からの転落により一側の下肢をつくと骨盤の片側が上方に突き上げられ骨盤の前後（恥坐骨骨折＋後方腸骨翼骨折）で骨折が起こるものである．

#### 2) 寛骨臼骨折

寛骨は大きく前柱と後柱に分け，股関節臼蓋部分を前壁・（天蓋）・後壁に分ける．交通外傷などでは股関節後方脱臼に伴って，後柱や後壁の骨折がみられ**"ダッシュボード損傷"**といわれる．寛骨臼の骨折の分類法はいくつかあるがここでは AO 分類に準じて紹介する（図 II-96）．この方法は骨折の型が直接治療法や予後に結びつくため，やや煩雑ではあるが

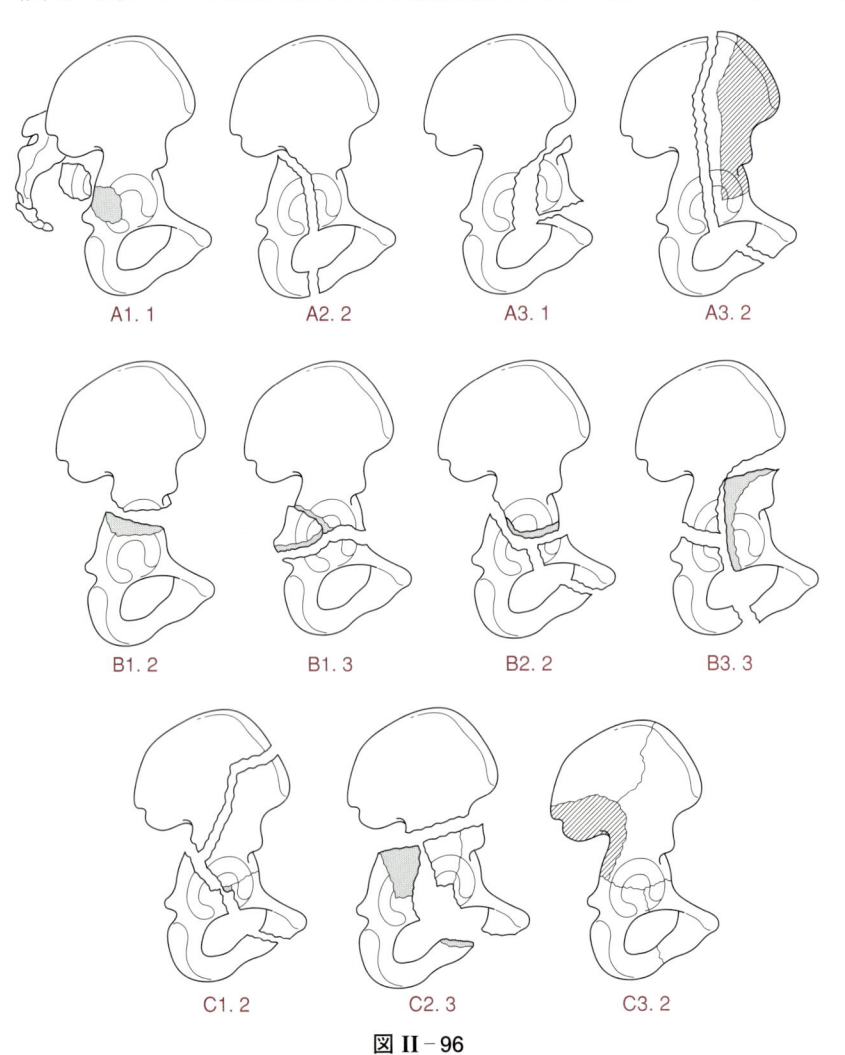

図 II-96

A. 骨盤骨折　281

臨床上は役に立つと考えられる．治療方法は骨折のタイプにより異なり，それに応じたいくつかの正しい手術アプローチの修得が必要である．

**検査・診断**

　単純X線検査は診断の基本であり，骨盤正面像，左右斜位像，骨盤入口 inlet・出口 outlet が基本となる．しかしこれだけでは治療法の選択に充分とはいえず，一般的に CT 検査も行う．造影しながら行えば血管損傷の程度や膀胱などの骨盤内臓器の損傷も診断可能となる．さらに3D-CT を行えば骨盤骨折の立体的イメージが明らかとなり治療法選択に大変有意義である（図II-97，II-98，II-99）．交通外傷に伴う場合は多発外傷であることが

単純X線像
骨盤正面像

3D-CT像（造影）
骨折の状態が立体的にわかる

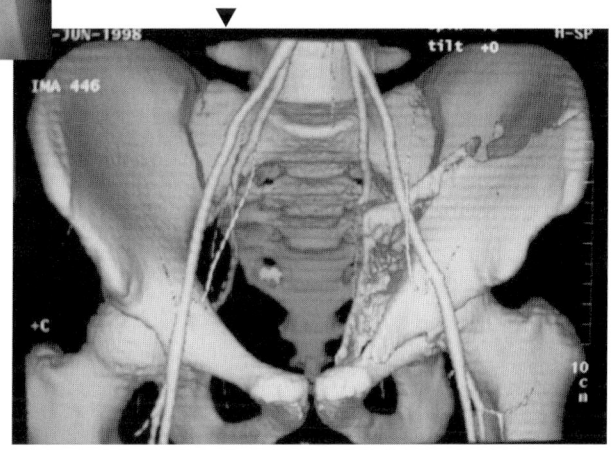

図II-97

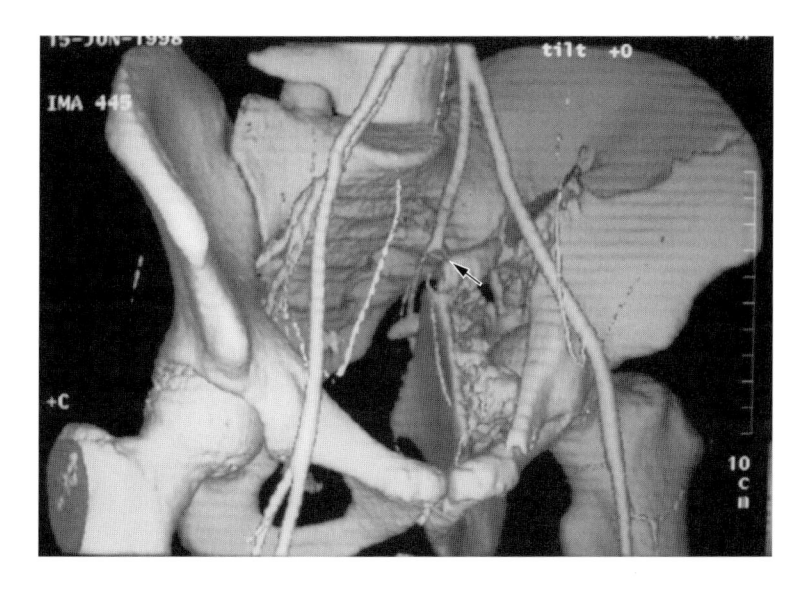

図II-98
骨折片により内腸骨動脈が途絶えていることがわかる．

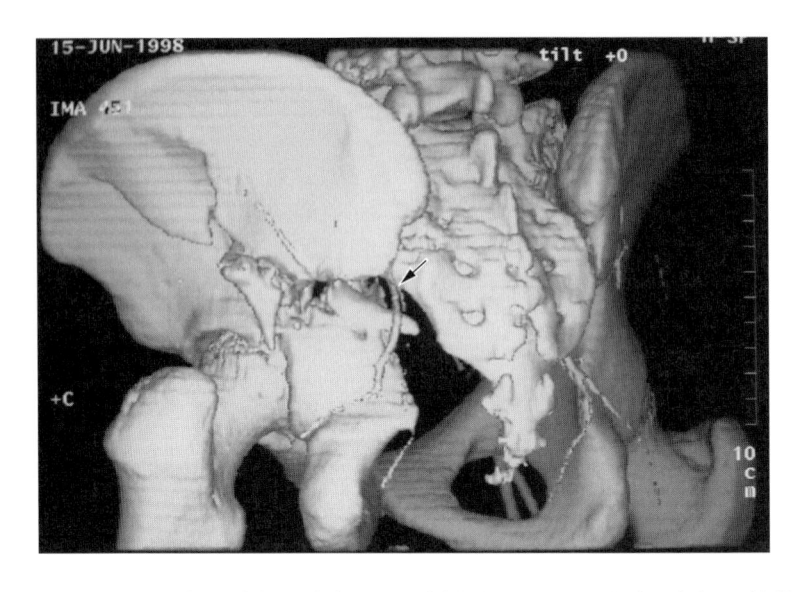

図 II-99
坐骨切痕より出ている上殿動脈の枝が描出されている．

多いので，頭部・胸部・腹部 CT の撮影をはじめ心電図や胸部 X 線検査は必須である．また，意識障害の程度の把握，血圧や呼吸状態のチェック，血尿の有無，下肢の動脈の触知（膝窩動脈・足背動脈）も全身状態把握のため重要となる．

### 治療

骨盤輪の単独骨折と Malgaigne 骨折や寛骨臼骨折では治療法が大きく異なるのでそれぞれについて述べる．

#### (1) 単独骨折

恥骨・坐骨・腸骨の単独骨折の場合は，軽傷であることが多く保存的に治療することが多い．単純 X 線検査にて診断され，疼痛処置（クーリング・湿布処置）を行い，消炎鎮痛剤の投与などを行う．軽傷でも尿道損傷や血管・神経損傷も起こりうるので注意を要する．一般的に 3〜4 週程度で症状改善をみる．

#### (2) Malgaigne 骨折

骨盤輪がずれる方向や開く方向に力が働くので，これを修復するようにキャンパス牽引（キャンパス地布でハンモック状に吊り上げる）を行うことが多い．しかし，近年では創外固定を用いて骨盤環を固定することで，体交などを可能にし，患者管理がしやすい方法も行われている．

#### (3) 寛骨臼骨折

股関節脱臼を伴っていれば，麻酔下（一般的には全身麻酔）にまずその整復を行う．ついで大腿骨遠位に直達牽引を挿入して股関節が再脱臼しないように安定化させる．必要に応じ大転子部にも直達牽引を挿入し側方に牽引することもあるが，牽引刺入部の感染には充分な注意が必要である．全身状態が落ち着いた段階で，観血的整復固定術を行い車椅子・歩行訓練へとリハビリテーションスケジュールを進めていくことが重要である．単純な後壁骨折でも坐位をとる場合にはかなりのストレスが後壁にかかると考えられており，観血的整復固定術は重要な意味をもつ．保存的に加療した場合，長期臥床を余儀なくされ，血栓症・塞栓症などの合併症が大きな問題となる．

### 看護上の注意点

多発外傷の場合は，全身状態の管理が主体となるが，① 坐骨神経麻痺・腓骨神経麻痺などの障害，② 血栓・塞栓症の予防，③ 褥創発生の予防，④ 直達牽引部の管理（特に感染）には注意を払う必要がある．

## B 腫瘍

股関節周囲における原発性腫瘍は少なく，骨巨細胞腫，滑膜性骨軟骨腫などが時にみられる程度である．腫瘍類似疾患で関節外に大きな腫瘤を形成して受診することがある病変として色素性絨毛結節性滑膜炎（PVS）がある．転移性腫瘍としては血流の豊富な大腿骨頚部（転子間部）に起こり，頚部骨折を契機に症状が出現しみつかることがしばしばである．

### 検査・診断

腫瘍性疾患は原発性と転移性により診断への道のりは異なる．

#### (1) 原発性腫瘍

骨腫瘍の代表である骨巨細胞腫の場合，股関節痛で受診することが多く，単純 X 線にて骨透亮像として認められる．良性・悪性の鑑別として造影 CT や造影 MRI がしばしば用いられる．CT は骨病変の検索に有利であり，MRI は軟部組織への広がりなどがよくわかる．しかし確定診断をするには骨生検（CT ガイド下）が必要となる．

#### (2) 転移性腫瘍

原疾患が明らかな場合，その性質により**骨溶解性病変**と**骨形成性病変**に分けられる．前立腺癌や乳癌などでは骨形成性病変がみられることが多く，甲状腺癌，腎癌，肺癌などでは骨溶解性病変が多い．これらの診断は単純 X 線で可能であるが，MRI を用いると単純 X 線検査では捉えられない腫瘍の骨髄内への広がりを把握することができる．また骨破壊の進展状況を把握したり，鑑別診断の上で CT は必要な検査となる．さらに全身への腫瘍の転移をみる目的で，骨スキャンや腫瘍スキャン（ガリウムスキャン）などは有用な検査法である．しかし原発巣が不明なことも少なくない．このような場合腫瘍マーカーを調べることも一つの方法であるが，針生検などにより病理診断を行うこともある．

### 治療

腫瘍の場合，その性質により治療法は大きく異なる．原発性良性腫瘍ならば，骨・関節温存療法を選択し，悪性転位性腫瘍ならば，そのステージが進んでいれば"放射線＋化学療法"を選択するが，単発性で，進行が遅い腫瘍ならば，全摘を試みる．

#### (1) 原発性良性腫瘍

基本的には腫瘍摘出を行い，必要に応じて骨移植などを行う（骨巨細胞腫など）．滑膜性骨軟骨腫症などは股関節鏡にて可及的に摘出を試みる．患者の年齢や腫瘍の発生部位によっては人工骨頭や人工股関節を選択することもある．術後は早期にリハビリテーションを開始し，ROM 訓練，筋力訓練，歩行訓練を行う．

#### (2) 転位性骨腫瘍

単発性であることが確認できたり，腫瘍の進行の遅いがん（甲状腺癌など）では，全摘を試みて，人工骨頭や人工股関節を行う．しかし機種としては腫瘍タイプのコッツシステム Kotz system などを用いることが一般的である．このような症例では，筋力低下が著しく歩

行訓練には時間がかかることが多い．また腫瘍の転位が多発性でステージが進んでいる場合は，放射線療法を主体に除痛効果をねらい，病的骨折を予防する目的で髄内釘固定やエンダーピン固定などを行う．

【症例1】35歳，男性，骨巨細胞腫

左股関節痛を主訴に来院．単純X線像（図II-100）にて，骨頭から頚部にかけて多房性の骨透亮像を認める．大腿骨頚部の軸射像においても同様の骨透亮像を認める．骨吸収像の境界部は骨硬化 marginal sclerosis を呈しており，良性の骨腫瘍が示唆されている．MRIにおいては，T1強調像において，等輝度からやや高輝度に描出され，境界には低輝度のバンド像様を呈している（周囲の骨硬化像を示している）．またT2強調像においては，腫瘍自体は高輝度に描出され，境界は低輝度のバンド像様を呈している（図II-101）．治療としては，腸骨より血管柄付きで骨移植を行い，術後7年を経過するが，骨折なども起こすことなく経過良好である．

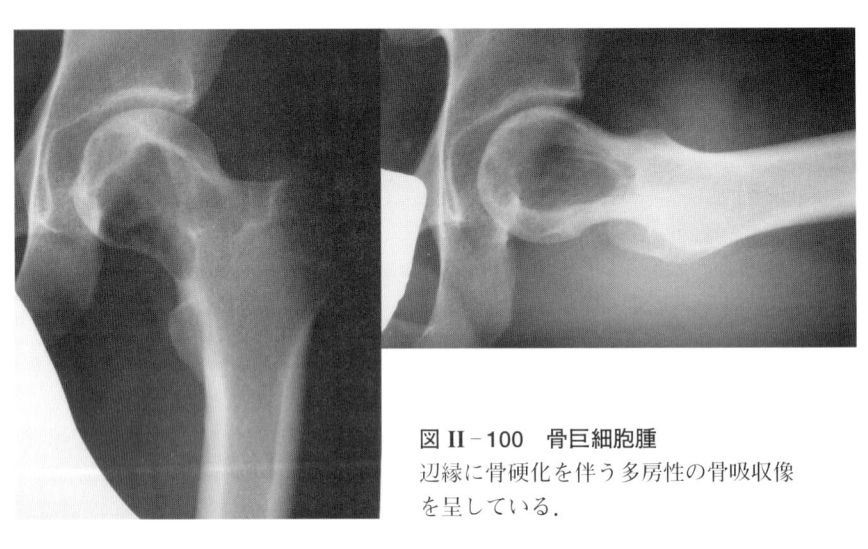

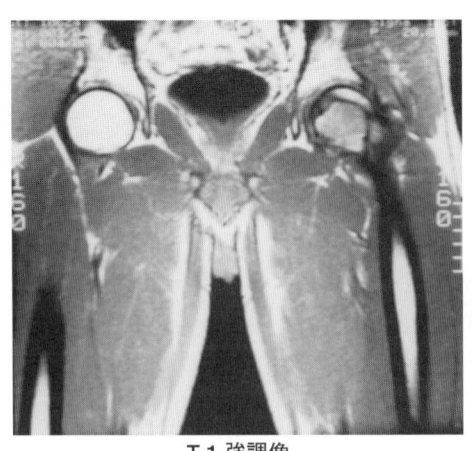

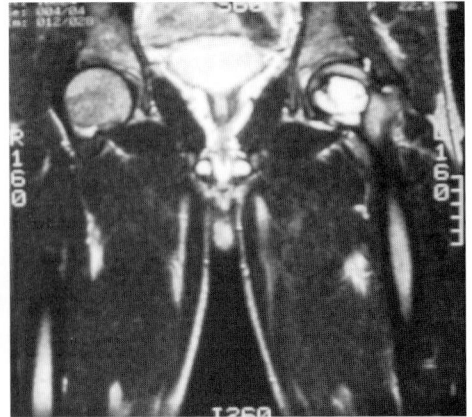

図II-100　骨巨細胞腫
辺縁に骨硬化を伴う多房性の骨吸収像を呈している．

T1強調像　　　　T2強調像

図II-101　MRI像
T1強調像にて等輝度に描出され，T2強調像では高輝度に描出された腫瘍像が認められる．

【症例2】59歳, 男性, 転位性骨腫瘍（図 II-102, II-103）

内科入院中に右大腿部に激痛を自覚し, 歩行困難となったため当科受診. 単純 X 線像（図 II-102）にて, 転移性骨腫瘍による病的骨折を認めた. CT 上（図 II-103）では肝臓に転移性腫瘍を認めるも, 骨スキャン（図 II-103）では他に骨転移を認めないため, 腫瘍用の人工骨頭にて置換し, 歩行可能となった.

### 看護上の注意点

良性腫瘍の場合は一般の整形外科的なことに留意すればよいが, 転位性骨腫瘍の場合, 原疾患や腫瘍の進行に応じた処置を考える必要がある.

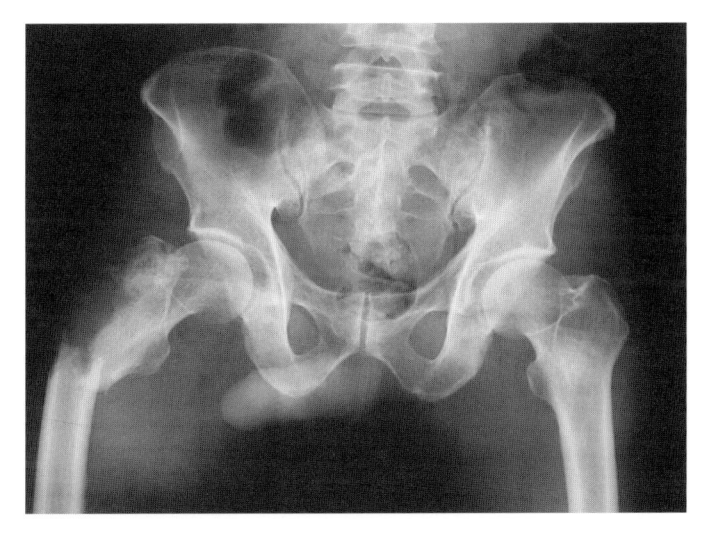

図 II-102
転移性骨腫瘍により病的骨折を起こした大腿骨（右）

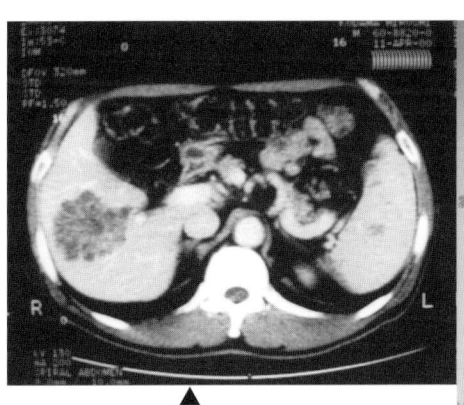

MRI 像：腹部単純 MRI にて肝転移を認める.

骨スキャン：大腿骨近位部に強い集積を認める.

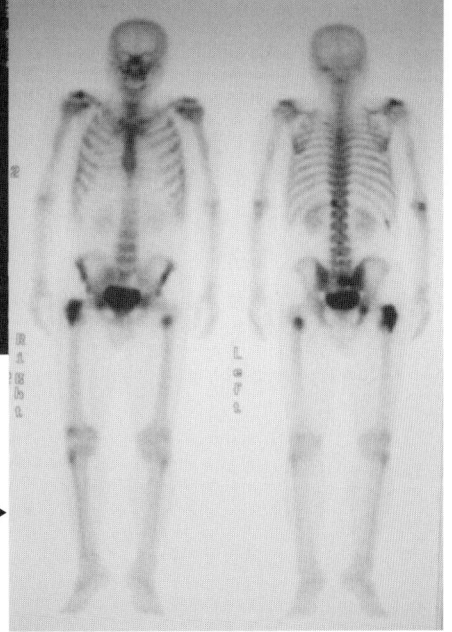

図 II-103　骨スキャン

## C 変形性股関節症

### 概念，分類

　　変形性股関節症は，他の関節に起こる関節症と同様に関節軟骨の変性によって引き起こされ，その原因についてはいまだ不明な点が多い．我が国においては，先天性股関節脱臼や臼蓋形成不全に伴った，二次性変形性関節症が多く，90％以上が何らかの臼蓋形成不全を伴っているといわれている．したがって男女比をみると明らかに女性に多くその比は 1：5 程度とされている．この他にも変形性股関節症を引き起こす疾患としては，大腿骨頭壊死症，ペルテス病，強直性脊椎炎，末端肥大症，上皮小体機能亢進症，ヘモクロマトーシス，脊椎骨端異形成症などがあげられる．しかし欧米などにみられるような一次性変形性股関節症はきわめてまれとされている．

　　変形性股関節症はX線所見から，病期を4つに分けており，それぞれ① 前期，② 初期，③ 進行期，④ 末期と分類される．この病期分類に準じて，治療法が選択される．

### 症状，診断

　　症状としては**スカルパ Scarpa 三角**（鼠径靱帯・縫工筋・長内転筋に囲まれた三角）を中心とした疼痛と，股関節周囲（臀部，大腿部，大転子部）の疼痛が主体である．しかし時に背部痛や膝関節痛を訴えることもある．膝関節の痛みは股関節の関連痛として自覚されていることも少なくない．また疼痛の有無に関係なく，跛行が出現することがある．それは**トレンデレンブルグ Trendelenburg 跛行**（患側の外転筋力が低下することにより，歩行時健側の骨盤が沈下して健側の肩が沈むという現象）や，**ドゥシャン Duchenne 跛行**（外転筋力の低下により，患肢の不安定感を補うために体幹を患側に傾けるような動作をとる現象）とよばれている．もちろん症状が進めば下肢全体の廃用性の萎縮も起こり筋力低下が起こる．さらに病期が進めば関節可動域も徐々に低下して，さらなる筋力低下を生むような悪循環が起こりうる．

　　診断のためには，単純 X 線検査が重要となる．変形性股関節症の典型的所見は，① 関節裂隙の狭少化，② 関節周囲の骨硬化像，③ 骨囊腫形成，④ 骨棘形成，⑤ Capital drop 形成，⑥ 臼底肥厚 double floor などである．

　　炎症性疾患の代表である関節リウマチと変形性股関節症の X 線所見の鑑別点は，表 II-14 に示すとおりである．

　　変形性股関節症は臼蓋形成不全を伴うことが多く，変形性の変化が少ない前期・初期例ではこれら典型的な変化がみられないことも多い．そのような場合，臼蓋形成不全の有無をみるために単純 X 線像にて，**Sharp 角**，**CE**（center-edge）角，**AHI**（acetabular head index）を測定する必要がある（図 II-104）．さらに MRI にて関節唇の損傷なども捉えることが可能である．

## C. 変形性股関節症

表 II-14 X線所見の鑑別

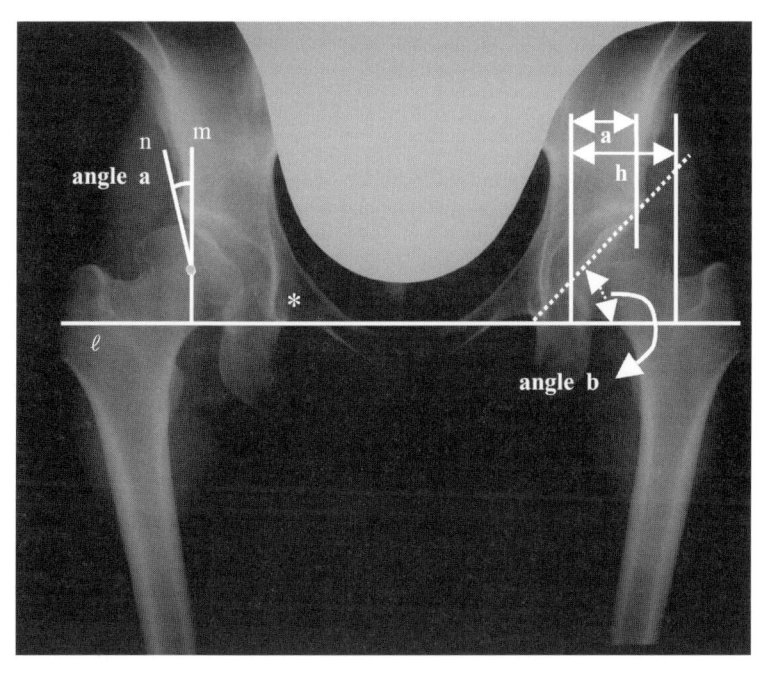

| X線所見 | 変形性股関節症 | 関節リウマチ |
|---|---|---|
| 関節裂隙の狭小化 | 外側上方に強い | 関節全体に狭少化 |
| 関節周囲の骨変化 | 骨硬化 | 骨萎縮 |
| 骨嚢腫形成 | (＋＋＋) | (＋) |
| 骨棘形成 | (＋＋＋) | (－)～(＋) |
| Capital drop 形成 | (＋＋＋) | (－) |
| 骨頭移動 | 上外側に移動 | 中心性に移動 |
| 骨破壊 | (－)～(＋) | びらん状 |
| 臼底の変化 | 肥厚（double floor） | 臼底突出 |

図 II-104
・：骨頭中心
＊：涙痕
角a：CE角（線mと線nのなす角）
線ℓ：涙痕下端を結んだ線
線m：骨頭中心を通り線ℓに垂直な線
線n：骨頭中心と臼蓋外側を通る線
h：骨頭最大径
a：臼蓋により覆われる骨頭径
a/h：AHI

### 治療

保存療法としては，① 筋力訓練（股関節屈曲・伸展・外転），② 関節可動域（ROM）訓練，③ 温熱療法，④ 下肢牽引療法，⑤ 水中訓練（歩行・水泳）などがあげられる．もちろん疼痛が強いときには免荷歩行（一本杖・松葉杖）は重要である．手術療法は大きく2つに分けられ，股関節を温存する手術（骨切り術など）と，温存しない手術（人工関節置換術など）がある．

**(1) 股関節温存術**

股関節の形状を変更するものの関節自体は温存される術式である．

(a) **寛骨臼回転骨切り術**；前期から初期股関節症に対して広く適応される術式で，大腿骨頭を中心に寛骨を球状に骨切りを行う術式である．

(b) キアリ Chiari 骨盤骨切り術；進行期以降に適応され骨頭変形がある場合に用いられ，骨頭直上で寛骨を直線的に切離する術式である．

(c) 棚形成術；臼蓋形成不全の軽い症例に適応され，骨頭直上に腸骨の一部を骨移植して，形成不全のある臼蓋を補うような手術法である．

(d) 内反骨切り術；臼蓋形成不全の軽い症例に適応され，大腿骨を転子間で弧状に切離し（西尾式），近位骨片を内反位に移動する手術方法である．

(e) 外反骨切り術；末期股関節症に適応されることが多く，大腿骨の転子間部で楔状の骨切除を行い，近位骨片を外反位にもっていく手術法である．

(f) 筋解離術；片側末期股関節症に適応されることが多く，大腿直筋，腸腰筋，内転筋を切離し関節包の一部を切離する（オマリー O'mally 法）．

(g) 鏡視下滑膜切除術・ブリードマン；関節鏡を用いて，鏡視下に滑膜や断裂した関節唇を部分切除する手術法である．

(2) 股関節非温存手術

人工股関節置換術，人工骨頭置換術などがしばしば行われる．

(a) 人工骨頭置換術；骨頭側の軟骨の変化が強いが，臼蓋側の軟骨が比較的保たれている場合に選択される術式である．

(b) 人工関節置換術；骨頭側の変化のみならず臼蓋側にも変形性変化が認められる場合に用いられる術式である．

【症例3】19歳，女性

両側の臼蓋形成不全を伴う初期変形性股関節症に対して，骨頭の形状や関節面の適合性から判断して，寛骨臼回転骨切り術を施行した（図 II-105, II-106）．術後のX線写真で，骨頭の充分な被覆が得られていることがわかる．

【症例4】40歳，女性

両側の臼蓋形成不全を伴う進行期変形性股関節症に対して，骨頭の変形の程度や関節面の状態から判断して，Chiari 骨盤骨切り術を施行した（図 II-107, II-108）．

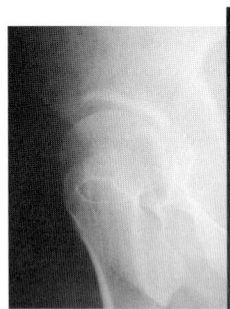

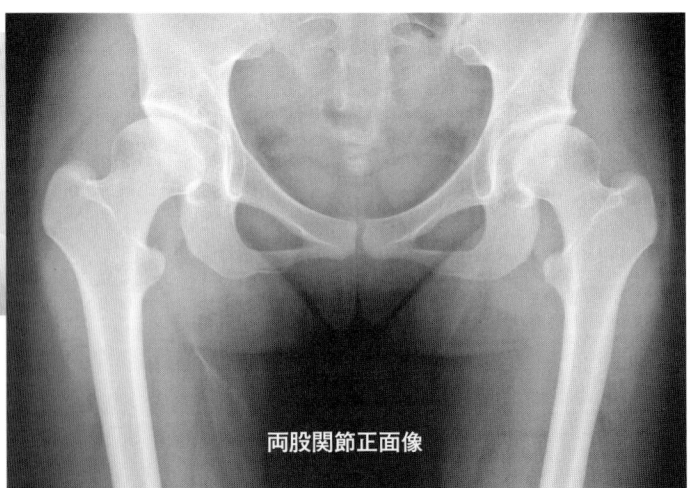

図 II-105　変形性股関節症　19歳，女性，術前
臼蓋形成不全を伴う初期股関節症であり，寛骨臼回転骨切り術（RAO）の適応と考えられた．

C. 変形性股関節症　289

False profile 像　　両股関節正面図

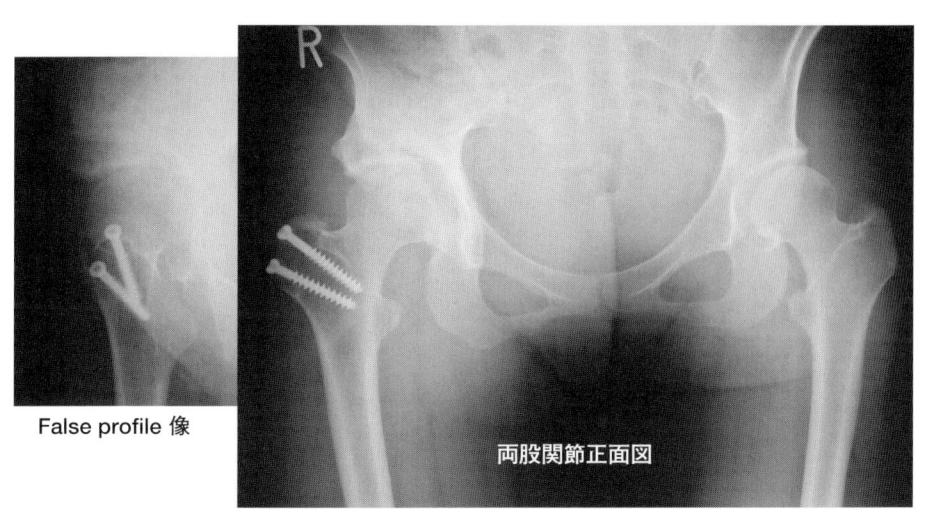

図 II-106　変形性股関節症　19 歳，女性，RAO 術後

False profile 像　　両股関節正面像

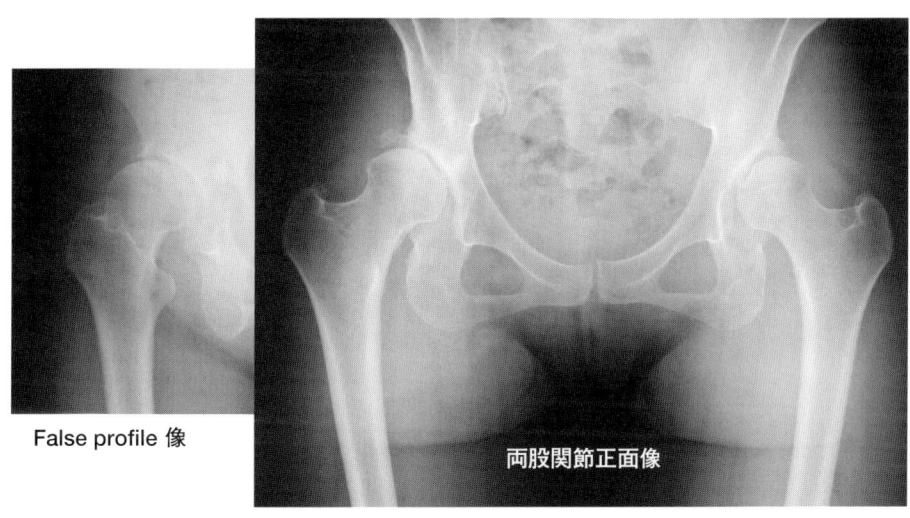

図 II-107　変形性股関節症　40 歳，女性，術前
臼蓋形成不全を伴う進行期股関節症であり，Chiari 骨盤骨切り術の適応と考えられた．

### 看護上の注意点

　変形性股関節症の場合，年齢，症状の強さ，手術方法もバリエーションに富み複雑なので，個々の患者に合わせた看護を行う必要がある．代表例とし，

#### (1) 寛骨臼回転骨切り術

　若年者に行うことがほとんどであり，術後早期に離床を図る．周術期は出血による血圧低下や臥床による腓骨神経麻痺などに注意を要する．その後は車椅子での移動などがスムースにいくよう指導する必要がある．荷重は移動骨片の固定性にもよるが，2〜3週で部分荷重開始となる．

#### 2) 人工股関節置換術

　60 歳以降に行われることが多く，高齢者の場合は全身状態（心肺機能，老人性痴呆）に

False profile 像

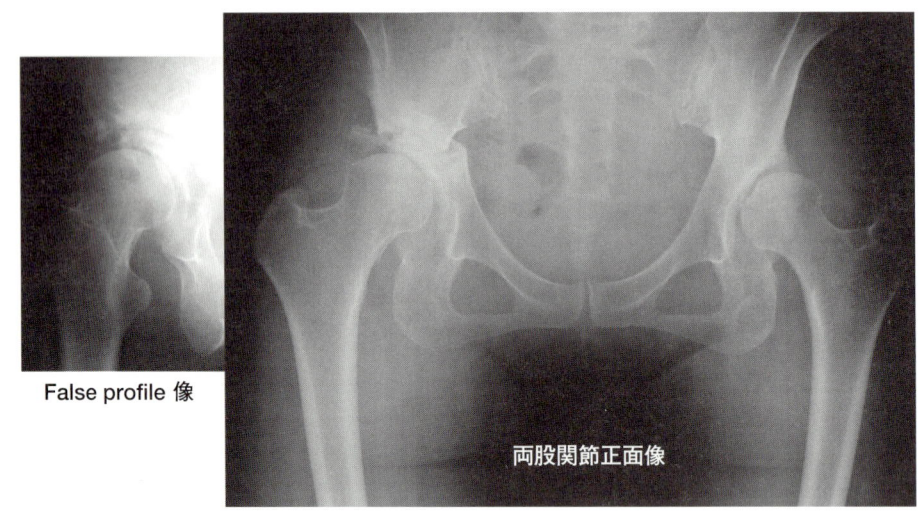

両股関節正面像

図 II-108　変形性股関節症　40歳，女性，Chiari 骨盤骨切り術

注意を要する．術前後を通して感染に対する理解（足白癬，う歯，歯周病）をうながすことが大切である．リハビリテーションのスケジュールは一般的に早く，1週間以内に荷重歩行（1/2～全荷重）をさせる早期退院の方向で指導することが多い．退院後も長期にわたり経過観察する必要があり，継続的看護を考える必要がある．

## D 大腿骨頭壊死症

### 概念，分類

大腿骨頭はその解剖学的特徴より栄養する血管が限られており，種々の原因によりその血行が途絶えることによって阻血性大腿骨頭壊死症を起こすことがある．これが大腿骨頭壊死症である．本疾患はその原因により① 症候性大腿骨頭壊死症と② 特発性大腿骨頭壊死症に分類される．どのような疾患が含まれるか以下の表 II-15 に示す．

### 解剖

大腿骨頭の約 4/5 の血行を支配するのは内側大腿回旋動脈からの分枝で大腿骨の後方から転子間稜の内側を走る posterior columnar artery がある．これより 2～3 本の分枝が頸部後上方で被膜下を通り（retinacular artery）骨を貫通して，lateral epiphyseal artery となっ

表 II-15　大腿骨頭壊死症の分類

| 症候性 | | 特発性 |
|---|---|---|
| 外傷性 | 大腿骨頸部骨折 | アルコール性 |
| | 外傷性股関節脱臼 | ステロイド性 |
| 塞栓性 | 減圧症　潜函病 | 狭義の特発性 |
| | 　　　　潜水病 | |
| | 鎌状赤血球症 | |
| | ゴーシュ病 | |
| 放射線照射後 | | |

て骨頭の前上方を栄養すると考えられている．これらの栄養血管は終末動脈となっており，側副血行路が発達していないとされている．このような解剖学的特殊性から大腿骨頭壊死症が生じてくる．

### 症状，診断

病期により症状は大きく異なるため，大腿骨頭壊死症の発生（MRI などによる診断がついたとき）と発症（骨頭の圧潰により強い疼痛が出現したとき）が区別される所以である．病型分類と病期については表 II-16，II-17 に示す．Stage 1/Stage 2 においては，ほとんど症状はないかあっても軽い股関節痛のみである．骨頭の圧潰が生じて Stage 3 になると強い股関節痛を自覚することが多く，松葉杖などを必要とする．これは圧潰に伴う骨髄浮腫が原因であり，浮腫が改善するとともに症状も改善される．Stage 4 になると大腿骨頭壊死症による疼痛というよりは，変形性変化による疼痛である．疼痛は股関節にのみ自覚するわけではなく，関連痛として膝関節痛を訴えることもある．この場合膝蓋骨周囲に漠然とした痛みを自覚し，局所的な圧痛などはない．診断に有意義な検査所見としては，単純 X 線による股関節正面像・側面像にて① 骨頭軟骨下骨の骨折線（crescent sign）（図 II-109），② 骨頭内の帯状硬化像（図 II-110）をみいだすことである．さらに MRI にて骨頭内帯状低信号域（T1強調像）（図 II-111）を認めること，あるいは骨シンチグラムにて cold in hot 像を呈することである．鑑別診断として，骨腫瘍および骨腫瘍類似疾患，脊椎骨端異形成症 spondylo-epiphyseal dysplasia（SED），多発性骨端異形成症 multiple epiphyseal dysplasia（MED）などがある．

**表 II-16　特発性大腿骨頭壊死症の壊死域局在による病型分類**

Type A：壊死域が臼蓋荷重面の内側 1/3 未満にとどまるもの，または壊死域が非荷重部のみに存在するもの
Type B：壊死域が臼蓋荷重面の内側 1/3 以上 2/3 未満の範囲に存在するもの
Type C：壊死域が臼蓋荷重面の内側 2/3 以上に及ぶもの
　　　　Type C-1：壊死域の外側端が臼蓋縁内にあるもの
　　　　Type C-2：壊死域の外側端が臼蓋縁を超えるもの

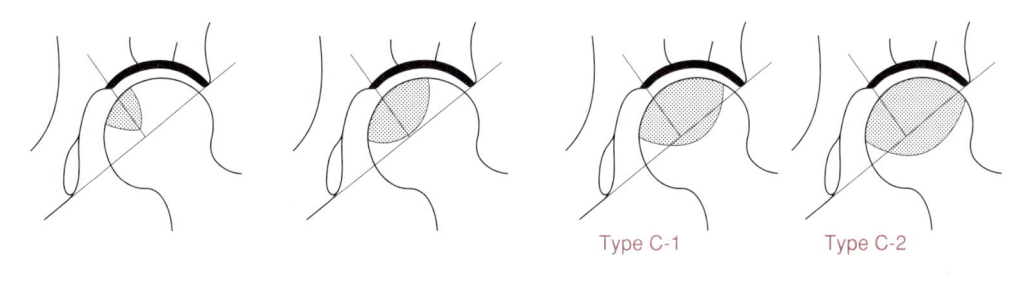

注 1）X 線/MRI の両方またはいずれかで判定する
注 2）X 線は股関節正面像で判定する
注 3）MRI は T1 強調像の冠状断骨頭中央撮像画で判定する
注 4）臼蓋荷重面の算定方法
　　　臼蓋縁と涙痕下縁を結ぶ線の垂直 2 等分線が臼蓋と交差した点から外側を臼蓋荷重面とする．

表 II-17　特発性大腿骨頭壊死症の病期（Stage）分類

Stage 1：X線像の特異的異常所見はないが，MRI，骨シンチグラム，または病理組織像で特異的異常所見がある時期
Stage 2：X線像で帯状硬化像があるが，骨頭の圧潰 collapse がない時期
Stage 3：骨頭の圧潰があるが，関節裂隙は保たれている時期（骨頭および臼蓋の軽度な骨棘形成はあってもよい）
　　　　Stage 3 A：圧潰が3mm未満の時期
　　　　Stage 3 A：圧潰が3mm以上の時期
Stage 4：明らかな関節症性変化が出現する時期

注1）　骨頭の正面と側面の2方向X線像で評価する（正面像では骨頭圧潰が明らかでなくても側面像で圧潰が明らかであれば側面像所見を採用して病期を判定すること）
注2）　側面像は股関節屈曲90度，外転45度，内外旋中間位で正面から撮影する（杉岡法）

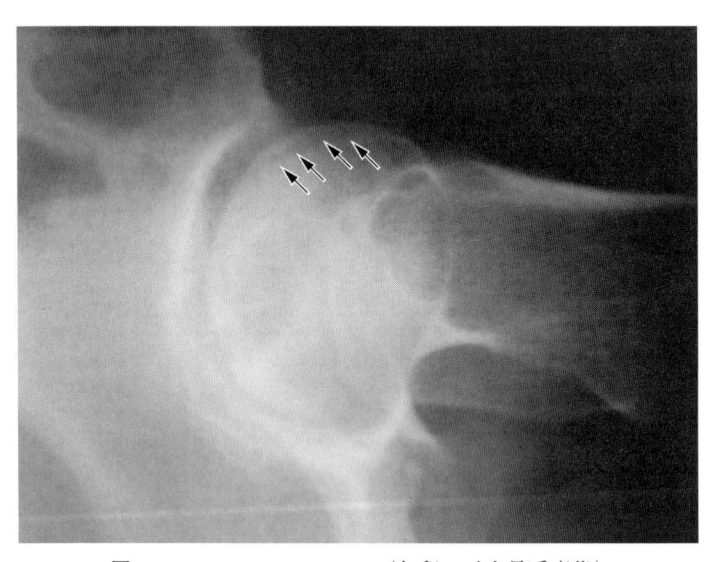

図 II-109　Crescent sign（矢印で示す骨透亮像）

## 治療

　Stage 1・2においては，症状も軽く，経過観察のみで充分なことが多い．骨頭圧潰が生じ骨髄浮腫が起こると強い疼痛が出現するので松葉杖などによる免荷が必要となる．同時に消炎鎮痛剤投与による疼痛軽減を行う．しかしこの痛みは一過性であり（1から3カ月），その後は変形性変化（Stage 4）に対する疼痛が治療の対象となり，保存的に治療する場合は温熱療法・下肢牽引療法および筋力訓練・ROM訓練などが行われる．手術療法としては大腿骨頭回転骨切り術（杉岡法）に代表される骨頭温存術と，人工骨頭・人工股関節置換術が用いられる．大腿骨頭回転骨切り術は壊死部分を荷重部から非荷重部へ移動させ，骨頭後方にある健常部で荷重を支えるようにする手術法である（図II-113）．この他にも骨頭温存術として，内反骨切り術（図II-112），寛骨臼回転骨切り術などが行われる．どの手術法も壊死部を荷重からのがすための手術である．また欧米や韓国においては，骨髄浮腫が生じた時期に大腿骨外側から骨頭に向かって穴をあけ骨髄内圧の減圧を図る手術 core decompres-

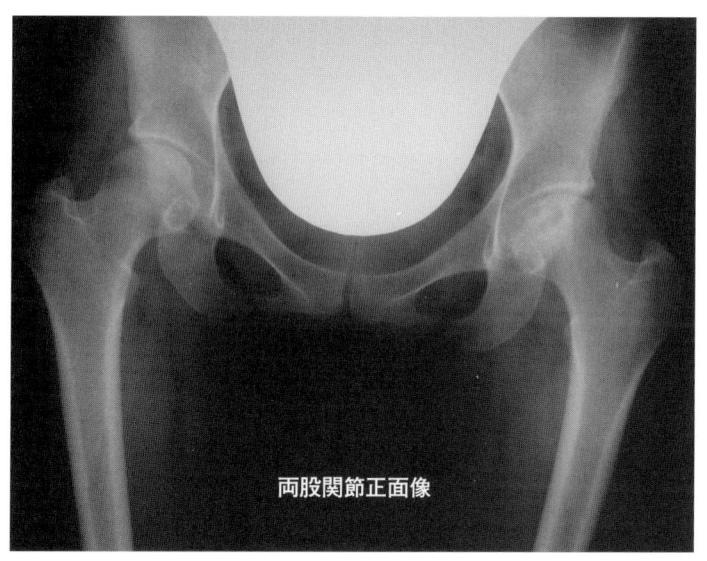

図 II-110 大腿骨頭壊死症　24 歳，女性，SLE

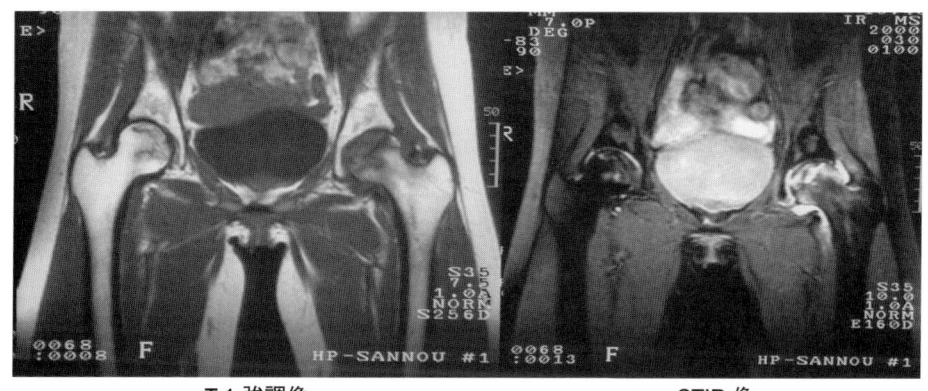

両股関節正面像

T1 強調像　　　　　　　　　　　　　　STIR 像

図 II-111　大腿骨頭壊死症　24 歳，女性，SLE　術前
左股関節に collapse を起こし骨髄浮腫 bone marrow edema がみられる．
右股関節は T1 強調像にて壊死部に低輝度バンド像がみられる．

sion により疼痛の緩和を図ることがしばしば行われている．

【症例 5】24 歳，女性

　SLE に対するステロイド剤大量療法により，両側の大腿骨頭壊死症となる．最初に左側に股関節痛が出現し，X 線像にて骨頭の圧潰を認めた．MRI にて骨髄浮腫や関節水腫が認められ，壊死範囲の広がりから内反骨切り術を選択した．その後右股関節にも疼痛が出現したため，大腿骨頭前方回転骨切り術を施行した．

### 看護上の注意点

　大腿骨頭壊死症は，その病期・病型により症状が多彩で，治療法も様々であるためその診断が重要となる．この点を理解して，看護にあたる必要がある．骨切り術（大腿骨頭回転骨切り術）においては，術後早期の離床を図り，充分な免荷期間を必要とするためそれに合わせた看護計画を立てる必要がある．人工骨頭・人工股関節については変形性股関節症の治療

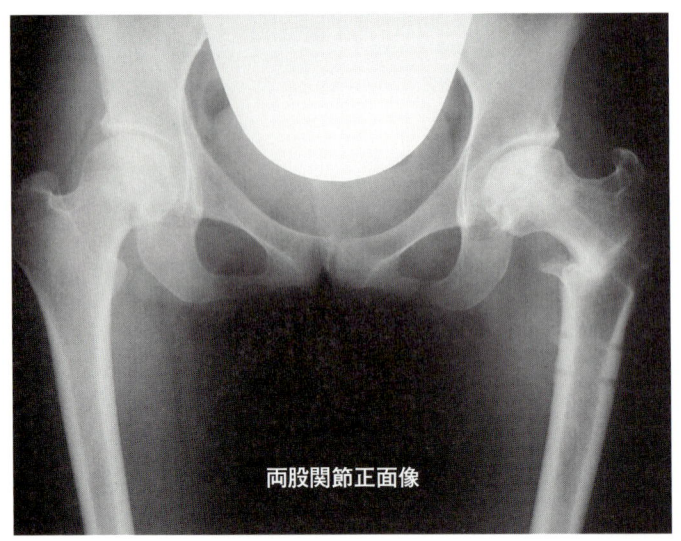

図Ⅱ-112　大腿骨頭壊死症　24歳，女性，SLE　左大腿骨内反骨切り術後

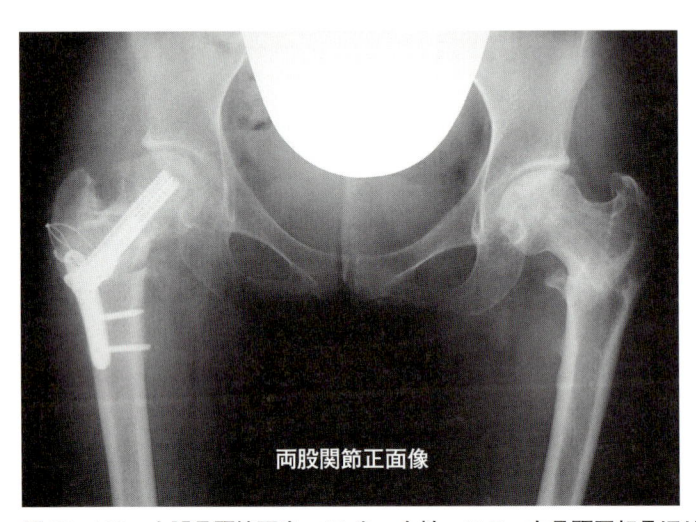

図Ⅱ-113　大腿骨頭壊死症　24歳，女性，SLE　右骨頭回転骨切り術後

に準じると考えてよい．

## E 頸部骨折

　高齢者の寝たきり骨折として，大腿骨頸部骨折と脊椎圧迫骨折は代表的であり，日常診療においてもこれらの疾患はまれではない．骨粗鬆症がベースにあることより比較的軽微な外力で骨折が発症し，高齢者であることにより歩行が不安定で転倒しやすいなどの原因があげられる．

　寝たきりになることは高齢者にとっては致命的な合併症を引き起こし，生活の質 quality of life（QOL）を著しく低下させ，患者本人にも家族にとっても重大な問題となる．

### 大腿骨頚部の構造

　股関節は臼蓋と大腿骨頭からなっている．ちょうどお椀をボールにかぶせたようなイメージであるが，お椀がかぶさっているだけでは，関節は脱臼してしまう．そこでお椀（つまり臼蓋）とボール（つまり骨頭）をつなぎ止める必要がある．その大きな役割を果たすのが関節包である．関節包が骨頭を包み込むように関節を形成している．

　関節は軟骨に覆われ滑らかに動く．しかし，本来骨折の際に仮骨という新しい骨を形成する役割を担う「骨膜」という膜に覆われていない（その代わり軟骨に覆われている）．

　また，骨頭の骨を栄養している血液は大腿骨頚部を通過しており，お椀である臼蓋からの栄養は受けていない．大腿骨頚部では血流が保たれているかどうかが予後に左右する．したがって，骨折が股関節内に生じたものか否かでその概念や治療法が異なってくる（図II-114）．

### 分類

　前述した大腿骨頚部の構造上の特徴から，大腿骨頚部骨折は以下の3つに分類される（図II-115）．

#### (1) 大腿骨頚部内側骨折（図II-116）

　股関節内に生じた骨折である（内側というのは関節内側という意味である）．内側骨折の発生は，てこの原理で力が加わることによって起こる．したがって骨粗鬆症がベースにある高齢者では非常に軽微な外力が加わることでも骨折してしまう．前述した構造からわかるように股関節内の大腿骨頭には骨膜が存在せず，骨膜性仮骨による骨癒合は行われない．また，大腿骨頚部からの栄養血管が損傷した場合には骨壊死を合併してしまう場合がある．したがって，骨折部がほとんどずれて（転位という）いない場合と大きくずれてしまっている場合では骨折が修復される可能性が異なる．一般にこの「ずれ」に着目して大腿骨頚部内側骨折を分類する．Garden分類 stage I は骨の連続性が残った不完全骨折，stage II は転位のない完全骨折，stage III は部分的に転位のある完全骨折，stage IV は完全に転位した完全骨折である．

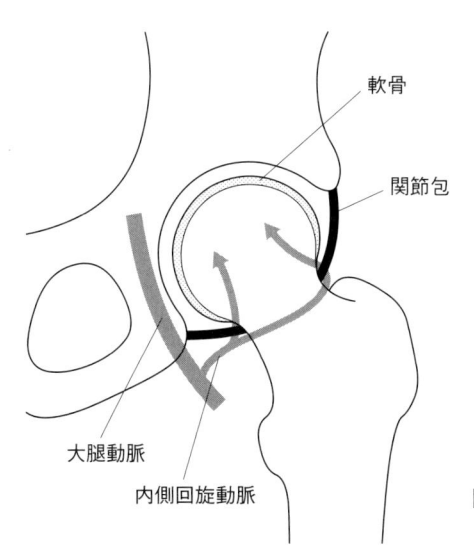

図II-114　大腿骨頚部の構造

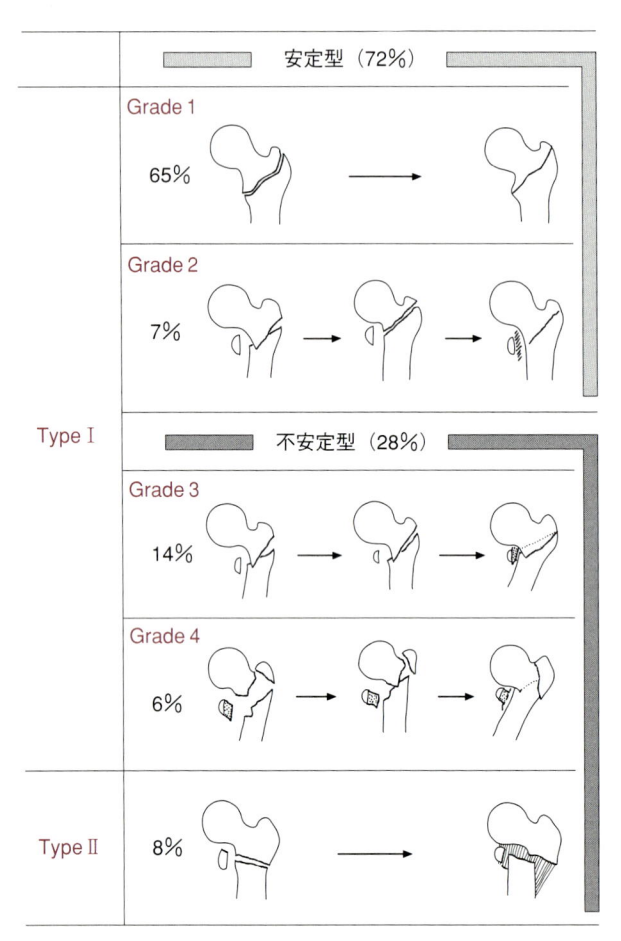

296    7. 骨盤股関節疾患

図 II-115　大腿骨外側骨折の分類（Evans 分類）

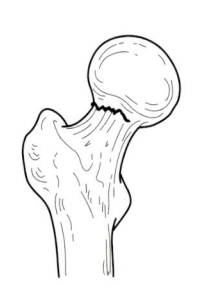

| Type I | 安定型（72%） | | |
|---|---|---|---|
| | Grade 1 | 65% | |
| | Grade 2 | 7% | |
| | 不安定型（28%） | | |
| | Grade 3 | 14% | |
| | Grade 4 | 6% | |
| Type II | | 8% | |

図 II-116　大腿骨頸部内側骨折の分類（Garden 分類）

Stage I　不完全骨折．骨頭は外反位をとる．

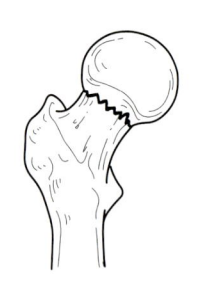

Stage II　転位のない骨折．

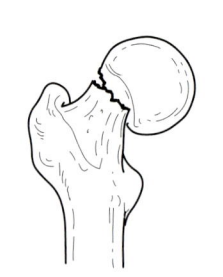

Stage III　部分的に転位のある完全骨折．骨頭は内反位をとる．

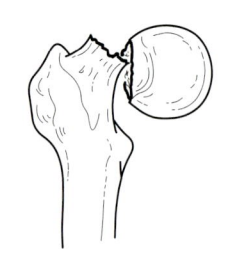

Stage IV　完全に転位した完全骨折．両骨片は完全に分断．

### (2) 大腿骨頚部外側骨折（図Ⅱ-117）

大腿骨内側骨折に骨壊死という危険が伴うことに比べ，外側骨折では栄養血管の損傷もなく，骨折部が骨膜で覆われているため仮骨形成も期待できる．一方で外側骨折は内側骨折に比べ大きな外力により発生し，大腿骨骨折部からの出血量が多く，高齢者だけでなく若年者にとってもリスクの高い骨折といえる．また骨髄は脂肪を豊富に含んでおり，骨折した骨髄からの脂肪塞栓による肺梗塞も重大な合併症といえる．外側骨折はより強固な固定が必要であり，骨折部が比較的安定しているか否かが治療上重要となる．一般に骨折部の「安定性」に着目して大腿骨頚部外側骨折を分類する．Evans 分類に従い，type I は転子部での骨折，type II は転子下での骨折と大きく分類する．さらに type I を Grade 1・2 の安定型，Grade 3・4 の不安定型に分類する．

### (3) 大腿骨骨折（転子下～遠位部）

転子とは大転子と小転子の 2 カ所をいう．大転子と小転子よりも足先で骨折している場合を転子下骨折という．転子下骨折は大腿骨骨幹部での骨折であり，外側骨折と同様に多量の出血や脂肪塞栓を伴う．

## 治療法の決定因子

### (1) 骨折している部位

前述したように大腿骨頚部骨折は骨折部位によって治癒過程やリスクが変わるため，治療法の決定因子となる．

### (2) 骨折部のずれ

骨折に対する治療は原則として解剖学的な整復が重要であり，骨折部にずれが生じているかどうかで治療法が変わる．

### (3) 年齢

高齢者が大半を占めているため，痴呆の有無や生活能力に合わせて，治療法を選択する必要がある．

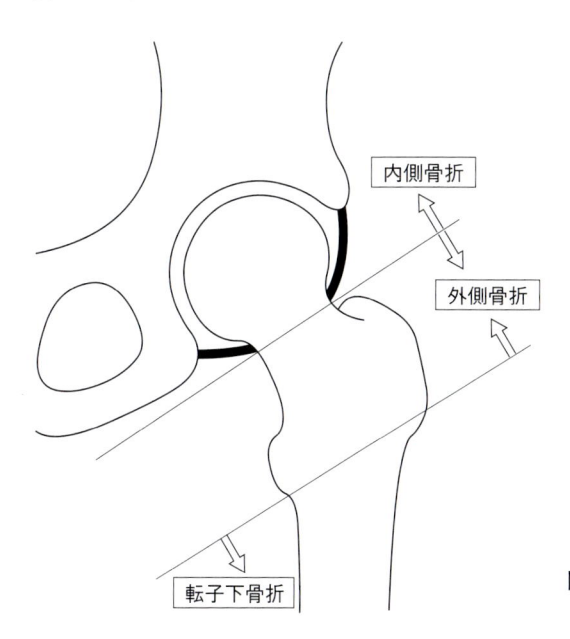

図Ⅱ-117　大腿骨頚部骨折の分類

### (4) 全身状態

高齢であることにより受傷以前から，何らかの合併症をもっている場合がある．また，心機能・腎機能などの予備力の低下により手術療法が困難な場合がある．

### (5) 受傷前の歩行能力

高齢者の下肢骨折では受傷前に患者がどの程度の日常活動レベルを保っていたかが重要である．多くの場合，骨折し手術を施行されても受傷前よりも歩行能力が低下してしまう．つまり，もともと独歩だった患者は杖歩行レベルに，杖歩行レベルだった患者は歩行器レベルに，歩行器レベルだった患者は車椅子レベルに，車椅子レベルだった患者は寝たきりになってしまうケースが多い．この点をよく**インフォームド コンセント**したうえでの術式選択が重要である．

### (6) 退院後の受け入れ体制

手術後に歩行能力が低下すると患者のいままで生活していた家庭環境では対応できない場合が多い．玄関に車椅子が入らないとか，部屋の敷居が高くて危ないとか，トイレやお風呂に手すりがついていないといった環境問題や，日中は皆働いていて面倒をみる人がいないとか，入浴や食事の福祉サービスの受け方がわからないといった介護問題など，患者の退院に際しては様々な問題が生じてくる．手術前にこれらの問題点を患者の家族と充分に話し合っておくことが重要である．

## 受傷から入院まで

大腿骨頚部骨折患者の来院形式は様々であるが，救急車による搬送が最も多い．受傷し救急車で運ばれた患者はレントゲン撮影ののち，診断され入院となるわけだが，骨折している患側を動かす際には細心の注意が必要である．なぜなら，動かし方によっては骨折部位の「ずれ」が大きくなってしまい，結果的に術式が変わってしまうことがある．基本的に下肢の骨折では患者の移動の際には一人が骨盤の下に手を入れしっかりと体幹部を支え，ドクターが下腿部を牽引しながら下肢が回旋しないように保持した状態で移動すべきである．

X線撮影後，救急室あるいは病棟で牽引を施行する．

骨折が大腿骨頚部外側骨折や転子下骨折の場合には静脈ラインの確保が必要となる．前述したようにこれらの骨折の際には1〜2 $l$ の出血が起こり，体液循環量の減少に伴う血圧低下や急性の脂肪塞栓による致死的合併症を起こすことがあり，緊急時に備えての静脈ラインの確保は転ばぬ先の杖といえる．

入院後は全身状態を観察し，後述する牽引の観察項目に従って患肢の管理を行う．手術まで正しい牽引が施行されることは手術を受ける患者にとっても，医師にとっても重要である（図 II-118）．

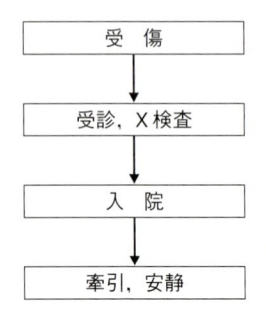

**図 II-118　大腿骨頚部骨折患者の入院**

受傷 → 受診，X検査 → 入院 → 牽引，安静

### 牽引の意義

① 骨折部のずれを防止し，整復位を保つ．

股関節周囲には様々な筋肉が走行しており，骨折部を短縮する方向で収縮を起こす．骨折部が「ずれ」ないためには牽引を持続的に行うことが重要である．整復位を保つことで，手術時の円滑な骨折部固定を行うことができる．

② 疼痛の軽減

骨折が疼痛の原因となるのは，骨折部が動くことが原因である．したがって，骨折部が動かないように固定しておけばよい．牽引は骨折部を整復位のまま固定する効果があり，疼痛の軽減につながる．

③ 出血の軽減

血管からの出血を止血するのとは異なり，骨折部からの出血は止めることができない．しかし，骨折部を整復することで，出血している骨折面に蓋をし，出血を抑制することができる．

### 牽引の実際

X線撮影後，救急室あるいは病棟で牽引を施行する．牽引には介達牽引と直達牽引がある．

#### (1) 介達牽引

介達牽引は皮膚の上からバンドを巻き牽引を行うもので，簡便に牽引を施行できるという利点がある．一方で，直接骨を牽引するわけではないので，牽引力が弱く，また皮膚の弱い高齢者には皮膚損傷を誘発するリスクがある．このトラブルを解決するために毎日の巻き直しが必要である．

#### (2) 直達牽引

直達牽引は骨に直接ワイヤーを刺入しワイヤーを牽引するものである．ワイヤーは大腿骨に刺入する場合と下腿骨に刺入する場合がある．大腿骨に刺入する場合は直接骨折した大腿骨を牽引できるため「ずれ」を整復する力が大きい．反面ワイヤー刺入部に感染を起こした際に骨折した骨にワイヤーが入っているため同一骨に感染が波及するリスクがある．下腿骨に刺入する場合には膝関節を介して大腿骨を牽引することになるので，牽引力が比較的弱いが感染のリスクが大腿骨に波及するリスクは少ない．

### 牽引後の観察項目

#### (1) 適正な牽引

牽引後は架台に足を乗せ，離皮架を置き足に重みが加わらないように配慮する．しばしばみられる光景として，架台から足が落ちたり，牽引の重りが床に着地していて全く牽引されていないことがある．適正な牽引が手術まで保持されていることが重要である．

#### (2) 足趾の動き

人間の下肢は自然体では外旋位をとる．牽引を施行し，疼痛が緩和されると患肢は外旋位をとり，下腿外側を走行する腓骨神経が架台により圧迫される．腓骨神経は足関節を背屈させる前脛骨筋の運動を支配しており，この神経の麻痺の有無を確認することが重要である．腓骨神経麻痺の兆候がみられる前に腓骨頭にパッドを入れるなどの工夫が必要である．

#### (3) 循環障害

骨折による血管損傷や骨折した骨髄からの脂肪塞栓により循環障害が発生することがある．牽引後は下肢の安静が保たれる反面，血液の流れが緩慢になり，血栓形成の可能性も発

生する．これらの循環障害因子を確認するために足背動脈が触知できるかを観察する．
### (4) 刺入部の皮膚
　直達牽引ではワイヤー刺入部に感染を起こしたり，刺入部周囲の皮膚壊死を併発する場合がある．刺入部は1週間に2回は消毒し皮膚の状態は毎日観察すべきである．

## 合併症
　高齢者の寝たきり骨折の合併症の代表的なものをあげる．
### (1) 痴呆
　高齢者の多くが入院後の環境の変化，長期臥床による昼夜の逆転などにより，何らかの精神的な変調をきたす．もともと痴呆を合併している場合はその増悪が起こる．
### (2) せん妄
　入院後一時的に痴呆に似たような症状を示す場合がある．一見痴呆のように思えるが，環境因子が作り出す可逆的変化であるため，患者自身の生活を規則正しいものに管理し，家族の来院などを頻回に行うことで予防できる．
### (3) 歩行能力低下
　高齢者の大半がもともと杖やシルバーカーなどの介助歩行や，つたい歩きをしていた症例も多く，骨折によりある程度の床上安静期間が必要となった場合，筋力低下に伴う歩行能力の低下は必須であろう．
### (4) 誤嚥性肺炎
　骨折後の床上安静期間の際，患者は寝た状態もしくは痛みの自制できる範囲内で食事をとらねばならない．また，高齢による咀嚼・嚥下機能の低下から誤嚥性肺炎をきたすおそれがある．手術前の誤嚥性肺炎は全身状態を増悪化し，手術が不可能になるおそれがある．
### (5) 尿路感染症
　床上安静をとると大半の患者は腸管運動が低下し，それに伴い食欲も低下する．また，体を動かさなくなり水分を自発的にとろうとしなくなる．患者によっては，床上での排泄に抵抗を感じ，自ら食事や飲水を控えてしまう方もいる．そのような場合，尿路感染の発症率は高くなり，全身状態を増悪させる結果となる．
### (6) 褥創
　長期臥床により床ずれ（褥創という）ができる場合がある．特に高齢者の場合，栄養状態が不良であることが多く，一度形成された褥創は治癒しにくい．牽引が施行されていても医師の指示に従い体位を変えることは可能であり，同一部位に圧力が加わることを予防することが重要である．

## 治療
### (1) 大腿骨頚部内側骨折
　骨折部の「ずれ」の程度により手術式の選択が異なる．**Garden 分類**に従い，stage I は骨の連続性が残った不完全骨折，stage II は転位のない完全骨折，stage III は部分的に転位のある完全骨折，stage IV は完全に転位した完全骨折である．Garden 分類 stage I, stage II は骨をつなげるための手術（骨接合術という）を行う．stage III は骨接合術か人工骨頭置換術を，stage IV は人工骨頭置換術を行う．
### (2) 大腿骨頚部外側骨折
　**Evans 分類**に従い，type I は転子部での骨折，type II は転子下での骨折と大きく分類する．

さらにtype Iをgrade 1・2の安定型，grade 3・4の不安定型に分類する．いずれもCHS（compression hip screw）固定術，γネイル固定術といった骨接合術を施行する．

### (3) 大腿骨骨折
　大腿骨転子下から遠位の骨折には髄内釘やプレートを用いた骨接合術を施行する．

〈原田義忠〉

# 8 膝関節疾患

## A 変形性膝関節症

### 概念

変形性膝関節症は中・高齢者に発症し，軟骨の摩耗，骨棘形成，変形，可動域制限など関節構成体の退行性変化と増殖性変化を示す疾患である．明らかな原因が認められない一次性関節症が大半を占め，膝関節の外傷や感染など明らかな原因に続発して発症する二次性関節症の頻度は少ない．

### 分類

変性が大腿脛骨関節に限局しているものを**大腿脛骨関節型**，膝蓋大腿関節に限局しているものを**膝蓋大腿関節型**，両関節に変性が認められるものを**両関節型**と大別され，さらに大腿脛骨関節型のうち，内側に変性が偏在するものを**内側型**，外側に偏在するものを**外側型**とよぶ（図Ⅱ-119）．

### 症状，症候

**疼痛**：一般に運動時痛が主体であり，安静時痛はほとんどない．特徴としては特に運動開始時に疼痛があり，しばらく歩行していると疼痛は軽減し，長時間歩行で再び疼痛が増強する．また，疼痛は膝関節の内側または外側に偏在するのが普通である．しかし，膝蓋大腿関節型は平地歩行では疼痛がほとんどないかあっても軽度であるが，階段昇降時，特に降りるときに膝関節前面の疼痛を訴える．

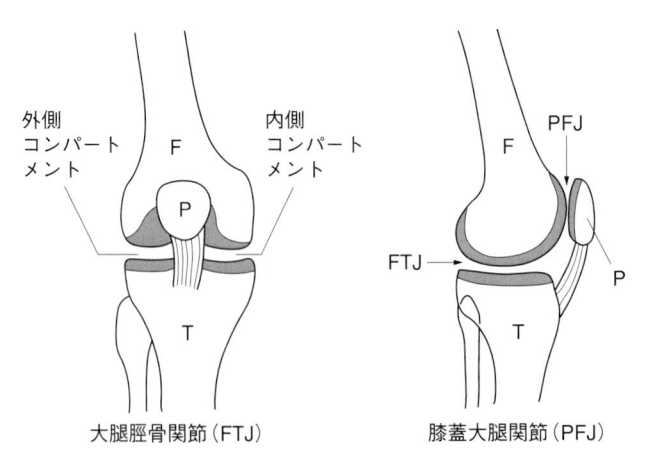

図Ⅱ-119 膝関節
F：femur（大腿骨），T：tibia（脛骨），P：patella（膝蓋骨）
大腿脛骨関節（FTJ）　膝蓋大腿関節（PFJ）

**変形**：下肢のアライメント異常は変性が高度になるに従い顕著になってくる．多くの症例が両膝に対称的な内反変形を呈し，荷重時に膝関節の側方動揺性を認め，内反変形が増強される（lateral thrust）．また，変形が高度になると膝関節の伸展制限を生じ，軽度屈曲位で立位をとる例が多い．

**関節可動域制限**：関節症の進行とともに完全伸展や完全屈曲が制限されてくる．このため，和式トイレの使用や正座が困難になる．

**関節腫脹**：発症初期には滑膜の非特異性慢性炎症を伴う関節水腫による腫脹がしばしば認められ，高度になると屈曲制限や屈曲時の違和感，はばったい感じを訴える．

**大腿四頭筋萎縮**：膝関節周囲筋の萎縮，特に大腿四頭筋，中でも内側広筋の萎縮が特徴的である．

### 診断，検査

変形性膝関節症の診断は前述した症状および症候などにより比較的容易に診断がつく．血液所見は一般的に特異な異常所見を認めないが，他の疾患が合併していればこの限りではない．

X線所見は関節軟骨の摩耗とともに，関節裂隙が狭小し，軟骨下骨の硬化像，骨棘の形成などを認めるが，X線所見と臨床症状とは必ずしも相関しない．

関節造影は以前，軟骨欠損の有無・半月板損傷の有無を調べるのに一般的に行われていたが，現在では非侵襲性のMRIが普及している．さらにMRIは髄内病変の有無も同時に検索できるので有用である．

関節鏡検査は関節症の進行度や変性部位をさらに正確に把握でき，軟骨のシェービング，半月板の切除などの手術が同時に行えるので一般的である．

### 治療

治療方針としてはまず保存療法を試み，症状の改善が得られない場合は手術療法を考慮する．

#### (1) 保存療法

##### (a) 体重コントロール

肥満は変形性膝関節症の発症，悪化因子の一つであるため，体重のコントロールはまず第一に行われるべきである．体重減少には摂取カロリー制限や運動療法を指導する．運動療法では膝関節への負荷を軽減したものが必要であり，水中歩行などが推奨される．

##### (b) 生活指導

疼痛・炎症を誘発するような正座や階段昇降，過度な長距離歩行などを避けるように指導する．

##### (c) 大腿四頭筋筋力増強訓練

変性が高度になる荷重時に膝関節の側方動揺性 lateral thrust が出現し，この現症がさらに症状を悪化する．このため，膝関節の動的な安定化を図ることが重要であり，大腿四頭筋筋力増強訓練が以前より行われている．方法としては膝関節を伸展位にして下肢を30度程度まで挙上し，ゆっくりと下ろす．この動作を左右交互に行い，20〜30回を1セットとして5セット程度を1日の目安とする．

##### (d) 装具療法

装具としては足底に装着する足底挿板と膝関節に直接使用する膝装具がある．ともに変

形に伴って生じた荷重中心を対側に偏位させ（多くが内反変形のため外側に），変性した関節面への荷重を軽減させるものである．速効性はないが長期使用により効果が現れる．

### (e) 薬物療法

消炎鎮痛剤の使用や関節内注入療法が一般的に行われている．前者は速効性があるが持続効果が弱く，また全身投与のため副作用の観点から長期使用が困難である．後者にはヒアルロン酸ナトリウムやステロイド剤が使用されているが，ステロイド剤注入は重大な合併症（ステロイド関節症）を生じる可能があるので慎重に使用すべきである．

## (2) 手術療法

### (a) 鏡視下デブリドマン

発症初期で変形が少ない症例に対し関節鏡視下にデブリドマン（郭清術）を行う．デブリドマンと同時に変性部位の同定や状態が観察でき，さらに関節内洗浄効果も期待できる侵襲が少ない方法である．

### (b) 骨切り術

比較的年齢が若く（一般的には65歳以下）活動性が高い症例で，変性が関節全体に至らず大腿脛骨関節の片側に限局している症例に適応がある．骨切り術により変形を矯正するとともに，荷重を変性が及んでいない関節面に移動させる方法である．一般的には内反変形膝に対しては脛骨結節近位部での外反骨切り（高位脛骨骨切り術）を，外反変形膝には大腿骨顆上部での内反骨切りを行う．

### (c) 人工膝関節置換術

65歳以上の末期関節症に対し，除痛・機能改善を目的に人工膝関節置換術を行う．近年変形性膝関節症の手術療法の中心的な役割をはたしているが，人工関節の緩み・破損・摩耗などの問題点も残されている．

## 術後管理

手術療法のすべてにおいて術直後の管理で最も重要なことは，バイタルサイン，麻酔からの覚醒状態，尿量，輸液量などの確認である．また，人工膝関節置換術ではドレーンからの出血量も重要であり，短時間での多量出血は出血性ショックに陥る可能性があるので注意を要する．疼痛が手術創によるものか，不良肢位によるものか，同一肢位によるものか，また，包帯などの締めすぎによるものかを判断することも重要である．患部の腫脹に対してはニーブレースを用い，氷枕などでクーリングを行う．人工膝関節置換術後の深部静脈血栓症予防には術後48時間はフットポンプを用い，その後弾性ストッキングを使用させる．フットポンプ使用時に弾性ストッキングを併用するとその効果が減少するため注意を要する．高位脛骨骨切り術にギプス包帯またはギプスシーネ固定を施行されている場合には，足趾の動き，しびれの有無，冷感，脈などを観察し総腓骨神経麻痺や循環障害に注意する．機能回復への管理に関しては，CPM(持続的他動運動)を用いた早期の膝可動域訓練，起立訓練，車椅子への移動訓練，歩行訓練などがそれぞれの手術法にあった適切な時期に正しく行われているか観察することが重要である．

## リスクマネジメント（合併症）

- 出血
- 感染
- 深部静脈血栓症

- 肺血栓塞栓症
- 総腓骨神経麻痺
- 転倒，骨折

**クリニカルパス**

高位脛骨骨切術　表II-18
人工膝関節置換術　表II-19

## B 骨折脱臼

### 1. 大腿骨遠位端骨折

**概念**

大腿骨遠位端に直接外力が加わった場合大腿骨顆上部骨折を生じ，また膝関節の内外方向から力が加わり，膝関節が内外反を強制され，側副靱帯や脛骨遠位端が損傷を受けなければ大腿骨内顆あるいは外顆骨折を生じる．

**分類**

さまざまな分類法があるが大腿骨顆上部骨折の分類には Neer の分類（図II-120）が，また顆部骨折には Hohl の分類（図II-121）がよく利用されている．

**症状**

**大腿骨顆上骨折**：受傷と同時に起立・歩行不能となる．患肢が短縮・反張位を呈し，骨折部後方突の変形を直接触れる．中枢骨片の下端が鋭く膝関節内に突出して，関節血腫を生じていることが多い．膝窩動脈，坐骨神経損傷を合併していることはまれである．

**大腿骨顆部骨折**：外傷の病歴と局所の強い腫脹，血腫，内・外反変形を認めれば本骨折を疑う．

**診断，検査**

X線撮影は前後左右の他斜位2方向を加え，転位の方向を確認する．ことに顆部骨折では膝関節内骨折を伴い転位が起こっていることが多く，この整復が不充分であると，将来二次性の変形性膝関節症を発症する．CT，断層撮影は転位方向の確認の手助けになり，また，MRI は関節内構成体（ことに靱帯，半月板）の損傷の有無を確認するのに有用である．

**治療**

**（1）保存療法**

**大腿骨顆上骨折**：骨折部に転位の少ないときはギプス固定を行うが，初期治療の1〜2週間は転位の状態を確認するため頻回のX線コントロールが必要である．横骨折で，骨片が定型的な転位（末梢骨片の近位端が腓腹筋の牽引によって後方に引かれる転位）を示す場合は，徒手整復は困難である．このような場合は全身麻酔下に徒手整復を施行するが整復はきわめて困難である．また，鋼線牽引療法は有用な治療法の一つと推奨されているが，実際にはこれのみで正確な整復位を得ることが困難で，経過中に再転位をきたすことがある．いずれの方法も長期間の臥床，長期間の膝関節の固定による関節機能障害を余儀なくされるので，全身状態が許せば積極的に外科的療法を行うのがよいと思われる．

306　8．膝関節疾患

表 II-18　高位脛骨骨切術

入院診療計画書

患者様用

## 高位脛骨骨切術（プレート固定）を受けられる患者様へ

患者氏名　　　　　　　　　様

H.　年　月　日

担当医師　　　　　　　　　担当看護師

| 日目 | 入院 | 手術前日 | 手術当日 | 術後1日目 | 術後2〜7日目 | 術後2週目〜 | 術後3週目〜 | 術後6週目〜退院 |
|---|---|---|---|---|---|---|---|---|
| 経過 | 煙草は控えましょう。 | | | 痛みを我慢せずお知らせください。 | | リハビリを徐々にがんばりましょう。 | | 退院に向けての準備を始めましょう。 |
| 目標 | 手術の2日前から緩下剤を内服します。 | | 点滴　手術後より、足を冷やす機械をつけます。むくみ防止機械を48時間つけます。毎日消毒します。 | | | 状態により内服薬に変更となります。 | | |
| 治療・薬・処置（点滴・薬剤） | | 緩下剤を内服します。 | | | | | | |
| 検査 | 必要時検査（血液検査、レントゲン） | | | | | | | |
| 安静度・リハビリ | 制限はありません。 | | 手術よりベッド上安静（30°まで）です。 | ベッド上座位可 | 傷の管を抜いたあと、ギプスシャーレにて大腿四頭筋セッティング | 可動域訓練開始 | ギプスシャーレにて荷重歩行開始 | 全荷重許可 |
| 食事 | 普通に食事ができます。 | 夕食は流動食です。夜9時からの食事、飲水は禁止となります。 | 1日中食事・飲水はできません。 | 朝は流動食。昼・夕は全粥食となります。 | 朝から普通の食事ができます。 | | | |
| 清潔 | 入浴またはシャワー浴ができます。 | | 蒸しタオルで体を拭きます | | | 傷の消毒終了後、シャワー浴ができます。 | | |
| 排泄 | | | 朝5時から尿をためはじめます。手術後は尿道に管をいれます。 | 尿の管を体の状態などにより、抜きます。 | | | | |
| 患者様およびご家族の皆様への説明 | 担当看護師より入院についての説明があります。 | 担当医師・看護師・手術室看護師・麻酔科医師より手術について説明があります。 | 担当医師・看護師・麻酔科医師・手術室看護師より手術についての説明があります。 | 点滴挿入部、傷は濡らさないようにしてください。包帯がずれたときは申し出てください。痛みは我慢しないで教えてください。 | 点滴がはずれたとき術後訪問があります。 | | | 医師・看護師より日常生活の注意事項を説明します。退院までには薬剤師から薬の説明があります。 |
| その他 | | | | | | | | |

診療計画・入院期間については現時点での予定です。場合によっては変わることがあります。

大森赤十字病院　2003.4.1改定

表 II-19 人工膝関節置換術

## 人工膝関節置換術を受けられる患者様へ

入院診療計画書　　　　　　　　　　　　　　　　　　　　　　　　　　　　　　　　　　　　　　　　　　　　　　患者様用

患者氏名　　　　　　　　　　　様　　　　　　　　　　担当医師　　　　　　　　　　　　担当看護師

| 月日 | H. 年 月 日 | | | | | | |
|---|---|---|---|---|---|---|---|
| 経過 | 入院 | 手術前日 | 手術当日 | 手術後1日目 | 手術後2〜7日目 | 手術後1〜5週目 | 手術後6週目〜退院 |
| 目標 | 煙草は控えましょう。 | | | 痛みを我慢せずお知らせください。 | | リハビリを徐々にがんばりましょう。 | 退院に向けての準備を始めましょう。 |
| 治療・薬・処置（点滴・薬剤） | 手術の2日前から緩下剤を内服します。 | 緩下剤を内服します。 | | 点滴<br>手術後より、足を冷やす機械をつけます。<br>むくみ防止機械を48時間つけます。<br>毎日消毒します。 | | 状態により内服薬に変更となります。 | |
| 検査 | 必要時検査（血液検査、レントゲン） | | | | | | |
| 安静度・リハビリ | 制限はありません。 | | 手術後より<br>ベッド上安静です。<br>ベッドアップ30°まで | ベッド上です。<br>その後医師の指示によります。 | 傷の管を抜いたあと、膝を曲げる機械をつける。大腿四頭筋セッティング、理学療法士によるリハビリをおこないます。 | 全荷重歩行許可。病棟内は車椅子リハビリの程度で松葉杖、一本杖を許可し、階段昇降の訓練開始 | |
| 食事 | 普通に食事ができます。 | 夕食は流動食です。夜9時からの食事・飲水は、禁止となります。 | 1日中流動食。飲水はできません。 | 朝は流動食。昼・夕は全粥食となります。 | 朝から普通の食事ができます。 | | |
| 清潔 | | 入浴またはシャワー浴ができます。 | 蒸しタオルで体を拭きます。 | | | 傷の消毒終了後、シャワー浴ができます。 | |
| 排泄 | | | 朝5時から尿をため始めます。<br>手術後は尿道に管をいれます。 | 尿の管は体の状態などにより、抜きます。 | | | |
| 患者様およびご家族の皆様への説明 | 担当看護師より入院についての説明があります。 | 担当医師・看護師・麻酔科医師・手術室看護師より手術について説明があります。 | | 点滴挿入部・傷は濡らさないようにしてください。<br>包帯がずれたときはお申し出ください。<br>痛みは我慢しないでください。<br>麻酔科医師より術後訪問があります。 | | | 医師・看護師より退院の日常生活の注意事項を説明します。<br>退院までに薬剤師から薬の説明があります。 |
| その他 | | | | | | | |

診療計画・入院期間については現時点での予定です。場合によっては変わることがあります。

大森赤十字病院 2003.4.1 改定

Ⅰ    ⅡA    ⅡB    Ⅲ

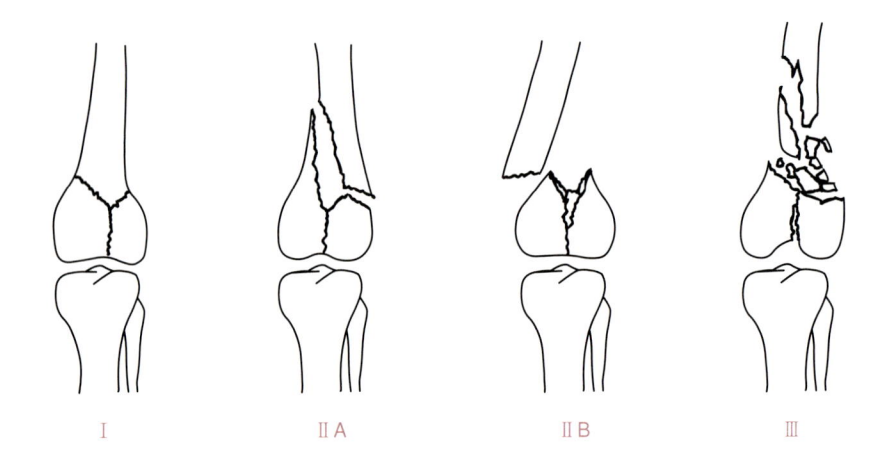

Ⅰ： 転位のない顆上骨折
ⅡA： 遠位骨片の内側転位を伴う骨折
ⅡB： 遠位骨片の外側転位を伴う骨折
Ⅲ： 顆上部の粉砕骨折

図Ⅱ-120 大腿骨顆上骨折の分類（Neer）

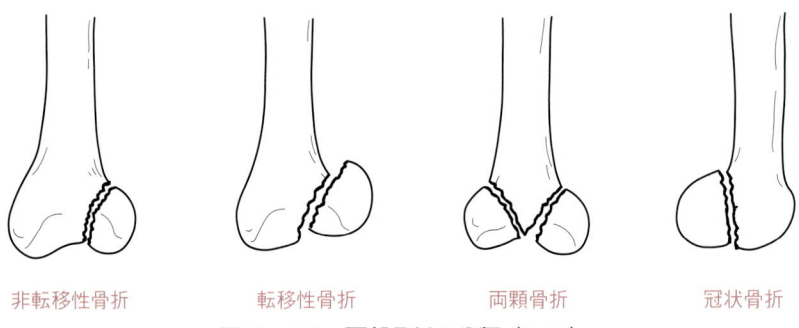

非転移性骨折　　転移性骨折　　両顆骨折　　冠状骨折

図Ⅱ-121 顆部骨折の分類（Hohl）

**大腿骨顆部骨折**：転位が非常に少ない場合，あるいは全身状態のため手術が不能な場合のみに適応となる．内顆あるいは外顆の単独骨折は，麻酔下に外反ないし内反を行うと骨折が整復される可能性があるが，その後のギプス固定で再転位をしばしば生じる．

**（2）手術療法**

正確な整復，早期離床，早期膝関節運動を目的に行う．

**大腿骨顆上骨折**：両顆部を横に貫く nail と大腿骨骨幹部に螺子釘で止めるための plate を合わせたL字型の nail plate や支持プレート battress plate による固定が行われる．また，横止め法を加えた髄内固定も行われる．固定性がよければ外固定は不要で，1週後より後療法が可能である．

**大腿骨顆部骨折**：どの骨折型でも関節面を正確に整復することが肝要である．単独顆部骨折の固定には，2本の螺子を用いる．T型あるいはY型の骨折は，まず両顆を螺子で固定してから，顆上骨折と同様に plate を用いる．

**術後管理**

術直後の管理で最も重要なことは，バイタルサイン，麻酔からの覚醒状態，尿量，輸液量

などの確認である．また，術後腫脹に対しては，患肢を枕などを用い挙上し，患部のクーリングを行う．ギプス固定の追加時は特に神経障害，循環障害，褥瘡，創感染などのギプス障害に注意する．機能回復期には膝可動域訓練，起立訓練，車椅子への移動訓練，歩行訓練などが適切な時期に正しく行われているか観察することが重要である．

### リスクマネジメント（合併症）

- 創感染
- 神経障害
- 循環障害
- 褥瘡
- 転倒，骨折

## 2. 脛骨近位端骨折

### 概念，分類，解剖

脛骨近位端の骨折は頻度の高い骨折の一つである．外側あるいは内側からの外力に対して，大腿骨と脛骨の関節面がぶつかりあった場合には，大腿骨顆部より脛骨顆部の方が凹型で骨性構造も弱く圧挫されやすい．骨折の形は外力の強さ，その働いた方向によってさまざまである．Hohl は図 II-122 のように 6 型に分類している．また，内側・外側側副靱帯，十字靱帯の断裂度も外力の程度に応じてさまざまである．

### 症状

外傷直後から起立・歩行・膝関節運動が不能となる．局所に圧痛，腫脹，皮下出血を生じ，膝関節の内反・外反変形がみられる．他動的に伸展位で側方動揺性が特徴的である．

### 診断，検査

X線撮影は骨折の分類や骨片の関節内嵌入などをみるため，前後，左右像の他，斜位 2

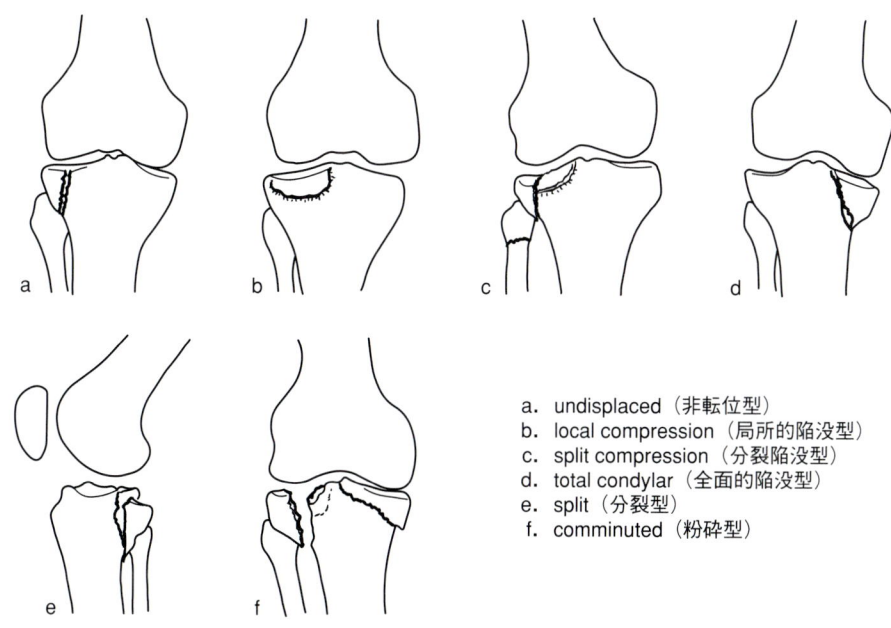

a. undisplaced（非転位型）
b. local compression（局所的陥没型）
c. split compression（分裂陥没型）
d. total condylar（全面的陥没型）
e. split（分裂型）
f. comminuted（粉砕型）

図 II-122　脛骨プラトー骨折の Hohl の分類

方向が必要である．また，コントロールとして健側の前後，左右像が有用なことがあるので撮影しておく．圧挫，陥没の部位，程度をみるのに断層撮影やCT像も有効である．

### 治療

治療方針は，次の諸点を満たすことを考慮しながら決定する．
① 関節面の整復と骨折部の癒合
② 内反・外反，反張膝変形の矯正
③ 関節不安定化の予防
④ 関節拘縮の防止

したがって，転位のない骨折を除くとほとんどが保存療法では，上記の条件を満たすことは難しい．保存療法に固執して関節拘縮が起これば最も厄介な後遺症となるので，最近では積極的に内固定を行い，早期運動を行う傾向になっている．

#### （1）保存療法

転位の少ない骨折が保存療法の適応になる．関節を穿刺して血腫を排除し，靱帯損傷の程度を慎重に検討する．靱帯損傷が軽度であれば，膝関節を軽度に屈曲して3〜4週間のギプス包帯固定をする．患肢の荷重は少なくても2カ月は禁止させる．

#### （2）手術療法

関節面の陥没が5cm以上であれば観血的整復術が行われる．骨折型によってさまざまな侵入方法，固定方法があるが，前述した治療方針にそい手術方法を選択すべきである．ことに，関節面の整復と強固な内固定を行い早期運動させることが肝要である．また，関節面の整復後，その下に骨欠損が生じていれば自家骨移植，同種骨移植を行い充填する．さらに靱帯・半月板損傷を伴うことがあるので注意が必要である．

### 術後管理

術直後の管理で最も重要なことは，バイタルサイン，麻酔からの覚醒状態，尿量，輸液量などの確認である．また，術後腫脹に対しては，患肢を枕などを用い挙上し，患部のクーリングを行う．ギプス固定の追加時は特に神経障害，循環障害，褥瘡，創感染などのギプス障害に注意する．機能回復期には膝可動域訓練，大腿四頭筋強化訓練，車椅子への移動訓練，起立・歩行訓練などが適切な時期に正しく行われているか観察することが重要である．

### リスクマネジメント（合併症）

- 創感染
- 神経障害
- 循環障害
- 褥瘡
- 転倒，骨折

## 3. 膝蓋骨骨折

### 概念，分類，解剖

膝蓋骨骨折の受傷機転は大きく2つに大別できる．前方から膝蓋骨に直接打撲を受けて（直達外力）骨折する場合と膝関節が急激に屈曲され，大腿四頭筋が強力に収縮し（介達外力）骨折する場合である．前者の骨折型は粉砕性になりやすく，骨片の多くは原位置にとどまる．後者では横骨折の形をとり側支帯の断裂程度に応じて頭尾側に分かれて転位する．

### 症状

外傷を契機として膝関節前方に疼痛を生じ，完全骨折であれば起立不能，膝関節伸展不能となる．関節内骨折のため関節血腫を伴い，骨折離開部を触れることが多い．

### 診断，検査

X線は前後・左右の他，縦骨折で関節面のずれをみたいときには軸射像を追加する．また，分裂膝蓋骨との鑑別が大切である．

### 治療

膝蓋骨は大腿四頭筋の種子骨であるので常に大腿四頭筋腱損傷の程度を考慮して治療にあたるべきで，膝蓋骨骨折は膝関節伸展機構の再建として考え，腱組織の断裂は修復しなければならない．

#### （1）保存療法

骨折型にかかわらず，骨片の離開の少ないものは，膝関節伸展機構が残っているため保存療法でよい．

関節血腫を穿刺排除し，膝関節屈曲10°位にて2～3週間ギプス固定後，徐々に後療法に移る．

#### （2）手術療法

介達外力により腱断裂，側支帯断裂を伴い離開のあるものは骨折部には張力しか働かないため，伸展位に固定しても骨折の癒合する可能性は少なく，手術療法が必要である．手術方法としてはさまざまな手技があるが，一般的には鋼線による表面締結法や引きよせ締結法 tension band wiring が推奨されている．また，損傷した内外側支帯を充分に縫合することが，膝関節伸展機構の再建の意味で重要である．

術後，膝関節伸展位で約10日間ギプス固定を行い，その後，大腿四頭筋の訓練に移る．

### 術後管理

術直後の管理で最も重要なことは，バイタルサイン，麻酔からの覚醒状態，尿量，輸液量などの確認である．また，術後腫脹に対しては，患肢を枕などを用い挙上し，患部のクーリングを行う．ギプス固定の追加時は特に神経障害，循環障害，褥瘡，創感染などのギプス障害に注意する．機能回復期には膝可動域訓練，大腿四頭筋強化訓練，車椅子への移動訓練，起立・歩行訓練などが適切な時期に正しく行われているか観察することが重要である．

### リスクマネジメント（合併症）

- 創感染
- 神経障害
- 循環障害
- 褥瘡
- 転倒，骨折

## 4. 膝関節内骨軟骨骨折

### 概念，分類，解剖

外傷性膝蓋骨脱臼，あるいは大腿骨顆部の直接打撲などに際し，大腿骨ないし膝蓋骨の関節面に接線方向の力が働くと，関節軟骨あるいは軟骨下骨を伴って剥離されることがある．

これが骨軟骨骨折とよばれるものである．

### 症状

膝蓋骨脱臼の自然整復時，あるいは膝関節屈曲位で直接打撲したとき，鋭い破裂音とともに膝関節部に強い疼痛を生じる．外傷直後より膝関節の腫脹が強くなり，関節血腫内に骨髄由来の脂肪滴が証明される．

合併損傷のない限り，靱帯損傷の場合のような膝関節の不安定性は証明されない．

### 診断，検査

X線撮影は前後，左右方向の他軸写，斜位方向などを行う．陳旧例では離断性骨軟骨炎との鑑別が困難である．また，関節鏡検査やMRI検査も有用である．

### 治療

#### (1) 保存療法

X線像からでは，骨片の大小の判定が困難であり，遊離した骨片を関節内に残すことは，将来関節症変化を生じるため保存療法は推奨されない．

#### (2) 手術療法

関節の離断面は急速に線維組織により埋められていくので正しい整復は困難になるため，早期に手術を行うべきである．大きな骨片は整復固定を行い，小さいものは摘出するだけでよい．

### 術後管理

術直後の管理で最も重要なことは，バイタルサイン，麻酔からの覚醒状態，尿量，輸液量などの確認である．また，術後腫脹に対しては，患肢を枕などを用い挙上し，患部のクーリングを行う．**ギプス固定の追加時は特に神経障害，循環障害，褥瘡，創感染などのギプス障害に注意する．** 機能回復期には膝可動域訓練，大腿四頭筋強化訓練，車椅子への移動訓練，起立・歩行訓練などが適切な時期に正しく行われているか観察することが重要である．

### リスクマネジメント（合併症）

- 創感染
- 神経障害
- 循環障害
- 褥瘡
- 転倒，骨折

## 5. 外傷性膝関節脱臼

### 概念，分類，解剖

交通事故，あるいは落盤事故などによって強い直達外力が大腿骨下端に加わり下腿骨上端部は固定されている場合に起こる．また，逆に脛骨上端に外力が働き大腿骨下端が固定していた場合に脱臼する．いずれも膝反張の外力が働くことが多い．

大腿骨に対する脛骨上端の位置関係によって，前方，後方，内側，外側，回転脱臼に分類する（図II-123）．

前方脱臼が約2/3を占め，脱臼時に膝関節周辺の靱帯損傷を伴い，いずれの脱臼の場合も十字靱帯は完全に断裂している．内外半月板も大きな損傷を受け，神経損傷は lateral popliteal nerve に生じやすく，popliteal artery の損傷も約50％に及び，最も重大な合併症で

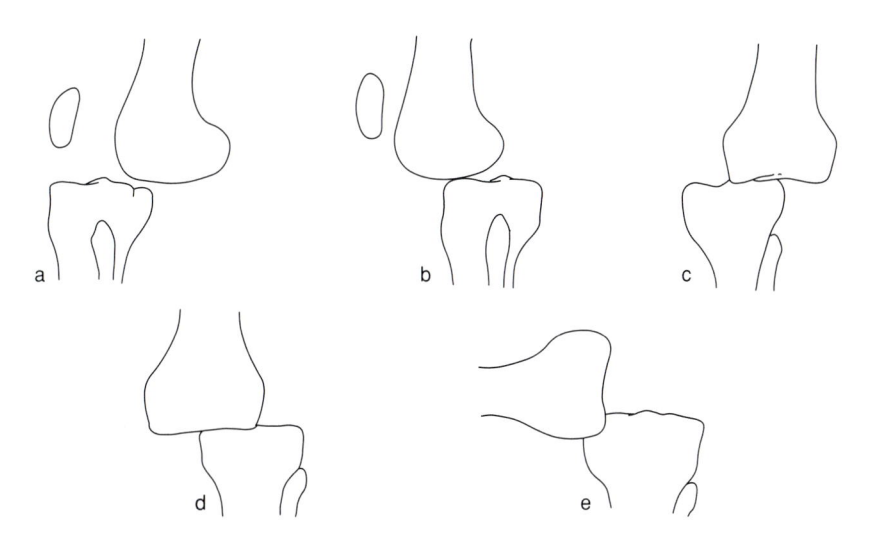

a. 前方脱臼　b. 後方脱臼　c. 内側脱臼
d. 外側脱臼　e. 回転脱臼

**図 II-123　多傷性膝関節脱臼の各型**

ある．

### 症状

明らかな外傷機転が認められ，同時に膝関節運動が不能となり，著しい膝関節の変形として大腿骨下端ないし脛骨上端の異常な突出が認められ，著しい膝関節動揺性がある．

### 診断，検査

外傷機転と患肢の短縮があり，変形を触知すれば容易に診断される．2方向のX線撮影により，骨折の合併の有無を検査する．また，同時に神経麻痺や循環障害の有無を調べる．

### 治療

診断がつけば即時に整復が必要である．通常全身麻酔下に，下腿の牽引と脛骨上端の圧迫によって整復は容易である．時には関節包の小さい裂傷部から大腿骨顆部が突出して，締めつけられ，整復不能のことがあり，観血的に整復を要する場合もある．整復直後に，足背動脈の欠如と，膝窩部に著明な腫脹があれば膝窩動脈損傷の可能性が大きい．ただちに血管造影で確認し，損傷があれば血管の修復を行わなければならない．放置すれば下腿の壊死が必発する．

整復後は圧迫包帯をあて，膝関節軽度屈曲位でギプス包帯固定を行う．固定期間は8週間以上を要する．

その後，膝関節の著しい動揺性に対しては二次的に靭帯修復・再建術を行う．

外傷性膝関節脱臼は治療に長期間を要し，かつ完全な機能回復の難しい外傷である．

### 術後管理

術直後の管理で最も重要なことは，バイタルサイン，麻酔からの覚醒状態，尿量，輸液量などの確認である．また，術後腫脹に対しては，患肢を枕などを用い挙上し，患部のクーリングを行う．ギプス固定の追加時は特に神経障害，循環障害，褥瘡，創感染などのギプス障害に注意する．機能回復期には膝可動域訓練，大腿四頭筋強化訓練，車椅子への移動訓練，起立・歩行訓練などが適切な時期に正しく行われているか観察することが重要である．

### リスクマネジメント（合併症）

- 創感染
- 神経障害
- 循環障害
- 褥瘡
- 転倒，再脱臼

## 6. 外傷性膝蓋骨脱臼

### 概念，分類，解剖

ほとんどが外方脱臼である．大腿骨下端が固定されている状態で，膝蓋骨のみに内方から強い直達外力が加わったときに起こりえる．不全脱臼では，膝蓋骨は，外顆の外縁に接しているが，完全脱臼では，膝蓋骨の関節面が大腿骨外顆の側面と相対する位置をとる．膝蓋骨脱臼を起こす症例はほとんど関節弛緩，膝蓋骨高位，膝蓋骨や大腿骨顆部の形態異常，外反膝などの先天性素因を有している．

### 症状

外傷の機転とともに，膝蓋骨が膝の側面に固定されるため，脱臼したことは本人にも明らかにわかるが，しばしば，膝を伸展しただけで整復されるため，来院時には膝蓋骨は正常の位置に返っていることが多い．脱臼をしていれば，大腿骨外顆の外方に位置する膝蓋骨を容易に触知できる．

### 診断，検査

病歴を詳しく聞くこととともに，膝蓋骨内側の圧痛と，関節内出血に注意する必要がある．しばしば内側側副靱帯損傷を合併している．X線撮影は，膝関節の前後，左右の他膝蓋骨接線方向と，斜位撮影とを加えて osteochondral fracture の有無を慎重に検討すべきである．さらに，関節造影を行って，関節包の損傷の状態も併せて調べるべきである．

### 治療

(1) 保存療法

脱臼が未整復であれば，局所麻酔下に膝を伸展しながら，膝蓋骨を内方に押せば整復できる．整復後は，膝伸展位で軟部組織の修復のため3〜4週間ギプス包帯固定を行う．

(2) 手術療法

内側支帯の損傷の大きいものや，osteochondral fracture を伴う場合には観血的治療を行う．osteochondral fracture の骨片は，やや大きいものでは原位置に固定し，小さいものは切除する．

また，骨折を合併していなくとも上述の先天性素因を有し，再脱臼の可能性があるものに対しては，一期的に Elmslie-Trillat 変法（内側支帯縫縮，外側支帯切離，脛骨粗面内方移動）を施行することもある．

### 術後管理

術直後の管理で最も重要なことは，バイタルサイン，麻酔からの覚醒状態，尿量，輸液量などの確認である．また，術後腫脹に対しては，患肢を枕などを用い挙上し，患部のクーリングを行う．ギプス固定の追加時は特に神経障害，循環障害，褥瘡，創感染などのギプス障害に注意する．機能回復期には膝可動域訓練，大腿四頭筋強化訓練，車椅子への移動訓練，

起立・歩行訓練などが適切な時期に正しく行われているか観察することが重要である．

**リスクマネジメント（合併症）**
- 創感染
- 神経障害
- 循環障害
- 褥瘡
- 転倒，再脱臼

**クリニカルパス**

Elmslie-Trillat 変法（表 II-20）

## C 靱帯損傷（ACL，PCL，MCL，LCL）

**概念，解剖**

スポーツ外傷や交通事故などで膝関節の正常可動域を越えた動きを強制されると，その外力の方向に応じて種々の靱帯損傷を生じる．一般に外反強制により内側側副靱帯（MCL）が，内反強制により外側側副靱帯（LCL）が損傷し，また脛骨上端の前内方に向かう外力で前十字靱帯（ACL）が，後方の外力で後十字靱帯（PCL）が損傷する．実際には膝の肢位や外力の大きさなどに応じて損傷の程度や形態が異なるが，非常に強大な外力を受けると複数の靱帯に損傷が及ぶ（複合靱帯損傷）（図 II-124）．

**症状**

ACL 損傷：バレーボールやバスケットボールなどのスポーツでジャンプの着地時に失敗して膝を捻った際に受傷しやすい．受傷時の膝は軽度屈曲・外反位で，大腿は下腿に対して外旋している場合が多い．受傷直後は激痛があり，30～50 ml 以上の大量の関節内出血を生じる．陳旧例ではスポーツ活動時などに膝関節が急にずれて膝くずれ現象 giving way が生じる．

PCL 損傷：バイク事故やスポーツ外傷などで膝から転倒し，約 90°屈曲位で前方から脛骨結節部付近に直達外力を受けて受傷する場合が多い．乗用車の追突事故では膝屈曲位で膝前下方を打撲して受傷する（dash-board injury）．通常脛骨結節部付近に打撲による皮膚損傷と関節内出血を認め，脛骨に後方ストレスを加えると膝窩部に激痛を生じる．陳旧例では特にストレスを加えなくとも臥位で脛骨の後方落ち込みを認める（posterior sagging）．

MCL 損傷：膝靱帯損傷の中では最も頻度が高く，膝に大きな外反力が加わって発症する．ラグビーなどのコンタクトスポーツやスキーなどで受傷することが多い．損傷部位は MCL の大腿骨付着部付近が多く，同部位に圧痛を認め，膝を外反すると激痛を訴える．圧痛のみで外反動揺性をほとんど示さない軽症例（第 1 度）から 10°以上の動揺性を示す重症例（第 3 度）まである．第 3 度は軽度屈曲位のみではなく伸展位でも外反動揺性がみられ，ほとんどの場合十字靱帯損傷を合併しており大量の関節内出血を認める．

LCL 損傷：膝を内反強制されて起こる比較的まれな損傷であり，腸脛靱帯や後外側支持機構，さらには十字靱帯にまで損傷が及んでいる場合が多い．

**診断，検査**

靱帯損傷は受傷機転を詳細に聴取することが重要である．また，圧痛部位や各種用手検査

316　8. 膝関節疾患

## 表 II-20　クリニカルパス　Elmslie-Trillat変法

**入院診療計画書**　　　　　　　　　　　　　　　　　　　　　　　　　　　　　　　　　患者様用

患者氏名　　　　　　　　　様

H.　　年　　月　　日

Elmslie-Trillat変法を受けられる患者様へ

| | 手術前日 | 入院 | 手術前日 | 手術当日 | 手術後1日目 | 手術後2～7日目 | 手術後1～5週目 | 手術後6週目～退院 |
|---|---|---|---|---|---|---|---|---|
| 担当 | | | | | 担当医師 | | 担当看護師 | |
| 経過 | | | | | | | | |
| 目標 | | 煙草は控えましょう. | | | 痛みを我慢せずお知らせください. | | リハビリを徐々にがんばりましょう. | 退院に向けての準備を始めましょう. |
| 治療・薬<br>(点滴・薬剤)<br>処置 | | 手術の2日前から緩下剤を内服します. | 緩下剤を内服します. | 点滴<br>手術後より,足を冷やす機械をつけます.<br>むくみ防止機械を48時間つけます.<br>毎日消毒します. | | | 状態により内服薬に変更となります. | |
| 検査 | | | 必要時検査(血液検査,レントゲン) | | | | | |
| 安静度・リハビリ | | 制限はありません. | | 手術後よりベッド上安静です.<br>ベッドアップ30°まで | ベッド上です.<br>その後医師の指示となります. | 大腿四頭筋セッティング,足関節<br>可動域訓練<br>理学療法士によるリハビリをおこないます. | 可動域訓練開始<br>荷重歩行開始<br>(膝装具使用にて) | 全荷重歩行許可 |
| 食事 | | 普通に食事ができます. | | 夕食は流動食です.<br>夜9時から食事・飲水は禁止となります. | 1日中食事・飲水はできません. | 朝は流動食,昼・夕は全粥食となります. | 朝から普通の食事ができます. | |
| 清潔 | | | | 入浴またはシャワー浴ができます. | 蒸しタオルで体を拭きます. | | 傷の消毒終了後,シャワー浴ができます. | |
| 排泄 | | | | | 朝5時から尿をためはじめます.<br>手術後は尿道に管を入れます. | 尿の管は体の状態などにより,抜去します. | | |
| 患者様およびご家族の皆様への説明<br>薬の説明 | | 担当看護師より入院についての説明があります. | 担当医師・看護師・麻酔科医師・手術室看護師より手術について説明があります. | 点滴挿入部・傷は濡らさないようにしてください.<br>包帯がずれたときはお申し出ください.<br>痛みは我慢しないで教えてください. | 点滴挿入部・傷は濡らさないようにしてください.<br>包帯がずれたときはお申し出ください.<br>麻酔科医師より術後訪問があります. | | | 医師・看護師より日常生活の注意事項を説明します.<br>退院までに薬剤師から薬の説明があります. |
| その他 | | | | | | | | |

診療計画・入院期間については現時点での予定です. 場合によっては変わることがあります.

大森赤十字病院　2003. 4. 1 改定

## 表 II-21 クリニカルパス ACL 再建術

**入院診療計画書**　　　　　　　　　　　　　　　　　　　　　　　　　　　　　　　　　　　　　　　　　　　　　　　患者様用

患者氏名　　　　　　　様

## ACL 再建術を受けられる患者様へ

H.　年　月　日

| 月日 | 入院 | 手術前 | 手術当日 | 手術後1日目 | 手術後2日目～2週目 | 手術後3～6週目 | 手術後7週目～退院 |
|---|---|---|---|---|---|---|---|
| 経過 | | | | 担当医師 | | 担当看護師 | |
| 目標 | 煙草は控えましょう。 | | | 痛みを我慢せずお知らせください。 | | リハビリを徐々にがんばりましょう。 | 退院に向けての準備を始めましょう。 |
| 治療・薬・処置（点滴・薬剤） | 手術の2日前から緩下剤を内服します。 | 緩下剤を内服します。 | 点滴<br>手術後より、足を冷やす機械をつけます。<br>むくみ防止機械を48時間つけます。<br>毎日消毒します。 | | | 状態により内服薬に変更となります。 | |
| 検査 | 必要時検査（血液検査、レントゲン） | | | | | | |
| 安静度・リハビリ | 制限はありません。 | | 手術よりベッド上安静です。 | ベッド上です。<br>その後医師の指示によります。 | 膝装具使用で、SLR、大腿四頭筋セッティング<br>可動域訓練開始（装具の可動域を10°～80°に設定） | 装具の可動域を10°～120°に変更し、可動域訓練<br>部分荷重歩行開始 | 装具の可動域を0°～140°に変更<br>全荷重許可 |
| 食事 | 普通に食事ができます。 | 夕食は流動食です。<br>夜9時から食事・飲水は禁止となります。 | 1日中食事・飲水はできません。 | 朝は流動食、昼・夕は全粥食となります。 | 朝から普通の食事ができます。 | | |
| 清潔 | 入浴またはシャワー浴ができます。 | | 蒸しタオルで体を拭きます。 | | | 傷の消毒終了後、シャワー浴ができます。 | |
| 排泄 | | | 朝5時から尿をためるため手術後は尿道に管をいれます。 | 尿の管は体の状態などにより、抜きます。 | | | |
| 患者様およびご家族の皆様への説明薬の説明 | 担当看護師より入院についての説明があります。 | 担当医師・看護師・麻酔科医師・手術室看護師より手術についての説明があります。 | | 点滴挿入部・傷は濡らさないようにしてください。<br>包帯がずれたときはお申し出ください。<br>麻酔科医師より術後訪問があります。 | 点滴がはずれ・傷は濡らさないようにしてください。 | | 医師・看護師より日常生活の注意事項を説明します。<br>退院までに薬剤師から薬の説明があります。 |
| その他 | | | | | | | |

診療計画・入院期間については現時点での予定です。場合によっては変わることがあります。

大森赤十字病院　2003.4.1 改定

図 II-124　膝の靱帯

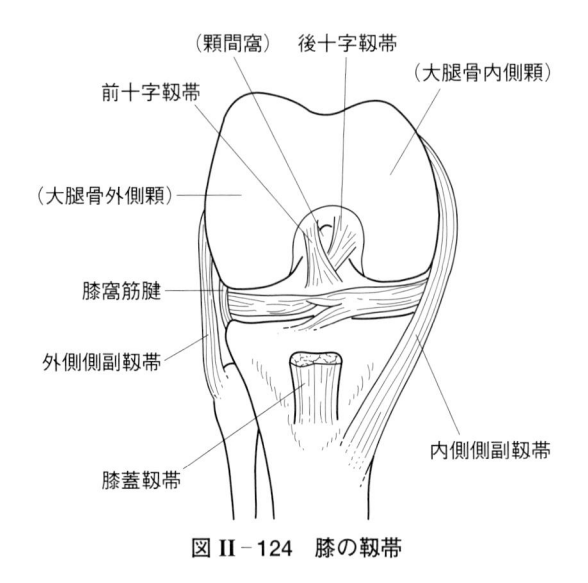

を用い内外反異常動揺性，前後異常動揺性，回旋不安定性を調べれば診断は比較的容易である．補助診断として単純X線像からは裂離骨折の有無を観察でき，ストレスX線像からは損傷の有無，損傷の程度が把握できる．新鮮例では疼痛の増強，筋痙縮のため用手検査やストレスX線検査が困難な場合は圧痛点に局所麻酔剤を浸潤させて愛護的に動揺性を検査する．しかし，用手検査やストレスX線撮影が困難な場合があるが，このようなときはMRIが有用である．MRIは損傷部位，損傷程度，半月板損傷の合併の有無を観察することができる．また，ACL・PCL損傷で診断困難な症例では関節鏡検査を施行するが，連続性があり下肢の肢位によっては緊張が保たれ，一見滑膜に覆われているような場合もあるので，必ずprobingを行い靱帯の状態を動的に観察する．また同時に関節軟骨，半月板損傷の有無などを観察する．

### 治療

**ACL損傷**：損傷されたACLの自然治癒力はきわめて低く，膝不安定性が残存するが，全てのACL損傷に対し手術療法を行うわけではなく，日常生活動作での不安定感，スポーツ活動の有無などを考慮し，適応を決めるべきである．一般的に手術療法の適応は① スポーツ活動中に不安定性が残存し，そのスポーツを継続して行う症例，② 日常生活動作で不安定性が強い症例，③ 複合靱帯損傷があり不安定性が強い症例などである．手術方法は以前，新鮮例に対し修復術や縫合術が行われていたが，現在は再建術が一般である．保存療法ではACL不全用ブレースの使用などがあるが制動効果はあまり期待できない．よって保存療法の治療目標は活動性の調節となる．

**PCL損傷**：新鮮例で単独損傷は基本的には装具あるいはシリンダーキャストなどの保存療法を行う．しかし，複合靱帯損傷を合併している症例には同時再建術を行う．また，陳旧例では① 高度のスポーツ活動を希望する症例，② 筋力強化訓練などの保存療法で著しく不安定感を認める症例，③ 複合靱帯損傷を合併している症例が再建術の適応となる．

**MCL損傷**：新鮮例で単独損傷では第3度損傷であってもギプス，ブレース，サポーターなどの保存療法を行い，早期運動療法が有用である．また，十字靱帯との合併損傷でもMCL

損傷自体に対しては保存療法を選択し，十字靱帯に対し手術療法または保存療法を行う．陳旧例でも単独損傷であればまず保存療法を行い，症状の強い症例に再建術などの手術療法を行う．合併損傷も新鮮例と同様に MCL 損傷自体には保存療法を行うが，十字靱帯手術例で第 3 度の MCL 損傷であれば手術療法（靱帯再建術）を考慮する．

**LCL 損傷**：新鮮例で単独損傷では MCL 損傷と同様に基本は保存療法を行う．ただし，第 3 度損傷では周囲の外側支持機構（外側関節包，膝窩筋腱，弓状靱帯など）が同時に損傷している可能性が高く，再建術や靱帯縫合術を行う．十字靱帯との合併損傷では第 1 度損傷，第 2 度損傷であれば保存療法を行い，第 3 度損傷で十字靱帯に対し手術療法を選択する場合は，LCL に対しても手術療法を行う．陳旧例でも保存療法が中心に行われるが，第 3 度損傷の十字靱帯合併損傷例では，十字靱帯に対し手術療法を選択する場合は手術療法を考慮する．

### 術後管理

術直後の管理で最も重要なことは，バイタルサイン，麻酔からの覚醒状態，尿量，輸液量などの確認である．また，術後腫脹に対しては，患肢を枕などを用い挙上し，患部のクーリングを行う．ACL 再建術後ではニーブレースを装着しているので，腓骨神経麻痺に注意する．また，ギプス固定を追加しているときには腓骨神経麻痺に加えて，循環障害にも注意が必要である．機能回復期には膝可動域訓練，大腿四頭筋強化訓練，車椅子への移動訓練，起立・歩行訓練などが適切な時期に正しく行われているか観察することが重要である．

### リスクマネジメント（合併症）

- 創感染
- 神経障害
- 循環障害
- 褥瘡
- 転倒，再断裂

### クリニカルパス

ACL 再建術（表 II-21）

〈工藤幸彦〉

# 9 足，足関節疾患

## A 足関節脱臼骨折

　足関節は内外果と脛骨天蓋からなる距腿関節窩に距骨がはまりこんでいて構築学的に強固である．脱臼骨折は足部に内外旋や内外転，軸圧の力が作用して生じることが多い．治療は解剖学的に正確な整復と強固な内固定による関節運動の早期開始である．

　足関節は脛骨，腓骨，距骨からなる関節である（図II-125）．関節の外側には前・後距腓靱帯，踵腓靱帯があり内側には距脛靱帯，脛舟靱帯，脛踵靱帯からなる三角靱帯が存在する．遠位脛腓関節は前・後脛腓靱帯と骨間靱帯からなり前脛腓靱帯は前脛骨結節と外果を，後脛腓靱帯は外果と後脛骨結節を結んでいる強靱な靱帯である（図II-126）．

### 診断

　X線撮影4方向の他に下腿全長や健側も撮影しておいたほうが望ましい．また天蓋骨折を含む場合はCTや3次元CTが有用である．

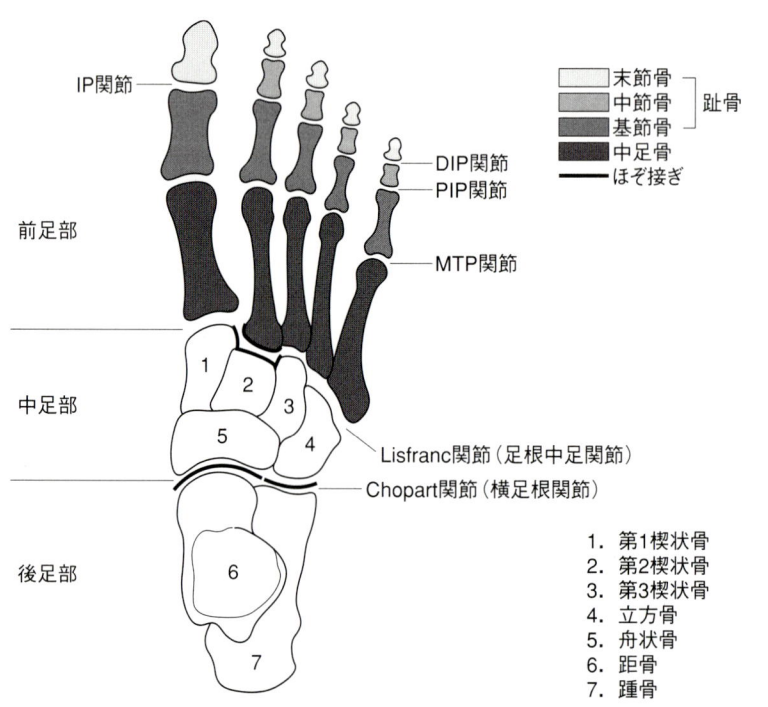

図II-125　足の骨（高倉義典ら．図説足の臨床．メジカルビュー社; 1998. p.12）

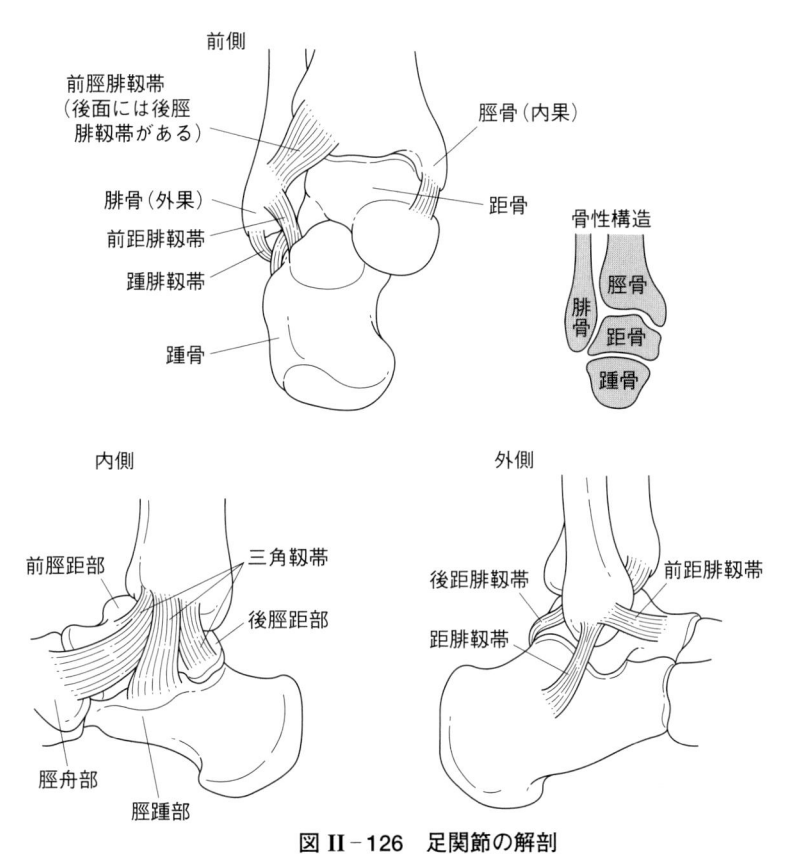

図Ⅱ-126　足関節の解剖

(徳永純一. 新図説臨床整形外科講座「下腿, 足」. メジカルビュー社; 1994. p.182)

### 分類

受傷機転によるラウゲ-ハンセン Lauge-Hansen の分類（図Ⅱ-127）と解剖学的分類の AO 分類（ウェバー Weber 分類）.

**(1) ラウゲ-ハンセン Lauge-Hansen の分類**

(a) supination-adduction（回外-内転）骨折
  ① 外側靱帯断裂または外果の横骨折
  ② 内果の斜骨折

(b) supination-external rotation（回外-外旋）骨折
  頻度が最も多く約 60 % を占める.
  ① 前脛腓靱帯断裂
  ② 外果の螺旋骨折
  ③ 後果の後脛腓靱帯による裂離骨折
  ④ 三角靱帯断裂または内果の横骨折

(c) pronation-external rotation（回内-外旋）骨折
  ① 三角靱帯断裂または内果の横骨折
  ② 前脛腓靱帯と骨間膜の断裂
  ③ 遠位脛腓靱帯より近位の腓骨螺旋骨折

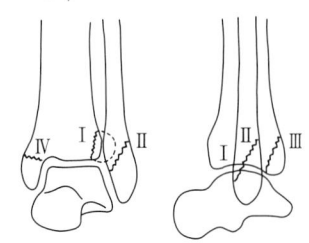

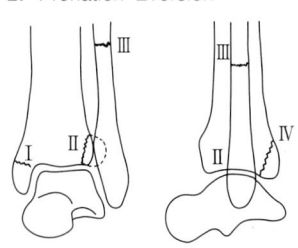

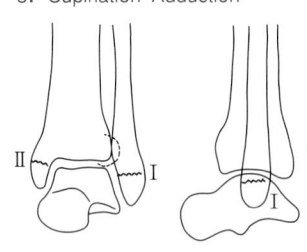

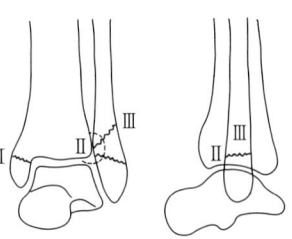

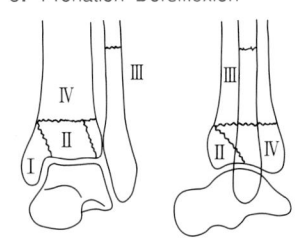

1. Supination-Eversion
2. Pronation-Eversion
3. Supination-Adduction
4. Pronation-Abduction
5. Pronation-Dorsiflexion

**図 II-127　ラウゲ-ハンセンの分類**

　　④　後果の後脛腓靱帯による裂離骨折
　(d) pronation-abduction（回内-外転）骨折
　　①　三角靱帯断裂または内果の横骨折
　　②　前後脛腓靱帯断裂
　　③　遠位脛腓靱帯より近位の腓骨の横または斜骨折

**(2) AO 分類（ウェバー Weber 分類）**

腓骨骨折の高位により3型に分類される（図II-129〜II-131）.
　　A　：遠位脛腓靱帯より遠位部の骨折
　　A1：外側靱帯断裂か外果の横骨折
　　A2：A1に内果骨折を伴う
　　A3：A1に脛骨遠位後内側の骨折を伴う
　　B　：遠位脛腓靱帯部での腓骨骨折
　　B1：腓骨の斜骨折
　　B2：B1に内側靱帯断裂か内果骨折を伴う

A. 足関節脱臼骨折　323

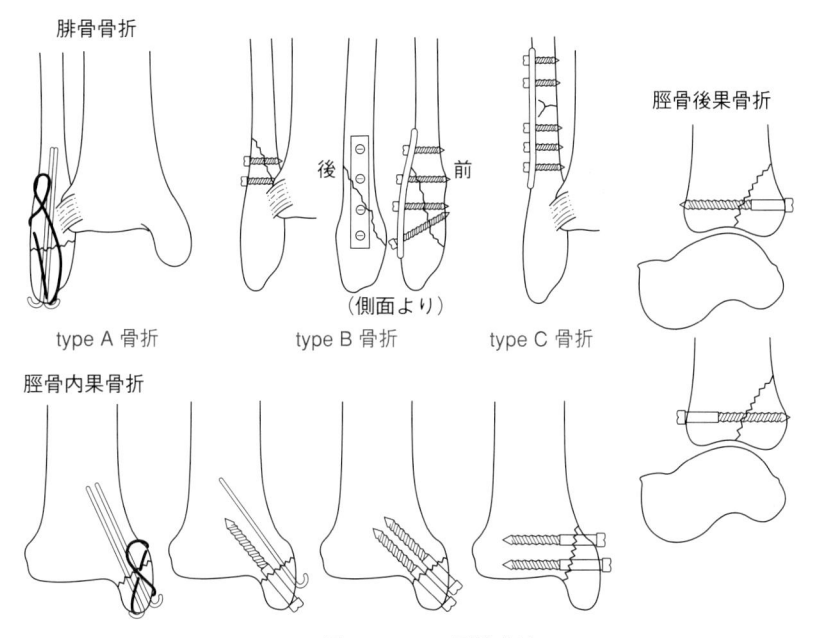

図 II‑128　骨接合法
(德永純一. 新図説臨床整形外科講座「下腿, 足」. メジカルビュー社; 1994. p.185)

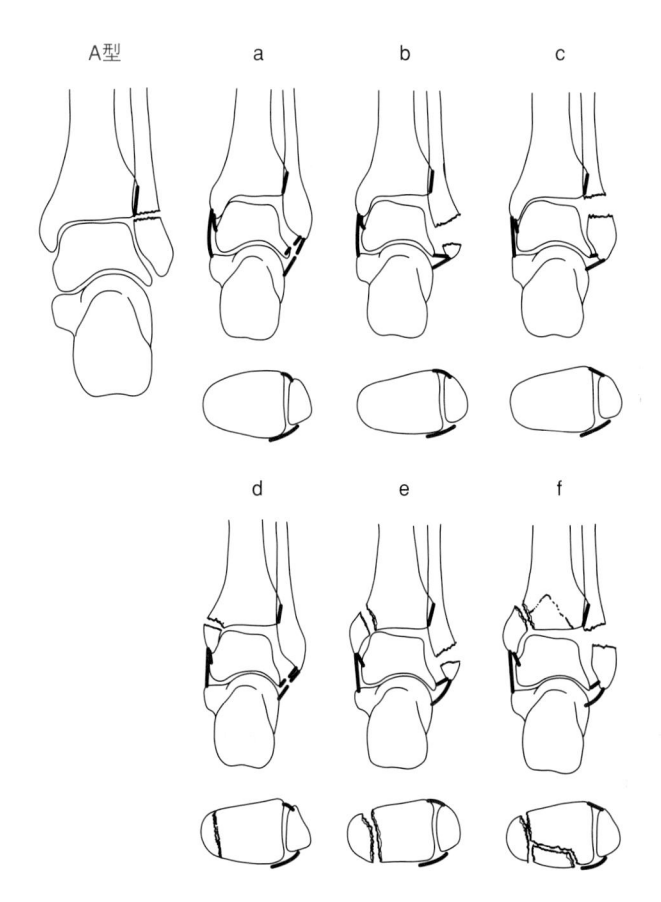

図 II‑129　基本的 A 型骨折の変化
　　　　　Weber 分類

脛腓靱帯結合部を基準とした分類方法である．それぞれに subclass がある．

type-A
脛腓靱帯結合部より低位の骨折で，脛腓靱帯結合部に損傷がないもの．
subclass
a　外側靱帯断裂
b　腓骨先端部での剥離骨折
c　関節裂隙の高さでの腓骨横骨折
d　内果横骨折を伴う
e　内果の鑿状骨折を伴う
f　内果と内後側部の脛骨後果骨折を伴う

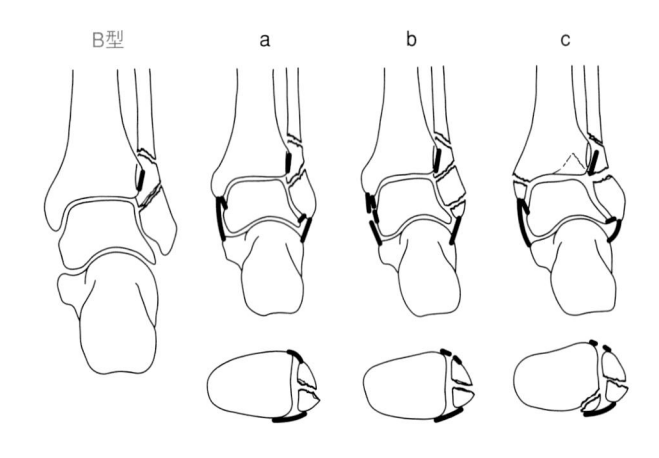

**図 II-130　基本的 B 型骨折の変化 type-B**

脛腓靱帯結合部と同じレベルに骨折があり，脛腓靱帯結合損傷がある場合とない場合がある．

subclass
a　腓骨斜骨折
b　三角靱帯損傷を伴う
c　内果骨折を伴う

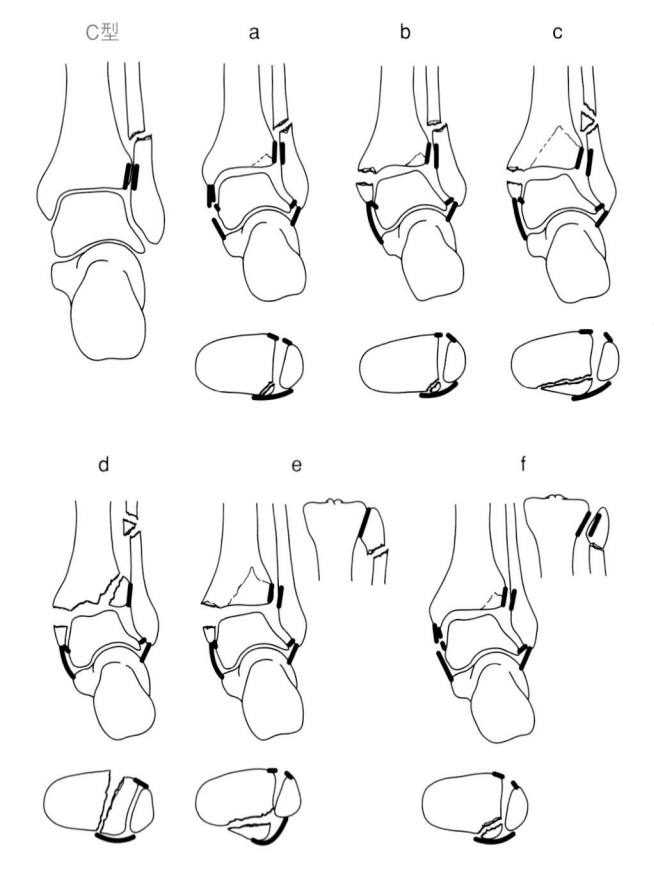

**図 II-131　基本的 C 型骨折の変化 type-C**

脛腓靱帯結合部より高位の骨折で，脛腓靱帯結合損傷を伴う．

subclass
a　三角靱帯断裂を伴う
b　内果骨折を伴う
c　内果骨折と後外側の後果骨折を伴う
d　脛骨結節が一塊となった矢状面での骨折を伴う
e　Maisonneuve 型の腓骨骨頭下骨折
f　腓骨骨折がない足関節天蓋の離開

B3：　B2に脛骨遠位後外側の骨折を伴う
C　：　遠位脛腓靱帯より近位部での腓骨骨折と三角靱帯断裂か内果骨折
C1：　単純な腓骨骨幹部骨折
C2：　複雑な腓骨骨幹部骨折
C3：　近位の腓骨骨折

A. 足関節脱臼骨折

表 II-22 足関節脱臼骨折のパス

| | 入院 月 日 | 手術前日 月 日 | 手術当日 月 日 | 第1病日 | 第2病日 | 術後1週 | 術後2週 | 術後3週 | 術後4週 | 術後6週 | 術後8週 |
|---|---|---|---|---|---|---|---|---|---|---|---|
| 治療・処置 | 日頃内服している薬の確認,リストバンド装着 | 抗菌薬の皮内反応テスト | 手術直前での剃毛,ブラッシング | 創部の観察,包交,尿意の確認,バルーン抜去自尿の確認 | ドレーンが入っている場合は抜去,包交 | 包交 | 抜糸 | | | | |
| 検査 | 術前検査(ECG, 呼吸機能, 血液生化学, 血液型, 感染症)など | | 術後X線撮影,血液生化学検査 | 血液生化学検査 | 血液生化学検査 | 術後X線撮影,血液生化学検査 | 術後X線撮影,血液生化学検査 | 術後X線撮影,血液生化学検査 | 術後X線撮影,血液生化学検査 | 術後X線撮影 | 術後X線撮影 |
| 理学療法 | 健側床上訓練 | 術前評価 | | 患肢の等尺性運動 | | 足肢自動運動 | 足関節自動運動 | 足関節他動運動 | | | |
| 移動動作 | 直達牽引後は床上 | | | 免荷,車椅子移動,または松葉杖歩行 | 松葉杖免荷歩行 | | | | 1/3部分荷重歩行開始 | 片松葉杖歩行にて退院,腓腹筋固定例スクリュー抜去 | 外来にて全荷重歩行許可 |
| 清潔 | | | | | | | | | | | |
| 点滴 | | | 抗菌薬の点滴 | 抗菌薬の点滴 | 抗菌薬の点滴 | | | | | | |
| 経口薬 | 鎮痛薬など | | | 鎮痛薬,常用薬などの内服再開 | | 抗菌薬の内服 | | | | | |
| 指導・説明 | | 担当医の手術に関する説明,麻酔科医の説明,手術室看護師の手術前後の経過説明 | 術後担当医からの説明 | | | | | | | | |
| 観察 | 足背動脈拍動の確認,神経麻痺の有無 | 背部,仙骨部の皮膚状態の確認 | 術後出血量,尿量,足背動脈の拍動,麻酔域の確認,神経麻痺の確認,創部 | 足背動脈の拍動,神経麻痺の確認,創部 | | | | | | | |
| バイタルサイン | 1検 | 1検 | 術後安定するまで30分~1時間毎 | 3~4検 | 3検 | 3検 | 3検 | 2検 | 1検 | 1検 | |
| 実施 サイン | | | | | | | | | | | |

#### 看護

① 患肢挙上
② 循環障害, 腓骨神経麻痺に注意
③ 足趾はできる限り早期に自動運動を行わせる.
④ いわゆる RICE (R: rest 安静, I: icing 冷却, C: compression 圧迫, E: elevation 挙上) は施行する.

#### 治療

保存的治療を選択する場合もあるが早期運動療法と解剖学的整復を目的に観血的整復固定術が行われる. 腓骨の短縮, 脛腓結合離開, 回旋変形, 内外果の整復固定を行う. 三果骨折では外果, 後果, 内果の順に固定する. 整復を確実にするために, 術中X線コントロールを行う. 固定材料は骨折の型によって様々な固定法があるが, 早期運動が開始できるように強固な固定法をする.

#### 合併症

**(1) 感染**

感染が生じると内固定材の抜去が必要になる.

**(2) 変形癒合**

足関節両果, 三果骨折後に生じることがある. 原因として腓骨の整復不良が原因であることが多い. 外傷後関節症が生じることが多く関節固定術に至る場合がある.

**(3) 関節症**

足関節骨折の約30％に生じる. 受傷時の関節軟骨の損傷や関節不安定性も要因であり, これに高齢や骨粗鬆症などの因子が関与して生じる.

**(4) ズデック骨萎縮**

下肢は上肢より発生頻度は少ないが骨萎縮を主症状とし関節拘縮を起こすことがある. 焼けつくような疼痛や足部全体の疼痛を訴えたりチアノーゼのような変化を呈することがある. 早期に診断し, 適切な治療をすれば予後は良好であるが時期を逸すると治療に難渋する.

#### 予後不良因子

- 受傷時年齢が高いこと
- 明らかな三角靱帯損傷があること
- 回外-外旋骨折
- 整復後距骨が外側に偏位する例

## 1. リスフラン Lisfranc 関節脱臼骨折

前足部に強い外力や足部を折り曲げるような力が加わった場合, 前足部全体が外側に脱臼する場合と力学的に弱い第一・二趾間が内外に分離する場合がある. また軸圧が母趾中足骨骨頭にのみにかかり, 母趾が第一楔状骨とともに脱臼することがある.

#### 診断

足部の変形, 著しい腫脹と皮下出血がみられる. X線は2方向のみでなく斜位像も撮影し可能ならばCTも撮影する.

#### 看護

腫脹, 疼痛に対する看護を行う.

> **治療**

徒手整復が可能で整復位が安定している場合はギプスまたはギプスシーネ固定を行う．だが整復位を得るのが困難で不安定な場合はキルシュナー鋼線での内固定が必要である．場合によっては血腫や骨片を除去して解剖学的に整復し，強固に固定する．術後は足趾運動を早期に開始し，荷重歩行開始時はアーチサポートを装着させる．

## 2. 足部の脱臼骨折

### a. ショパール Chopart 関節損傷

Chopart 関節の脱臼や脱臼骨折は比較的まれである．

> **受傷機転**

足の内反で生じる場合や中足骨を介して外力が伝達されて発生し舟状骨や立方骨の骨折を伴う脱臼である場合が最も多い．

> **治療**

解剖学的整復が必要である．整復が得られない場合は背側縦切開を用いて観血的整復と内固定を行う．術後約 6 週間外固定が必要である．また頑固な疼痛が残存する場合は関節固定術を施行する場合がある．

### b. リスフラン関節損傷

純粋な脱臼は少なく，第二中足骨基部の骨折を合併したり，楔状骨や立方骨の骨折を伴ったりしている場合が多い．

> **受傷機転**

直達外力では第四・五中足骨基部と立方骨の粉砕骨折を伴う背側脱臼，第一・二中足骨間への外力による舟状骨や楔状骨骨折を伴う分散脱臼がある．一方介達外力では外転と底屈によるもので前足の強い外転で第二中足骨基部と立方骨の骨折を伴う脱臼，急激な底屈での縦方向の圧迫による脱臼など機転となる．

> **治療**

多くは徒手整復が可能であっても，整復位保持が困難であり，経皮的や観血的な固定が必要となる．背側アプローチで手術は施行し解剖学的整復と固定を行う．術後 RICE を施行，外固定し 3〜4 週にて部分荷重歩行を開始し，8〜12 週をメドに外固定を除去し全荷重とするが，アーチサポートをなお数カ月間装用することが望ましい．またワイヤーや内固定材の除去は 4〜6 カ月に行うことが多い．

## 3. 足部の他の骨折

### a. 中足骨骨折

第五中足骨折は別に記載する．

> **受傷機転**

骨幹部骨折は重量物などの直達外力で発生することが多い．また捻転などによる螺旋骨折も発生する．粉砕，横，螺旋など受けた外力によって様々な型を呈す．

> **治療**

転位がないかあっても軽い場合はギプス固定を約 4 週間行い，その後可動域訓練を行わせるが全荷重は骨癒合を待ってから許可する．転位が高度の場合，第一・五中足骨はできる

限り解剖学的な整復を必要とし，徒手整復が可能ならば経皮的に鋼線で固定する．不可能ならば観血的に整復・固定する．固定が強固ならば外固定をしない場合もあるが，全荷重は骨癒合を待つ．また内固定材は骨癒合を待って，抜去する．

骨端の関節内骨折は可能な限り解剖学的に整復する必要があり，観血的治療となることが多い．その場合ワイヤーや螺子で固定する．

### b．第五中足骨骨折

裂離骨折と骨幹端部骨折がある．

#### 受傷機転

裂離骨折は内反時の短腓骨筋腱の緊張によって生じる．骨幹端部骨折は繰り返す外力や直達外力で生じジョーンズ Jones 骨折とよばれる．

#### 治療

裂離骨折の場合，他の中足骨骨折の治療に準ずる．骨幹端部骨折の場合は骨癒合が遷延することが多く，転位が少しでもあれば積極的に観血的治療を行うことが多い．その際螺子や tension band wiring などを行う．また遷延したり，偽関節となった症例には骨移植術を併用した骨接合術を施行することが多い．

### c．趾骨骨折

#### 受傷機転

物を落としたなどの直達外力による骨折が多いが躓いて受傷することもある．

#### 治療

転位がある場合は長軸方向に牽引し整復後アルミ副子で約 4 週間固定する．不安定な（整復しても容易に転位してしまう）場合はワイヤーによる経皮的な固定を必要とすることがある．

## B 変形性足関節症

足関節の動きは主に底背屈方向に限られるが，力学的に非常に安定した関節を形成している．下肢の荷重関節である股関節，膝関節と比較して，変形性関節症の発症頻度が少ないのは，このことが関与している．

しかし，足関節の荷重面積は膝関節と比較して明らかに小さく，単位面積あたりの負荷は圧倒的に大きい．原因がわからない一次性足関節症や外傷により骨折のわずかな転位で生じる変形性足関節症も存在する．これらを含め変形性足関節症の全般について，病因，診断および治療について順に紹介する．

#### 病因

骨折後の足関節症のなかでは，関節軟骨が損傷される脛骨遠位端の関節面の天蓋骨折後に多く，特に粉砕型の整復不良例において脛骨遠位端で内反した症例では必発である．足関節内果および外果骨折において解剖学的な整復が得られなければ，足関節症になりやすい．また腓骨が関節裂隙より近位で骨折した症例は整復固定が不充分になりやすく発症しやすい．他には，小児期の骨端線損傷の遺残変形や足関節靱帯損傷後の関節不安定性も原因になる．先天性内反足，足根骨癒合症などの先天性疾患や脳性麻痺，二分脊椎などの麻痺足，化膿性や結核性などの炎症性疾患でも生じる．本邦では原因がはっきりした二次性足関節症よりも，

明らかな原因がわからない一次性足関節症が比較的多くみられる．またほとんどが中年以上の女性に発症し，両側性が多い．これは正座をはじめとする日本人特有の生活様式が深く関与しているものと考えられている．

### 診断

多くの要因が本疾患に関与していることがあり詳細な現病歴，既往歴の聴取が必要である．主な症状は疼痛であるが腫脹や可動域制限を訴えることもある．特に骨折後例では足関節の拘縮と隣接関節の障害によりほとんどの例で可動域が著しく制限されている．X線学的検査所見では，関節裂隙の狭小化や関節面の不整像，骨棘形成や軟骨下骨の骨硬化像が認められる．一次性足関節症では関節面が内反していることが多く，足関節の前内側に変化が大きい．

### 治療

#### （1）保存療法

ホットパック，超短波などの温熱療法や，消炎鎮痛剤の経口，消炎鎮痛剤入りの外用薬，ヒアルロン製剤の関節内注入，サポーターの装着などが有用である．関節水腫を呈している場合はステロイド剤の関節内注入を行うこともある．また前方および外側にウェッジをつけた足底板が効果のあることが多く，これは足関節の前，内側への荷重の集中を分散できるためである．

#### （2）手術療法

保存治療に抵抗する場合には，観血的治療の適応になる．症例によっては関節鏡を行い関節内の状況を精査，検討する場合もある．

##### （a）靱帯再建術

初期の関節症で足関節外側靱帯損傷を伴った症例に適応される．人工靱帯を用いた再建術や解剖学的再建術を行っている．

##### （b）矯正骨切り術

骨折などの外傷後足関節症のなかでも，果部骨折の変形治癒例で関節症性変化が軽度であるものに対しては関節機能温存ということで下位脛骨骨切り術を施行することがある（図II-132）．一時性足関節症では病期が進行しても外側の関節軟骨が温存されている場合が多く，骨切りし楔形の骨移植を行い外反させる方法である．術後4～6週間のギプ

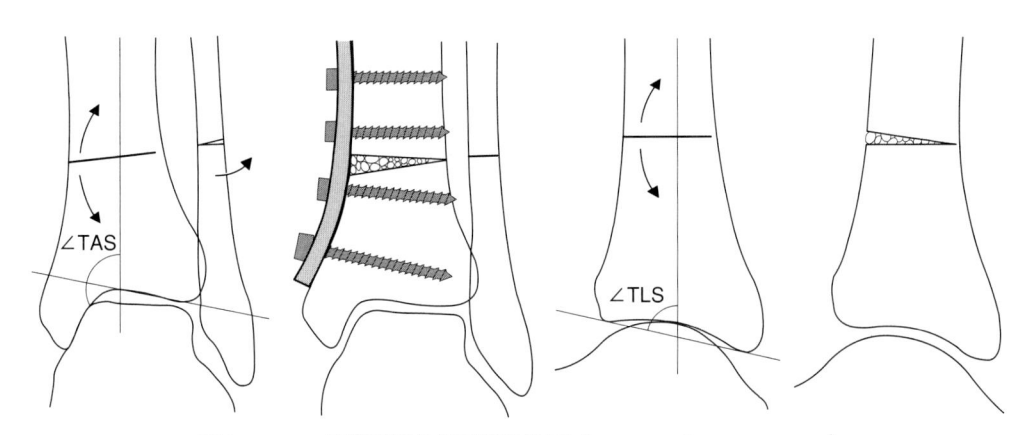

**図II-132 下位脛骨骨切り術の作図（open wedge osteotomy）**
術後のTAS角が93°～96°，TLS角が81°～84°になることを目標に骨切り角度を決定する．

ス固定を行い，約4カ月程度で全荷重歩行となる．
(c) **足関節固定術**（図Ⅱ-133～Ⅱ-135，表Ⅱ-23）
　適応は，進行期や末期の症例で確実に除痛が得られ，隣接した距骨下関節やChopart関節での可動域が残るために，股・膝関節の固定術と比較して日常生活で支障をきたすことは少ない．特に比較的若い年代で外傷後足関節症では，重労働に従事している例や活動性が高い例にはよい適応になる．固定肢位は底背屈位，内外反中間位で軽度外旋位がよく，内反矯正を充分に行わないと術後の疼痛の原因になる．術後ほとんどの症例で正座が不可能になり，隣接関節に関節症性変化が生じる．術式には30種類以上あり，脛骨前面から骨移植を行う方法や，外側の腓骨を骨移植に使う方法が代表的である．また最近ではフィン付きロッドを踵骨より足関節へ挿入して固定する方法も報告されているがこの方法は距

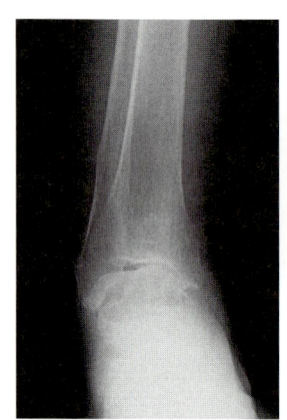

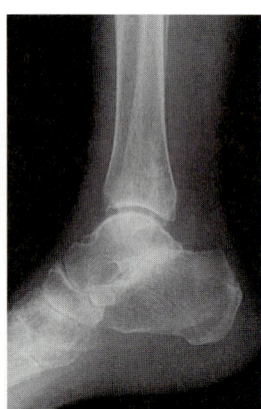

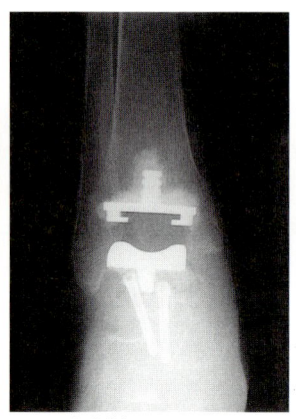

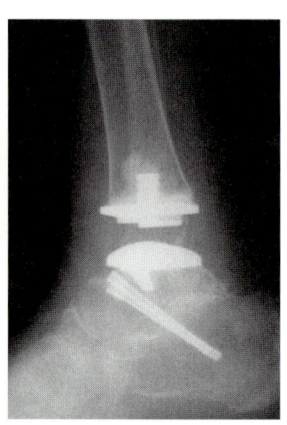

**図Ⅱ-133　74歳女性**
関節リウマチにて罹患歴15年．歩行困難となりtotal ankle arthroplasty（TAA）と距踵関節固定術を施行．術後1年10カ月で歩行は改善した．

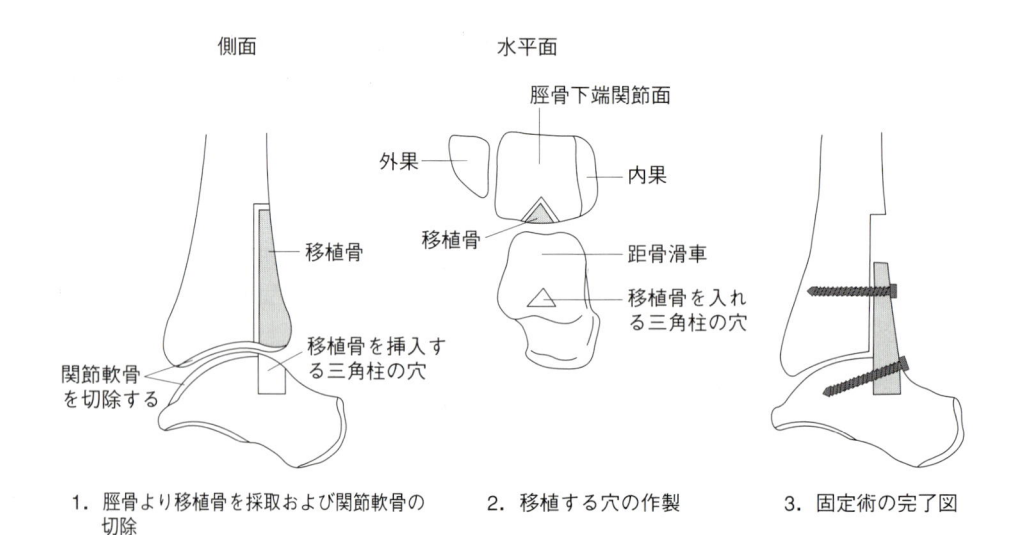

**図Ⅱ-134　距腿関節固定術**（メジカルビュー社．図説足の臨床．p.342）

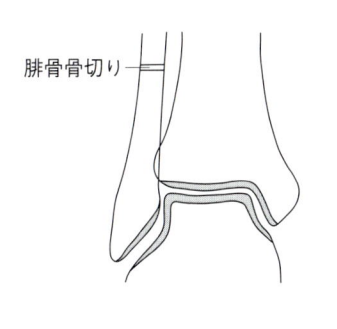

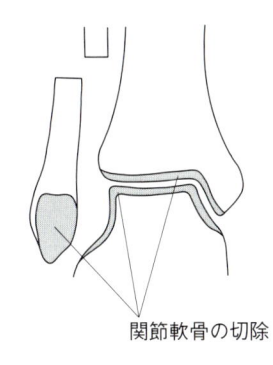

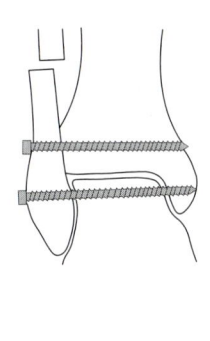

1. 腓骨骨切り　　2. 腓骨の翻転および関節軟骨の切除　　3. 固定術の完了図

**図 II-135　側方固定術**（高倉義典ら．図説足の臨床．メジカルビュー社; 1998. p.344）

骨下関節も固定してしまう短所もあり残された隣接関節により負担がかかってしまい関節症性変化が進行するのではないかと議論されている．術式により後療法は異なるが，一般にはギプスを代表とする外固定を6週間〜3カ月程度は施行する．

#### (d) 全人工足関節置換術

関節リウマチや両側例，隣接関節の関節症性変化が著しい症例には固定術ではいろいろな弊害が起こる．そこで全人工足関節置換術が考えられるが，活動性の高い例や肥満者，内外反15°以上の例などは適応がない．また耐久性やlooseningなどに問題がありこれらを改良した人工足関節が開発されているが，中長期の成績結果が待たれるところである．後療法は，2〜4週間のギプス固定を行う．可動域訓練は約2週間より自動訓練を行う．ギプス固定を除去後装具をつけ杖歩行を開始する．

## C 足関節捻挫

関節は結合組織からなる関節包によって結合されているが，関節包のみでは力学的に弱いので複数の靱帯によって補強されている．このような構造の関節に生理的可動域を超えた運動が強制された場合，種々の程度に靱帯損傷をきたす．これを捻挫といって，骨折や脱臼を伴わず，解剖学的に乱れがないものに限られる．日常生活ではもちろんだが，スポーツ外傷としても生じることが多く，一番多い関節が，足関節である（図II-136）．

### 1. 足関節外側側副靱帯損傷

足関節外側側副靱帯のうち，外側安定性に大きく関与しているのは前距腓靱帯および踵腓靱帯であり内反強制（内がえし）で断裂する．外側靱帯が断裂すれば外側不安定性が生じ，長期にこの状態を放置すれば変形性足関節症の原因となる．

### 2. 内側側副靱帯損傷

内側の靱帯は三角靱帯ともよばれ，浅・深2つの線維群からなり，浅層群は足関節内果より起こり拡がりながら，踵骨載距突起まで連続して付着している．一方深層群は距骨内側

332　9．足，足関節疾患

表 II-23　足関節固定術のパス

| | 入院　月　日 | 手術前日　月　日 | 手術当日　月　日 | 第1病日 | 第2病日 | 術後1週 | 術後2週 | 術後3週 | 術後4週 | 術後6週 | 術後12週 | 術後6カ月 |
|---|---|---|---|---|---|---|---|---|---|---|---|---|
| 治療・処置 | 日頃内服している薬の確認，リストバンド装着 | 抗菌薬の皮内反応テスト | 手術直前での剃毛，ブラッシング | 創部の観察，包交，尿意の確認，ルート抜去 | ドレーンが入っている場合は抜去，包交しない場合もある． | 包交 | 抜糸 | | | | | |
| 検査 | 術前検査（ECG，呼吸機能，血液生化学，血液型，感染症）などの結果確認 | | 術後X線撮影，血液生化学検査 | 血液生化学検査 自尿の確認 | 血液生化学検査 | 術後X線撮影，血液生化学検査 | 術後X線撮影，血液生化学検査 | 術後X線撮影，血液生化学検査 | 術後X線撮影，血液生化学検査 | 術後X線撮影 | 術後X線撮影 | |
| 理学療法 | 歩行訓練，筋力訓練，可動域訓練など | 術前評価 | 足趾の屈伸運動 | 下腿筋の等尺性運動 | 膝屈伸運動 | 免荷歩行開始 | | | | | | |
| 移動動作 | | 直達牽引後は床上，制限無し | | | 免荷，車椅子移動，または松葉杖歩行 | | | | | 部分荷重松葉杖歩行にて退院 | 外来にて全荷重歩行許可 | スポーツ許可 |
| 体位 | | | 患肢挙上，クーリング | 患肢挙上，ベッドアップフリー | | | | | | | | |
| 清潔 | | | | | | | | | | | | |
| 点滴 | 常用薬，鎮痛薬など | | 抗菌薬の点滴 | 抗菌薬の点滴 | 抗菌薬の点滴 | | | | | | | |
| 経口薬 | | | 鎮痛薬，常用薬などの内服再開 | | | 抗菌薬の内服 | | | | | | |
| 指導・説明 | 手術に対する不安の除去，疼痛のコントロールの説明，手術前後の看護師の療養指導 | 担当医の手術に関する説明，麻酔科医の説明，手術当日看護師の手術前後の経過説明 | 術後担当医からの説明 | | | | | | | | | |
| 観察 | 足背動脈拍動の確認，神経麻痺の有無，足白癬の有無の確認 | 背部，仙骨部の皮膚状態の確認 | 足背出血量，麻酔覚醒，尿量，神経麻痺の確認，創部 | 足背動脈の拍動，神経麻痺の確認，創部 | 足趾の腫脹，疼痛コントロール | 浮腫や腫脹の状態により患肢挙上をする | | | | | | |
| バイタルサイン | 1検 | 1検 | 術後安定するまで30分〜1時間毎 | 3〜4検 | 3検 | 3検 | 3検 | 2検 | 1検 | 1検 | | |
| 実施サイン | | | | | | | | | | | | |

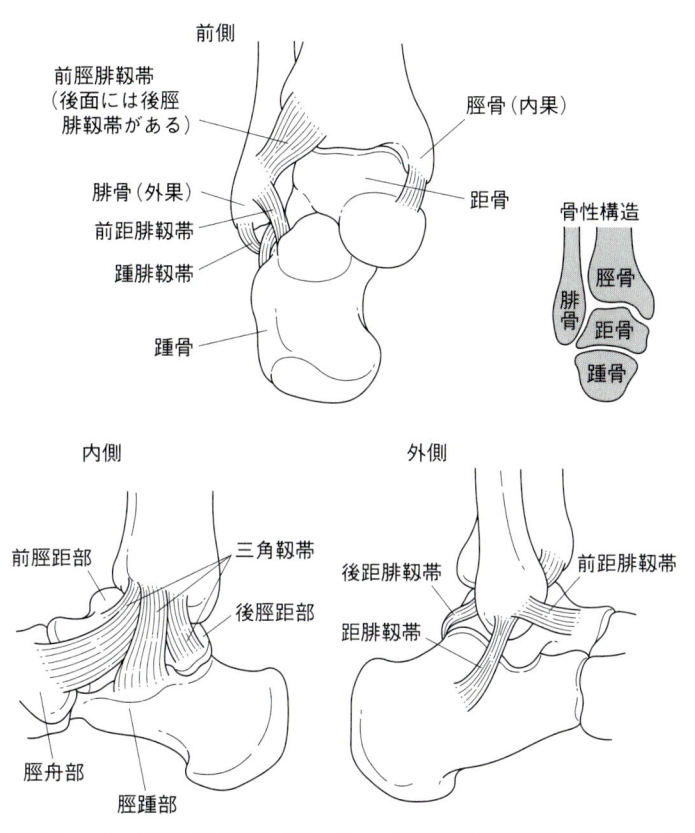

図 II-136 足関節の解剖（徳永純一．新図説臨床整形外科講座．メジカルビュー社; 1994. p.182）

および後突起に付着する．したがって2つの線維群からなる内側側副靱帯は非常に強靱であり外反ストレスが加わっても単独で断裂することは，まれである．

## 3. 遠位脛腓靱帯損傷

遠位脛腓靱帯は脛腓関節の前方と，後方にあり足関節の回旋に重要である．前脛腓靱帯は足関節前面を斜走しており，後脛腓靱帯は関節の後面を外果に向かって斜走するが前脛腓靱帯に比べ厚く，幅も広いため強靱である．両靱帯とも足関節背屈時に緊張する．損傷される時は足底を固定した状態で下腿に回旋力が働き発生する．三角靱帯損傷や果部骨折に合併することが多く，前方の損傷が多く後方が損傷されるにはまれである．

**症状**

足関節外側あるいは内側部の疼痛，腫脹，皮下出血，歩行障害を訴える．サッカー，野球，バレーボール，バスケットボール，ラグビーなどのスポーツ活動中での受傷が多いが，ハイヒールを履いて足関節を捻り，つんのめったりして受傷したり日常生活でも発生する．青壮年層に好発し，学童時には比較的少ない．性差はないが，左側に発生が多い．

**診断**

小児期からの足関節における外傷の既往について詳しく聞く．外側・内側関節裂隙の圧痛や前方引き出し徴候の確認をする．単純X線およびストレス撮影を施行し距骨傾斜角や前

方引き出し徴候を確認し傾斜角が8°以上なら外側靱帯損傷の可能性が高い.

**治療**

局所症状が軽度で距骨傾斜角が正常であれば消炎鎮痛剤の内服,外用をする.症状が中〜重度で距骨傾斜角が8〜15度であれば2〜6週の外固定を要す.16度以上であれば靱帯縫合術を行い約3週の外固定を要す.比較的若い年齢で,特にスポーツをする人には手術療法をしたほうが早期復帰は可能である.外側不安定性が残存した陳旧例では自己腱や人工靱帯を使用した再建術が適応となる.

## D 外反母趾

**定義**

外反母趾は母趾の外側偏位（中足趾関節の亜脱臼）と第一中足骨の内反を特徴とした変形であり,これに母趾の回旋変形と母趾種子骨の外側偏位を伴っていることが多い（図Ⅱ-137）.

**病因**

**(1) 性別**

圧倒的に女性に多い.

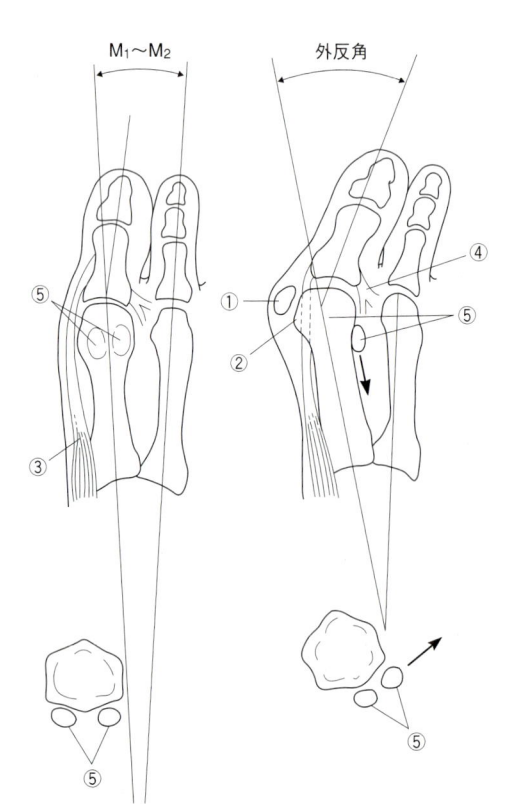

図Ⅱ-137 外反母趾の解剖学的所見の略図
① 皮下粘液包,② 外骨腫様突出（必発ではない）,③ 母趾外転筋,④ 母趾内転筋,⑤ 種子骨
(加藤正.新図説臨床整形外科講座「下腿,足」.メジカルビュー社; 1994. p.117)

### (2) 遺伝
家族発症の報告も多く，遺伝的な素因が関与していることが示唆される．
### (3) 靴
ハイヒールなどのつま先の幅が狭く踵の高い靴を履くことにより母趾の前内側に荷重が集中するためと考えられている．
### (4) 扁平足
外反母趾の多くにみられ，荷重のため母趾内側が圧迫され，母趾が外反する．
### (5) 第一中足骨内反
母趾の外反変形が増悪するとともに第一中足骨の内反が外反母趾変形の病因に関与している．

#### 問診
症状の発症に関与している靴については詳細に聴取する．靴の形態，硬さ，靴底の形状，サイズ，生活習慣，職業などが重要である．

#### 臨床所見
母趾の外反変形および靴により圧迫されて生じる第一中足趾節関節内側部痛が主症状であり第1中足骨骨頭の内側隆起（バニオン bunion）を形成する．中足骨頭部の足底側，特に第2・第3中足骨骨頭部に疼痛を生じることもある（図Ⅱ-138）．
またこの疼痛部に胼胝を認めることが多い．

#### X線検査
立位での足部正面，側面像での第一中足骨内反についてはM1M2角により判定する．さらに母趾の種子骨が外側に偏位することがあり，母趾MTP関節の軸写像により判断する．

#### 治療法
まず保存療法を行うことが原則である．無効な場合は手術療法を検討する．
### (1) 保存療法
外反母趾の変形を矯正する目的でホーマン体操，母趾外転筋の強化，装具療法を行うのが一般的である．また幅の広い靴あるいは柔らかい素材でできた靴を履くことを勧める．さらにあしの縦および横のアーチの低下している症例では足底板を装着させ，足のアーチを形成

■自発痛，運動痛あるいは圧痛のある部位

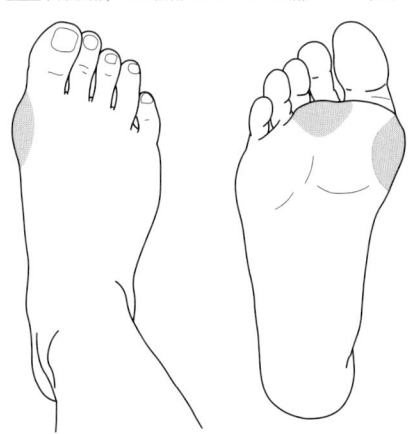

**図Ⅱ-138 外反母趾の有痛部位**
（新図説臨床整形外科講座「下腿，足」．
メジカルビュー; 1994 p.117）

することにより症状の緩解が得られることがある．

### (2) 手術療法

外反母趾に対する手術療法は130種類以上あるといわれているが現在最も多く行われているのは中足骨骨切り術である．手術は患者の主訴，年齢，職業，変形の程度および手術に対する期待などを充分に考慮，検討し決定する．

#### (a) 第一中足骨遠位骨切り術

ミッチェル Mitchell 法に代表とされる手術法で内側の骨性隆起部の切除後，第一中足骨の頸部で階段状に骨切りを行い骨頭を内側に移動する（図II-139）．

#### (b) 近位中足骨骨切りと軟部組織の処置との併用

マン Mann 法に代表とされる（図II-140）．母趾MTP関節外側の軟部組織の解離と第一中足骨基部でのドーム状骨切りを同時に行う方法であり，第一中足骨の内反をより正常に近いアライメントに矯正することができる．

#### (c) 軟部組織の処置による手術

マックブライド McBride 法に代表される（図II-141）．比較的軽度の症例に適応となる．母趾内転筋の切離，切離した母趾内転筋の第一中足骨頭外側への移行，さらに内側隆起の切除と関節包の縫縮を施行する．

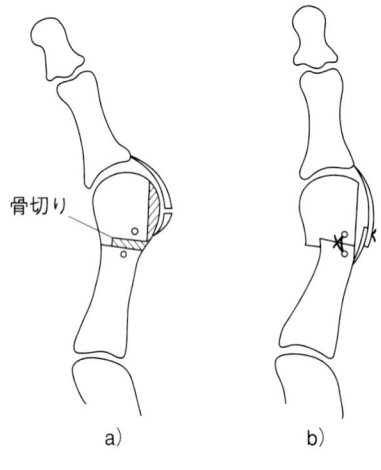

**図II-139 Mitchell 法**
a) 内側関節包の切離と第一中足骨遠位部で図のような骨切りを行う．
b) その遠位骨片を外側に転位させて固定し，さらに内側関節包を縫縮することにより変形を矯正する．
（奥田龍三．整形外科看護．1998; 3: 26-7, 916-7.）

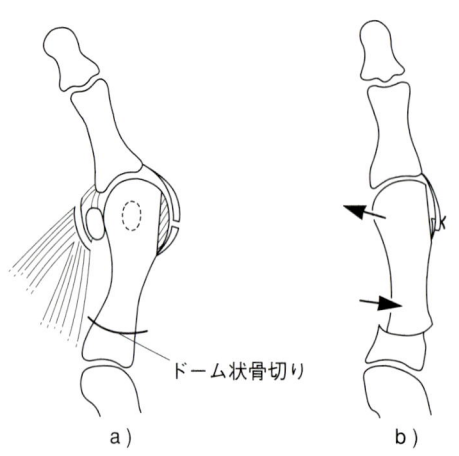

**図II-140 Mann 法**
a) McBride 変法に第一中足骨近位部でのドーム状骨切りを追加する．
b) その遠位骨片を外反方向に転位させ固定し，内側関節包を縫縮する．
（奥田龍三．整形外科看護．1998; 3: 26-7, 916-7.）

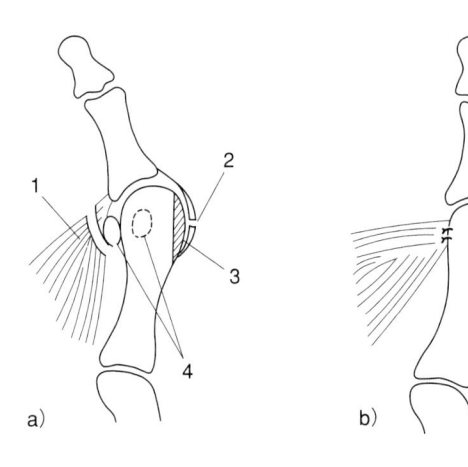

**図 II-141　McBride 変法**
1：母趾内転筋，2：内側関節包，3：内側隆起，
4：母趾種子骨
a）内側関節包の切開，母趾内転筋の切離および内側隆起の切除を行う．
b）切離した母趾内転筋の第 1 中足骨頭部への縫着と内側関節包の縫縮により外反母趾変形を矯正する．
（奥田龍三．整形外科看護．1998; 3: 26-7, 916-7.）

### 後療法

外固定にて 2 ～ 3 週後から部分荷重を許可し約 6 週後より全荷重とする（表 II-24）．

〈山本高裕〉

## 表 II-24 外反母趾のパス

| | 入院 月 日 | 手術前日 月 日 | 手術当日 月 日 | 第1病日 | 第2病日 | 術後1週 | 術後2週 | 術後3週 | 術後4週 | 術後6週 | 術後8週 |
|---|---|---|---|---|---|---|---|---|---|---|---|
| 治療・処置 | 日頃内服している薬の確認, リストバンド装着 | 抗菌薬の皮内反応テスト | 手術直前での剃毛, ブラッシング | 創部の観察, 包交, 尿意の確認, バルーン抜去 | ドレーンが入っている場合は抜去, 包交 | 包交 | 抜糸 | | | | |
| 検査 | 術前検査 (ECG, 呼吸機能, 血液生化学, 血液型, 感染症) などの結果確認 | | 術後X線撮影, 血液生化学検査 | 血液生化学検査 | | 術後X線撮影, 血液生化学検査 | 術後X線撮影, 血液生化学検査 | 術後X線撮影, 血液生化学検査 | 術後X線撮影, 血液生化学検査 | 術後X線撮影 | 術後X線撮影 |
| | | 自尿の確認 | | | | | | | | | |
| 理学療法 | 健側松上訓練 | 術前評価 | | 患肢の等尺性運動 | | 足肢自動運動 | 足関節自動運動 | 足関節他動運動 | | | |
| 移動動作 | | | | 免荷, 車椅子移動, または松葉杖歩行 | 松葉杖免荷歩行 | | | | 退院 | 外来にて部分荷重歩行 | 外来にて全荷重歩行許可 |
| 清潔 | 入浴 | 入浴 | | | | | | | | | |
| 点滴 | | | 抗菌薬の点滴 | 抗菌薬の点滴 | 抗菌薬の点滴 | | | | | | |
| 経口薬 | 常用薬, 鎮痛薬など | | | 鎮痛薬, 常用薬などの内服再開 | | 抗菌薬の内服 | | | | | |
| 指導・説明 | | 担当医の手術に関する説明, 麻酔科医の説明, 手術室看護師の手術前後の経過説明 | 術後担当医からの説明 | | | | | | | | |
| 観察 | 足背動脈拍動の確認, 神経麻痺の有無, 足白癬の有無の確認 | | 術後出血量, 尿量, 麻酔域の確認, 神経麻痺の確認, 創部チェック | 足背動脈の拍動, 神経麻痺の確認, 創部 | | | | | | | |
| バイタルサイン | 1検 | 1検 | 術後安定するまで30分〜1時間毎 | 3〜4検 | 3検 | 3検 | 3検 | 2検 | 1検 | 1検 | |
| 実地サイン | | | | | | | | | | | |

# 10 中枢性神経疾患と筋疾患

## A パーキンソン病 Parkinson's disease

### 臨床像

　50〜70歳頃に一側上肢の安静時振戦または歩行障害で発症することが多い．姿勢は前傾前屈となり，歩行は小刻みで手の振りが少なくなる（図Ⅱ-142）．表情に乏しく，顔貌は**仮面様顔貌**といわれる．**振戦，筋強剛，無動，姿勢保持反射障害**が本疾患の4大症候といわれる．振戦は，4〜5 Hzの周期の規則的な振戦で，姿勢保持や随意運動時には減弱する「**安静時振戦**」である．振戦は上肢に多く，舌や下顎，下肢にもみられる．筋強剛は，他動的に筋肉を動かしたときに，抵抗がガクガクガクとなる歯車様の筋強剛が，パーキンソン病の特徴である．また，動作が緩慢（無動）となり，寝返りや起床が困難になる．姿勢保持反射は，立位の患者の両肩をもち，周囲から押したり引いたりしてみる．この時，姿勢を直せず転倒してしまう．また，**自律神経障害**も高頻度で，**便秘**が頻繁にみられ，皮膚は脂ぎった脂漏性となる．**起立性低血圧，排尿障害**もよくみられる自律神経症状である．診断にあたっては，脊髄小脳変性症などのパーキンソニズムをきたす他の変性疾患や抗精神病薬などの薬物の副作用によるパーキンソニズムを除外することが必要である．

### 検査所見

　一般血液検査や髄液検査では特に異常を認めない．頭部CTやMRIも年齢相応の萎縮を認める程度である．近年，自律神経系の機能低下を画像でとらえることのできる心筋MIBG

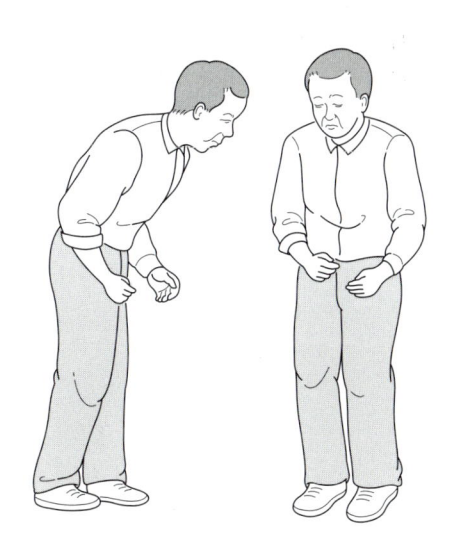

**図Ⅱ-142 パーキンソン病患者の姿勢**
表情に乏しく，姿勢は前傾前屈である．
(Gowers WA. A manual of Diseases of the Nervous System. 2nd ed. 1893. Reprinted by Hafner, Darien Conn, vol 2, p.639 より)

表 II-25　パーキンソン病の治療薬

| 種類 | 薬品名 | 作用機序 |
| --- | --- | --- |
| ドパミン前駆物質 | レボドパ<br>レボドパ・カルビドパ合剤<br>レボドパ・ベンゼラジド合剤 | 脳内に吸収された後，不足しているドパミンとなる |
| ドパミン受容体アゴニスト | ブロモクリプチン<br>ペルゴリド<br>タリペキソール<br>カベルゴリン | 神経のドパミン受容体に作用する |
| 抗コリン薬 | トリヘキシフェニジル<br>ピペリデン | ドパミンが不足することで相対的に強くなるコリン系神経を抑制する |
| モノアミン酸化酵素阻害剤 | セレギリン | ドパミンの代謝酵素であるMAOを阻害することで神経伝達物質のドパミンを増加させる |
| ノルアドレナリン前駆物質 | ドロキシドパ | 本疾患で不足しているといわれているノルアドレナリンを補充する |
| ドパミン遊離促進剤 | 塩酸アマンタジン | 神経終末からのドパミンの遊離を促進する |

シンチグラフィの有用性が明らかになってきた．すなわち，交感神経機能の低下がみられる部位では，MIBGの取り込みが低下する．

### 治療法と経過

　薬物治療が主体である．
　中脳黒質のドパミン作動性神経が，変性・脱落をきたし，ドパミンが欠乏することが本態であるため，ドパミンを補う薬物およびドパミンが欠乏することで相対的に優位になるコリンを抑える抗コリン薬が用いられる（表II-25）．
　初期は治療薬が奏効し，患者のADL，QOLは，著明に改善するが，進行に伴い，薬効が減弱してしまう．レボドパの効果持続時間が短縮し，服薬後2～3時間で症状が再発してしまうwearing-off現象やレボドパの内服時間にかかわらず症状が現れたり改善したりするon-off現象などにより著しくADL，QOLが障害される．薬効の減弱，変化に応じて機序の異なる他の薬物を併用したり，内服時間を調整することで対応する．現在，平均寿命は健常者と遜色なく，天寿を全うされる例も増えている．

### 病因

　神経変性疾患の1つであり，中脳黒質のドパミン神経の変性，脱落により主に筋肉の緊張を調節している錐体外路系神経の障害をきたす（図II-143）．神経変性疾患とは，生理的な加齢による脳・神経の萎縮と違い，一部の特定の脳・神経の系統のみが生理的加齢の域を超えて著しく，変性・脱落してしまうことによる疾患である．

### 看護上の問題

　中高年に発症する慢性進行性の疾患である．振戦，筋強剛，無動，姿勢反射障害により，日常生活動作に大きな影響を及ぼす．患者ごとの障害を評価し，それに応じた看護が必要である．また，薬物内服が重要な治療であるので，内服管理も大切である．

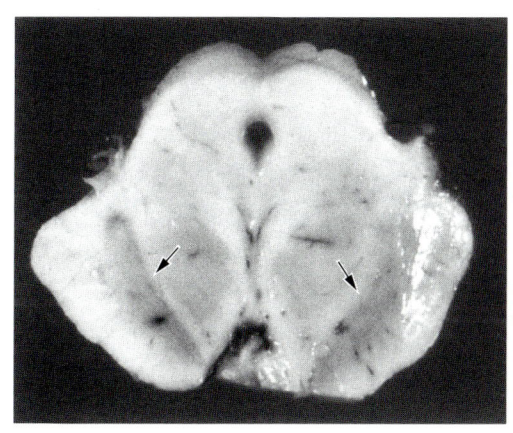

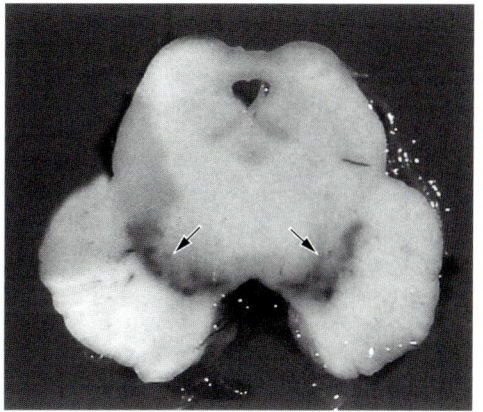

図II-143 パーキンソン病患者（左）と健常者（右）の中脳剖検肉眼所見
パーキンソン病患者の中脳では，健常者のそれに比べ，黒質のメラニン含有細胞が減少し，同部の黒色が淡くなっている．

## B 筋萎縮性側索硬化症 amyotrophic lateral sclerosis（ALS）

### 臨床像

　発症年齢は50歳代を中心に中高年に多く，**一側上肢の筋萎縮**に始まり，**他側上肢，両下肢への筋萎縮**が進み，その間に**嚥下障害**などの**球麻痺**や**呼吸筋麻痺**が加わることが多いが，下肢の萎縮や球麻痺から発症する例もある．上肢では，母指球や小指球など遠位の筋から萎縮が進む例と上肢帯すなわち近位筋から始まる例がある（図II-144，II-145）．筋には，**筋線維束性攣縮**を認め，腱反射は上位ニューロンの障害を示し亢進することが多いが，錐体路障害の程度と筋萎縮の程度によっては減弱することもある．**感覚障害，外眼筋麻痺，膀胱直腸障害は末期に至るまで起きにくい**．また，寝たきりになることが多い割には，**褥瘡もできにくい**．また，**知能も侵されにくい**．これらを**ALSの陰性徴候**という．発症後，2～5年で肺炎などの感染症や呼吸筋麻痺で死亡することが多い．

### 検査所見

　血液，尿に異常はない．針筋電図では神経原性パターンを示す．すなわち，安静時に線維性収縮や陽性極鋭波などの自発放電を認め，随意収縮時に活動電位の減少と，持続時間の長い高振幅電位を認める．

### 治療法と経過

　進行を若干遅らせることができる可能性のあるリルゾールが開発され，臨床で用いられ始めたが，いまだに根治療法は存在しない．四肢の運動，呼吸筋や嚥下の**リハビリテーション**と**対症療法**が主体である．嚥下障害が強くなると，経管栄養が主となる．自力で排痰することが難しくなると，喀痰の吸引も頻繁となる．呼吸筋麻痺に対しては，人工呼吸器装着が必要になるが，疾患に対する充分な説明が必要であり，単なる延命を望まない患者や家族にも留意しなければならない．四肢麻痺や構音障害が進むと，意思疎通が困難になるが，わずかな体動，眼球運動で意思疎通可能であり，そのわずかな筋力を用いたワープロも開発されている．

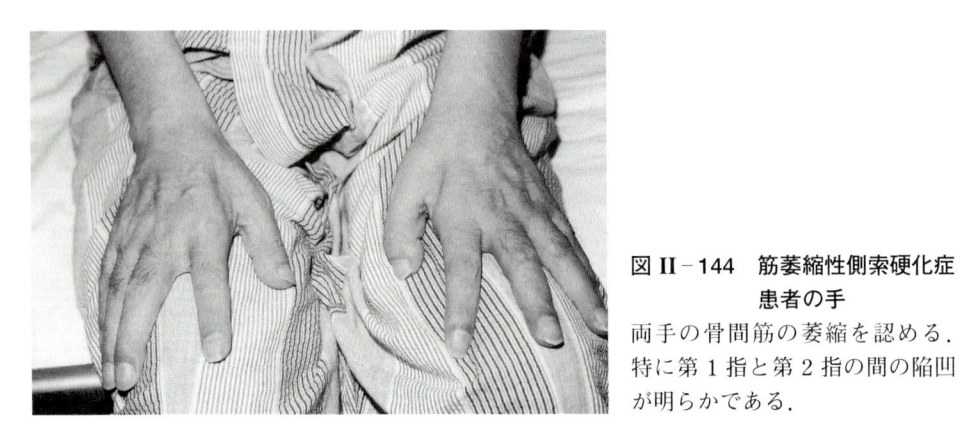

**図 II-144　筋萎縮性側索硬化症患者の手**
両手の骨間筋の萎縮を認める．特に第1指と第2指の間の陥凹が明らかである．

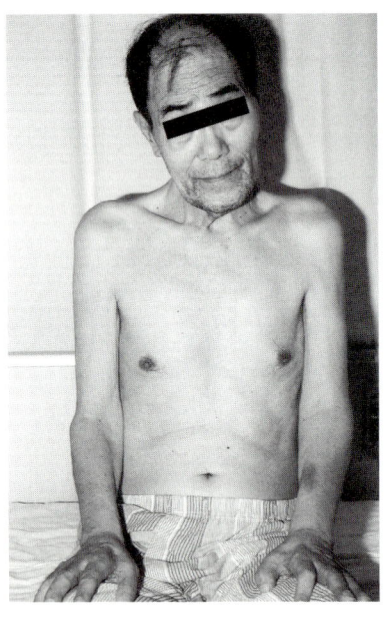

**図 II-145　筋萎縮性側索硬化症患者**
頸部や両上腕などにも筋萎縮が目立つ．

### 病態，病因

　　運動神経は，大脳皮質運動野から脳幹もしくは脊髄の中継核までの一次（上位）ニューロンと中継核から神経筋接合部までの二次（下位）ニューロンから成り立っている．本疾患は，**一次（上位）ニューロンおよび二次（下位）ニューロンの両方の運動神経が選択的に変性・脱落するために，全身の骨格筋が進行性に麻痺**してしまう疾患である．

### 看護上の問題

　　四肢，顔面，舌，咽頭の筋力低下により，歩行，入浴，用便，食事などの日常生活動作がきわめて制限されるので，各種の補助具の使用や介護を充分に行う必要がある．構音障害が強く，会話不能になったときには，残存しているわずかな筋力を利用したコミュニケーション手段を確保することが大切である．

## C 進行性筋ジストロフィー progressive muscular dystrophy（PMD）

　筋ジストロフィーとは，筋肉の変性により進行性に筋萎縮，筋力低下をきたす遺伝性筋疾患のことである．

### 1. Duchenne 型筋ジストロフィー　Duchenne type PMD

#### 臨床像

　本症は，X 染色体優性遺伝で，男性のみにみられる．発症は 5 歳以下で処女歩行の遅延，転びやすさ，つまずきやすさ，などで気づかれることが多い．そして，しゃがんだ状態から立ち上がる際，両手で上体を支え，自分の下腿から，膝，大腿へとよじ登るように上体を起こしていく．これを登はん性起立（ガワーズ徴候）という．腰帯部の筋萎縮が進行し，骨盤を上下に，腰部を左右に振って歩くような歩行になる．肩甲部の筋萎縮が進むと，肩甲骨が翼のように浮き出してみえる翼状肩甲となる．腓腹筋の筋萎縮部が脂肪に置き換えられ，一見太くみえる仮性肥大も特徴的である．

#### 検査所見

　血清クレアチニンキナーゼ（CK）値は常に高値であり，針筋電図では低振幅，持続時間の短いユニットが増加する筋原性パターンを示す．筋生検では，筋線維の大小不同，円形化，壊死・再生像，脂肪変性などの筋原性パターンを示す．抗ジストロフィン抗体染色をすると，健常筋では染色されるが本疾患患者では染色されずジストロフィン陰性である．

#### 治療法と経過

　現在有効な根本的治療法は存在せず，リハビリテーションや対症療法のみである．歩行障害の是正，姿勢の是正のために装具が使用されることもある．症状は比較的急性に進行し，10 歳頃には歩行不能になり，関節拘縮，脊柱側弯，前弯，尖足がみられるようになる．心伝導障害，心筋障害，末期には呼吸筋障害もみられ，多くは成人することなく死亡する．呼吸器感染症，心不全で死亡することが多く生命予後はきわめて悪い．

### 2. 顔面肩甲上腕型筋ジストロフィー　facioscapulohumeral type PMD

　常染色体優性遺伝で，発症は乳児期から老年期まで幅があるが，思春期までに発症することが多い．筋萎縮は，顔面，肩，上腕部に多く，顔面筋の萎縮により表情の変化が乏しくなり，ミオパチー顔貌といわれる．また，肩甲部の萎縮により，翼状肩甲を呈する．腰帯筋にも障害が及ぶこともあるが軽度である．症状進行は緩徐であり，生命予後は悪くはない．

### 3. 肢体型筋ジストロフィー　limb-girdle type PMD

　常染色体優性ときに劣性遺伝形式をとり，発症年齢は幼児から成人まで幅がある．腰帯筋または肩甲上腕部の筋力低下で発症することが多いが，四肢筋位部にも筋力低下がみられることもあり，下肢に著明な場合には，ガワーズ徴候を認めることがある．筋の仮性肥大は 30％の症例に認める．症状の進行した症例では骨や関節の変形がみられる．

## 4. 筋強直性ジストロフィー　myotonic dystrophy

### 臨床像

　一度収縮した筋が，**速やかに弛緩できず筋収縮が持続**することを**ミオトニー**という．随意運動や骨格筋の叩打にて誘発される．**手を握ると容易に開くことができず（grip myotonia）**（図II-146），**ハンマーで母指球や舌を叩くと筋の強直性収縮が起こる（percussion myotonia）**．筋緊張性ジストロフィーは，10〜20歳代で発症することが多いミオトニーを呈する疾患である．通常，ミオトニー症状の出現後数年を経て，**顔面筋および頚筋の筋力低下と筋萎縮**が明らかとなり，その後，**四肢筋にも及ぶ**．顔貌は下顎部が細い特徴的なおの様**顔貌**で，**前頭部はげ**，**胸鎖乳突筋の萎縮**が有名である（図II-147）．咽頭筋も障害され，開鼻声になり，嚥下障害をきたすこともある．その他，白内障，インポテンツ，知能低下，糖

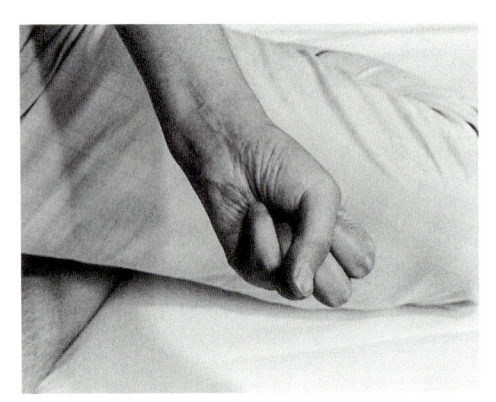

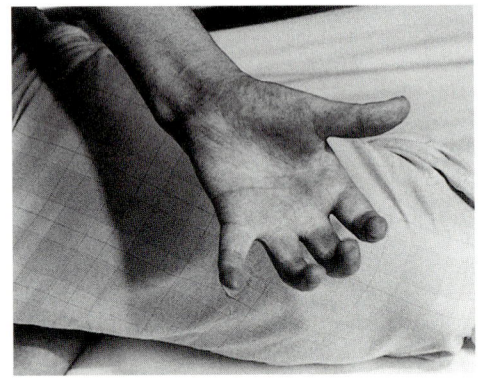

**図II-146　筋緊張性ジストロフィー患者のgrip myotonia**
いったん握り締める（左）と，なかなか手を開きにくくなる（右）．

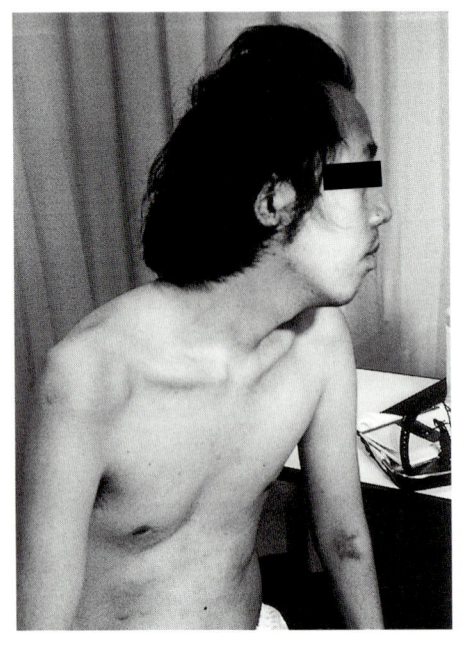

**図II-147　筋緊張性ジストロフィー患者**
胸鎖乳突筋がひものように細くなり，側方視でも目立たない．両上腕も筋が萎縮している．

尿病などもみられる．

### 検査所見

心電図上，伝導ブロックを認めることがある．筋電図検査にて，筋の収縮に引き続く自発性の反復性放電（モーターバイクふかし音）を認める．

### 治療法と経過

ミオトニー症状に対しては，キニーネ，プロカインアミドの内服が対症的に用いられることがある．筋力低下，筋萎縮に対しては有効な治療法はいまだ存在しない．発症後，緩徐に進行し，10 年から 20 年で歩行不能になることが多い．呼吸器や心臓の合併症で死亡することが多い．

## 5. 看護上の問題点

臥床生活を強いられる例が多く，根本的治療法がないことから，精神的看護が重要である．また，褥瘡感染や呼吸器感染で最期となることが多いので，注意が必要である．

## D ギラン-バレー症候群 Guillan-Barré syndrome

### 臨床症候

多くは感冒様症状や下痢に引き続き，数日後に四肢の弛緩性麻痺をきたす．1～2週間で麻痺が極期に達する例が多いが，数週間の経過で進行する例もある．麻痺は，四肢遠位部を中心とし，顔面筋も侵されることもある．進行とともに近位部や呼吸筋の麻痺に至ることもあり，約 1/6 の症例で人工呼吸器が必要になる．

### 検査所見

髄液検査にて，蛋白細胞乖離がみられる．すなわち細胞数は正常で，蛋白が増加する．末梢神経伝導速度を計測すると，伝導速度低下がみられる．

### 治療法と経過

かつては，ステロイド投与，異常な抗体を除去するための血漿交換療法が主流だったが，現在ではガンマグロブリン大量静注療法の効果が確認され，主流になりつつある．副作用として肝障害や無菌性髄膜炎を起こすことがあり，血液検査や頭痛などの観察を要する．予後は一般的に良好で，70～80％は 3 カ月以内に治癒，筋萎縮や筋力低下などにより，15％が不完全緩解で，5％が後遺症により生活に支障を残し，5％が死亡する．

### 病態，病因

原因は明らかではないが，先行感染により，何らかの免疫異常が発生し，運動神経の軸索の糖脂質を標的とする抗体が産生され，脱髄が起きるためと考えられている．

### 看護上の問題

自力で体位交換や身辺の日常生活動作が不可能なときには，それに応じた看護が必要である．早期からの褥瘡予防，関節可動域の保持，良肢位の保持などを行う．また，呼吸筋や球筋の麻痺も発生しうるので注意が必要である．挿管の準備など救急体制に備えておく．コミュニケーションの不足，セルフケアの不足なども問題である．

〈村上秀友　河村　満〉

# 11 末梢神経疾患
## （絞扼性神経疾患）

### A 手根管症候群 carpal tunnel syndrome

#### 概念

手根管内における正中神経の絞扼性神経障害であり，絞扼性神経障害のなかで最も頻度が高く，日常診療上遭遇する機会が多い．ファーレン Phalen（1951）により手根管症候群と命名され，その概念が広く知られるようになった．男女比は1：7～8の割合であり，中年女性で手のしびれを訴え，特に夜間に増強すればまず本症を考慮に入れる．

#### 疾患解説

（1）病態

手根管は手根骨と横手根靱帯からなるトンネルである．手根管は正中神経と長母指屈筋腱，示〜小指の浅・深指屈筋腱をいれるがなんらかの原因で手根管内圧が慢性あるいは亜急性に上昇すると，正中神経が絞扼されて症状が出現する（図II-148）．

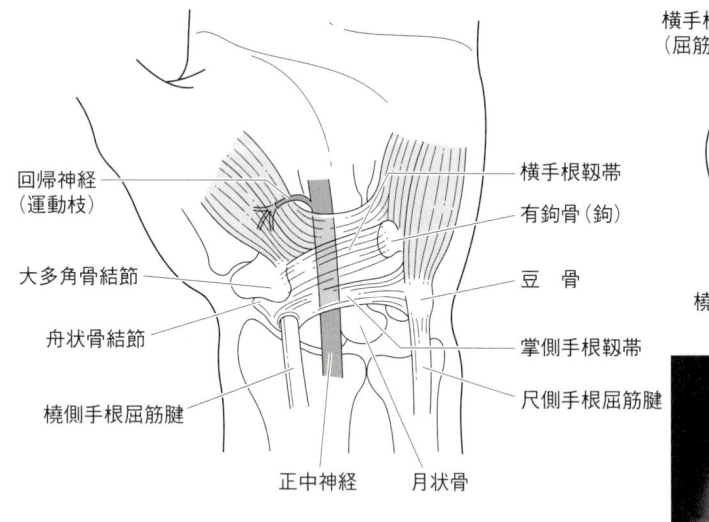

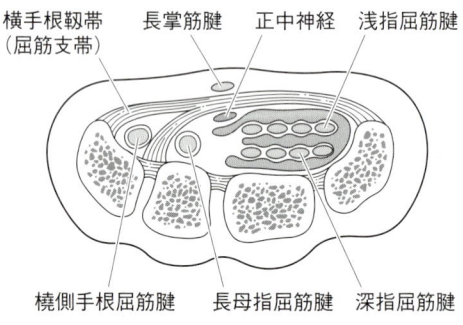

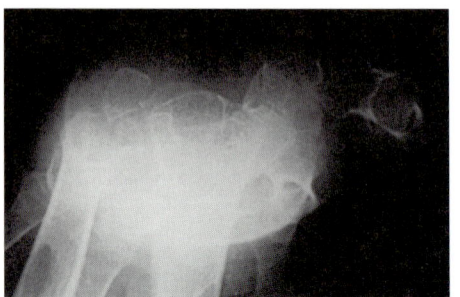

図II-148 手根管の解剖

手根管撮影

**特発性手根管症候群が最も多く約 70 %** が，その他関節リウマチ，長期血液透析患者のアミロイドーシスなどによる特異的炎症，それに腫瘍などの space occupying lesion や橈骨遠位端骨折後の変形治癒による手根管内圧の増加などが絞扼の原因である．また，妊娠中期以降の**妊婦にも 10 〜 20 %の頻度で発症する**ことが知られている．

### (1) 臨床所見（図 II - 149）

母指から中指および環指橈側にかけてのしびれ，知覚鈍麻や疼痛（ビリビリ感）を訴える．

夜間就寝中に疼痛やしびれで目がさめることが多い．その際に指の屈伸や手を強く振ることで症状は軽減する（flick sign）．

進行例では母指球筋の萎縮がみられ，母指の対立・掌側外転が障害される（**サル手 ape hand**）（図 II - 150）．このため，ボタンかけや箸がうまく使えないなどの**巧緻運動障害**を生じる．

特発性手根管症候群は 40 〜 60 歳の女性，**特に 50 歳代の閉経後の女性に多く，両側罹患例が 40 〜 50 %** にみられる．

**診断**

手関節部や手指の腫脹や母指球筋の萎縮がみられ，短母指外転筋の筋力が低下する．

**チネル サイン Tinel's sign**（図 II - 151）を手根管部に認める．

**知覚検査：正中神経領域（母指〜環指橈側）** の知覚障害の有無を検察する（図 II - 149）．

**誘発試験：ファーレン Phalen テスト（wrist flexion test）** 手関節掌屈で症状が増悪する（図 II - 152）．

逆ファーレンテスト：手関節背屈で症状が増悪する．

圧迫テスト：手根管部を検者の母指で圧迫すると症状が増悪する．

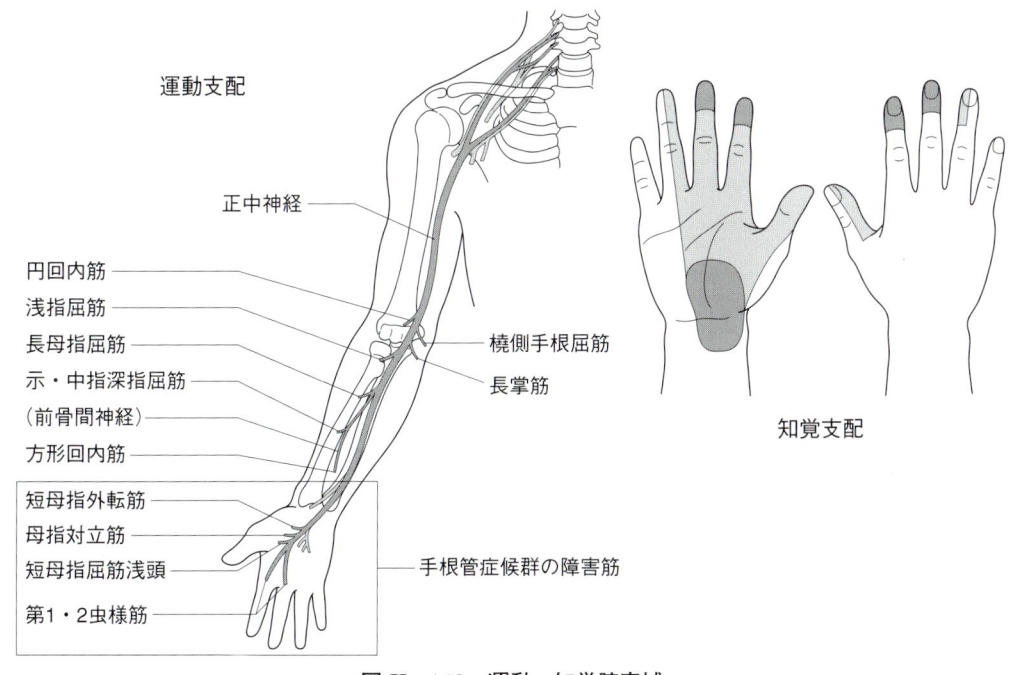

**図 II - 149 運動・知覚障害域**

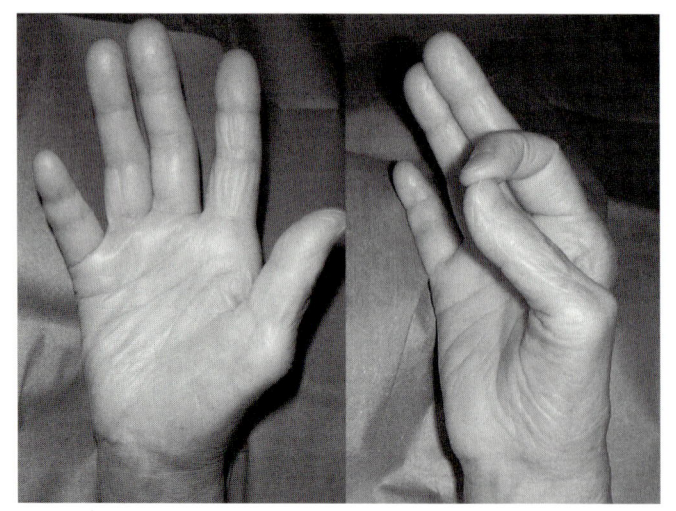

348    11. 末梢神経疾患（絞扼性神経疾患）

**図 II-150　58 歳女性**
母指球筋の萎縮がみられ，対立運動・掌側外転障害を認める

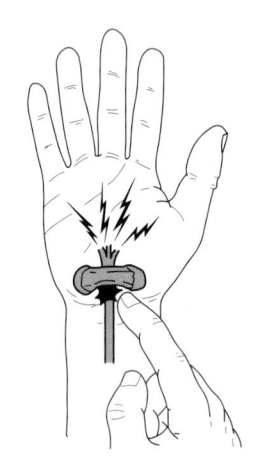

**図 II-151　Tinel's sign**
手根管を叩打すると障害より末梢へしびれが放散する

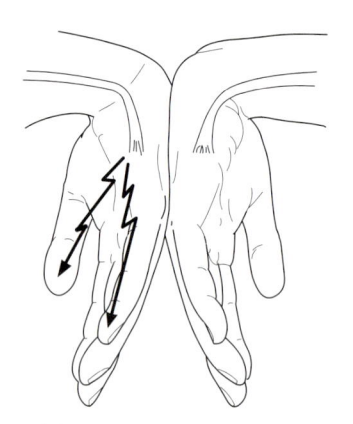

**図 II-152　Phalen テスト**
手関節掌屈を強制すると症状が増悪する

　その他に単純 X 線撮影（正・側面像と手根管撮影（図 II-148）），CT，電気生理学的検査（運動・知覚神経伝導速度検査）などを行い，診断を確定する．
　頚椎疾患，胸郭出口症候群と合併する double crush syndrome も多く注意を要する．

表 II-26　病期分類　浜田分類

| 病期 | しびれ感 | 知覚障害 | Tinel 徴候 | 筋萎縮 | 母指対立運動障害 |
|---|---|---|---|---|---|
| I | + | −/+ | + | − | − |
| II | + | + | + | + | − |
| III | + | + | + | + | + |

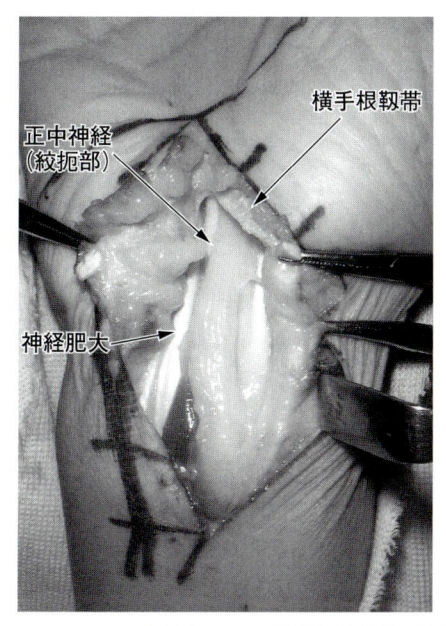

横手根靱帯
正中神経（絞扼部）
神経肥大

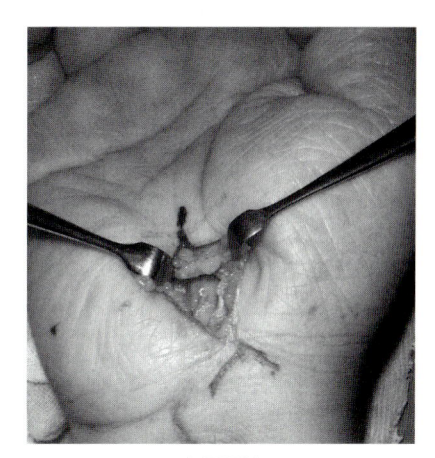

小切開法

神経，腱周囲に滑膜増生があり，手根管開放に加え，神経剥離，滑膜切除を試行

図 II-153 開放手根管開放術 open carpal tunnel release

病期分類としては，浜田らの病期分類（表 II-26）が簡便で使用しやすい．

### 治療

#### (1) 保存療法

妊婦や筋萎縮が軽い軽症例では保存療法を行う．まず，手を挙上して安静を保つ．消炎鎮痛剤，ビタミン $B_{12}$ 製剤，利尿剤などの投与を試みてもよい．ステロイドの手根管内局所注入や夜間副子 night splint なども有効である．

3 カ月以上の保存療法で改善がない場合や，母指球筋の萎縮や知覚障害が進行する症例では観血的治療を行う．

#### (2) 観血的治療

(a) 開放手根管開放術 open carpal tunnel release（図 II-153）

直視下に横手根靱帯を長掌筋腱の尺側で完全に切離する．正中神経の本幹と反回枝を損傷しないように注意して圧迫から開放する．神経剥離や腱鞘滑膜切除などの追加が可能であり，血管・神経損傷が少ないなどの利点がある．

母指球筋の萎縮が著明で，母指対立運動が不能の場合には Camitz 法などの母指対立再建術（opponens plasty）が追加される．

(b) 内視鏡視下手根管開放術 endoscopic carpal tunnel release（図 II-154）

奥津により考案され，最近では minimal surgery の一つとして積極的に行われている．内視鏡を挿入する皮切が 1 つの one portal technique と 2 つの two portal technique があるが，いずれの方法も開放法と比較してその術後成績に遜色はなく，術後疼痛や瘢痕形成が少ないなどの利点がある．

### 予後，リスクマネジメント

早期に適切な診断と横手根靱帯の完全な切除が行われれば予後は良好である．軽〜中等症

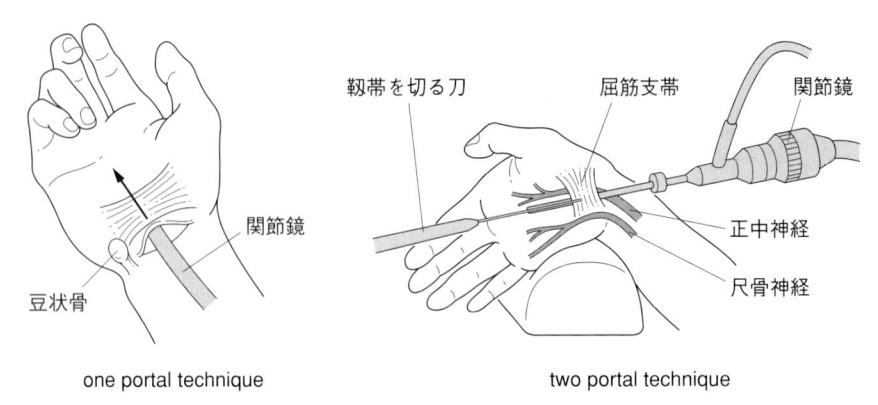

図 II-154　内視鏡視下手根管開放術　endoscopic carpal tunnel release

例では 80 〜 100 %で，重症でも 50 〜 70 %の症例で症状の改善・消失が得られている．
　開放手根管開放術では創部の瘢痕や疼痛，母・小指球の圧痛 pillar pain などの合併症がある．また，内視鏡視下手根管開放術では，浅掌動脈弓や正中・尺骨神経損傷などの重篤な合併症が，少数ではあるが報告されている．

## B 肘部管症候群 cubital tunnel syndrome

### 概念

尺骨神経が肘部を通過する部位で障害を受け，尺骨神経麻痺が生ずる疾患をいう．
　幼少の上腕骨外顆骨折に続発した外反肘変形による遅発性尺骨神経麻痺（図 II-161）や肘部管がなんらかの原因で尺側手根屈筋の上腕頭と尺骨頭の 2 頭間の腱膜（弓状靱帯，Osborne 靱帯）によって狭小化し，尺骨神経が絞扼されたために発症する狭義の肘部管症候群などがある．

### 疾患解説

(1) 病態

　尺骨神経は上腕骨内上顆の背側の尺骨神経溝（肘部管 cubital tunnel）を通り前腕に至る．肘部管の底面は神経溝，背面は滑車状靱帯（内上顆と肘頭間の靱帯）と弓状靱帯（arcuate ligament，オズボーン Osborne 靱帯：尺側手根屈筋の上腕頭と尺骨頭の 2 頭間の腱膜）で形成される（図 II-155）．このトンネルは移動性に乏しいために神経の絞扼原因となる．
　上腕骨外顆骨折後の外反肘変形，変形性肘関節症による尺骨神経溝底部の骨性隆起，弓状靱帯の肥厚などが神経圧迫の原因としてあげられる．尺骨神経の習慣性脱臼があると麻痺の発生を助長する．その他にも肘部管内のガングリオンなどの腫瘍，関節リウマチ性滑膜炎，滑車上肘筋などの筋破格，上腕骨滑車形成不全，内反肘などでも麻痺の原因となることがある．

(2) 臨床所見（図 II-156）

　尺骨神経高位麻痺の症状を示す（図 II-157）．虫様筋麻痺のため，環・小指は鷲指変形 claw finger を示し，洗顔時に水がすくえない，ポケットに手を入れる際に環・小指が引っ

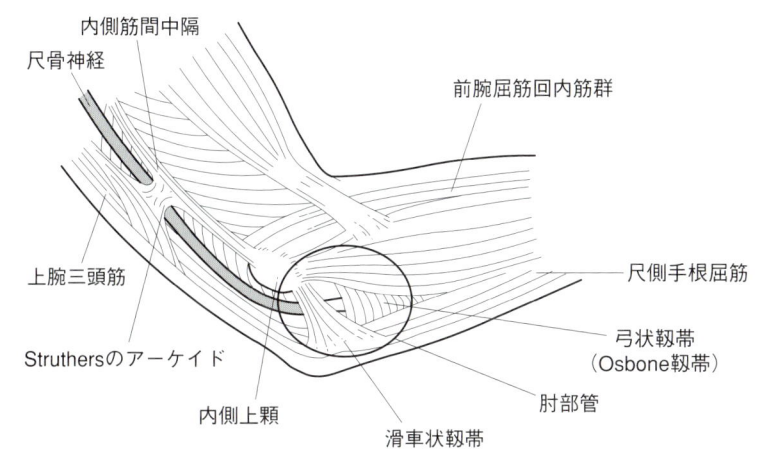

図 II-155　肘部管 cubital tunnel の解剖

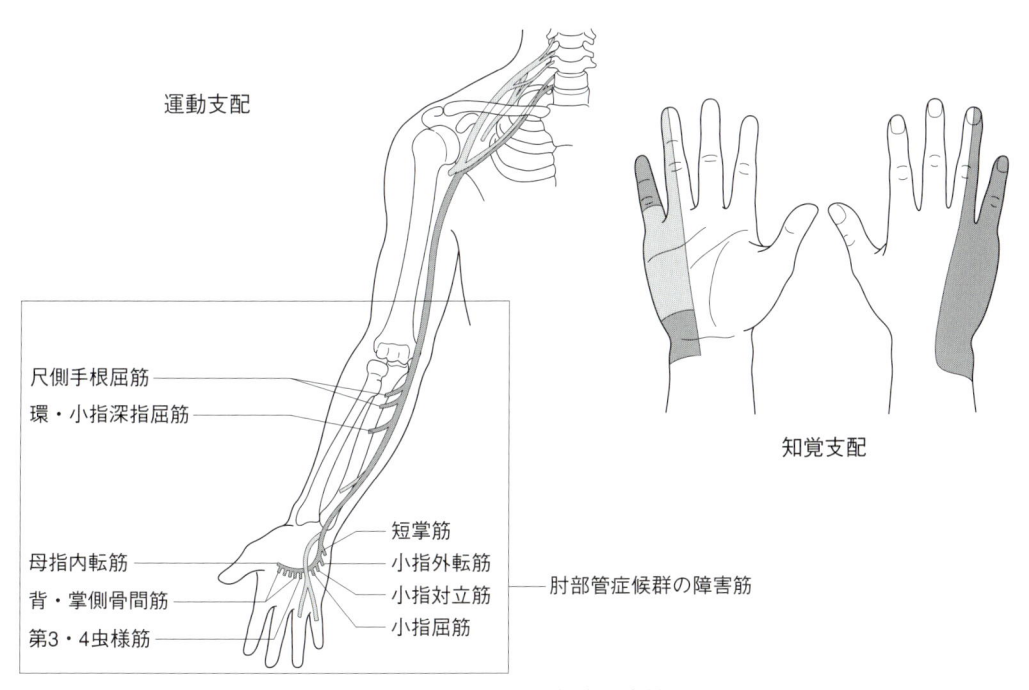

図 II-156　運動・知覚障害域

かかるなどの訴えも多い．

　疼痛は手指にはまれで，肘から前腕にかけての疼痛やだるさを訴えることが多い．

　**小指球部，背側骨間筋（特に第一背側骨間筋）と母指内転筋は萎縮**し，手指の内外転運動障害や**フローマン Froment 徴候**などがみられる．**知覚障害は環・小指の尺骨神経領域の手掌部と手背部に存在**する．手背に知覚障害がない場合は**ギオン Guyon 管症候群**を考慮する．

### 診断

　いくつかの特徴的な徴候がみられる．

　　① ulnar claw finger：環・小指は鷲指変形（かぎ爪様）となる（虫様筋の麻痺）（図 II

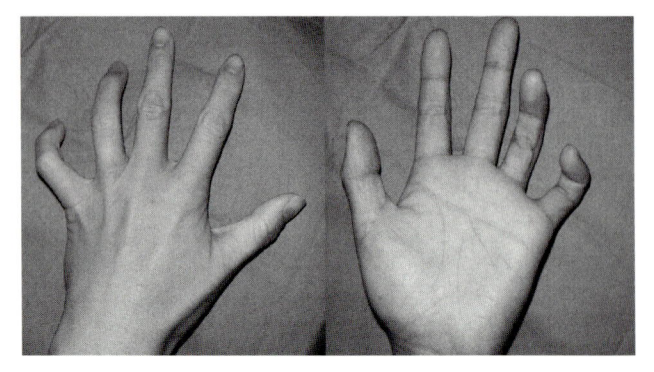

**図 II-157　44 歳女性**
背側骨間筋，母指内転筋の萎縮がみられ，ulnar claw finger, ワルテンベルグ Wartenberg 徴候を認める．

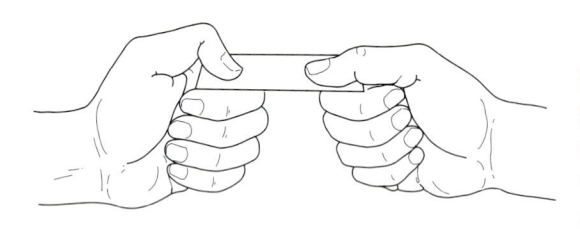

**図 II-158　Froment 徴候**
図のように紙を引っ張ると麻痺側では母指 IP 関節が強く屈曲する．
母指内転筋麻痺による MP 関節の不安定を長母指屈筋が代償するためである．

-157）．
② **Froment 徴候**：母指と示指でピンチさせると**母指 MP 関節は伸展し，IP 関節は強く屈曲**する（図 II-158）．
③ cross finger test：指の交叉が不能で示・中指間でも不能である（掌側骨間筋の麻痺）．
④ ワルテンベルグ Wartenberg 徴候：環・小指の外転位をとる（掌側骨間筋の麻痺）（図 II-157）．

尺骨神経の単独麻痺を確認したら，神経障害部位が肘部管であることを証明する必要がある．
① 肘部管の絞扼部位に偽神経腫 pseudoneuroma を触知する．
② 肘部管に Tinel's sign が認められる．
③ 肘の屈伸で尺骨神経は脱臼と整復を繰り返す．
④ 肘を最大屈曲位に保持すると尺骨神経が牽引され，尺骨神経領域のしびれが増強する（肘屈曲テスト）．

などがあれば有力な証拠となる．
補助診断としては
① 単純 X 線撮影，尺骨神経溝撮影
② **電気生理学検査（尺骨神経伝導速度）**

肘関節に限局した運動神経伝導速度（MNCV）の遅延を認めれば診断は確定的である．知覚神経伝導度測定（SNCV），針筋電図，inching 法も有用である．腫瘤などの占拠病変の証明には超音波検査や MRI が必要である．

頸部神経根症（C8, Th1），胸郭出口症候群，ギオン Guyon 管症候群，重複神経障害（double lesion neuropathy, double crush syndrome）などとの鑑別が必要である．

表 II-27　病期分類

**赤堀分類**

| 病期 | 臨床症状 ||||  刺激伝導速度 ||
|---|---|---|---|---|---|---|
| | 知覚神経 | 筋萎縮 | 運動神経<br>筋力低下 | 指変形 | 運動神経 | 知覚神経 |
| 第Ⅰ期 | 肘屈曲テスト（＋）<br>知覚鈍麻（±） | 第1骨間筋のみ<br>（＋） | （±） | （－） | 正常 | 正常 |
| 第Ⅱ期 | 知覚鈍麻（＋）<br>一般に痛覚先行 | 第1骨間筋（＋）<br>他は（±）～（＋） | （±） | （±） | 正常 | 低下 |
| 第Ⅲ期 | 知覚鈍麻（＋） | （＋） | （＋） | （±）～（＋） | 正常下限<br>または低下 | 低下<br>ときに消失 |
| 第Ⅳ期 | 知覚鈍麻（＋＋）<br>ときに知覚脱失 | （＋＋） | （＋＋） | （＋＋） | 低下 | 消失 |
| 第Ⅴ期 | 知覚鈍麻（＋＋）<br>多くは知覚脱失 | （＋＋） | （＋＋） | （＋＋） | 低下<br>ときに消失 | 消失 |

**マックゴーワン　McGowan 分類**

| 病期 | 臨床症状 |
|---|---|
| 第1度：軽症 | 手尺側の異常知覚，運動障害，術中所見では外見上異常なし |
| 第2度：中等症 | 筋萎縮・筋力低下，知覚障害時に知覚脱失，術中偽神経腫 |
| 第3度：重症 | 著しい運動・知覚障害 |

**病期分類**（表 II-27）

赤堀の分類，マックゴーワン McGowan の分類などが尺骨神経障害の重症度を示す分類として使われている．

### 治療

**(1) 保存療法**

明らかな知覚障害がなく，筋萎縮がない軽症例にかぎられる．夜間副子（肘約30°屈曲位）や屈曲制限付き肘装具の使用などが試みられる．しかし，原因が明らかで麻痺の進行を認めれば，いたずらに保存療法を引き延ばすべきではない．

**(2) 観血的治療**

知覚鈍麻が持続していれば，筋萎縮が明らかになる前に観血的治療を行うべきである．

手術方法には Osborne 法（肘部管支帯切離術），神経前方移行法（皮下，筋層下），King 法などがある．

**(a) Osborne 法**（弓状靱帯切離術）（図 II-159）

絞扼の主原因である弓状靱帯切離（Osborne 靱帯）を切離し，尺骨神経を徐圧する．

**(b) 神経前方移行法**（筋層下，皮下）（図 II-160, II-161）

carrying angle が 25°以上の外反肘や屈曲拘縮の強い症例に選択される．

**(c) キング King 法**

前方の障害物である上腕骨内側上顆を切除する．弓状靱帯を切離し，神経剥離を追加する

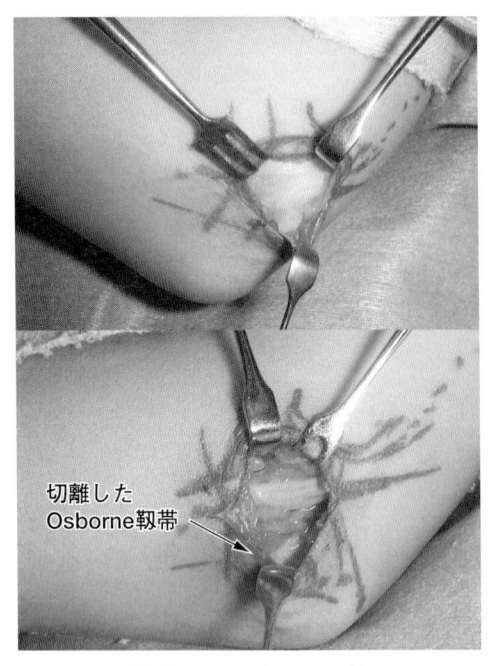

11. 末梢神経疾患（絞扼性神経疾患）

図 II-159　Osborne 法
切離したOsborne靱帯

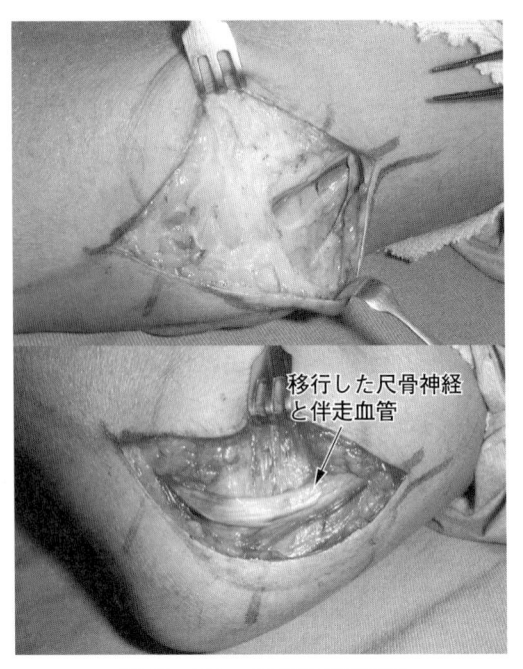

図 II-160　皮下前方移行術
移行した尺骨神経と伴走血管

正中神経
尺骨神経
筋層下前方移行術

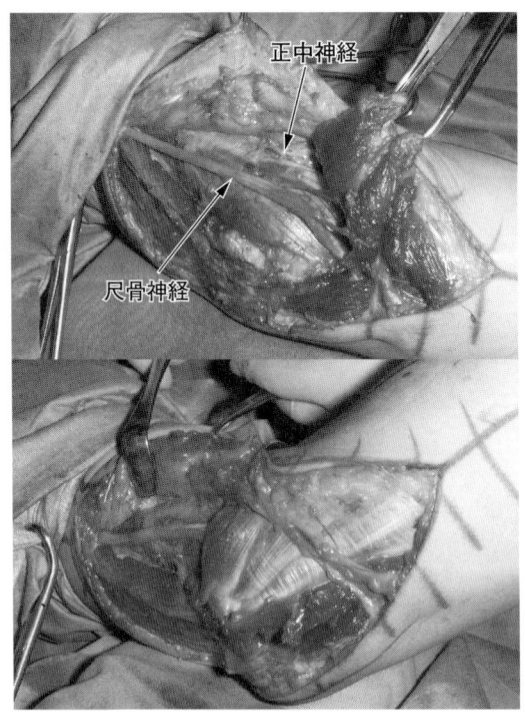

上腕骨外顆骨折偽関節による外反肘

図 II-161　外反肘に伴う遅発性尺骨神経麻痺

場合が多い（King 変法）．

外反肘が著明な場合は楔状骨切り術，変形性肘関節症では肘関節形成術を同時に行う症例もあり，腫瘍では腫瘍摘出術が行われる．

### 予後，リスクマネジメント

手術適応と手技が正しければ 80 〜 90 ％の改善率が報告されている．治療成績は術前の重症度が大きく影響するとされ，手部内在筋の萎縮と筋電図で脱神経電位のある場合は予後不良になる．

## C 腕神経叢麻痺 brachial plexus palsy

### 概念

腕神経叢は第 5 − 8 頸神経と第 1 胸神経（C5 − 8，Th1）とで形成される．さまざまな原因により麻痺を生じる．

外傷による腕神経叢麻痺は腕神経叢への牽引損傷によって生じることが多く，交通事故，特にオートバイ事故による腕神経叢損傷が多い．その他，分娩麻痺や高所からの転落，直達外力，圧迫による腕神経叢麻痺であるリュックサック麻痺，腫瘍，術中の不良肢位，放射線照射，刺創，切創，圧挫創や肩関節脱臼・骨折でも麻痺は生じる．

近年の微小外科手術 microsurgery の発展に伴い，再建手術も精力的に行われてきている．

腕神経叢損傷の特徴についてナラカス Narakas は次のような 7 つの 70 の法則があると述べている．

① 外傷性腕神経叢麻痺の 70 ％は交通事故による．
② 交通事故の 70 ％は二輪車による事故である．
③ 70 ％は多発外傷を合併している．
④ 70 ％は鎖骨上神経損傷である．
⑤ 鎖骨上神経損傷の 70 ％は神経根引き抜き損傷がある．
⑥ 引き抜き損傷の 70 ％は C7 − 8，Th1 または C8，Th1 に引き抜きがある．
⑦ 下位神経根引き抜き損傷の 70 ％は頑固な痛みがある．

### 解剖（図 II − 162）

腕神経叢は第 5 − 8 頸神経（C5 − 8）と第 1 胸神経（Th1）とで形成され，一部第 4 頸神経や第 2 胸神経からの神経線維を受けている．

これらは 3 つの神経幹（上・中・下神経幹）を形成し，各神経幹から前枝と後枝に分枝した後，3 つの神経束（外束，後束，内束）となる．神経束はさらに 2 つに分かれ腕神経叢終末枝である筋皮神経，正中神経，腋窩神経，橈骨神経そして尺骨神経になる．

### 疾患解説

(1) 病態

(a) 損傷レベル（図 II − 163）

Zone I 〜 IV に分けられ，以下の 3 つの神経損傷部位で考えると損傷レベルの診断に有用である．

① 鎖骨上損傷：神経根から神経幹での損傷
　　　　　Zone I　節前損傷（神経根引き抜き損傷）

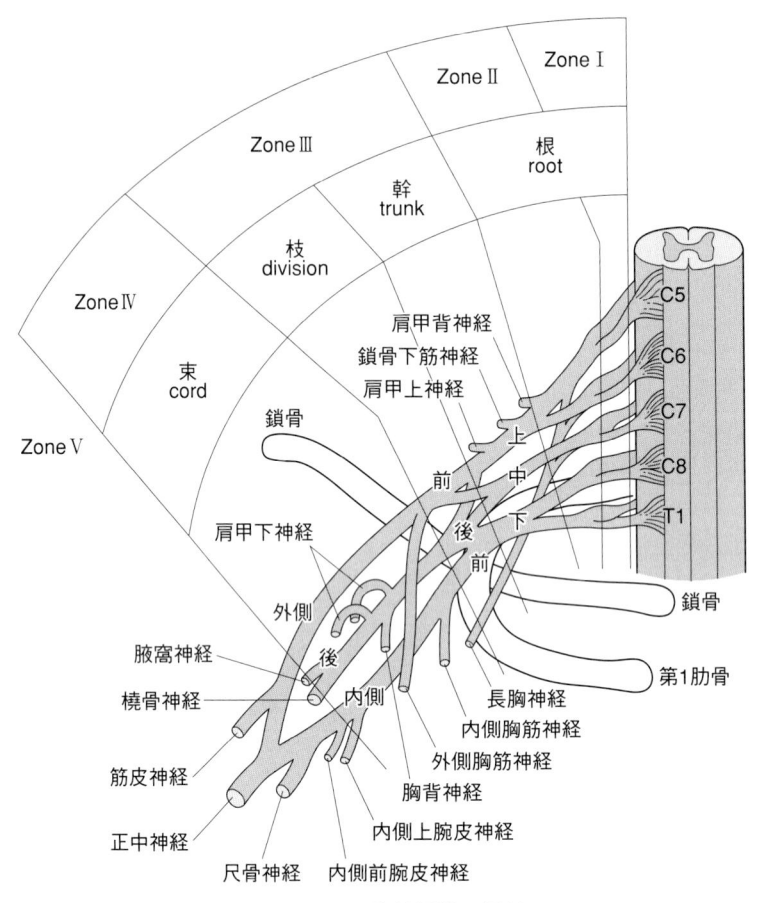

356　11. 末梢神経疾患（絞扼性神経疾患）

**図 II-162　腕神経叢の解剖**
Zone I ： 神経根節前部　　Zone II ： 神経根節後部
Zone III： 各神経幹・枝　　Zone IV： 各神経束　　Zone V： 各末梢神経

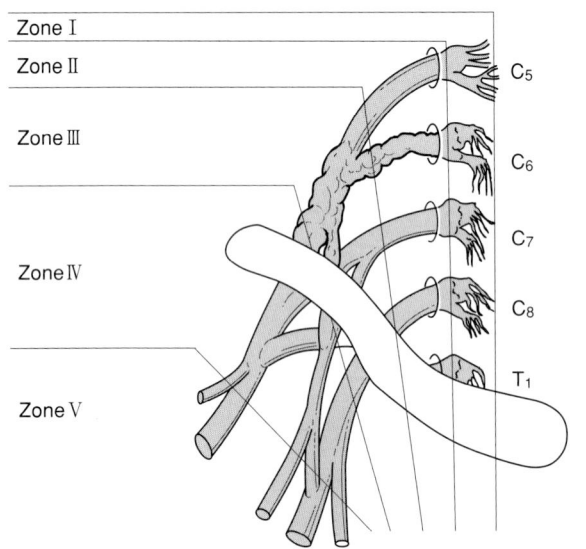

**図 II-163　腕神経叢損傷レベル**
1) 鎖骨上損傷
　Zone I ： 神経根節前部
　Zone II ： 神経根節後部
2) 鎖骨後損傷
　Zone III： 各神経幹・枝
3) 鎖骨下損傷
　Zone IV： 各神経束
　Zone V ： 各末梢神経

　　　　　　　Zone II　　神経根節後損傷
② 鎖骨後損傷：Zone III　　神経幹損傷
③ 鎖骨下損傷：Zone IV　　神経束から終末枝の損傷
　高度な牽引損傷の場合では鎖骨上下部に神経損傷が及ぶこともある．

**(2) 臨床所見**
　一側上肢に限局する弛緩性麻痺，筋萎縮，知覚障害，発汗異常，疼痛，しびれが主症状である．麻痺の範囲は**全型麻痺，上位型麻痺，下位型麻痺**の 3 つに分ける分類が汎用されている．
① **全型麻痺**：上肢全体に麻痺が及ぶ．
　　**C5-Th1 までの神経支配領域の麻痺**である．
② **上位型麻痺**（エルブ Erb 麻痺）：**肩挙上が主として制限**される．
　　**C5-6，C7 の神経支配領域の麻痺**である．C8 を含めた神経領域の麻痺の場合もあるが，少なくとも Th1 の神経機能は残存している．
　　下位神経根の残存程度や神経支配の個人差により手関節の背屈や手指の伸展が可能な症例もあるが，**肘の屈曲や肩のコントロールは不可能**である．
③ **下位型麻痺**（クルンプケ Klumpke 麻痺）：**指屈曲が障害**される．
　　**(C7)，C8-Th1 の神経支配領域の麻痺**である．C6・C7 神経支配領域の麻痺も伴う場合があるが，少なくとも C5 神経機能は残存している．上位型麻痺と比較して機能的に予後不良である．
　サンダーランド Sunderland は神経損傷程度を 1 度から 5 度までの 5 段階に分類（表 II-28）したが，交通事故で受傷することの多い牽引損傷では一つの神経幹でも損傷程度は Sunderland の 1 度から 5 度まで混在することがあり，損傷範囲も広範囲に及びやすく神経損傷の態様は複雑多岐にわたることが多い．

**表 II-28　末梢神経損傷の程度**

Sunderland 分類
　　I 型：一過性神経不働化あるいは髄鞘障害．
　　　　　軸索の連続性は保たれ変性もない．
　　II 型：神経幹の連続性は保たれ，神経内膜の瘢痕はない．
　　　　　神経の機能回復には軸索の回復が必要であり，**1 日 1 mm** である．
　　III 型：神経周膜は保たれるが，神経内膜の瘢痕がある．
　　　　　再生は起こるが不完全である．
　　IV 型：瘢痕でのみつながっており，Tinel 徴候の前進はない．
　　　　　瘢痕切除と神経縫合が必要である．
　　V 型：神経断裂であり軸索とともに神経幹の連続性が断たれている．
　　　　　手術により修復が必要である．
　　VI 型：I・V 型の混合型である．

Seddon 分類
　　neurapraxia：Sunderland 分類の I 型
　　axonotmesis：　　〃　　　　II 型
　　neurotmesis：　　〃　　　　V 型

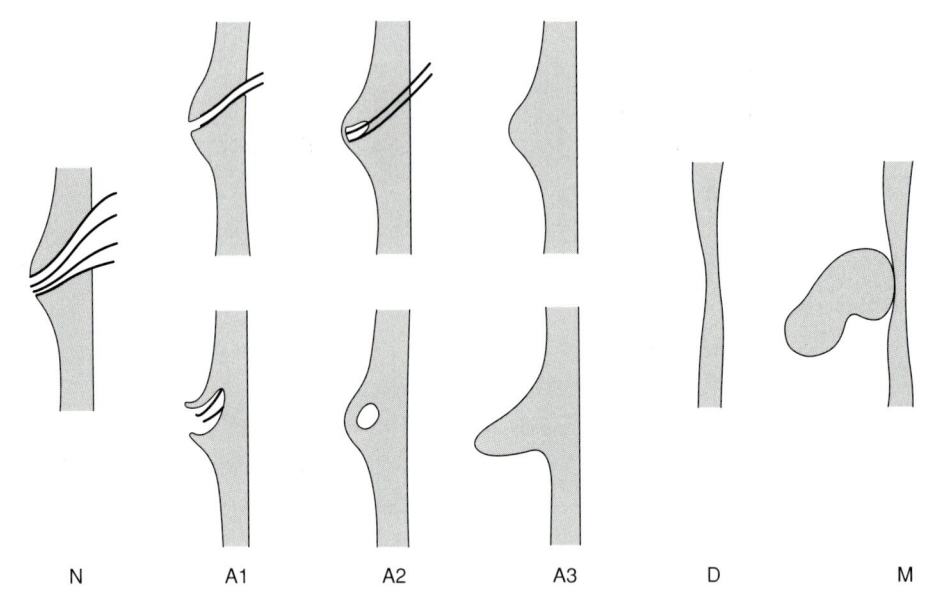

**図II-164 脊髄腔造影像の長野分類**
N：正常　A1：軽度根叢像異常　A2：根叢像先端閉鎖　A3：根糸・根像欠損
D：根叢像欠損　M：外傷性髄膜瘤

### 診断

神経損傷の診断には損傷高位，部位，程度および範囲を的確に知ることが大切である．

神経根が脊髄から引きちぎれてしまう神経根引き抜き損傷（節前損傷）では当該神経根領域の機能回復は不可能である．しかし，後根神経節より末梢部での神経断裂である節後損傷ではその神経から神経修復術が可能であるので，その鑑別診断が重要となる．

節前損傷と節後損傷の鑑別には以下の節前損傷を示す所見が参考になる．

① X線で頚椎横突起骨折
② 神経根の近くから分岐する神経の麻痺
- 長胸神経麻痺（C5-7）―前鋸筋の麻痺
- 肩甲背神経麻痺（C4-5）―大・小菱形筋の麻痺
- 横隔膜神経麻痺（C3-5）―横隔膜高位の所見

③ ホルネル Horner 徴候（縮瞳，眼瞼下垂，眼球陥凹）の出現
　　Th1 神経根の引き抜き損傷
④ 軸索反射の陽性所見
⑤ 知覚神経活動電位（SNAP）の導出が可能
⑥ 筋電図で項部の背側枝支配筋（長頚筋，斜角筋）の脱神経変性
⑦ 画像所見
　　ミエログラム（脊髄造影），ミエロCT，MRIの画像で，髄膜瘤所見，神経根や根糸の損傷程度を分類する．脊髄造影の分類では長野の分類（図II-164）が有用である．
⑧ 術中電気診断
　　頚部硬膜外脊髄誘発電位 evoked spinal cord potential（ESCP）の測定：神経根を電気

刺激し頸部硬膜外電極から電位の導出を行う．

**治療**

(1) 保存療法

叢部損傷では全型を含め，不全麻痺例や軽症例は保存的療法を行う．神経学的所見やEMGの所見を中心に経過観察する．通常良好な回復は3カ月以内にみられ，回復状態によっては6カ月まで経過をみる．

(2) 観血的療法

回復状況が遅延する場合や受傷後2〜3カ月経過しても筋力回復がまったくみられず筋収縮もない場合には神経手術も考慮し精査が必要となる．

切創や割創などの鋭利な損傷による腕神経叢麻痺では保存的に待機せず，損傷神経の神経縫合術や神経移植術による早期の再建術が必要である．

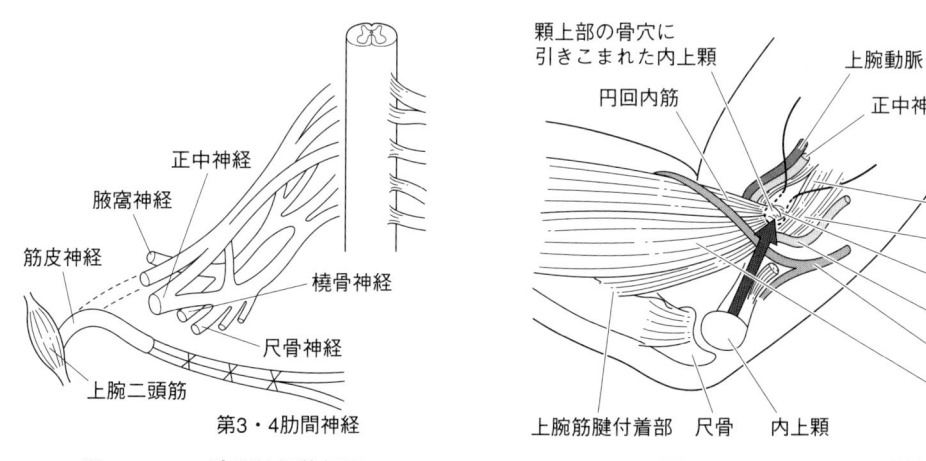

図II-165 肋間神経移行術

図II-166 Steindler変法

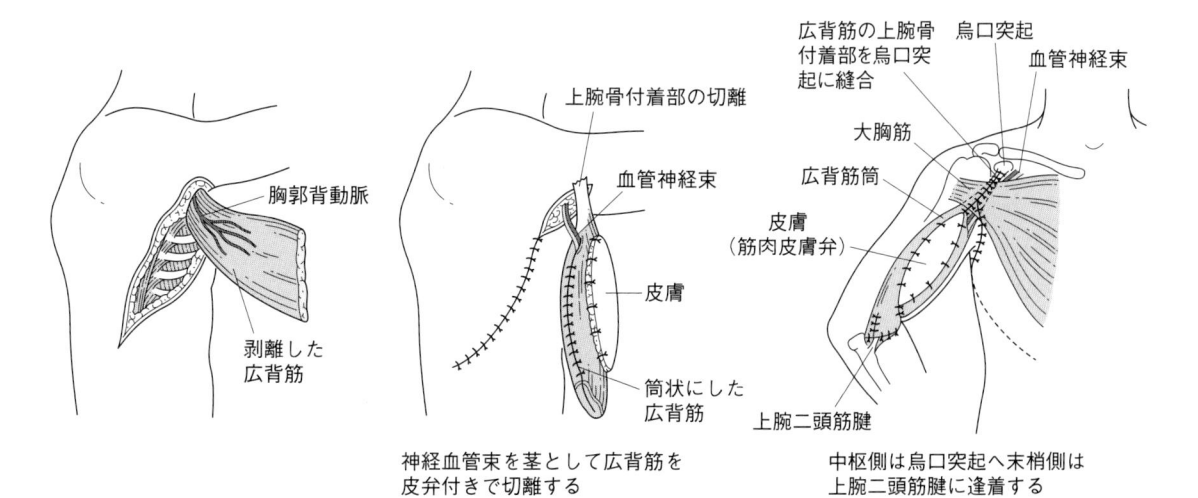

図II-167 広背筋移行術

### (a) 全型完全麻痺

特に交通事故による牽引損傷の場合多くは神経根引き抜き損傷を伴っているが，その約半数でC5やC6神経が節後神経損傷を示している．その場合，神経修復術の再建順序は，下記と考えている．

① 肘屈曲機能再建（図Ⅱ-165，Ⅱ-166，Ⅱ-167）
② 手関節および手指の屈曲機能と正中神経領域の知覚機能再建
③ 肩機能再建
④ 上肢伸展機能再建

**特に肘屈曲については是非とも再建したい機能**である．

代表的な再建方法として肋間神経2本を筋皮神経と縫合（図Ⅱ-165），3本の肋間神経を正中神経と縫合，そしてC5およびC6神経が節後神経損傷であれば，同部から肩甲上神経や上神経幹後枝ないしは後束へ腓腹神経や尺骨神経などを用いた神経移植術を行う．これにより肩，肘および前腕機能の再建が同時に可能である．

### (b) 上位型麻痺

神経根引き抜き損傷を伴っていても少なくともTh1神経機能が残存しているため，神経再建術として，**肘屈曲機能再建と肩機能再建を行う**．

C5・6神経根の修復可能例には肩甲上神経，腋窩神経，筋皮神経に神経移植を行う．また，C5・6神経根の修復困難例には，肩は筋腱移行術，肘屈曲再建には肋間神経移行術

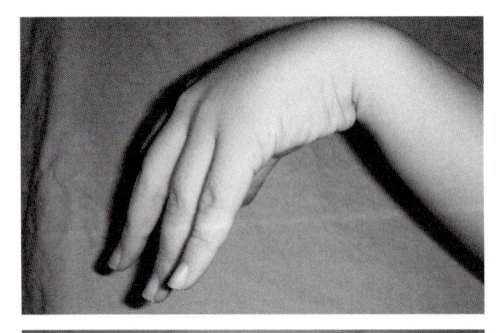

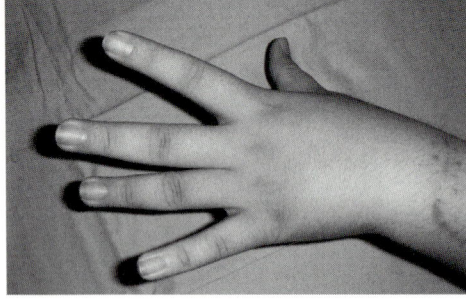

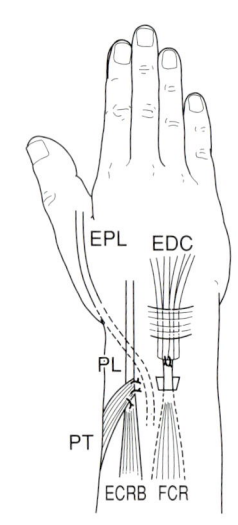

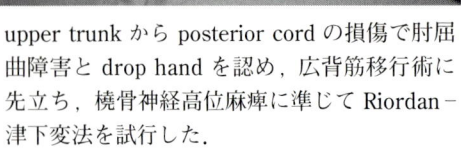

upper trunk から posterior cord の損傷で肘屈曲障害と drop hand を認め，広背筋移行術に先立ち，橈骨神経高位麻痺に準じて Riordan-津下変法を試行した．

**図Ⅱ-168 津下法（Riordan-津下変法）**

母指伸展
　EPL：PLを腱移行

指伸展
　EDC：FCRを腱移行
　（骨間膜の開窓部を通す）

手関節背屈
　ECRB：PTを腱移行

EPL ：長母指伸筋
PL ：長掌筋
EDC ：総指伸筋
FCR ：橈側手根屈筋
ECRB：短橈側手根伸筋
PT ：円回内筋

（図Ⅱ-165）と筋腱移行術〔スタインドラー Steindler 法（図Ⅱ-166），ザンコリ Zancolli の広背筋移行術（図Ⅱ-167）〕がある．upper trunk から posterior cord の障害例で，肩・肘の運動障害が軽度で drop hand を呈する症例には，伸展機能再建のために橈骨神経高位麻痺に準じて，リオルダン Riordan 法や津下法（図Ⅱ-168）など腱移行術を行う．

### (c) 下位型麻痺

肩のコントロールはできても肘の屈曲が不能の場合は，肘屈曲機能再建，手関節と手指の屈曲再建ならびに正中神経領域の知覚機能再建を行う．

肩と肘の機能が保たれている場合には，前腕筋群の麻痺に対して，高位正中・尺骨神経麻痺に準じた手関節および手指屈曲再建と正中神経領域の知覚機能再建を行う．前腕筋群が有効に機能している場合は手内在筋が麻痺していても神経手術は行わず把持機能およびピンチ機能再建のために腱移行術を行う．

**予後，リスクマネジメント**

神経手術により肘の屈曲再建や肩のコントロールおよび前腕筋群の一部にも機能回復が得られるが，手関節機能や手指機能の実用的な再建はなかなか困難である．マイクロサージェリーの進歩に伴い，遊離血管神経柄付筋肉移植術（double muscle transplantation など）による薄筋，大腿直筋，広背筋などを用いて肋間神経や副神経と縫合することで陳旧例の肘屈曲再建や手関節背屈機能さらには手指の屈曲機能の再建も試みられている．

陳旧例では，知覚機能は受傷後 2 年近く経過しても有用な回復が期待できる．一方，運動機能に関しては，受傷後 6 カ月以上にわたり神経支配を受けない麻痺筋は萎縮が著しく，神経移植や神経移行を行っても回復は不良である．したがって，充分に機能している筋腱を犠牲にしての移行術，関節固定術，腱固定と遊離筋肉移植術を併用した神経交叉縫合などを組み合わせた再建術が必要となる．

**治療に際しては，数回にわたる手術と長期間のリハビリテーションを要し，また，患者の多くは青少年であることなどから，整形外科的治療に加えて，精神的なケアが重要である．**

## D メラルギア パレステジア Meralgia paresthetica（外側大腿皮神経痛，Roth-Bernhardt症候群）

**概念**

1895 年，ロス Roth により Meralgia paresthetica と命名され，バーナード Bernhardt により，**外側大腿皮神経**パレステジィと記載されたこの症状はきわめて特異である．外側大腿皮神経〔N. cutaneus femoris fibularis (or lateralis)〕は (L1) L2 に由来し，前腸骨棘に向かい，この棘のすぐ内側で鼠径靱帯の後を通った後，大腿筋膜を貫通して皮下に出現し 2～3 枝に分かれる（図Ⅱ-169）．この神経の支配する大腿外側部に起こるしびれ感，蟻走感あるいは痛みを伴う異常な感覚で，ときには無知覚となる．

**疾患解説**

### (1) 病因

必ずしも病因は明確ではない場合もあるが，多くの症例で機械的圧迫が原因とされる．

鼠径靱帯近傍での圧迫（腫瘍，肥満，妊娠や大腿外側の外傷・瘢痕，きつい衣類など），神経炎（アルコール，糖尿病，梅毒，帯状疱疹，感染など）や大腿外側の外傷・瘢痕などが原因となる．

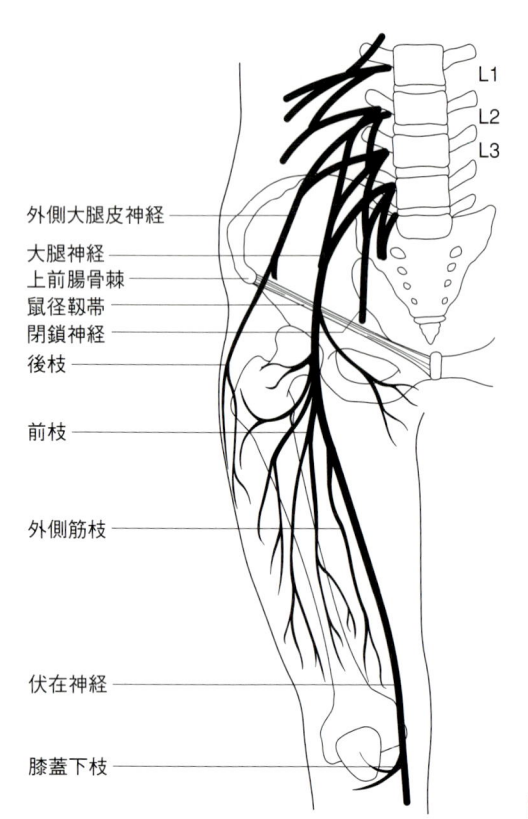

## 11. 末梢神経疾患（絞扼性神経疾患）

**図 II-169　外側大腿皮神経と大腿神経の走行**

腰椎すべり症などによる神経根障害．

### (2) 臨床所見

自覚的症状として**外側大腿皮神経の知覚領域（大腿外側面の下約 2/3 ほどのラケット型の領域）**に，疼痛あるいは異常感覚（チクチク・ヒリヒリ感）を訴える．障害部位には締めつけられるような感じを伴う（図 II-170）．

症状は，はじめ多くは間欠的であり，長く立っていた後などにあらわれ，下肢を動かした

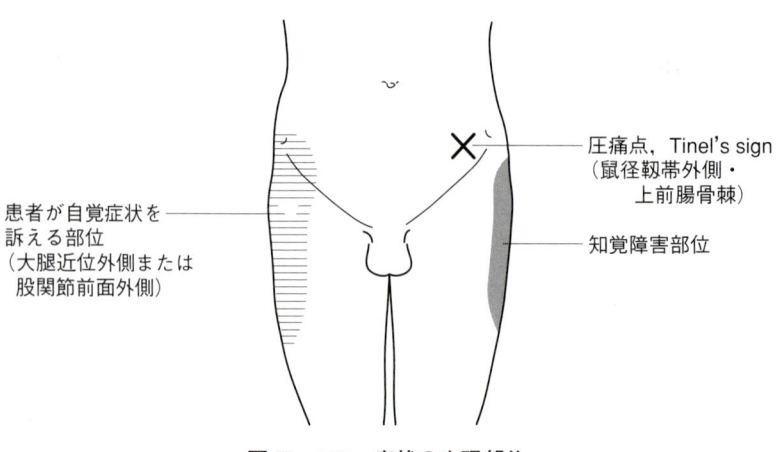

**図 II-170　症状の出現部位**

り股関節を曲げたりすると消失する．痛いが強いときには股または膝関節伸展で疼痛が増強するため，跛行を呈すことがある．

中年の成人にしばしばみられ，男子は女子の3倍罹患し，両側に症状をみるのは約10％である．

慢性長期臥床者にみられることがある．また，糖尿病による外側大腿皮神経の神経痛ならびに知覚障害は持続的に認められる．

### 診断

下記の所見（図II-170）から総合的に診断する．
① 鼠径部外側から上前腸骨棘付近の圧痛や Tinel's sign の有無
② 圧迫因子や原因疾患の検索
③ 外側大腿皮神経の知覚領域（大腿外側面の下約2/3ほどのラケット型の領域）の自覚症状や知覚鈍麻の有無

### 治療

#### （1）保存療法

外的圧迫因子がある場合はこれを除去し，原因となる疾患がある場合はその疾患の治療を合せて行う必要がある．

外側大腿皮神経ブロックは診断と治療を兼ねる意味でも有用である．

#### （2）観血的療法

外科的に除去可能な圧迫因子がある症例ではその因子の除去を行い，神経の絞扼と神経周囲の癒着がある症例では，神経剝離術と鼠径靱帯の部分切除や上前腸骨棘の切除による徐圧術を行う．

### 予後，リスクマネジメント

多くの場合は原因が特定されず，多くは一過性のことが多く，保存療法で軽快する．

しばしばみかけるにもかかわらず，股関節疾患，股関節症（臼蓋形成不全），変形性膝関節症や膝関節症術後の症状再発などと間違われて加療される場合があり，注意を要する．

## E 足根管症候群 tarsal tunnel syndrome

### 概念

下肢の代表的な絞扼性神経障害で，脛骨神経が脛骨内踝，距骨，踵骨および屈筋支帯により構成される骨線維性トンネルである足根管で絞扼ないし圧迫されて起こる有連続性神経障害である（図II-171）．

### 疾患解説

#### （1）病態

原因としては特発性といわれる明確な異常所見がない原因不明のものもある．しかし，最近ではガングリオン，足根骨癒合症（内側距踵骨癒合症）による骨性隆起，外傷およびその後の出血，腫瘍などの space occupying lesion が存在して起こる場合が多いとされてきている．特にガングリオンによるものが多い．

#### （2）臨床所見

足底部や足趾にかけての放散痛としびれ感（図II-172）が主訴であり，同時に灼熱痛を

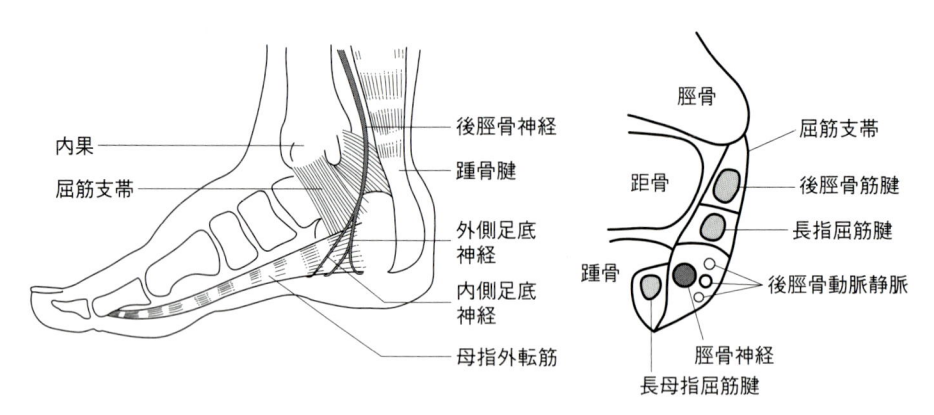

図Ⅱ-171　足根管の解剖

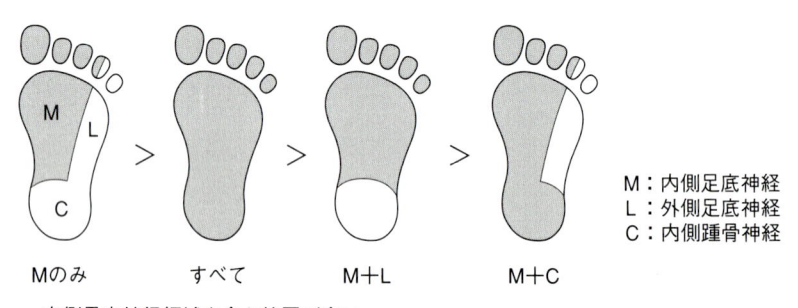

図Ⅱ-172　知覚障害の出現部位

M：内側足底神経
L：外側足底神経
C：内側踵骨神経

Mのみ　　すべて　　M＋L　　M＋C
内側足底神経領域を含む範囲が多い

伴う症例もみられる．これらの症状は起立や歩行時，特に接着時に増悪する．夜間の自発痛や足底および足趾の筋力低下を示すこともある．特徴的なことは外出後に暖房や入浴によって急に足部が温められると，足底部に違和感や灼熱感が生じて足部を冷やしたくなるなどの自覚症状を訴える．

### 診断

知覚障害は**脛骨神経の支配領域にみられる（内・外足底神経および踵骨枝の3領域）**（図Ⅱ-172）．足根管部には限局性の圧痛やTinel's signをみることも多い．ときとして同一下肢側に他の末梢神経障害を合併することがあり，糖尿病性神経障害などとの鑑別が必要とされる．

電気生理学的検査として，運動・知覚伝導速度の計測が行われる．初期例では運動神経終末伝導時間は正常のことが多く，経過が長いものでは知覚伝導速度の導出不能例が多い．

ガングリオンは超音波検査でhypoechoicな囊腫様陰影として描出され，足根骨癒合症によるものはX線像やCT像で，腫瘍などspace occupying lesionはCT像やMRI画像で診断される．

腰部からの脊髄性の放散痛や知覚障害との鑑別が問題となる．腰椎のX線像や電気生理学的に検査して鑑別する．

## 治療

### (1) 保存的治療

局所の安静，湿布や消炎剤の軟膏の塗布，足底板の装着などがあるが，外傷や腫瘍を除けばステロイド剤の局所注入（デキサメタゾン 1 mg および 1 ％局麻剤 0.5 ml）が有効であり，鑑別診断の手段ともなる．

### (2) 手術的治療

ガングリオンや外傷および足根骨癒合症による本症には必要であり，通常は内踝後縁より前下方に弓状切開を加え屈筋支帯に達し，足根管を開放して原因を除去する．

## 予後，リスクマネジメント

手術まで経過が長い症例では術後の自発痛は消失するが，知覚障害や Tinel's sign が残存することがある．特発性のものは手術的治療にもかかわらず予後不良の症例が多い．

〈関口昌之〉

# 12 スポーツ外傷・障害

　スポーツ活動には学校教育（授業としての体育，クラブ活動），レクリエーション，社会人・プロスポーツなどがある．スポーツと医学のかかわりは，主に，コンディショニングなどの内科的サポートと，外傷やオーバーユーズに伴う障害を取り扱う整形外科的診断・治療に大別される．
　スポーツ障害の予防には，環境の整備やトレーニング内容の検討とともに，メディカルチェックや疾患の理解などの医学的サポートが不可欠である．治療に際してはスポーツ復帰を目的とした治療計画が必要である．
　本章ではスポーツに伴う整形外科疾患，特にスポーツ障害を中心に，診断と治療について述べる．

## A スポーツ外傷・障害の現状

　スポーツに伴う外傷・障害の部位別統計をみると，外傷の発生部位は膝，足関節，肩・鎖骨，手などの頻度が高く，障害では腰，膝，足などの発症が多い．傷害の内容では捻挫・靱帯損傷，慢性障害，骨折，打撲などの頻度が高い（表 II-29，II-30，II-31）．
　近年，スポーツ障害に対する理解は深まってきているが，成長期で筋・骨格系の発育が不充分にもかかわらず将来のプロスポーツ選手を目指して過度のトレーニングを行い障害が発生する学童もみられる．また，都会では塾が盛んで運動不足となり，栄養の偏重もあり体力が低下し，軽微な外力や転倒によるスポーツ外傷もみられる．一方，健康面からスポーツの

表 II-29　スポーツ外傷の部位別頻度

| 膝関節 | 203 | (23.9%) |
|---|---|---|
| 足関節 | 168 | (19.7) |
| 肩・鎖骨 | 79 | ( 9.3) |
| 指 | 71 | ( 8.8) |
| 足・足指 | 54 | ( 6.3) |
| 下腿 | 34 | ( 4.0) |
| 大腿 | 33 | ( 3.9) |
| 首 | 31 | ( 3.6) |
| 腰 | 29 | ( 3.4) |
| 上腕・肘 | 29 | ( 3.4) |
| その他 | 45 | ( 4.2) |

表 II-30　スポーツ障害の部位別頻度

| 腰 | 154 | (32.5%) |
|---|---|---|
| 膝関節 | 104 | (22.2) |
| 足・足指 | 48 | (10.3) |
| 肩・鎖骨 | 43 | ( 9.2) |
| 下腿 | 28 | ( 6.0) |
| 上腕・肘 | 21 | ( 4.5) |
| 前腕・手 | 17 | ( 4.5) |
| 骨盤・股関節 | 11 | ( 2.4) |
| 胸・背部 | 10 | ( 2.1) |
| 首 | 8 | ( 1.7) |
| その他 | 24 | ( 5.6) |

表 II-31　障害の内容別頻度

| 捻挫・靱帯損傷 | 520 | (39.0%) |
|---|---|---|
| 慢性障害 | 261 | (19.6) |
| 骨折 | 113 | ( 8.5) |
| 打撲・挫傷 | 100 | ( 7.5) |
| 肉離れ・筋挫傷 | 58 | ( 4.4) |
| 脱臼 | 52 | ( 3.9) |
| 腱炎・腱鞘炎 | 52 | ( 3.8) |
| 腰椎椎間板症，分離・すべり症 | 51 | ( 3.8) |
| その他 | 125 | ( 9.4) |

（3 表とも筑波大学スポーツクリニックの統計より）

有用性が認識され，スポーツを楽しむ人々が増えたが，オーバーワークや適正を欠いたトレーニングにより関節炎や筋・腱鞘炎，肉離れなどが発症した例もみられる．

スポーツの現場における外傷の応急処置は RICE が基本である．RICE とは安静 rest，冷却 ice，圧迫 compression，挙上 elevation の頭文字をとったものである．腫脹や変形がみられる場合はただちに外固定を行い，整形外科を受診させる必要がある．スポーツ障害では，原因となるスポーツの特性，トレーニング状況などを把握し，適切な診断・治療とともに予防対策も重要である．近年，プロスポーツが華々しく紹介されるようになり，ストレッチングやテーピング，コンディショニングに対する理解も深まってきている．さらに，関節鏡による診断と治療，リハビリテーションの進歩はスポーツ外傷・障害の治療に大きく寄与している．

## B 肩関節

スポーツ活動中に，相手選手との接触などで転倒し，手をついたり，肩から落下することにより肩関節脱臼や鎖骨骨折，肩鎖関節脱臼が起きる．投球や腕相撲で上腕骨に無理な回旋力が加わると骨幹部で螺旋骨折（投球骨折）を生じることがある．

肩関節のスポーツ障害は投球動作やバレーボールのスパイクなどの繰り返し，クロール，バタフライなどの水泳競技で発症する．

### 1. 肩インピンジメント症候群

繰り返す機械的ストレスにより，肩の挙上・外旋を行う腱板が肩峰や烏口肩峰靱帯との間ではさまって生じる障害である．野球や水泳のオーバートレーニングで発症する例が多い．肩挙上時に疼痛や引っかかり感がみられる．有痛弧徴候（上肢を挙上し，下していくときに120°から60°の間で疼痛が生じる）が認められる．

疼痛を誘発する動作を中止し，温熱療法や腱板筋群の強化訓練，ステロイドの関節内注入などで治療する．

### 2. リトルリーグショルダー

小学校高学年から中学生に発症する．上腕骨近位の成長軟骨板の炎症ないし疲労骨折である．投球動作に伴った肩関節痛がみられる．上腕骨近位部に圧痛を認め，X 線所見では病期が進行すると骨端線の不整や開大がみられる．

治療は投球動作を禁止し局所の安静をはかる．早期の投球開始を希望する者が多いが，病態を理解させ，X 線所見などを参考に投球再開の時期，練習量を指導する．

### 3. 肩ベネット Bennett 骨棘

過度の投球によって上腕三頭筋長頭に異常な張力と緊張が加わり，肩関節後方の関節包や関節唇にストレスが加わり骨増生が生じ，疼痛や腋下神経領域の知覚障害などが発生する．

投球の際に肩関節痛があり，肩関節後方の圧痛，三角筋筋力の低下，肩外側の知覚障害などがみられる．本症を疑った場合，骨棘の確認には肩関節外転位での X 線撮影が必要であり，CT 撮影も有用である．

投球動作の中止や抗炎症療法などの保存療法で治癒しない場合は骨棘の切除や関節形成術が行われる．

## C 肘関節

肘関節の傷害は野球，柔道，テニスなどのスポーツで多く発症する．

成長期では投球動作などの過度の負荷により骨軟骨損傷が生じる．成壮年期では内側側副靱帯損傷や変形性関節症がみられる．

### 1. 離断性骨軟骨炎

小学校高学年から中学生に発症する．野球に頻発することから繰り返す投球動作で肘関節に外反ストレスが加わり，上腕骨小頭の軟骨下骨に壊死が生じ疼痛が発生すると考えられている．

投球時あるいは投球後に肘関節痛がみられ，初期では運動時のみであるが，進行期では運動後も持続するようになり可動域制限も出現する．関節遊離体が生ずると陥頓症状（ロッキング）がみられる．

X線やCTで軟骨下骨の透亮像や分離が認められる．初期病変の診断にはMRIが有用である．

治療は，初期ではギプスや装具による保存療法が行われるが，骨片の分離が危惧されたり進行例では分離部の固定や骨釘移植などを行う．

### 2. 肘関節内側側副靱帯損傷

野球の投球動作による発症が多い．投球の繰り返しによって肘関節に外反ストレスが加わり内側側副靱帯に張力が作用し靱帯起始部である上腕骨内顆の分離や剥離骨折が生じる．

投球時に肘関節内側の疼痛がみられ，同部に圧痛を認める．X線所見では内上顆骨端核の分離や剥離骨片がみられ，ストレスX線撮影では不安定性が認められる（図II-173）．小

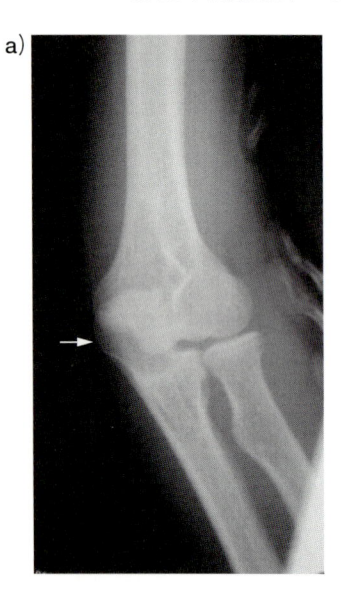

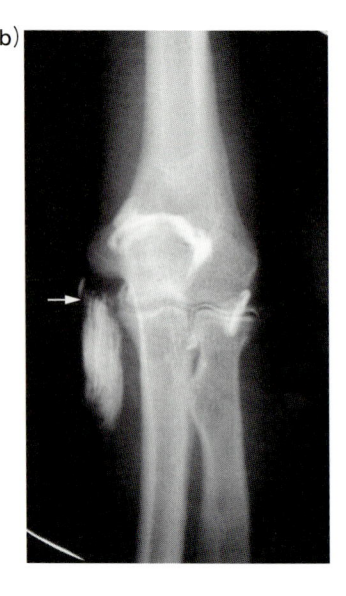

図II-173　肘関節内側側副靱帯損傷
a) 外反ストレスで内側の関節裂隙の開大がみられる．
b) 関節造影所見．肘関節内側で造影剤の関節外への漏出を認める．

学生高学年では，進行期でなければギプス固定などの保存療法を行う．高校生以上では陳旧例が多く，競技継続を希望する場合には腱移植を併用した靱帯再建などが行われる．

### 3. テニス肘

テニスなどのスポーツで手関節の背屈筋群の使いすぎにより上腕骨外顆部に疼痛が出現する．短橈骨手根伸筋腱の付着部炎または微小断裂と考えられている．

肘関節の外側上顆に圧痛があり，抵抗下の手関節の背屈，手指の伸展で疼痛が誘発される．

肘を使ったスポーツ活動を休止し，局所の湿布や手関節の背屈筋群のストレッチング，マッサージなどで炎症の沈静化をはかる．

## D 骨盤，股関節

骨盤から起始する筋群の急速な収縮が起きると過牽引力が作用して筋付着部で裂離骨折の生じることがある．中・高生に好発する．肉離れなどとして扱われ診断・治療の遅れる場合がある．

走行，跳躍，キックなどの動作で瞬発的に強力な牽引力が作用すると，大腿直筋や縫工筋の起始部である下前腸骨棘や上前腸骨棘で裂離骨折を生じる．ダッシュなどの急なスポーツ動作で発症し，股関節前方に圧痛を認める．股関節は軽度屈曲位をとり起立，歩行が困難となる．また，ダッシュや走行中の転倒によりハムストリング（大腿二頭筋，半膜様筋・半腱様筋）の過牽引力が作用すると坐骨結節の裂離骨折を生じる．

治療は保存療法を原則とする．安静臥床や，松葉杖使用での歩行で経過をみる．スポーツ復帰は局所やX線所見を参考に決定する．坐骨結節の裂離骨折ではスポーツ復帰に支障をきたすことがあり，骨折の転位が大きい場合には手術的に整復固定することがある．

## E 膝関節

膝関節は支持性を靱帯のみに頼った関節であり，半月板などの軟部組織が発達し，屈曲，伸展に伴い回旋中心が移動し，rolling，gliding が組み合わさった複雑な運動を行う．膝関節は人体最大の荷重関節でありスポーツ活動に伴うさまざまな負荷により軟部組織の損傷が生じやすい．

外傷としては靱帯損傷，半月板損傷などが，障害としてはジャンプ，ランニング，キックなどで膝伸展機構（大腿四頭筋―膝蓋骨―膝蓋靱帯―脛骨粗面）に障害の生じることが多い．外傷では傷害部位の正確な診断が必要であり，オーバーユースに伴う障害では，原因となるスポーツ動作やフォームのチェック，練習量の見直しなどが必要である．

### 1. 膝関節靱帯損傷

膝関節には内側側副靱帯（外反動揺性の防止），外側側副靱帯（内反動揺性の防止），前十字靱帯（脛骨の前方滑り出しの抑制），後十字靱帯（脛骨の後方への滑り出しの抑制）があり，関節の安定性に寄与している．スポーツ中の着地や予期せぬ転倒，衝突などで正常可動域を超えた動きを強制されると靱帯損傷が生じる．靱帯損傷はⅠ度（部分損傷はみられるが

不安定性はない），II度（不安定性を認めるが一部の線維は残存し終点が確かである），III度（完全断裂）に分類される．強い外力を受けた場合には複数の靭帯や半月板に損傷の及ぶことがある．診断に際しては受傷機転，徒手テスト，ストレスX線検査，MRIなどにより損傷部位の正確な把握が必要である．

### a. 前十字靭帯損傷

膝の靭帯損傷の中では最も高頻度にみられる．ジャンプで着地に失敗し足関節を固定されたまま，膝を捻った際などに受傷する．受傷直後には激痛があり関節血症を生じる．徒手検査では前方引き出しテストが陽性となる．膝を20〜30°屈曲位で行う前方引き出しテストをLachman（ラックマン）テストという．

陳旧例では膝くずれ現象が生じる．放置してスポーツ活動を続けると半月板や軟骨損傷を生じ変形性関節症へと進展する例がある．

靭帯付着部で剥離骨折を伴った場合は一次修復術を行うが，靭帯中央の断裂は縫合による修復は不可能である．スポーツ活動に積極的でない場合には，装具や筋力強化を中心とした保存療法で経過をみる．スポーツ活動を望む若い患者では前十字靭帯再建術を行う．再建靭帯の素材として自家腱や人工靭帯があり，自家腱では骨付き膝蓋腱，半腱様筋腱などが用いられている．最近では侵襲の少ない関節鏡視下手術が行われている．自家腱を用いて再建を行った場合，半年から1年で従来のスポーツ復帰が可能となる．

### b. 後十字靭帯損傷

転倒し，膝関節90°の屈曲位で脛骨結節付近に直接外力を受けて受傷する場合が多い．脛骨結節付近に打撲による皮膚損傷を認める．関節血症を認め脛骨に後方ストレスを加えると疼痛が誘発される．膝関節屈曲位で後方ストレス下にX線撮影を行うと脛骨の後方移動を認める．MRIで断裂部位の確認が可能である．陳旧例ではストレスを加えなくても脛骨の後方落ち込みを認める（posterior sagging）．

単独損傷の場合，大腿四頭筋訓練を中心とした保存療法を第一選択とする．スポーツ復帰の予後は良好であり，スポーツ活動に際し充分なパフォーマンスが得られない場合は靭帯再建術を行う．

### c. 内側側副靭帯損傷

膝関節の外反を強制されて発症する．ラグビーやサッカーなどのコンタクトスポーツ，スキーの転倒などで受傷する例が多い．大腿骨側の靭帯付着部での損傷が多い．靭帯損傷部に圧痛がみられ，膝関節の外反ストレスで疼痛が誘発される．圧痛のみの1度損傷から，10°以上の異常動揺性のみられる3度損傷に分類されるが，3度損傷では，ほとんどの場合，関節血症を認め，十字靭帯損傷などを合併している．

1，2度の損傷では装具やギプスによる固定などで4週から6週でスポーツ復帰が可能となる．十字靭帯損傷を合併した複合損傷ではしばしば靭帯再建術などの手術療法が行われる．

## 2. オスグッド-シュラッター　Osgood-Schlatter病

脛骨近位端前面の脛骨粗面に繰り返す牽引力が作用し発症する骨端症である．成長期にジャンプやダッシュを頻回に繰り返すスポーツ種目で高頻度に発症する．脛骨粗面に運動時痛と圧痛を認める．X線所見では脛骨粗面の隆起や骨端線の開大などがみられる（図II-174）．

トレーニング内容の見直し，消炎剤の投与，大腿四頭筋のストレッチング，温熱療法など

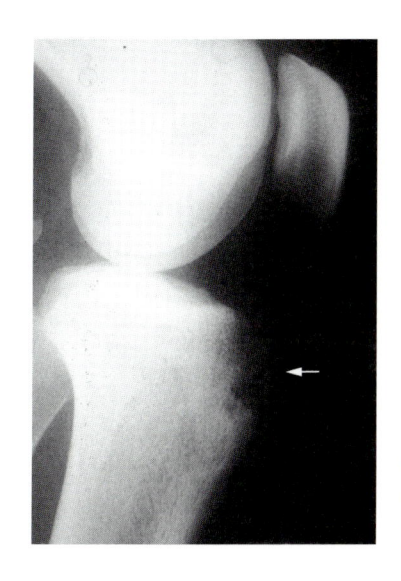

**図Ⅱ-174 オスグッド-シュラッター Osgood-Schlatter病**
脛骨粗面は隆起し，膝蓋靱帯直下には遊離骨片が認められる．

を行って経過をみる．

### 3. ジャンパー膝

バレーボールやバスケットなどのジャンプ競技で発症し，膝蓋骨周辺に疼痛がみられる．膝蓋骨上・下縁，膝蓋靱帯中央から下縁に運動時痛や圧痛がみられる．

膝蓋靱帯に過度の負荷がかかっている例が多く，練習量の変更やフォームの改善，大腿四頭筋のストレッチング・筋力強化，トレーニング後のアイスマッサージ，温熱療法などを行って経過をみる．

### 4. 腸脛靱帯炎，鵞足炎

ランニング障害として発症することが多い．長距離のランニングなどで腸脛靱帯が大腿骨外側上顆部で過度に接触すると疼痛が生ずる．大腿骨外側上顆に圧痛があり，同部で腸脛靱帯を押さえて膝を伸展させると疼痛が誘発される．

同様に過度のランニングなどで，縫工筋，薄筋，半腱様筋腱脛骨付着部（鵞足）に負荷が加わると，同部で疼痛が生ずる．脛骨上端内側の鵞足部に圧痛が認められる．

治療は罹患部周囲筋のストレッチング，トレーニング後のアイスマッサージ，温熱療法などを行う．

## F 足関節

### 1. 足関節捻挫

外力により関節が過度の運動を強制された場合に生じた靱帯，関節包の損傷を捻挫という．足関節では内反または外反を強制されて受傷する．靱帯の損傷部位に圧痛があり，外力を強制された方向への他動痛がある．外側の損傷の頻度が高く，この場合，前距腓靱帯，踵腓靱帯部に圧痛と腫脹を認め，内反ストレスで疼痛が誘発される．重症例では関節の不安定性が

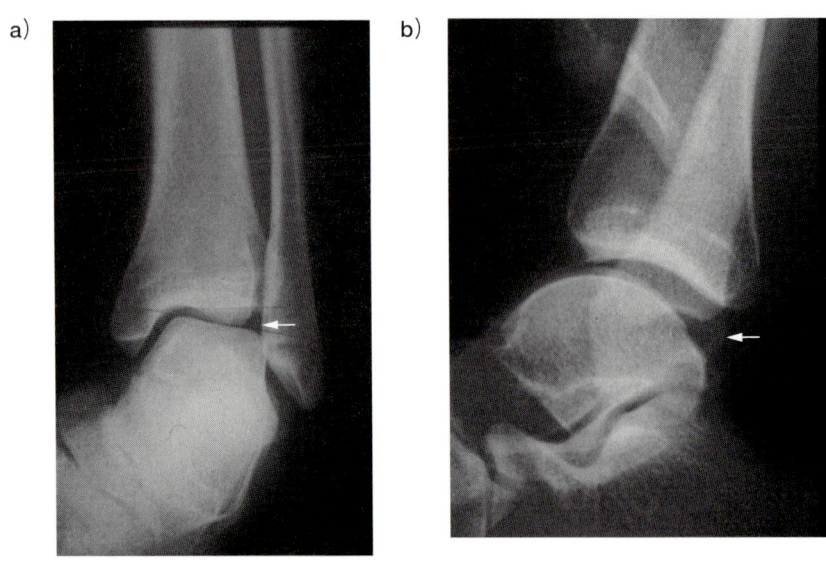

**図 II-175　足関節外側靭帯損傷（ストレス X 線像）**
a) 内反ストレス正面像．外側関節裂隙の開大が認められる．
b) 前方引き出しで距骨の前方移動がみられる．

生じる．不安定性の診断にはストレス X 線撮影を行う．内反ストレスで 10°以上，前方引き出しで 5 mm 以上の異常可動性がみられる場合は不安定性が陽性とされる（図 II-175）．
　急性期では損傷部の出血を最小限にとどめ，圧迫包帯固定などを行う．損傷の程度により，テーピング，ギプス固定などを行う．

## 2. アキレス腱周囲炎

　アキレス腱の微細断裂の瘢痕化や滑膜組織（パラテノン）の炎症や肥厚により疼痛が生じる．オーバーワークや下腿三頭筋力の不足，下肢アライメントの異常などが危険因子となる．アキレス腱部に腫脹と圧痛を認め足関節の背屈により疼痛が増強する．
　治療は下腿三頭筋のストレッチング，トレーニング後のアイスマッサージ，温熱療法などを行う．

## 3. アキレス腱断裂

　中年に好発する．テニスやバレーボールなどのジャンプや急なスタート動作で発症する例が多い．受傷すると歩行困難となり，後ろから蹴られた，ぶつけられた気がするなどの訴えで来院することも多い．アキレス腱付着部よりやや中枢側に断裂部の陥凹と圧痛がみられる．下腿三頭筋をつかんでも反射的な足関節の底屈が生じない（トンプソン Thompson テスト陽性）．
　保存的には足関節底屈位でのギプス固定や装具療法を行う．早期復帰を望むスポーツ選手などでは腱縫合術を行う．

## G 疲労骨折

　ランニングやジャンプなどの繰り返す軽微な荷重負荷により生じる骨折である．好発部位は脛骨，腓骨，中足骨などである．下腿では長時間のランニングなどにより発症する疾走型とバレーボールなどでジャンプ動作の繰り返しにより発症する跳躍型があり，脛骨上・下中 1/3 の発症が多い．ランニングなどのスポーツ活動に起因した疼痛があり，骨折部に腫脹と圧痛などがみられる．X線所見は，疾走型では骨膜反応や骨皮質の硬化像が，跳躍型では骨皮質の亀裂と硬化像がみられる．X線所見は，初期では明らかな異常がみられなかったり，わずかな骨膜反応のみが認められることもあるが，経過とともに骨折線や仮骨の形成が明らかになる（図 II-176）．

　足部では第2・3中足骨の発生頻度が高く，長距離走の選手に多くみられる．第5中足骨基部骨幹端の疲労骨折をジョーンズ Jones 骨折といい，偽関節になりやすい．

　診断はスポーツ歴，局所の腫脹と圧痛，X線所見などから可能である．

　スポーツ活動を中止し，局所安静とし，その後，局所所見やX線像を参考に段階的にスポーツを許可する．スポーツ復帰に際し，シューズや環境，トレーニング内容の見直しなどが必要である．脛骨の跳躍型は難治性であり観血的治療が必要となる場合も多い．Jones 骨折は偽関節になりやすく，スポーツ選手では手術的にスクリュー固定を行う．

## H 肉離れ

　筋線維の一部や筋膜，筋線維間の損傷を肉離れという．陸上競技やサッカーなどの種目で高頻度に発症する．ダッシュやジャンプの際に突然激しい疼痛が出現し，プレー続行が不可能となる．筋肉の柔軟性低下，筋肉疲労，同期性筋収縮の失調（拮抗筋の収縮時期のずれ），ウオーミングアップ不足などが発生要因としてあげられている．発生部位としては大腿二頭

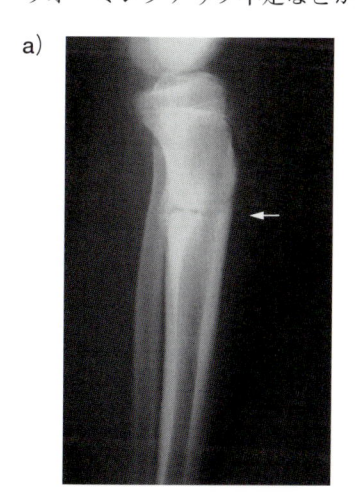

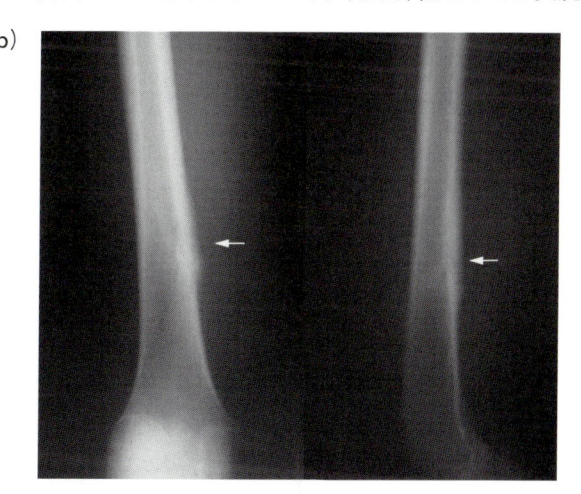

図 II-176 疲労骨折
a) 12歳，男性（毎日，数時間，野球をしている）
　脛骨近位骨幹部に骨折線と骨膜性の仮骨がみられる．
b) 17歳，男性（部活で毎日，数時間，サッカーをしている）
　大腿骨骨幹部に骨膜性の仮骨と骨皮質の肥厚を認める．

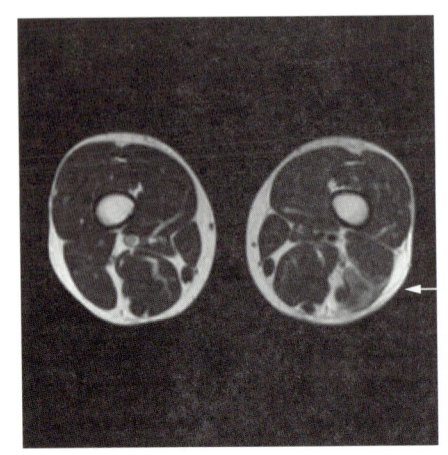

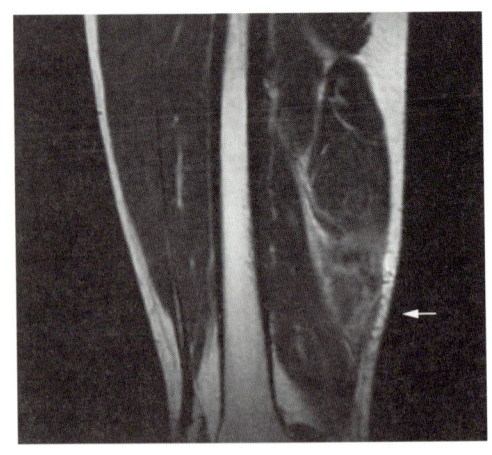

**図 II-177 大腿二頭筋肉離れ（重症，筋肉の部分損傷）29歳，男性，プロサッカー選手**
MRI（T2強調画像）で左大腿二頭筋後方部分は高信号を呈し腫脹している．

筋，半腱様筋・膜様筋，大腿直筋，腓腹筋の頻度が高い．重症度により3段階（軽症は筋肉間損傷，中等症は筋線維のごく一部の損傷，重症は筋線維の部分断裂）に分類される．

損傷部位に圧痛がみられ，受傷筋肉の自動屈曲と他動伸展で疼痛がみられる．損傷の部位や範囲の診断にはMRIが有用である（図II-177）．

受傷直後は局所安静とし，損傷部位の出血を最小限にとどめるため，局所の冷却，圧迫を徹底する．受傷後48時間以降は，損傷筋および周囲組織の修復をうながす温熱療法や運動療法が主体となる．損傷の程度に応じ，自動運動，ストレッチング，筋力強化などから徐々にスポーツ活動を開始する．損傷の回復が不充分なままスポーツに復帰すると再発が高率に生じるため，局所所見，他動伸展や抵抗運動時の疼痛などを参考に，段階的に復帰までの運動負荷やトレーニング法を指導する必要がある．

## I 下腿コンパートメント症候群

下腿は筋膜により4区画（前方，外側，後側，深部後側）に分かれている．外傷や持続した運動負荷によって区画（コンパートメント）の内圧が上昇すると，コンパートメント内に含まれる筋肉，腱，神経などが循環障害に陥り疼痛が出現する．打撲や骨折などの外傷後に発症する急性型と，ランニングやジャンプを長時間持続することにより発症する慢性型がある．

下腿の腫脹，罹患筋の運動障害，コンパートメント内を通過する神経領域の知覚障害，足部の冷感などがみられる．

診断は，原因となる外傷やスポーツ歴があり，局所症状に加え，コンパートメント内の内圧を測定することにより確定される．MRIでは病変のあるコンパートメント内がT2で高信号で描写される．急性型では，放置すると筋肉の壊死を生じる例もあり，筋膜切開が必要となる．慢性型ではスポーツ活動を中止し局所安静として消炎剤の投与やマッサージなどを行う．慢性型でもスポーツ活動に支障がある場合は筋膜切開を行うことがある．

〈土谷一晃〉

# 炎症性変性疾患：リウマチ性疾患 13

リウマチ性疾患という概念は広く，広義では骨，関節，筋肉などの運動器官の症状を主訴とするすべてのものを含む．臨床的には原因不明の炎症性関節疾患と結合織疾患に限定することで診断治療を行いやすくしている．

### 分類

アメリカリウマチ協会の分類が広く用いられている．これらの疾患の中で整形外科医が主に扱うリウマチ性疾患は，多発性関節炎すなわち関節リウマチ，若年性関節リウマチ，乾癬性関節炎，ライター症候群などである．

## A 関節リウマチ rheumatoid arthritis

### 概念

関節リウマチは慢性に経過する多発性関節炎である．全身性疾患であり，関節外の臨床症状を呈する．時に中小動脈炎を伴い悪性関節リウマチといわれ厚生労働省の難病指定を受けている．関節や関節の周囲の骨，腱，筋肉などに痛みが起きる病気をまとめてリウマチ性疾患とか単にリウマチとよぶ．関節リウマチの患者数は70万人とも100万人といわれている．

### 分類

関節リウマチの分類は，アメリカリウマチ協会の分類が一般的に用いられている．少数関節型，多関節型，ムチランス型の3つの病型に分類されている．この他進行形に基づき単周期型，多周期増悪型と寛解型，進行型の分類もある（図Ⅱ-178）．

### 臨床症状

関節リウマチの一番の特徴は関節炎で，関節の滑膜炎症である．滑膜炎が慢性化と増殖で，軟骨や骨を破壊する．手指や足趾の関節に特有の変形をきたす．症状の特徴は，朝のこわばりと関節の腫脹と疼痛である．診断基準にあるよう全身倦怠感と関節の疼痛および朝のこわばりがみられる．

### 主な関節の変形

手指の変形はしばしばみられる．指の変形は，スワンネック変形（swan-neck変形），ボタン穴変形（boutonniere変形），尺側偏位などである．手関節では掌側亜脱臼，肘関節では，屈曲回内変形，肩関節では骨頭変形によって挙上・回外制限がある．下肢では股関節の中心性脱臼，膝関節では内外反変形と屈曲変形がある．さらに足関節の強直と前足部での外反三角状扁平変形がみられる．上位頚椎の前方亜脱臼は重要な変形である．

### X線画像所見

画像診断上最も普遍的かつ重要なのが単純X線検査である．骨や関節，軟部組織に至るまで詳細に描写することが大切である．RAの初期における関節のerosive changeや関節周

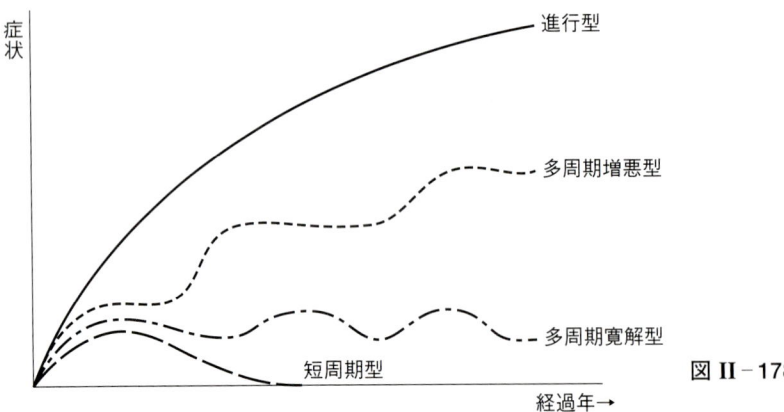

図 II-178 関節リウマチの分類

辺の軟部の腫脹，広がりなどの変化を見逃してはならない．代表的な所見は① 軟部組織の変化，② 骨萎縮 osteopenia，③ 関節裂隙狭小化，④ 骨破壊，⑤ 関節変形，⑥ ムチランス変形，⑦ 関節強直，⑧ 脊椎病変などである．

### 関節破壊の進行の評価

関節変化の進行度の判定に**スタインブロッカー Steinbrocker の 4 段階 stage 分類**（stage I～IV）（表 II-32），**ラールセン Larsen らの 6 段階 grade 分類**（grade 0～V）（表 II-33）が用いられている慢性かつ進行性骨変化を示す RA では，上記 stage や grade の進行がみられるので定期的に X 線撮影を行い，比較検討を行うことが大切である．これらは手術時期の決定など治療方針決定上からも重要である．この他最近では MRI が滑膜の炎症性肥厚と骨破壊病変を捉えるために多用されている．

### 検査所見

必要な検査は，通常の血液生化学的検査と免疫学的検査が必要である．血液では貧血のチェック，炎症反応の CRP と赤沈値の測定，肝機能，腎機能検査が必要である．免疫学的検査では，**リウマトイド因子 rheumatoid factor** と定量検査の RAHA が必要である．時に**抗核抗体**（ANA）は，約 10％に陽性となることから検査をすべきである．

表 II-32 Steinbrocker Stage 分類

| 病期 (Stage) | X 線所見 | 筋萎縮 | 皮下結節 腱鞘炎 | 関節変形 | 強直 |
|---|---|---|---|---|---|
| I（初期） | 軽い骨多孔症があってもよい 骨破壊なし | なし | なし | なし | |
| II（中等度進行） | 軽度の軟骨，あるいは軟骨下骨破壊しばしばあり | 関節周囲のみ | 多分あり | なし | なし |
| III（高度進行） | 骨多孔症，軟骨，骨破壊あり | 広範 | 多分あり | 亜脱臼 尺側偏位 過伸展 | なし |
| IV（末期） | III に骨性強直が加わる | 広範 | 多分あり | 同上 | 繊維性または骨性強直あり |

表 II-33 X線像の Larsen 分類

| grade 0 | 正常<br>変化はあっても関節炎とは関係ないもの. |
|---|---|
| grade I | 軽度の異常<br>関節周囲の軟部腫張，関節周囲の osteoporosis，<br>軽度の関節裂隙狭小化のうち1つ以上が存在する. |
| grade II | 初期変化<br>びらんと関節裂隙狭小化．びらんは非荷重関節では必須. |
| grade III | 中等度の破壊<br>びらんと関節裂隙狭小化．びらんは荷重関節でも必須. |
| grade IV | 高度の破壊<br>びらんと関節裂隙狭小化．荷重関節では骨変形 |
| grade V | ムチランス変形<br>関節端が原型をとどめないもの. |

### 関節液検査所見

関節液はムチンの減少から曳糸テストの陽性とムチン凝塊形成能の低下，関節液からのリウマトイド因子の証明も診断に有用である.

### 診断

関節リウマチの診断はアメリカリウマチ協会の診断基準（表 II-34）に従い行われている．診断基準は7項目からなり，① 朝のこわばり，② 3関節領域以上の腫脹，③ 手の関節炎，④ 対称性の関節，⑤ リウマトイド結節，⑥ 血清リウマトイド因子，⑦ X線像の変化のうち，4項目があれば関節リウマチと診断される．なかでもリウマトイド因子が重要である．また機能障害度の分類も必要である．Class I〜IV に分類される（表 II-35）.

### 治療

関節リウマチの原因が不明であることから保存療法が第一選択であるが，関節破壊病変が進行すると手術療法が適応となる.

**(1) 保存療法**

様々な治療法が用いられているが基礎療法を行い，整形外科的には理学療法や補装具などが処方される．薬物療法としては，非ステロイド系消炎鎮痛薬を主体とし抗リウマチ薬が用いられる．最近では生物製剤が用いられ優れた臨床効果を上げている．専門医にこれらの治療は任せるべきである.

表 II-34 関節リウマチの分類基準（アメリカリウマチ協会 1987）

1. 朝のこわばり
2. 3関節領域以上の関節炎
3. 手の関節炎
4. 対称性の関節炎
5. リウマトイド結節
6. 血清リウマトイド因子
7. X線像の変化

表 II-35　関節リウマチの機能分類のための改訂基準（アメリカリウマチ協会）

| | |
|---|---|
| Class I | 日常生活動作を完全にこなせる．<br>（日常の自分の身の回りの世話，職場での機能性，趣味，スポーツなどの活動性） |
| Class II | 日常の自分の身の回りの世話および職場での機能は果たせるが，趣味・スポーツなどの活動性は限定されている． |
| Class III | 日常の自分の身の回りの世話はできるが，職場での機能性および趣味・スポーツなどの活動性は限定される． |
| Class IV | 日常の自分の世話，職場での機能性，趣味・スポーツなどの活動性が限定される． |

「日常の自分の身の回りの世話」は衣類の着脱，食事，入浴，身づくろい，用便などの動作を含む．
「趣味・スポーツなどの活動性」はレクリエーションおよび/またはレジャーに関する活動を意味する．
「職場での機能性」は職場，学校，家事に関する活動が患者の希望通り，ならびに年齢・性別に相応していることを意味する．

### (2) 手術療法

　早期の病変に対しては，炎症の主たる場である滑膜を切除し，病的組織を除去して病変の進展抑制を期待し，滑膜切除術が行われている．しかし破壊された関節に対する治療法は関節機能再建が必要とされる．手術療法には，滑膜切除術，切除関節形成術，関節固定術，人工関節全置換術，環軸関節亜脱臼に対する手術などが行われる．特に股関節では人工股関節出術が第一選択として行われている．膝関節では滑膜切除術と人工膝関節置換術が行われている．手術成績も安定していることから広く行われている．手術的療法は1つの補助的治療手段として内科的・保存的療法に併用して行われる局所療法であり，RA治療の知識と経験をもつ専門の整形外科医と内科医およびリハビリテーショングループが加わったチームワークの下で，適応に従って手術が実施される．一般に良好な成績が得られているのは，前足部の高度変形に対する中足趾節関節の骨切除関節形成術，股関節や膝関節の高度病変に対する人工関節による全置換術，および特に手関節における増殖性滑膜炎に対する滑膜切除術である．

　RAでは多数の関節がおかされていることが多く，多数関節に高度病変が存在し，日常生活動作の障害を改善するために，多関節手術を要する場合が少なくない．一般に起立・歩行の障害が大きな問題となるから，股関節，膝関節の機能障害を改善するための手術が優先される．

#### (a) 滑膜切除術

　滑膜切除術では，関節内の炎症滑膜を含めて病変組織を可及的に充分に切除する．保存的治療，薬物療法の進歩で滑膜切除術の適応例は減少してきた．滑膜手術例は指，手，肘関節に行われることが多く，その成績は比較的良好である．前足部変形に対する手術方法として切除関節形成術があり，その成績は優れている．

#### (b) 機能再建手術関節形成術

　股関節あるいは膝関節の破壊・変形，疼痛，機能障害が高度な場合に，人工股関節 total hip arthroplasty，人工膝関節置換術 total knee arthroplasty（図II-179）が行われる．人工股関節は，超高分子ポリエチレンと金属ステムの組み合わせからなり固定にセメントレスとセメントがある．長期にわたる優れた臨床成績が確立されている．人工膝関節置換術は，関節リウマチの膝関節病変の改善と機能再建に優れた方法である．大腿骨側と脛骨

側を置換することで新たな関節面を形成する．支持性と無痛性および関節可動域を獲得することができ，長期成績も安定している．その他の関節置換術には，人工足関節，人工肩関節，人工肘関節，人工指関節などがある．全身の治療法が進むにつれ，これらの関節機能再建が必要となっている（図II-180, II-181）．関節置換術の合併症に，長年にわたる使用で人工関節の摩耗，折損，ゆるみ，沈下などがある．

### 術後管理

関節リウマチの手術は，通常の疾患となんら変わらないが，長期にわたるステロイド薬の使用例に注意をする必要がある．副腎機能の低下が元にあり手術のストレスに対応できないことがある．術後の発熱などに注意を要する．その他頻度は少ないが**深部静脈血栓症**（中枢型，末梢型）がある．時に致死に至る肺塞栓症があるので術後の全身状態に注意が必要である．

### クリニカルパス

関節リウマチの手術的治療の中で人工関節置換術は，クリニカルパスの適応である．各施設にてクリニカルパスを作成し，臨床応用が行われている．しかし関節リウマチでは疾患の特殊性ゆえしばしばバリアンスとなることが多い．最も重要なことは患者さんに最も優れた質の高い医療が提供できることである（表II-36）．

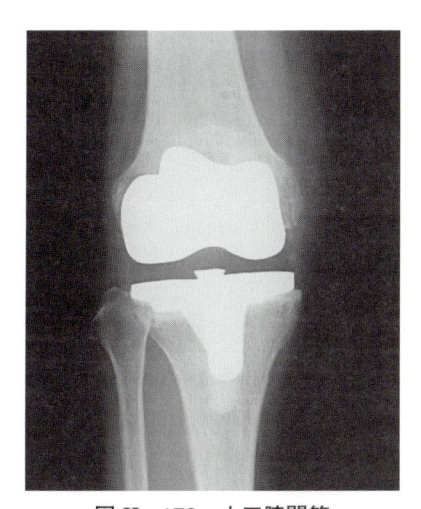

図II-179　人工膝関節

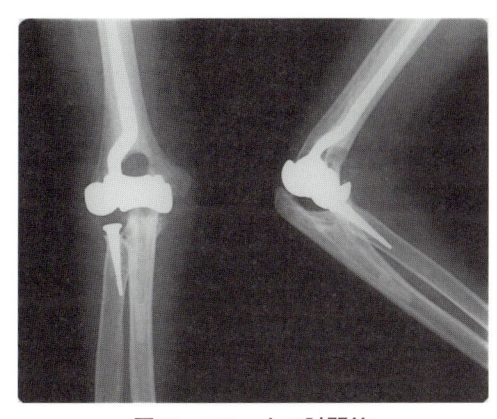

図II-180　人工肘関節

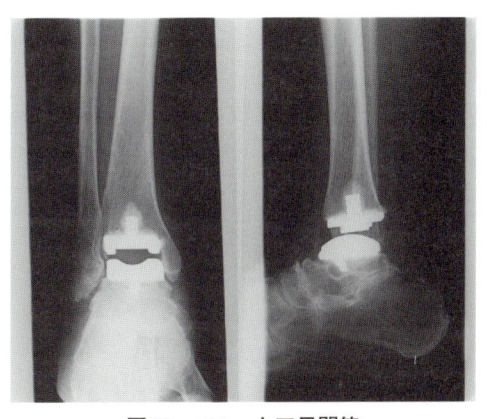

図II-181　人工足関節

13. 炎症性変性疾患：リウマチ性疾患

表 II-36 クリニカルパス 人工膝関節置換術

ID番号：　　　氏名：　　　様（男・女）　年齢：　　歳　担当医師：　　　担当看護師：

| | 外来 | 術前 | 手術前日 | 手術当日 術前 | 手術当日 術後 | 術後 1病日 | 2～6 病日 | 7病日 | 8～14 病日 | 退院前 |
|---|---|---|---|---|---|---|---|---|---|---|
| 医療上の問題 | *1 疾患・手術に対する不安<br>*2 TKA後の合併症<br>*3 肺塞栓<br>*4 転倒の可能性 | 心配が表出できるよう働きかける → | | 合併症を起こさない →<br>症状が理解できるよう働きかける → | | | 転倒事故が起きないよう働きかける → | | | |
| 検査 | □血液一般，血型<br>□肺機能，感染症<br>□ECG | □BGA<br>□MRI<br>□X-P | | | □血液一般 | □血液一般 | | □血液一般<br>□X-P<br>□凝固系 | □血液一般<br>□X-P<br>□凝固系 | □血液一般<br>□X-P |
| 薬・処置 | □内服薬継続の確認<br>□パッチテスト<br>→24時間後判定 | □自己血採血1回目<br>□自己血採血2回目<br>□麻酔科外来受診（必要時）<br>□抗凝固剤内服中止の確認 | □剃毛<br>（脱毛クリーム）<br>□麻酔科処方薬内服<br>□回収血ドレーン持参 | □医師の指示にある薬のみ少量の水で内服<br>□GE 120 ml<br>□指示があれば点滴施行<br>□回収血ドレーン持参 | □輸液管理・抗生剤投与<br>□輸血管理<br>□硬膜外チューブ管理<br>□創管理<br>□患部クーリング<br>□ドレーン管理<br>□A-Vインパルス装着<br>□酸素投与 | □抜去<br>□抜去<br>□除去 | □抜去 | □全抜鉤 | □抗生剤内服<br>□全抜鉤後中止 | □退院処方 |
| 食事 | □食事オーダー | | □食事オーダー | □0時から禁飲食 | | □排ガス確認後食開始 | | | | |
| 安静と行動 | | | | | □車椅子・ストレッチャー移動 | □UPフリー | □全荷重歩行可 | | | |
| 排泄 | | | | | □バルン留置 | | □抜去 | | | |
| 清潔 | | | □剃毛後入浴<br>□爪切り | | | | □TEDストッキング装着（1回/日清拭） | | | |
| 観察・記録 | □アナムネーゼ記載<br>□体温表記載 | | □手術連絡表記載 | □GE後の排便状況の確認<br>□手術連絡表最終記入 | □経過観察記録記載<br>□*2参照 | □体温表記載 | | | □主治医確認後 SW 可 | |
| 教育・指導 | □医師：病状と入院・手術の必要性について | □入院オリエンテーション<br>□入院療養計画書<br>□転倒・転落の査定<br>□退院時の内服確認記載 | □医師：手術の説明　輸血（自己血）の説明<br>□手術承諾書，輸血同意書の確認<br>□自己血オリエンテーション<br>□術前オリエンテーション<br>□退院後の生活を考えた指導 | □出棟時間の告知<br>□麻酔科医の術前訪問<br>□手術室看護師の術前訪問<br>□必要物品の確認<br>□飲水・食事について<br>□内服薬について<br>□安定剤内服後の注意<br>□義歯の取り扱い説明<br>□貴重品保管について | □疼痛，発熱時の対処<br>□ナースコール<br>□点滴，チューブ類 | | | | □退院指導 | □退院指導<br>□退院療養評価<br>□次回受診日<br>□ID返却<br>□退院内服指導 |

## B 痛風 gout

### 概念

**痛風**は尿酸代謝の異常により尿酸が血清中の飽和濃度を超えて上昇し，体内の比較的低温部分で**尿酸塩結晶**として析出することで急性関節炎発作や**痛風結節**を生ずる疾患である（図 II-182）．また尿路で尿酸が析出して尿路結石や腎障害を起こす．さらに代謝性疾患である高脂血症や糖尿病の合併率が高く，動脈硬化で高血圧症，腎機能障害，虚血性心疾患や脳血管障害などの成人病も合併する．

### 疫学

わが国では痛風は比較的まれな疾患とされてきたが，近年食習慣の欧米化と飲酒習慣の増加により著しく増加してきた．発症は中年男子に多く，その有病率は 1～3 ％で，社会的に活動している人に多い．近年発症がしだいに若年化する傾向にある．女性の罹患率は男性の 30～50 人に 1 人の割合で，しかもほとんど閉経期以後に限られるので発症に性ホルモンの関与が推測される．

### 病因，病態

尿酸はプリンヌクレオチド代謝の最終代謝産物として主として肝臓において産生され，一時体内に貯留し，ほぼ同量が排泄されて，定常状態を保っている．排泄の主要経路は腎から尿中へ約 2/3 が，残りの 1/3 が汗と消化管から排泄される．その原因は産生過剰と排泄低下とで，それぞれ産生過剰型と排泄低下型とよばれる．高尿酸血症を惹起する原因疾患が明らかな二次性高尿酸血症がある．

### 臨床像

#### （1）急性関節炎発作

体内で析出した尿酸はマクロファージに貪食され，サイトカインを誘導し，蛋白分解酵素を放出し，組織破壊と炎症を惹起する．多くは小関節部分に発生するので急性関節炎の型を示す．通常 2～3 週間で完全に消失し間欠期が長い．放置すると間欠期はしだいに短くなる．母趾 MTP 関節の罹患が多い．その他の小関節や手指の小関節が侵されることもある．

#### （2）痛風結節

尿酸ソーダが体内の低温部分の皮下に沈着すると結合組織が取り巻き結節を形成する．骨内に発生するものは骨質を吸収して増大し骨破壊像を示す．初回発作の数年後に体内に耳翼

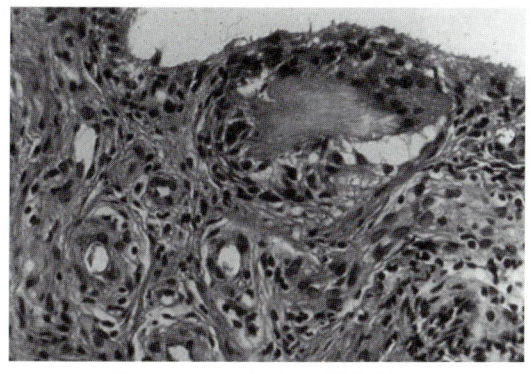

図 II-182 痛風の尿酸塩結晶

(図 II‑183)，肘関節後側部分皮下，足部（図 II‑184）などに生じる．まれに皮膚潰瘍を形成し，尿酸塩結晶がみえる．

### 診断に必要な検査

#### (1) 血液生化学的検査

一般に血清尿酸値測定では，尿酸の血清中飽和濃度 7.0 mg/dl を超えて種々の程度に上昇する高尿酸血症が存在する．心循環器系の合併症は 50％以上にみられ，高トリグリセリド血症，耐糖能の異常，腎機能障害なども高率である．急性炎症期に一過性の血沈促進，CRP 陽性，白血球数増加がある．過生産型か排泄低下型かの診断に尿酸クリアランス，低プリン食下の 1 日尿酸排泄量の測定などが必要である．過生産型の場合は，赤血球中 HGPRT 活性，PRPP 濃度と PRPP synthesis 活性などの測定が大切である．続発性痛風の診断には，末梢血液像，骨髄所見，肝脾腫の有無，尿中ケトン体，投与薬などの調査が必要である．

#### (2) 骨 X 線撮影

罹患関節の小骨にパンチドアウト（punched-out area）を認める．初回発作の数年後に出現することが多い．

#### (3) 痛風の診断

急性関節炎の臨床的特徴から比較的容易になされる．すなわち，突然片側の第一中足趾関節の疼痛・発赤・腫脹発作と，その 1～2 週間以内の完全緩解である．家族歴・高尿酸血症，コルヒチン効果も診断に役立つ．骨 X 線像は，他の疾患を除外するのに参考になる．急性関節炎発作が尿酸の析出により起こっていること，または痛風結節が尿酸の析出で生じていることを証明すれば痛風の診断は確定する．急性関節炎の際に関節液を採取し針状結晶を貪食する顆粒球の証明がよい．偏光顕微鏡を用いて負の偏光性を証明する．そこで高尿酸血症と急性関節炎が痛風の特徴を有することから痛風疑診とし，高尿酸血症を治療して関節炎が起こらなくなると確診する．アメリカリウマチ協会の診断基準（表 II‑37）を用いると便利である．しかし慢性期に入ると，多関節，大関節が冒され，発作期間は長くなり，完全緩解期間は短縮し・既往歴なしでは診断は容易ではない．

### 治療

#### (1) 急性関節炎の治療

罹患関節側肢の安静を保つと疼痛は軽減される．局所の発熱が著明な場合には冷罨法を行

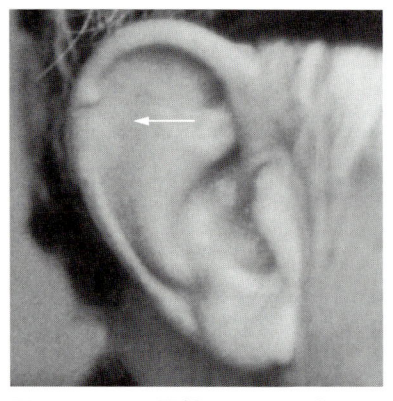

図 II‑183　耳翼部にみられる痛風結節

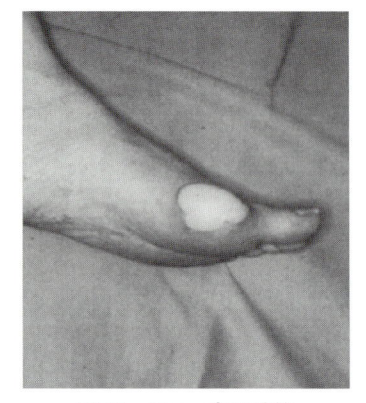

図 II‑184　痛風結節

**表 II-37 痛風の診断基準（アメリカリウマチ協会）**

A，B，Cのいずれか1つを満たせば痛風と診断する．
　A．特徴的な尿酸塩結晶が関節液などに存在する．
　　または，
　B．痛風結節中に科学的，もしくは偏光顕微鏡検査などで尿酸塩結晶が存在することを証明．
　　または，
　C．次の臨床症状，検査所見，X線検査の12項目中6項目の存在
　　① 急性関節炎の反復
　　② 1日以内に極限に達する炎症
　　③ 単関節炎発作
　　④ 関節の発赤
　　⑤ 第1指中足趾節関節の発作
　　⑥ 一側の第1指中足趾節関節の発作
　　⑦ 一側の足根骨関節の発作
　　⑧ 通風結節の疑い
　　⑨ 高尿酸血症
　　⑩ X線写真による関節の非対称性腫脹
　　⑪ X線写真でびらんのない骨皮質下の囊胞
　　⑫ 関節炎発作中の関節液より細菌が培養されない

う．消炎剤としてステロイド薬または非ステロイド性抗炎症薬の服用がよい．急性関節炎発作の既往がある場合にはコルヒチン錠を関節炎発作の予感時に服用すると関節炎発作を予防可能である．高尿酸血症がコントロールされ，誘因を避けていれば通常急性関節炎発作は起こらない．

### (2) 間欠期の治療

高尿酸血症の治療，尿路管理と合併症の治療を行う．

#### (a) 食餌療法

プリン含量の高い食品の摂取を避ける．体内で1日に産生される尿酸は約700 mgで，通常の食事では200 mg程度である．なおアルコールは尿酸の産生を増加し，尿を酸性化し排泄を遅延させる．特にビールはプリン体含量が多いので避ける．すなわちエネルギー摂取量の適正化，栄養のバランス，水分の摂取，アルコール摂取量の制限，塩分の制限などである．

#### (b) 薬物療法

無症候性高尿酸血症では8 mg/dl以上を持続する場合に薬物療法の適応となる．高尿酸血症治療薬には産生阻害薬と排泄促進薬とがある．

産生過剰型には産生阻害剤，排泄低下型には排泄促進剤を投与すると血清尿酸値の低下効率がよいのみならず，尿酸代謝も正常化するので合理的である．本疾患に対する患者自身の認識，ことに自分の病気を自分でコントロールする心がまえも最も重要である．

### 尿路管理

尿が酸性化すると尿酸が尿路で析出して尿路障害を起こす率が高くなるので，尿のpHを食後若干アルカリ化する．中性尿が得られるよう飲水とアルカリ食品の摂取に努め，必要あればアルカリ薬の投与を行う．

## 合併症，予後

尿路障害の発生率が高い他，高脂血症，糖尿病などの代謝異常疾患と動脈硬化による虚血性心疾患，高血圧症，脳血管障害などの成人病を合併しやすい．

## C 強直性脊椎炎 ankylosing spondylitis（AS）

### 概念

**強直性脊椎炎** ankylosing spondylitis（AS）は腱靱帯付着部の炎症から仙腸関節や脊椎連結部の**強直**へ進展してゆく疾患である．脊椎炎以外には多発性の付着部炎（腱，靱帯，関節包などが骨に接合する場所の炎症），リウマチ結節を伴わない四肢関節炎，虹彩炎，種々の皮膚粘膜症状，大動脈炎のような心臓疾患を合併し，リウマチ因子と抗核抗体の陰性，HLA-B27との密接な関係が特徴的である．本症は腰痛あるいは下肢痛を初発症状とする疾患で臨床症状を詳細に検討することで可能である．強直性脊椎炎は急性症状と鎮静を繰り返しながら進行する独立した疾患である．

### 病態

有病率は人口あたり0.4～0.05％，男女比は9：1，わが国で12：1と男性に多い．発病年齢は10歳代から20歳代で，40歳以降はまれである．本症患者の90％はHLA-B27を有することから，強直性脊椎炎とHLA-B27とは他のSNSAより密接な関係があることが示唆される．近年 *Klebsiela* 属の細菌感染とHLA-B27との関係を重視しているものもある．

### 病因

病因はまだ解明されていない．1970年代に第6染色体短腕上の主要組織適合抗原複合体 major histocompatibility antigen complex（MHC）の中のHLA-B27遺伝子とこの疾患との密接な関係が明らかになった．

### 疫学

この疾患は世界中に分布しているが人種によって頻度に差があり，その有病率はHLA-B27陽性率と密接に関係している．日本人のB27陽性率は1％以下と低い．男女比は10：1ぐらいで圧倒的に男性に多い．

### 臨床所見

ASは思春期後半か青壮年期前半に発症することが普通で，40歳以後の発症はきわめてまれである．

① **炎症性腰痛**：腰痛は人類に普遍的な疾病なので，他の機械的腰痛から炎症性腰痛を区別する必要がある．一般に前者は運動時に増強し安静により軽快するのに対し，後者は逆の性質をもつ．
② **背中のこわばり**：起床時に強く，ときに睡眠障害をきたす．体を動かすと寛解する．
③ **多発性付着部痛**：アキレス腱付着部の痛みや踵骨痛など初期像として認められることがある．
④ **関節の症状**：**仙腸関節**の変化は早期に現れ，同部の不快感や臀部痛として自覚される．発症時の自覚症状として関節痛や関節炎を訴える．頻度は高く（約40％），特に非対称性に股，肩，膝関節など躯幹に近い大関節が侵される．
⑤ **全身症状**：活動期には体重減少，疲労感，発熱，貧血などがみられ，赤沈値も亢進す

る．虹彩炎が本症患者の 20 ％位に発生するといわれる．呼吸器系では肺活量の減少や，肺線維症や肺炎などの併発もある．14 ％に弁膜炎，大動脈炎がある．

### 理学所見

仙腸関節炎があればニュートンテスト Newton Test が陽性になる．腰椎の可動域の減少はソーバー Schober テストその他の脊椎可動性試験で調べる．胸郭の運動も制限されるので呼吸性の胸囲の変動も減少する．

### X 線所見

X 線画像の特徴は，仙腸関節の炎症性強直と脊推の強直である．進行例でみられる．
① **仙腸関節**：最も早期のかつ代表的な X 線変化は仙腸関節の下 2/3 を占める滑膜関節部に起きる．軟骨下骨の吸収によって生じる関節裂隙の拡大像と，それをとりまく海綿骨内の広い骨硬化像が特徴的であり，後に骨性癒合となる．
② **脊椎**：椎間板線維輪付着部の炎症による推体の方形化と上下の椎体縁を直線状に結ぶ骨棘形成がみられ，脊柱全体に広がり竹節様脊椎 bamboo spine となる（図 II-185, II-186）．
③ **付着部**：腱，靱帯，関節包の骨への付着部に骨吸収が起こる．坐骨結節，踵骨アキレス腱付着部，大転子部，腸骨稜，棘突起などが好発部位である．
④ **四肢関節**：股関節炎が最も多く，均一な関節裂隙狭小化，骨吸収，骨棘形成および骨性強直が起きる．

### 診断

**診断基準**：ローマ基準（1961 年），ニューヨーク基準（1966 年），改訂ニューヨーク基準（1984 年）などによって行われる．中等度または進行例では臨床症状や X 線像で特徴があるのでニューヨーク診断基準を用いれば，診断は困難ではない．理学的には，脊推前，後屈制限をみる Schober test，メンネルサイン Mennell's sign，および胸郭の拡張差などを用いる（表 II-38）．

### 検査

特異的なものはないが，HLA-B27 の陽性率が高い．血清アルカリホスファターゼ値，CPK 値，赤沈値亢進，γグロブリンの増加，IgA 増加などがある．

### 治療

優れた治療法はないが，基本的治療が重要である．特に疾患の特徴を患者さんに理解してもらうことでその後の運動療法が効果を上げる．基本的には鎮痛と運動療法が主体となる．生活指導として充分な睡眠，休息，適度の体操，肺活量増加訓練などが必要である．理学的治療の目的は疼痛の緩解と機能の維持で，温浴による訓練が有用である．

#### （1）薬物療法

脊椎炎の初期には運動療法を充分に行うために非ステロイド性抗炎症剤（NSAIDs）が必要なことが多い．インドメタシン，ジクロフェナックなど非ステロイド性抗炎症薬が用いられる．末梢関節炎や炎症性腸炎を合併するときにはサルファサラジンが有効である．

#### （2）その他の特殊治療法

脊柱の強い後弯変形のために前方注視ができないときには脊椎矯正骨切り術，股関節の機能障害に人工関節置換術が行われる．

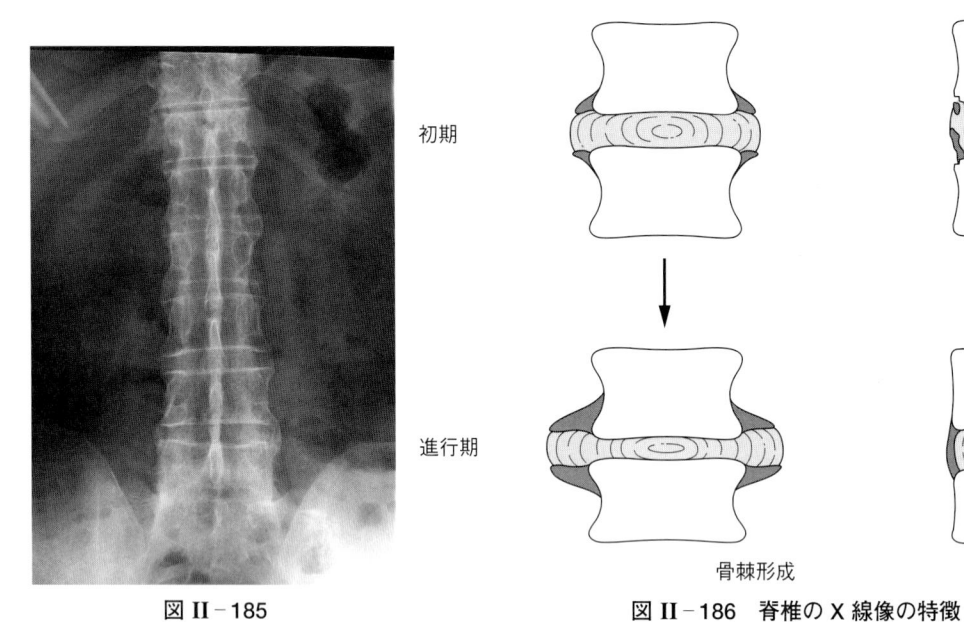

図 II-185

図 II-186 脊椎のX線像の特徴

変形性脊椎症 / 強直性脊椎炎
初期 → 進行期
骨棘形成 / 竹節様脊椎

表 II-38 強直性脊椎炎の疫学的診断基準

| | |
|---|---|
| 臨床症状 | 1. 腰椎の運動制限（前，後，側屈の全方向）があること．<br>2. 胸腰椎移行部または腰椎部の痛みの病歴があること．<br>3. 胸郭の拡張性の低下（2.5 cm以下：第4肋間のレベルで測定） |
| 仙腸関節のX線像 | grade 0　正常<br>　　　　Ⅰ　疑わしい変化<br>　　　　Ⅱ　軽度の変化：小さな限局性の侵食像や硬化像<br>　　　　Ⅲ　中程度の変化：侵食像や硬化像の拡大，関節裂隙の幅の変化<br>　　　　Ⅳ　著しい変化：強直 |
| 診断 | Definite<br>　1. 両側仙腸関節　grade 3〜4＋臨床症状1,2,3のうち1項目以上<br>　2. 片側仙腸関節　grade 3〜4<br>　　または　　　　　　　　　　　＋臨床症状1または2＋3<br>　　両側仙腸関節　grade 2<br>Probable<br>　両側仙腸関節　grade 3〜4, 臨床症状なし |
| 除外項目 | fluorosis, hipophosphatemic osteomalacia, bruncellosis, familial Mediterranean fever |

〈勝呂 徹〉

# 透析患者の整形外科的疾患 14

　日本透析医学会統計調査委員会の報告によると，2001年末の我が国の透析人口は219,183人で，人口百万人あたりの患者数は1,721.9人であった．透析導入症例の平均年齢は64.2歳，透析人口全体の平均年齢は61.6歳で，透析患者の高齢化が進んでいる．

　人工透析が5年を超えると，約40％の透析患者に骨や関節になんらかの変化が生じることが知られており，一般的に透析期間の長期化に比例して骨関節疾患が増加してくる．

　整形外科的疾患として，**破壊性脊椎関節症**，病的骨折，骨囊腫性病変，**破壊性関節症**，**手根管症候群**などが報告されている．そして，その主な病態には，① 腎機能障害による**腎性骨異栄養症**（線維性骨炎），② **アミロイド**（透析の際に除去されない$\beta_2$-ミクログロブリンを構成成分とする）が骨や関節などに沈着する**透析アミロイドーシス**，の2つが関与している．

## A 脊椎病変

　**破壊性脊椎関節症**は，脊柱靱帯の椎体付着部にアミロイドが沈着し，徐々に椎間関節，椎間板や椎体が破壊されて生じる．最近では，透析アミロイドーシスを主因とする脊椎病変を総称して，**透析性脊椎症**とよぶこともある．

　破壊性脊椎関節症は，初期には無症状であることが多いが，脊椎の破壊性変化が進行して椎間不安定性や後弯変形が生じると，脊髄や馬尾の圧迫症状をきたして，手術療法を要することも少なくない．破壊性脊椎関節症は全透析患者の約10％にみられ，透析歴が長期化するにつれて，その発生頻度は増加し，好発部位は中下位頚椎（図II-187）と下位腰椎である．

　主な手術方法は，頚椎では頚椎椎弓形成術や前方除圧固定術，腰椎では後方除圧固定術であり，手術によって神経症状の改善が得られることが多い．また，骨癒合を期待するために脊椎インストルメンテーション（図II-188）が使用されるが，透析患者では，易感染性や骨脆弱性がみられるため，インストルメンテーションの使用は慎重に決定するべきである．

## B 関節病変

### 1. 股関節病変

　股関節障害には，① 腎性骨異栄養症に伴い軽微な外傷で生じる**大腿骨頚部骨折**，② 股関節へのアミロイド沈着による**破壊性股関節症**，③ 骨囊腫による病的骨折，などが報告されている．

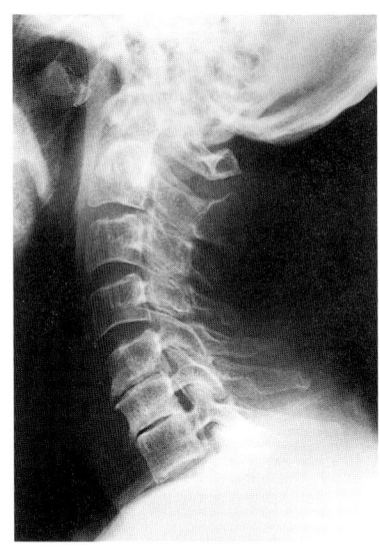

図 II-187　57歳，女性　破壊性脊椎関節症
第5/6，第6/7頸椎の椎間板の狭小化がみられた．

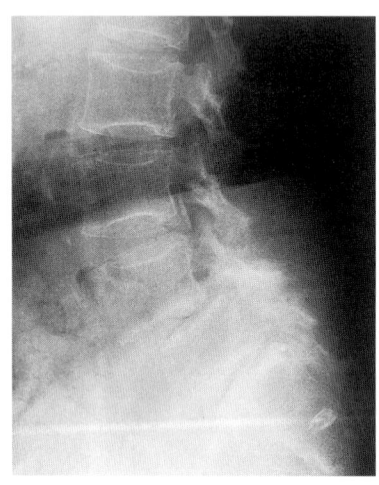

術前 X 線像　　　　　　　術後 X 線像
図 II-188　63歳，女性　破壊性脊椎関節症
腰椎の不安定性が高度であり，脊椎インストルメンテーションが使用された．

　透析患者の大腿骨頸部骨折の発生率は，同年代の健常な高齢者と比較して，10倍以上の発生率であると報告され，明らかに高いといえる．大腿骨頸部内側骨折では，ほとんどの症例で人工骨頭置換術（図 II-189）が施行される．大腿骨頸部外側骨折では，比較的強固な内固定材料で骨接合が行われるが，骨が脆いために充分な固定性が得られなかったり，手術中に再骨折したり，骨癒合遅延や偽関節となったりする可能性がある．
　破壊型関節症では，まず関節裂隙が狭小化し，徐々に大腿骨頭に破壊性変化が加わり，強い股関節部痛が出現すれば，人工股関節置換術が施行される（図 II-190）．その術直後の成績は一般に良好であるが，術後5年の時点で約半数の症例で人工関節の緩みをきたし，再置換術が施行されると報告されている．
　股関節の骨嚢腫では，その大きさが大腿骨頸部の50％以上あるいは3cm以上であれば

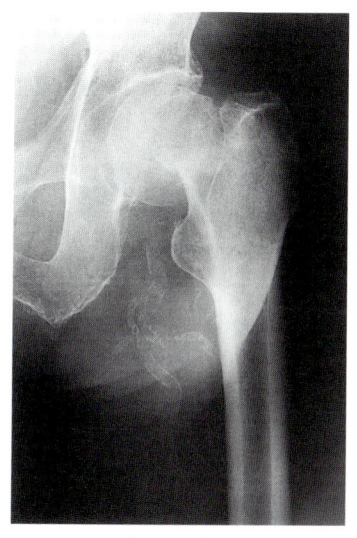

術前X線像 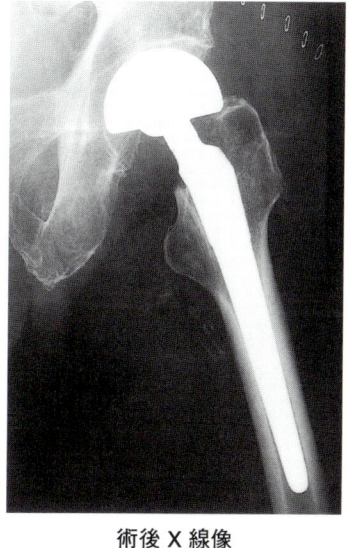　　　　　　　術後X線像
図 II-189　70歳，男性　左大腿骨頚部内側骨折
人工骨頭置換術が行われた．

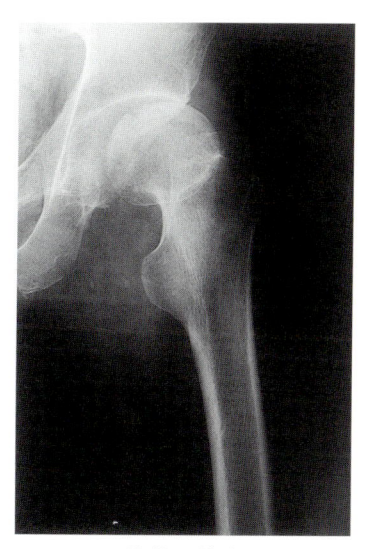

術前X線像 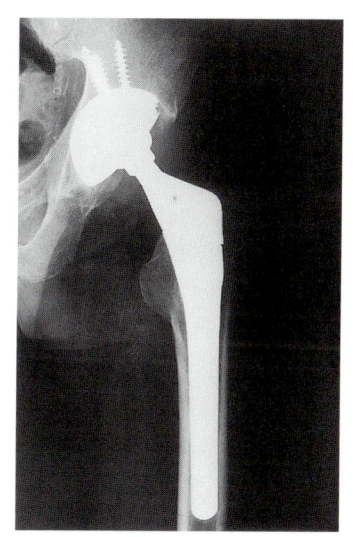　　　　　　　術後X線像
図 II-190　65歳，男性　左破壊性股関節症
人工股関節置換術が行われた．

病的骨折を生じやすいので，予防的手術が必要であるといわれている．

## 2. 膝・肩関節病変

　膝関節において，滑膜や骨にアミロイドの沈着をきたし，関節の破壊性変化が進行すれば，人工関節置換術（図 II-191）が行われる．
　肩関節では，水腫を伴う肩峰下滑液包炎，骨嚢腫，関節滑膜の炎症，上腕二頭筋腱炎など

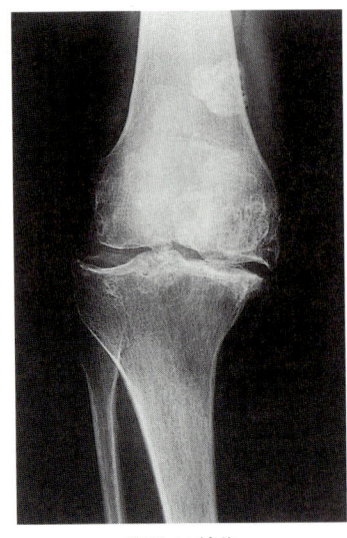

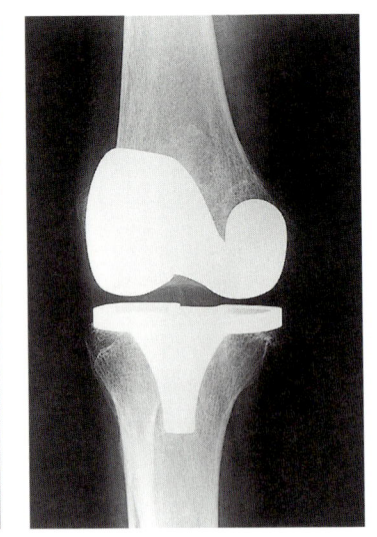

術前X線像　　　　　術後X線像
図II-191　78歳，女性　破壊性膝関節症
人工膝関節置換術が行われた．

がみられ，肩峰下滑液包の切除，上腕二頭筋長頭腱の腱鞘切開と腱鞘滑膜切除，骨嚢腫の掻爬などが行われる．

## C 手根管症候群

　手根管内の腱滑膜や屈筋腱自体にアミロイドが沈着して生じる．症状としては，手指の夜間痛や透析時の痛み，シビレ感，握力低下である．手根管症候群の発症率は，透析年数が10年以上15年未満の患者で約30％，20年以上の患者で約70％に達するとされている．本症では，保存療法が有効でないことが多く，進行すれば手根管開放術（直視下あるいは鏡視下）が施行される．一般的に手術成績は良好であるが，術後にアミロイドの再沈着や尿毒症性神経症による末梢神経障害が生じ，症状の再悪化をきたしやすい．

## D 透析患者における整形外科的手術

### 1．手術適応

　透析患者では，一般的に手術に対する危険度が高く，積極的な手術治療は避けるべきである．よって，手術例は厳選されるべきであり，① 疼痛が強く，高度なADL障害がみられる症例，② 明らかな神経症状がみられる症例，に対して手術適応がある．

### 2．手術前の注意点

　予定手術においては，手術の前々日と前日に4～5時間の透析を行い，緊急手術の場合では，手術前に3～4時間の透析を行う．

術前の検査データにおける目標値としては，ヘマトクリット 25 〜 30 ％，血清カリウム 3.5 〜 4.0 mEq/$l$，血清クレアチニンクリアランス 5 〜 6 mg/d$l$ 未満，BUN 50 〜 60 mg/d$l$ 未満，総蛋白 6.5 以上，心胸郭比 50 〜 55 ％である．貧血がある場合には，エリスロポイエチンなどを使用して，ヘモグロビン値を 10.0 g/d$l$ 程度まで改善してから手術を行った方がよい．

### 3. 術中の注意点

手術中においては，麻酔科的な一般的管理以外に，特に水分の貯留，高カリウム血症，高カルシウム血症，不整脈に対して注意を払うべきである．また，透析患者では，① 免疫能の低下がみられるので術後感染予防のため術中に充分な洗浄を行うこと，② 易出血性がみられるので止血を丹念に行うこと，③ 全身の予備能力が低下しているので手術時間をできるだけ短縮すること，が重要である．

### 4. 術後の注意点

術後早期には，肺水腫，高カリウム血症，高カルシウム血症，代謝性アシドーシスに留意し，特に呼吸不全，不整脈などに注意する．透析は手術の翌日に行う．

輸液量は 1000 〜 1300 m$l$/日とし，過剰輸液，過剰輸血を避ける．また，抗生剤の使用に関して，腎排出の薬剤（アミノグリコシド系やバンコマイシン）をなるべく使用しないようにすべきであり，セフェム系やペニシリン系は 1/2 〜 1/3 に減量して用いるとよい．なお，術後に患者の尿量チェックができないので，中心静脈圧を指標にして水分の出納を予測する．また中心静脈栄養を行う場合には，カロリー 35 〜 50 kcal/kg/日，アミノ酸 35 〜 45 g/日，カロリー・窒素比は 300 〜 500 を目安に行う．

他の注意点として，消化管出血をきたすことがあるので腹部症状や便潜血に注意する．また，創傷治癒の遅延や術後感染に注意し，創部のチェックや検査データの確認を怠らないようにするべきである．さらに，透析患者では術後にうつ状態となって自殺する症例があり，精神心理的側面にも注意するべきである．

### 5. 後療法

手術直後の臥床により，横隔膜や肋間筋の運動は制限され，呼吸は浅くなり，呼吸器系の障害をきたしやすいので，頻繁な体位変換，喀痰の除去，腹式呼吸の指導などが重要である．また，透析患者では運動耐用能の低下や易疲労性がみられるため，関節拘縮や廃用症候群を合併しやすく，粘り強いリハビリテーションが必要である．

## E  その他の治療法

**(1) 腎性骨異栄養症に対して**

リン吸着剤（酢酸カルシウム製剤など），活性型ビタミン D 製剤の使用，副甲状腺摘出術などが行われることがある．

**(2) 透析アミロイドーシスに対して**

透析膜の改良や $\beta_2$-ミクログロブリン吸着器の使用が試みられている．また，薬物療法と

して，セファランチン，コルヒチン，DMSO（domethylsulfoxide），副腎皮質ステロイド剤などが使用されている．

　透析患者の手術では，大きなリスクを伴う．そこで，透析性骨関節障害の手術を行う際には，透析スタッフのみならず，内科や麻酔科スタッフと強く連携することが重要である．

〈笠井裕一　内田淳正〉

# 15 骨腫瘍

　骨から発生する腫瘍である．主に日本整形外科学会骨・軟部腫瘍委員会骨腫瘍分類表が用いられる．原則として発生母組織により分類される．原発性骨腫瘍，二次的に骨に発生する続発性骨腫瘍，真の腫瘍ではないが腫瘍に近似した腫瘍類似疾患の3群に分類される（表Ⅱ-39）．

## A 良性骨腫瘍

### 概念

　骨から発生する腫瘍である．時に腫瘍に近似した腫瘍類似疾患が含まれることもあるが，病理組織学的には区別される．

　各疾患の病態や，治療方針を理解するためには，疾患の活動性を理解することが重要である（表Ⅱ-40）．

　活動性の低いstage 1の腫瘍では進行が緩やかで術後再発率も低い．しかし，活動性の高いstage 3の腫瘍では進行がやや早く術後再発率も高い（表Ⅱ-40）．

### 疾患解説

　主な疾患を解説する．

#### (1) 骨原性腫瘍

① 軟骨性腫瘍

■骨軟骨腫（外骨腫）

　長管骨骨幹端に，軟骨で覆われた骨性隆起として生じる．多発性のものは遺伝傾向が強く，まれに悪性化がある．

■内軟骨腫

　手足の短管骨の骨髄から発生する．多発性のものはオリエール Ollier 病といわれ，また，血管腫が合併するものはマフーチィ Maffucci 症候群といわれ，まれに悪性化がある．

② 骨性腫瘍

■類骨骨腫

　夜間痛を訴えることがあり，アスピリンが有効である．骨透亮巣 ナイダス nidus を取り囲む骨硬化巣がレントゲン上で特徴である．治療は nidus の完全な切除が必要．

③ 線維性腫瘍

■非骨化性線維腫（線維性皮質骨欠損）

　長管骨骨幹端に発生する線維性腫瘍．

### 表 II-39 WHO の骨腫瘍分類（一部追加訂正）

I 原発性骨腫瘍　Primary bone tumours
1 骨形成腫瘍　Bone-forming tumours (1)
　　　骨腫　Osteoma (1.1.1)
　　　類骨骨腫　Osteoid osteoma (1.1.2.1)
　　　骨芽細胞腫　Osteoblastoma (1.1.2.2)
　　　*境界性骨形成腫瘍　*Bone-forming tumours of borderline malignancy [Aggressive (malignant) osteoblastoma] (1.2.1)
　　　骨肉腫　Osteosarcoma (1.3.1)
　　　　骨内骨肉腫　Central (medullary) osteosarcoma (1.3.1.1)
　　　　　骨内通常型骨肉腫　Conventional central osteosarcoma (1.3.1.1.1)
　　　　　血管拡張性骨肉腫　Telangiectatic osteosarcoma (1.3.1.1.2)
　　　　　骨内高分化骨肉腫　Intraosseous well-differentiated (low-grade) osteosarcoma (1.3.1.1.3)
　　　　　円形細胞骨肉腫　Round-cell osteosarcoma (1.3.1.1.4)
　　　　表在性骨肉腫　Surface osteosarcoma (1.3.1.2)
　　　　　傍骨性骨肉腫　Parosteal (juxtacortical) osteosarcoma (1.3.1.2.1)
　　　　　骨膜性骨肉腫　Periosteal osteosarcoma (1.3.1.2.2)
　　　　　表在性低分化骨肉腫　High-grade surface osteosarcoma (1.3.1.2.3)
2 軟骨形成腫瘍　Cartilage-forming tumours (2)
　　　軟骨腫　Chondroma (2.1.1)
　　　　内軟骨腫　Enchondroma (2.1.1.1)
　　　　骨膜軟骨腫　Periosteal (juxtacortical) chondroma (2.1.1.2)
　　　骨軟骨腫（軟骨性外骨腫）Osteochondroma (osteocartilaginous exostosis) (2.1.2)
　　　　単発性骨軟骨腫　Solitary osteochondroma (2.1.2.1)
　　　　多発性骨軟骨腫　Multiple hereditary osteochondromas (2.1.2.2)
　　　軟骨芽細胞腫　Chondroblastoma (epiphyseal chondroblastoma) (2.1.3)
　　　軟骨粘液線維腫　Chondromyxoid fibroma (2.1.4)
　　　*境界性軟骨腫瘍　*Cartilaginous tumours of borderline malignancy
　　　軟骨肉腫（通常型軟骨肉腫）Chondrosarcoma (2.2.1)
　　　骨膜性軟骨肉腫（傍骨性軟骨肉腫）Juxtacartical (periosteal) chodrosarcoma (2.2.2)
　　　間葉性軟骨肉腫　Mesenchymal chondrosarcoma (2.2.3)
　　　脱分化型軟骨肉腫　Dedifferentiated chondrosarcoma (2.2.4)
　　　淡明細胞型軟骨肉腫　Clear-cell chondrosarcoma (2.2.5)
　　　［悪性軟骨芽細胞腫　Malignant chondroblastoma (2.2.6)］
3 骨巨細胞腫　Giant-cell tumour (osteoclastoma) (3)
　　　骨巨細胞腫　Giant-cell tumour (osteoclastoma) (3)
　　　*骨巨細胞腫に伴う悪性腫瘍（*悪性骨巨細胞腫）*Sarcoma in giant cell tumour
4 円形細胞腫瘍　Marrow tumours (round cell tumours) (4)
　　　*ユーイング腫瘍-原始神経外胚葉性腫瘍群　*Ewing sarcoma-PNET group
　　　　ユーイング腫瘍　Ewing sarcoma (4.1)
　　　　［未熟神経外胚葉性腫瘍（原始神経外胚葉性腫瘍）Primitive neuroectodermal tumour of bone (PNET) (4.2)］
　　　悪性リンパ腫　Malignant lymphoma of bone (4.3)
　　　骨髄腫　Myeloma (4.4)
5 脈管性腫瘍　Vascular tumours (5)
　　　血管腫　Haemangioma (5.1.1)

表 II-39 つづき

　　リンパ管腫　Lymphangioma（5.1.2）
　　グロームス腫瘍　Glomus tumour（glomangioma）（5.1.3）
　　血管内皮腫　Haemangioendothelioma（5.2.1 & 5.3.1）
　　　*高分化血管内皮腫　*hemangioendothelioma, low-grade（haemangioendothelioma, grade 1 or 2）[haemangioendothelioma（WHO 5.2.1）]
　　　*低分化血管内皮腫　*hemangioendothelioma, high-grade（haemangioendothelioma, grade 3 or 4）[angiosarcoma（WHO 5.3.1）]
　　血管外皮腫　Haemangiopericytoma（5.2.2&5.3.2）
　　　*高分化血管外皮腫　*hemangiopericytoma, low-grade（haemangiopericytoma, grade 1 or 2）[haemangiopericytoma（WHO 5.2.2）]
　　　*低分化血管外皮腫（悪性血管外皮腫）*hemangiopericytoma, high-grade（haemangiopericytoma, grade 3 or 4）[malignant haemangiopericytoma（WHO 5.3.2）]
6　その他の結合織性腫瘍　Other connective tissue tumours（6）
　　良性骨線維性組織球腫　Benign fibrous histiocytoma（6.1.1）
　　類腱線維腫　Desmoplastic fibroma（6.2.1）
　　線維肉腫　Fibrosarcoma（6.3.1）
　　悪性線維性組織球腫　Malignantfibrous histiocytoma（6.3.2）
　　脂肪腫　Lipoma（6.1.2）
　　脂肪肉腫　Liposarcoma（6.3.3）
　　平滑筋肉腫　Leimyosarcoma（6.3.5）
　　悪性間葉腫　Malignant mesenchymoma（6.3.4）
　　未分化肉腫　Undifferentiated sarcoma（6.3.6）
7　その他の腫瘍　Other tumours（7）
　　脊索腫　Chordoma（7.1）
　　骨アダマンティノーマ　Adamantinoma of long bones（7.2）
　　神経鞘腫　Neurilemoma（7.3）
　　神経線維腫　Neurofibroma（7.4）
8　分類不能腫瘍　Unclassified tumours（8）

II　*続発性骨腫瘍　*Secondary bone tumour
　　*転移性腫瘍　*Metastatic tumour
　　*放射線照射後肉腫　*Postradiation sarcoma
　　*骨 Paget 病に伴う肉腫　*Sarcoma in Pagent's disease
　　*線維性骨異形成に伴う肉腫　*Sarcoma in fibrous dysplasia
　　*慢性骨髄炎瘻孔に伴う肉腫　*Carcinoma in fistula of chronic osteomyelitis

III　腫瘍類似病変　Tumour-like lesions（9）
　　　単発性骨嚢腫　Solitary bone cyst（simple or unicameral bone cyst）（9.1）
　　　動脈瘤様骨嚢腫　Aneurysmal bone cyst（9.2）
　　　傍関節骨嚢腫（骨内ガングリオン）Juxta-articular bone cyst（intraosseous ganglion）（9.3）
　　　*軟骨下骨嚢腫　*Subchondral cyst
　　　骨幹端線維性欠損（非骨化線維腫）Metaphyseal fibrous defect（nonossifying fibro-ma）（9.4）
　　　好酸球性肉芽腫（ランゲルハンス細胞肉芽腫症，骨組織球症 X）Eosinophilic granuloma（histiocytosis X, Langerhans cell granulomatosis）（9.5）
　　　線維性骨異形成　Fibrous dysplasia（9.6.1）
　　　線維軟骨性異形成　*Fibrocartilaginous dysplasia

表 II-39 つづき

| | |
|---|---|
| 線維軟骨性間葉腫 | *Fibrocartilaginous mesenchymoma |
| 骨線維性異形成 | Osteofibrous dysplasia（9.6.2） |
| 骨化筋炎（異所性骨化） | Myositis ossificans（heterotopic ossification）（9.7） |
| 爪下外骨腫 | *Subungual exostosis |
| 傍骨性骨軟骨異形増生 | *Bizarre parosteal osteochondromatous proliferation |
| 副甲状腺機能亢進による褐色腫瘍 | Brown tumour of hyperparathyroidism（9.8） |
| 骨内類皮様嚢腫 | Intraosseous epidermoid cyst（9.9） |
| *爪下角化棘細胞腫 | *Subungual Keratoacanthoma |
| 巨細胞修復性肉芽腫 | Giant-cell（reparative）granuloma（9.10） |
| *広範骨融解（Gorham's disease） | *Massive osteolysis |

（　）内の番号は WHO 分類の病変番号である．
［　］内は今後，検討を要すると思われる病変名である．
*WHO 分類を基本として，現在，整形外科および臨床病理で一般的に診断として用いられているものを追加した．

表 II-40　骨腫瘍の活動性による分類

| | |
|---|---|
| Stage 1 | 非骨化性線維腫，内軟骨腫，単純性骨嚢腫，骨軟骨腫，類骨骨腫，線維性骨異形成，好酸球性肉芽腫症 |
| Stage 2 | 内軟骨腫，骨軟骨腫，類骨骨腫，骨芽細胞腫，骨巨細胞腫，軟骨粘液細胞腫，線維性骨異形成，好酸球性肉芽腫症，動脈瘤骨嚢腫，単純性骨嚢腫，骨線維性異形成症 |
| Stage 3 | 骨巨細胞腫，骨芽細胞腫，軟骨芽細胞腫，動脈瘤様骨嚢腫 |

### （2）脈管性腫瘍
骨血管腫やグロームス腫瘍などがある．

### （3）不明または不確定の腫瘍
■骨巨細胞腫
　組織起源は不明．関節近傍の長管骨骨端部に発生し，増大傾向が強い腫瘍である．再発率が高く，まれに肺転移をきたすことがある．

### （4）腫瘍類似疾患
■線維性骨異形成
　若年者の長管骨に多く発生する．多発する症例もある．
■骨嚢腫
　若年者の長管骨や踵骨に多く発生する．病的骨折で発見されることも多い．

### 症状，検査
　多くは無症状のことが多い．疼痛，病的骨折をきたすことも多い．
　主な検査は画像検査（X 線）で診断される．診断は年齢と部位，X 線所見でなされる．悪性腫瘍が疑われる場合は生検術による病理組織診断を要する．

### 治療
　治療は，腫瘍の活動性により決定される（図 II-192）．活動性の低い良性腫瘍で，無症状

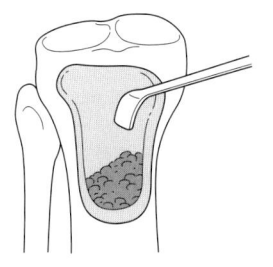

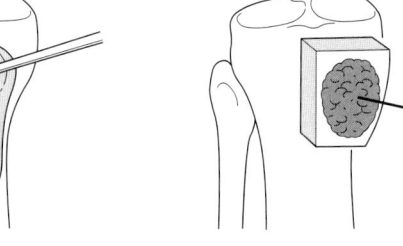

**図 Ⅱ-192　良性骨腫瘍の手術方法**
Stage 1 の腫瘍に対しては経過観察のみでも可能
　（自然治癒する腫瘍，進行しない腫瘍もある）．
Stage 2 の腫瘍に対しては腫瘍掻爬術＋骨移植術
Stage 3 の腫瘍に対しては腫瘍切除術＋骨移植術

で病的骨折をきたす可能性の低いものは経過観察でもよい．
　活動性の高い腫瘍では再発の確率も高いことから腫瘍の切除が望ましい．術中に液体窒素やフェノールなどにより腫瘍再発の可能性を低減させる補助治療を行うこともある．
　通常の良性骨腫瘍では腫瘍掻爬術が行われる．
　腫瘍切除または掻爬後に再建術が行われる．骨移植を行うことが一般的であるが，大きな骨欠損に対しては，内固定材料の追加や創外固定を併用することもある．骨移植には自家骨移植と同種骨移植，人工骨移植がある．それぞれの特徴を列記する．
**自家骨移植**：最も頻用される方法である．骨形成能・骨誘導能に優れる．主に腸骨より採骨されるが，大きな骨欠損には血管柄付骨移植も用いられる．採骨部の疼痛・神経障害や機能欠損（血管柄付骨移植）が時にある．
**同種骨移植**：他人からの骨移植であり，抗原性・感染の問題がある．保存骨として骨銀行に保存され使用される．
**人工骨移植**：骨の主要成分である水酸化アパタイトや三リン酸カルシウムからなる．必要とされる骨量が容易に得られるが骨形成能・骨誘導能は自家骨移植に劣る．

### 合併症，術後管理

**感染**：人工骨や同種骨移植を行った場合は術後感染の可能性が高くなるので注意が必要である．
**神経・血管障害**：通常の四肢の手術と同様に充分な経過観察が必要である．
**骨折**：腫瘍切除または掻爬後に大きな骨欠損がある場合，荷重肢，関節面に近い部位などでは術後骨折の可能性がある．危険性に応じて，ギプス固定，免荷，荷重制限が必要とされるので，患者の理解協力と転倒予防が重要である．経時的な画像検査（X線）で移植骨の生着と骨癒合を判定し荷重制限を緩めていく．
**腫瘍再発**：腫瘍再発は，腫瘍の活動性により決定される．再発率の高い骨巨細胞腫などは経時的な画像検査（X線）が必須である．

## B 悪性骨腫瘍

骨原発の肉腫は，骨肉腫，ユーイング肉腫，軟骨肉腫，悪性線維性組織球種などがあげられる．主に青少年に発生することが多い．

それぞれの治療方針は異なるので，必ず生検により病理組織学的に診断が確定されてから治療方針が決定されるべきである．

また続発性骨腫瘍（転移性骨腫瘍）はいわゆるがん年齢の中高年に主に発生する．

### 1. 骨肉腫

#### 概念，疾患解説

骨原発の肉腫で腫瘍性の類骨を形成するもの．比較的まれな腫瘍で，日本では年間約 200 例程度である．10 歳代が多く長管骨の骨幹端に主に発生する．

#### 症状，診断

初発症状は局所の運動時痛，腫脹で，進行していくと病的骨折をきたす．

診断は，レントゲンで，骨溶解像や異常な骨形成像がみられる．本疾患が疑われたときは，生検による病理組織学的診断が必須である．骨や肺転移を精査するため骨シンチグラムや胸部 CT 検査も治療方針決定のためには必要である．

#### 予後

**自然経過**：1970 年以前は手術療法（切断術）のみでの 5 年生存率はわずか 10〜20％にすぎなかった．たとえ，局所腫瘍を患肢切断により征圧しても，初診時にみいだせなかったような微少な肺転移が多くの症例で存在し後に進展してしまったためである．

現在は化学療法の進歩により，肺転移のない症例では 5 年生存率は，近年 50〜70％に飛躍的に向上した．しかし，約 20％の患者さんでは初診時に肺転移が発見される．肺転移のある症例の生存率は 20％以下である．予後に影響する因子として，術前化学療法が有効であった症例では生存率が良好であるとされている．

#### 治療方針

現在では化学療法と手術治療が治療の大きな柱である．現在は，術前に化学療法を行った後に手術治療による腫瘍切除（切断ではなく患肢温存手術）を行い，さらに術後化学療法を行う．

#### 化学療法

術前化学療法の目的は，① 局所腫瘍の縮小不活化を図り，患肢を温存した腫瘍切除術を安全に行う，② 局所腫瘍の化学療法への反応から，術後化学療法の際の適正薬剤の選択を可能とする，③ 微少転移巣の早期撲滅である．

使用される薬剤の主なものは，① メソトレキセート大量療法，② シスプラチン，③ アドリアマイシン，④ イフォマイドである．これらを多剤併用として用い，それぞれの副作用に注意して，なるべく期間あたりの投与量がスケジュールどおりになるように化学療法を行う．

それぞれの副作用について詳述する．

メソトレキセート大量療法は，充分な輸液とロイコボリン救援が必須である．主な副作用は腎障害，口内炎，発疹などである．メソトレキセート排泄遅延が起きると脳症や腎障害な

どの重篤な副作用が生じるので尿量や尿 pH の頻回な監視が必須である．

シスプラチンは嘔吐が強く，また腎障害が主な副作用である．

アドリアマイシンは静脈炎や血管外漏出が起こると点滴部位の皮膚障害を起こす．骨髄抑制，脱毛，心筋障害もみられる．

イフォマイドは出血性膀胱炎や骨髄抑制，脱毛がみられる．

それぞれの副作用を事前に理解した上で充分な管理のもとで行われる．

### 手術治療

近年，術前化学療法と画像診断の進歩により 80％近くの症例で患肢温存手術が可能となってきている．重要な神経や血管を温存しながら，腫瘍を広範切除し，人工関節などで再建する．しかし，患肢温存術においても合併症（感染，人工関節の破損や弛み，局所再発）の問題があり，術前の充分な説明と長期にわたる経過観察が必要である．患肢機能のために重要な神経や血管が温存できないときや，腫瘍が大きく患肢機能再建が不可能の場合は切断術の適応となる．術後は義足装着による歩行訓練が必要となる．

### 合併症と対策

**感染**：術後感染は，人工関節置換術では最も重大な合併症で，感染の鎮静化は困難である．人工関節抜去と広範囲の感染巣のデブリドマンが必要となる．感染の鎮静化を得られた後に人工関節再置換や関節固定術を行う．しかし，切断術に至ることも多い．

**弛み，脱臼，人工関節破損**：長期的には 15％程度に発生する．人工関節再置換が必要となるが，困難な手術となる．

**脚長差**：小児では，成長に伴う脚長差の問題が多かれ少なかれ発生する．

**腫瘍局所再発**：生命予後を脅かすもので，慎重な経過観察が必要である．

**転移**：転移は主に肺と骨にみられる．肺転移のみの症例では，切除可能であれば近年 20〜40％程度の生存率が得られたとの報告もある．

#### 表 II-41　インフォームド コンセントの対象と内容

判断力のない幼児などを例外として，対象とするのは患者本人である．すべての医療行為につき承諾を得るべきであるが，特に麻酔を要する，あるいは合併症の危険のある検査，手術，化学療法，放射線療法，輸血，治療方針の変更については必ず承諾を要する．承諾の前提として以下の項目について説明を行う．
1. 悪性であること（確定診断前には悪性の可能性があること）
2. 診断名
3. 病巣の広がり，将来の予想される危険性
4. 検査あるいは治療の必要な根拠
5. 治療内容，手術では手術方法，化学療法では使用薬剤，治療スケジュールなど
6. 予想される結果，再発の可能性，術後機能など
7. 他の方法との利害得失
8. 治療方法が標準的なものか試行的なものか
9. 可能性のある副作用あるいは合併症の頻度と危険性，およびその対処方法
10. 可能であればその施設の治療成績

承諾を求めるにあたっては患者の自由な意志を尊重し，医師の意見を強制してはならない．医師以外の医療スタッフ，患者の求めにより家族などの同席が望ましい．説明内容はカルテに記載し，患者の承諾は各施設の規定により文書として保存する．

## 2. ユーイング肉腫

　　骨肉腫と同様に術前化学療法を行うが，化学療法の使用薬剤は異なる．化学療法や放射線治療への反応は良好で70％近い生存率が得られている．しかし，肺や骨転移がみられると生存率は15〜25％程度に低下する．

## 3. 軟骨肉腫

　　軟骨肉腫の予後は，その組織学的悪性度と腫瘍の局在により大きく影響される．手術治療が最も重要で，化学療法や放射線治療はあまり効果がないとされ，転移をきたすと予後は不良である．

## 4. 悪性線維性組織球種

　　骨肉腫と同様の治療が有用とされている．

　　悪性骨腫瘍の治療の選択にはインフォームド コンセントがきわめて重要である．充分な説明のもと，患者の自由意志により承諾された医療行為のみが行われるべきである（表II-41）．

〈阿部哲士〉

# 16 軟部腫瘍

## (1) 軟部腫瘍とは
　人体の組織から骨，歯といった硬組織と実質臓器を除いた残りの部分の多くが軟部組織であり，筋組織，脂肪組織，血管，神経，滑膜などがそれに含まれる．軟部腫瘍とはその軟部組織から発生した腫瘍である．

## (2) 種類
　表 II-42 のように**非常に多くの種類が存在**し，治療にかかわる診療科も多岐にわたる．悪性腫瘍は種類が多いものの，頻度は比較的まれである．

## (3) 診断法
　多くの場合，**「しこり」「腫れ」といった訴えで来院する．視診，触診，問診がきわめて重要**であり，それのみでおおよその診断がつくものも多い．問診は表 II-43 の内容をポイントにして行う．外傷歴のある場合，腫瘍ではなく単なる血腫であることも珍しくない．増大傾向がある時はそのペースを聞き出す．詳しい検査として MRI がしばしば施行され，それでも診断がつかず悪性の可能性が残る場合，生検術が行われる．

## (4) 生検
　**針生検**と**切開生検**があり，前者は外来で行われる．生検目的で入院されることも多く，**生検による病理診断の結果次第でその後の予定が大きく変わってくることを知っておくべきである．**

## (5) 治療法
　手術による摘出，切除が行われる．大きさの小さい，無症状の良性腫瘍はあえて治療を必要としないこともある．その場合でも**経過観察は必要**である．

**表 II-42　代表的な軟部腫瘍**

| 良性腫瘍 | 悪性腫瘍 |
| --- | --- |
| 脂肪腫 | 悪性線維性組織球腫 |
| 血管腫 | 脂肪肉腫 |
| 神経鞘腫 | 横紋筋肉腫 |
| 神経線維腫 | 滑膜肉腫 |
| 線維腫 | 平滑筋肉腫 |
| 腱鞘巨細胞腫 | 悪性末梢神経鞘種 |
| リンパ管腫 | 骨外性軟骨肉腫 |
| 粘液腫 | 胞巣状軟部肉腫 |
| 平滑筋腫 | 類上皮肉腫 |
| グロームス腫瘍 | 線維肉腫 |
| その他 | その他 |

**表 II-43　問診のポイント**

① 部位はどこか．
② いつごろ気がついたか．
③ 外傷歴はあるか．
④ 大きくなってきたか．
⑤ 痛みはあるか．
⑥ しびれはあるか．
⑦ 他院での治療歴，検査歴はあるか．

## A　良性腫瘍

　脂肪腫，血管腫，神経鞘腫，神経線維種，線維腫，腱鞘巨細胞腫などの頻度が高い他，ガングリオン，囊腫といった腫瘍様病変もよくみられる．

### 外来における看護

　ガングリオン，囊腫，血腫の疑いがある場合，診断を兼ねて穿刺，吸引を行うことが多い．関節

表 II-44　良性・悪性の相違点

|  | 良性腫瘍 | 悪性腫瘍 |
|---|---|---|
| 発育 | 制限があり基本的に巨大化しない | 制限なく巨大化し得る |
| 切除 | 腫瘍自体のみで可能 | 周囲の健常組織をつけた広範切除が必要 |
| 再発 | まれ | あり |
| 転移 | なし | あり |
| 補助療法 | 不要 | 化学療法，放射線療法を要することあり |

内注射同様，清潔操作で臨む．処置後は適度な圧迫を加えた包帯固定を行い，当日の入浴は避けるよう指導する．その他の腫瘍の場合，手術のため入院手続きがとられることが多いが，部位，大きさにより麻酔法が異なるためドクターから確認しておく．

### 術前管理

麻酔は下肢の場合，腰椎麻酔，硬膜外麻酔が，上肢の場合，伝達麻酔また全身麻酔が，体幹の場合，全身麻酔が適応される．術前管理としてはそれぞれの麻酔法にそった一般的な内容でよい．

### 術後管理

当日および翌日は出血を避けるため，局所の安静を心がける．また血腫防止のため圧迫が指示されることもある．四肢の場合，しびれの有無をチェックする．

## B 悪性腫瘍

悪性線維性組織球腫，脂肪肉腫，横紋筋肉腫，平滑筋肉腫，滑膜肉腫などの頻度が比較的高い．

### 外来における看護

CT，MRI，核医学検査が行われる．針生検が行われることもある．生検目的の入院なのか，すぐに切除をするのか，血管造影，化学療法の予定などおおまかな予定をドクターから確認しておき病棟ナースへ的確に申し送らねばならない．

### 術前管理

手術時間の長さから全身麻酔となることが多い．腎機能，呼吸機能，出血凝固機能をチェックしておく．大量出血が予想される巨大な腫瘍，骨盤周囲の腫瘍の場合，あらかじめ輸血を準備する．

### 術後管理

術直後の全身状態は術中出血量，手術時間に左右される．出血性ショック，肺水腫，急性腎不全などを意識して，心電図モニタリング，血圧，$SpO_2$，CVP，尿量などの測定を行う．四肢の場合，末梢の血管拍動，皮膚色の観察を行い，著明なガーゼ出血がないかチェックする．局所の圧迫，冷却を指示されることもあるが，マイクロサージャリーを行った症例においてはこれらは禁忌であることを忘れてはならない．急性期を過ぎた段階で創部感染が生じやすいため，包交時には発赤，腫脹，ガーゼに付着した浸出液に注意を払う．

### リハビリテーション

マイクロサージャリー施行以外は外固定はしないことが多い．しかし再出血の危険性のある術直後は近隣関節の安静に努める．通常早期から歩行を許可するが，切除した筋肉の多少により動きに制限が生じてくるため，担当医から安静度を確認しておく．マイクロ施行例は一定期間，局所の絶対安静が必要となる．

### 化学療法

悪性軟部腫瘍に対する化学療法の効果は横紋筋肉腫など一部を除き一定していない．しかし肺転移，局所再発の可能性が高いと判断された悪性度の高い症例に対しては積極的に行われることも多い．使用される薬剤は多数あるが，ほとんどが多剤併用で投与される（表 II-45）．いずれの薬剤も強い副作用を有するものであり（図 II-193），投与に際しては充分なインフォームド コンセントと取ることが必要で，副作用の早期発見，軽減に努めなければ

表 II-45 使用される主な薬剤

| 一般名（略号） | 商品名 |
| --- | --- |
| ドキソルビシン（DXR） | アドリアシン |
| シクロホスファミド（CPA） | エンドキサン |
| ビンクリスチン（VCR） | オンコビン |
| アクチノマイシン D（ACT-D） | コスメゲン |
| ダカルバジン（DTIC） | ダカルバジン |
| イホスファミド（IFM） | イホマイド |
| シスプラチン（CDDP） | ランダ |

・主な多剤併用療法
　(a) CyVADIC 療法（CPA+VCR+DXR+DTIC）
　(b) CyVADACT 療法（CPA+VCR+DXR+ACT-D）
　(c) MAI 療法（DXR+IFM）
　(d) MAID 療法（DXR+IFM+DTIC）

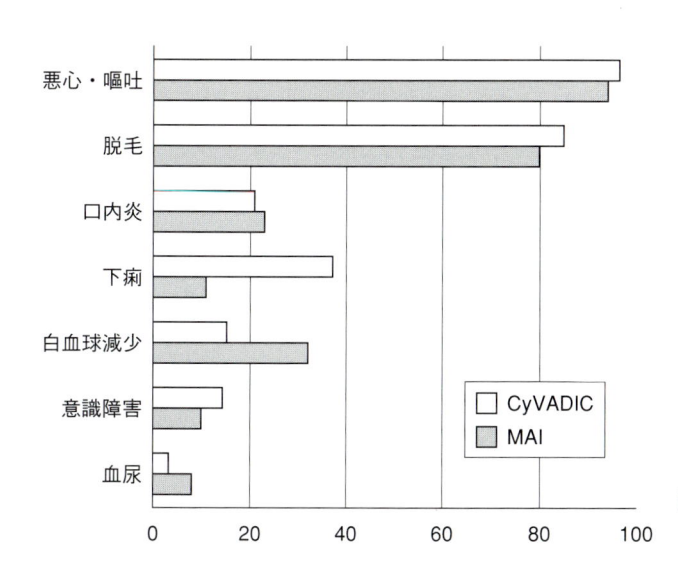

図 II-193 副作用発現率

表 II-46 主な副作用と対策

| 副作用 | 対　策 |
|---|---|
| 悪心・嘔吐 | 抗がん剤投与直後に起こる acute emesis, 投与翌日以降を中心に起こる delayed emesis, さらに過去の投与時における苦い経験を想起することで誘発される anticipatory emesis とに分けられる. 抗がん剤投与1時間から30分前に制吐剤およびステロイドを経口または静注で投与するが効果不充分なときは追加する. 嘔吐の後はうがいをうながし, 食欲が出てきたときは刺激物や脂肪分を避けて経口摂取を勧める. 輸液を継続するが消化器疾患ではないため厳重な絶食はかえって患者の苦痛を増す. 夜間は催眠剤, 抗不安剤で入眠をうながすことが苦痛軽減に役立つ. |
| 脱毛 | 効果的な予防法はない. あらかじめ充分な説明をし, 治療が終了すれば再び生えてくることを理解してもらえば多くの場合受け入れられる. |
| 腎機能障害 | 充分な輸液で予防する. 尿量, 尿 pH の測定を指定された期間行う. 充分な尿量が得られないとき, 利尿剤を用いることもあるが, 改善しない場合は担当医に報告し異常の早期発見に努める. |
| 骨髄抑制 | 投与後1～2週後に起こり, 回数を重ねるごとに程度が増す. G-CSF 製剤で回復を計る. 好中球の減少時にはマスクの着用, うがいをうながし, 外傷などで皮膚に傷を作らないように注意する. |
| 出血性膀胱炎 | イホマイドで問題となるが, メスナーの併用により多くは予防できる. 投与後は尿潜血をチェックする. |
| 意識障害 | イホマイド脳症が有名であるが, その他の原因も考えられ, 早期発見と原因究明を心がける. 発見次第投与中止とする. |
| 心筋障害 | アドリアシン総投与量が $500\ mg/m^2$ を超えたときに起こりやすい. 心電図, 自覚症状（息切れ, 呼吸苦, 胸部不快感など）から早期に発見することが重要である. |

ならない（表 II-46）. 個々人の投与量を決定するために定期的に身長, 体重測定を行う. 投与量, 投与経路, 投与時期, 投与速度を誤らないことが化学療法における最も重要なリスクマネジメントである.

〈渋谷 勲〉

## 表 II-47 クリニカルパス

| | 入院　月　日 | 手術1週間前　月　日 | 手術前日　月　日 | 手術当日　月　日 | 手術直後 | 第1病日　月　日 | 第2〜4病日　月　日 | 第5〜7病日　月　日 | 第8〜14病日　月　日 |
|---|---|---|---|---|---|---|---|---|---|
| 治療処置 | | 抗生剤皮内テスト | 剃毛<br>ID用バンド装着 | 前投薬 | 酸素投与<br>創部圧迫<br>疼痛時<br>①ボルタレン坐薬<br>②ソセゴン15 mg,<br>アタP 25 mg 筋注 | 包交<br>創部圧迫<br>冷却<br>バルーン抜去 | 包交<br>ドレーン抜去 | 包交 | 包交<br>抜糸 |
| 検査 | 血算生化学尿,<br>血液型感染症<br>ECG, 胸XP | | | | 血算<br>検体提出 | 血算<br>生化学 | 血算<br>生化学 | 血算<br>CRP | 血算<br>CRP |
| 安静度 | | | | | ベッド上 | 上肢：歩行可<br>下肢：座位にて可 | 下肢：車椅子 | | 下肢：歩行可 |
| 食事 | 常食 | | 21時以降禁飲食 | 絶飲食 | 絶飲食 | 座位にて | | | |
| 排泄 | | | 浣腸 | | ベッド上 | 上肢：トイレ可<br>下肢：ベッド上 | 下肢：トイレ可 | | |
| 清潔 | | | 入浴 | | | 清拭 | 清拭 | 清拭 | 清拭 |
| 点滴 | | | | | 持続, 抗生剤 | 抗生剤 | 抗生剤 | 抗生剤 | |
| 経口薬 | | | 睡眠薬 | | | 消炎鎮痛剤 | | | |
| 観察 | | | | | 呼吸, 血圧, 脈拍, 意識, 体温, 皮膚色<br>時間尿量<br>患肢動脈触知<br>患側指（趾）自動運動<br>ガーゼ出血汚染<br>ドレーン内出血量 | 自動運動<br>知覚<br>自尿確認<br>皮膚色<br>浮腫の有無 | 創部腫脹, 熱感浮腫の有無 | 創部腫脹, 熱感浮腫の有無 | |
| リハビリ | | | | | | 健側筋力強化<br>患側等尺性運動 | | 患側ROM訓練<br>筋力強化 | |
| 説明 | | 術前評価 | 手術内容, 合併症<br>後療法, 術後機能障害<br>輸血の必要性と合併症<br>術後化学療法の有無 | 麻酔科医師, 手術<br>室看護師による術<br>前訪問 | | 手術内容<br>出血量 | | 病理検査結果<br>（組織型, 切除縁）<br>術後補助療法 | |

※手術前に生検, 血管造影, 化学療法を行うか否かによって説明内容が異なる.
★軟部腫瘍は発生部位, 大きさとにより手術の規模も著しく異なる.
　従って, その症例によりバリアンス（ばらつき）が生じてくる.

# 17 骨系統疾患

## A 定義

　骨系統疾患 constitutional（systemic）disease of bone, skeletal dysplasias とは先天性にあるいは発育に伴って全身の骨関節に顕著な病変・形態異常を示してくる症候群の総称で，通常，「先天性骨系統疾患」あるいは骨軟骨異形成症 osteochondrodysplasia と同義である．
　胎生期に原因がある異常は「先天異常 congenital anomaly」と総称され，形態的異常と機能的異常に大別できるが，そのうちの形態的異常（広義の「奇形」）は①（狭義のいわゆる）奇形 malformation：器官の発生や分化過程での異常，② 変形 deformation：子宮内での物理的圧迫などにより生じる先天性内反足や股関節脱臼など，③ 異形成 dysplasia（後述）に分けられる．他方，先天奇形症候群は一定の原因で複数の臓器・器官に異常がみられるものの総称であるが，そのうち骨関節系に主たる異常をきたす疾患群を「先天性骨系統疾患」とよぶ．「先天性骨系統疾患」は「骨異形成症 dysplasia」と「異骨症 dysostosis」とに大別される．前者は，骨軟骨の発育過程における系統的な先天異常により全身の骨格に形態的異常を生じてくる疾患群で「骨軟骨異形成症 osteochondrodysplasia」とも呼称される．後者は，単一ないし複数の骨（全身の限られた部分）に骨の形態異常をきたすが，骨組織そのものはほぼ正常であり，骨の malformation（狭義の奇形）に近い．
　なお骨系統疾患に関する少し古い記述では「骨異形成症 dysplasia」と「異骨症 dysostosis」の区別がなされずに命名されたり記述されてきているため混乱をきたしがちであるので注意を要する．

## B 特徴

　骨系統疾患は，いわゆる"こびと"であったり，外観上非常に目立つ骨格の形態的異常を主徴とする疾患が多い．骨格変形が強いため，まずは整形外科的対処を求められることが多いが，後述する分類のごとく，生下時や発育早期に発症しやすく，その形態変化や重症度はきわめて多彩であり，骨格外（神経・血管系，内臓など）の合併症を伴うことも多く，治療のあり方もきわめて多様で，根治治療が困難な場合も多い．したがって，医療の目的はむしろ，障害を受け入れさせ，合併症を減らし，保存的に機能向上に努めるべく包括的な療育におかれることも多い．家族との信頼関係や遺伝相談なども重要な分野である．骨系統疾患の確定診断は大変難しいため，一般には局部のみの障害診断名で扱われることも多く，まれな疾患と思われがちであるが，新生児の 0.3％程度の発生頻度といわれ，決してまれではない．また小児の患者も多いなど，看護従事者の役割も大変大きな疾患群である．

## C 病態と分類

　多くの骨系統疾患は病理組織学的変化に乏しく，臨床的（外形的），X線学的形態変化と病因（一部の疾患では代謝異常や遺伝子変異が知られている）の3方向軸の組み合わせに発症時期・重症度に基づく総合判断によって診断が行われる．形態変化の系統的な理解と診断には，Rubinの提唱した主病変の部位（骨端，成長軟骨層，骨幹端，骨幹）における **骨モデリング**（正常形態発育維持機構）異常による区分は画期的であり，この考え方は命名にも取り入れられているが，この方法でも全ての疾患を網羅するのは困難であり，骨系統疾患の命名・分類はきわめて複雑である．個々の症例を経験することも，数も限られており，専門家といえども鑑別診断は大変難しい．最近では遺伝子解析が少しずつ進んでおり，分類に取り入れられようとしている．

　国際的な合意の下に，骨系統疾患を整理し，登録していこうとする試みは1969年より開始され，国際命名・分類表（パリ試案，1996）が提示された．そこでは，骨異形成症 dysplasia と異骨症 dysostosis との区分と定義が明確になされた．その後，特に骨異形成症の亜型の蓄積や病態解明が進むとともに，4回改定され，第5次案（1997）が提示され，2000年には dysostosis がさらに組み込まれた最新の分類が提示されている．

## D 診　断

　骨系統疾患の診断は以下に記す身体所見とX線像所見の有無をもとに総合的に判断することとなる．
(1) 身体所見
　① 頭部：舟状頭，大頭，短頭，頭蓋縫合早期閉鎖，頭蓋縫合離開
　② 顔面，顔貌：獅子様顔貌，老人様顔貌，鳥様顔貌，扁平顔貌，前額突出，鼻根陥凹，両眼間離開
　③ 脊椎，胸郭：側弯，後弯，鳩胸，漏斗胸
　④ 股関節，四肢：股関節・膝蓋骨脱臼，股・膝・肘関節拘縮，肘・膝・足関節内・外反，O脚・X脚，蜘蛛指，合・多指症
　⑤ 骨格外：水頭症，網膜剝離，青色強膜，口蓋裂，歯牙（エナメル質・象牙質）形成不全，角膜混濁，爪形成不全，難聴，心・腎不全，思春期早発
(2) X線像骨所見
　① 頭蓋：頭蓋底陥入，膜状頭蓋，頭蓋冠肥厚，縫合早期閉鎖，泉門拡大，トルコ鞍変形，顔面低形成
　② 脊柱：扁平・楔状椎，魚椎，たる型・西洋梨型・舌状椎体，側・後弯，脊柱管狭窄，環軸椎間亜脱臼
　③ 骨盤：方形腸骨翼，急峻化・水平化臼蓋，ワイングラス型・シャンペングラス型骨盤入口形態，恥骨・坐骨の骨化遅延
　④ 四肢長管骨：骨端核の不規則化，骨端線の幅拡大・不整，骨幹端の横径拡大，骨幹の短縮・幅細小・幅増大，皮質骨の肥厚・ひ薄化・弯曲，骨年齢の促進・遅延
(3) 成因が解明され，血液，尿検査などで補助診断がなされる疾患群がある．代表的な例と

表 II-48　骨系統疾患の国際命名・分類表（1997）[1]

1　軟骨無形成症（Achondroplasia）グループ
　　例：軟骨無形成症 Achondroplasia
2　脊椎異形成症（Spondylodysplastic）および他の周期性致死性疾患グループ
3　変容性骨異形成症（Metatropic dysplasia）グループ
4　短肋骨異形成症（Short-rib dysplasia）グループ
5　骨不全発生症・上腕骨（肩骨）異形成症（Atelosteogenesis-omodysplasia）グループ
6　捻曲性骨異形成症（Diastrophic dysplasia）グループ
7　分節異常骨異形成症（Dyssegmental dysplasia）グループ
8　II 型コラーゲン異常症（Type II collagenopathies）のグループ
　　例：先天性脊椎骨端異形成症 Spondyloepiphyseal dysplasia congenita
9　XI 型コラーゲン異常症（Type XI collagenopathies）のグループ
10　他の脊椎・骨端・（骨幹端）異形成症（Other spondyloepi-(meta)-physealdysplasia）のグループ
11　多発性骨端異形成症（Multiple epiphyseal dysplasias）および偽性軟骨無形成症（Pseudoachondroplasia）群
　　例：多発性骨端異形成症 Multiple epiphyseal dysplasias（Fairbanks and Ribbing types）
12　点状軟骨異形成症（Chondrodysplasia punctata）グループ
13　骨幹端異形成症（Metaphyseal dysplasia）のグループ
　　例：ヤンセン型，シュミット型，マックージック型
14　脊椎・骨幹端異形成症（Spondylometaphyseal dysplasia）のグループ
　　例：コズロースキー型
15　短体幹症・脊椎骨異形成症（Brachyolmia spondylodysplasia）のグループ
　　例：モロトー型
16　中間肢異形成症（Mesomeric dysplasias）のグループ
17　遠位肢異形成症（Acromeric dysplasia）および遠位中間肢異形成症（Acromesomeric dysplasias）の群
　　例：偽性副甲状腺機能低下症（Pseudohypoparathyroidism：オールブライト遺伝性骨異栄養症）
18　著明な膜性骨罹患（membranous bone）を伴う骨異形成症のグループ
19　彎曲異形成症（Bent-bone dysplasia）グループ
20　骨異形成を伴った多発性脱臼症のグループ
　　例：ラーセン症候群 Larsen syndrome
21　多発性異骨症（Dysostosis multiplex）グループ
　　例：ムコ多糖症（Mucopolysaccharidosis）の I-H，I-S，II，III A-D，IV（モルキオ Morquio 症候群）A＆B 型など 11 種やムコ脂質症 Mucolipidosis II，III が含まれる．
22　骨異形成性の細長い骨疾患グループ
23　骨密度低下を伴う骨異形成症のグループ
　　例：骨形成不全症 Osteogenesis imperfecta の I，II，III，IV 各型や特発性若年性骨粗鬆症 Idiopathic juvenile osteoporosis が含まれる．
24　骨石灰化障害（defective mineralization）を伴う骨異形成症のグループ
　　例：低フォスファターゼ症 Hypophosphatasia の各型や低リン血症性くる病 Hypophosphatemic rickets が含まれる．
25　形状の変化なく骨密度増加を伴う疾患のグループ
　　例：大理石骨病 Osteopetrosis の各型
26　骨幹罹患を伴う骨密度増強性疾患のグループ
27　骨幹端罹患を伴う骨密度増強性疾患のグループ
28　新生児重症骨硬化性骨異形成症（Neonatal severe osteosclerotic dysplasias）のグループ
29　断片骨（fragmented bones）を伴う致死性軟骨異形成症のグループ
30　骨格の軟骨性・線維性成分の発育異常（disorganized development）のグループ

表 II-48 つづき

例：進行性化骨性線維性骨異形成症（旧：進行性化骨性筋炎）Fibrodysplasia ossificans progressiva
31　骨溶解症（Osteolysis）のグループ
32　膝蓋骨異形成症（Patella dysplasias）のグループ

各疾患の詳細はインターネットを通じ，International Skeletal Dysplasia Web site，(http://www.csmc.edu/genetics/skeldys) あるいは OMIM: On-Line(McKusick)Mendelian Inheritance in Man (http://www 3.ncbi.nml.nih.gov/Omim/) にアクセスして入手したい．

この分類表からは，各疾患に OMIM 番号が付されている（例えば軟骨無形成症では OMIM syndrome: 100800, OMIM gene/protein: 134934 また先天性脊椎骨端異形成症では OMIM syndrome 183900, OMIM gene/protein: 120140）．

  して，
  ① 染色体異常が解明されている疾患群
  ② 酸性ムコ多糖類の異常が知られ，それらの尿中排泄検査が補助的診断に役立つ疾患群（後述）
  ③ カルシウム・リン代謝の異常による疾患群
  ④ その他，ムコリピドーシス，リピドーシス，含水炭素複合体・アミノ酸・重金属代謝異常疾患群がある．
 (4) まだまだ日常診断では一般的ではないが，最近では骨系統疾患の原因遺伝子の解明が急速に進行している．

## E 代表的疾患

### 1. 軟骨無形成症　achondroplasia

**概念**

軟骨無形成症と軟骨低形成症 hypochondroplasia は同じ遺伝子・タンパクの異常で生じる軟骨無形成症グループに属し，**四肢短縮型低身長（こびと症）**を呈する代表的疾患で，頻度も高く，この疾患から多くの別疾患が独立していった．軟骨無発生症 achondrogenesis はグループ，原因を異にする．

**遺伝，原因**

常染色体優性遺伝．遺伝子変異は，第 4 染色体短腕上の FGFR 3.

**診断**

知能正常．全身の成長軟骨層における内軟骨性骨形成異常から系統的に最も理解しやすい骨格形態変化を示す疾患である．最も顕著な四肢長管骨の短縮では，成長率の大きい近位部の短縮が目立つ．膜性骨化は比較的保たれるため，頭蓋は大頭で，前額部突出，顔面骨低形成，頭蓋低短縮，下顎突出などの特徴が現れる．脊椎では内軟骨性骨下で大きく成長する腰椎・仙椎の，椎弓根間距離が短縮（脊柱管狭窄）する．骨盤や指の変化も成長軟骨層の低形成から理解しやすく，腸骨翼が小さく（方形で），臼蓋は水平で，シャンペングラス型骨盤入口形態となり，太くて短い手指となる．その他，外反肘，外反股，O 脚，胸腰移行部亀背をみる．

### 治療

以下の合併症対策が中心となる．乳幼児期にはO脚，脊椎の亀背に対し，少しでも変形を軽くすべく，脊椎装具や夜間装具による保存治療が試みられる．水頭症，呼吸器障害などに対する合併症対策が必要となる．思春期は脊髄神経症状をきたした場合の対策が大事で，時に，脊柱管狭窄症に対する椎弓切除術などが行われる．また，四肢特に下肢の脚延長術が適応されることがある．本症女性の分娩に際しては，しばしば帝王切開が必要となる．

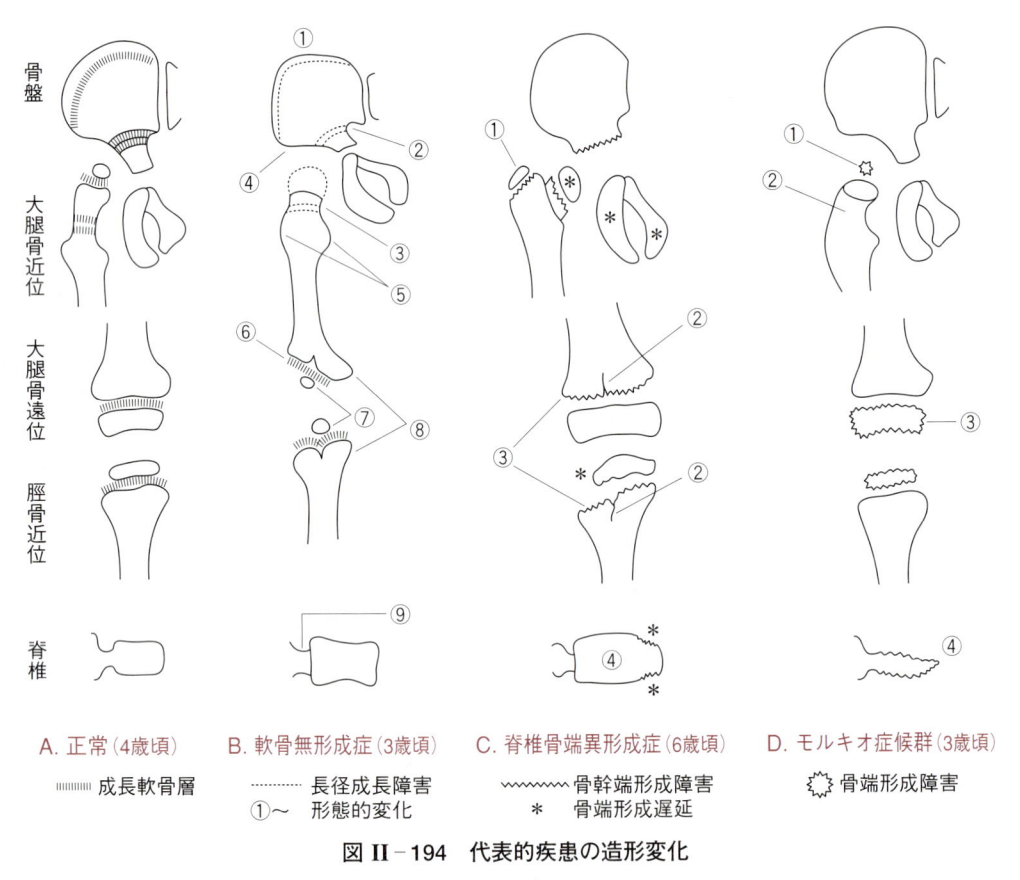

**図 II-194　代表的疾患の造形変化**

A. 正常
B. 軟骨無形成症　関連する形態変化の特徴
　① 方形小腸骨翼，② 小さな大坐骨切痕，③ 短縮頚部，④ 水平臼蓋，⑤ 大きな大・小転子，⑥ 外側骨化遅延・斜走骨端線，⑦ 小さな骨端核，⑧ 骨幹端幅拡大，⑨ 脊柱管狭窄
C. 脊椎骨端異形成症　関連する形態変化の特徴
　① 大転子高位・内反股，② 骨幹端柱状欠損，③ 骨幹端幅増加・辺縁不整硬化，④ 楕円形椎体
D. モルキオ症候群　関連する形態変化の特徴
　① 骨化障害・圧平・濃化像，② 太い頚部・外反股，③ 角状不整辺縁，④ 上下辺縁不整・卵円形椎体

## 2. 脊椎骨端異形成症　spondyloepiphyseal dysplasia（SED）

### 概念

脊椎骨端異形成症は従来，先天性 SED congenital と遅発性 SED tarda に分けられてきたが，最新の分類では，重症の先天性 SED の他，遅発性のものは短指を伴う SED，早発性関節症を伴う軽症 SED，X 連鎖性遅発性 SED 関節弛緩を伴う SED などが記載されている．脊椎骨端異形成症も低身長（こびと症）の代表的疾患であるが，軟骨無形成症とは特徴をまったく異にする．主な骨格異常は長管骨の骨端にあり，また椎骨椎体の長径発育が障害される（"椎体長径発育は骨端発育様式"と考えると理解しやすい）．軟骨無形成症が四肢短縮型であるのに対し，この疾患は体幹短縮型こびと症を呈する．体幹短縮型こびと症の代表的疾患は次のモルキオ病が古くから記載されていたが，SED は，モルキオ病にある角膜混濁やエナメル質形成不全を欠く病形として，1966 年に独立疾患とされた．

### 遺伝，原因

常染色体（先天性：優性，遅発性：劣性）遺伝．II 型コラーゲンの異常．

### 診断

知能正常．長管骨の骨端と椎骨椎体の長径発育が障害されるため，短頸，扁平椎，椎体終板不整，軸椎歯突起形成不全，内反股，変形性脊椎症や変形性関節症の早期発症とともに，四肢関節可動域制限をきたす．ただ実際の骨変化は骨幹端にも障害がある（SED とは別に，骨幹端異形成症　metaphyseal chondrodysplasia：脊椎変化が乏しく，特に四肢骨の骨幹端の障害が著しい疾患として骨幹端異形成症が独立されている）．脊髄圧迫症状や思春期より網膜剥離，難聴などの合併症をきたす．

### 治療

整形外科的には脊椎の後弯，腰椎過前弯に対し，少しでも変形を軽くすべく，装具による保存治療，あるいは変形性股関節症への手術が時に試みられる．脊髄圧迫麻痺の徴候あるいはその恐れのある軸椎歯突起形成不全・環椎後弓形成不全・環軸椎亜脱臼には，環軸椎間固定手術・後頭骨頸椎間固定手術が行われる．網膜剥離に対する検診や対策が必要となる．

## 3. モルキオ症候群　Morquio syndrome（酸性ムコ多糖症 IV 型）

### 概念

酸性ムコ多糖症は先天的に欠損した酵素と症状から現在 15 疾患に分けられており，尿中に排泄されるムコ多糖の種類・量を調べると診断に役立つ（モルキオ症候群はケラタン硫酸）．多発性異骨症グループに含められているとおり，その骨格変形を系統的に理解するのはやや困難であるが，モルキオ症候群の場合，骨造形的には骨端の形成不全が系統的に障害されるため，先天性脊椎骨端異形成症 SED とよく似た体幹短縮型こびと症をきたす．原因が酸性ムコ多糖類の先天性代謝異常にあることが知られ，SED（上記）とは別の疾患として分類されてきた．

### 遺伝，原因

常染色体劣性遺伝．A 型：galactosamine-6-sulfate sulfatase，B 型：galactosidase の酵素欠損．

####  診断

知能正常．鳩胸，胸椎後弯を伴う体幹短縮型こびと症で SED に似るが，外反股である．また X 線像で，頭蓋冠肥厚，オール状の肋骨，椎体下縁が突出した舌状椎，ワイングラス型内骨盤腔形態などの特徴を有す．軸椎歯突起形成不全をきたしやすい．尿中のケラタン硫酸排泄増加が補助診断に有効．確定診断は白血球で当該酵素欠損を証明する．

####  治療

変形性関節症，視力聴力障害，大動脈弁閉鎖不全の観察のみでなく，脊柱変形と髄内へのムコ多糖蓄積あるいは軸椎歯突起形成不全による脊髄麻痺には脊髄除圧手術や脊椎固定手術が必要となる．手術は巨舌症，短頸など麻酔リスクも高い．

### 4. 骨形成不全症　osteogenesis imperfecta

####  概念

**骨脆弱性疾患**（低骨密度）の代表といえる．骨がきわめて脆弱なため，成長の早い時期から，しばしば生下時から四肢骨が骨折し，骨折を繰り返しながら高度に変形・弯曲していく．大腿骨，下腿骨，上肢骨，脊椎と重症ほど変形は強く，広がっていく．骨格が正常に発育していくためには，骨の形成と吸収による正常形態発育機構（モデリング）が必要であるが，本症では，骨形成と骨吸収が異常に早く（high turnover），骨折しなくても骨や脊椎は弯曲していく．椎骨もモデリング変化しやすいため，脊椎変化の高度な割には，脊髄の障害は少ない．歩行障害もほとんど高度の四肢骨格変形による．易骨折性ではあるが，骨癒合も早い（変形を残すが）．4 型に分けられているが，いずれも骨基質を構成する I 型コラーゲンの異常とされる．

####  遺伝，原因

常染色体優性（I 型，IV 型）と劣性の遺伝形式で，II・III・IV 型では I 型コラーゲンの塩基配列に異常をもつ．

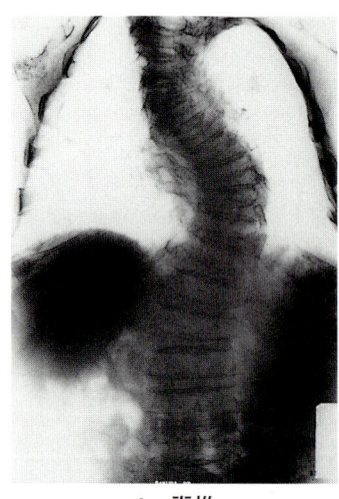

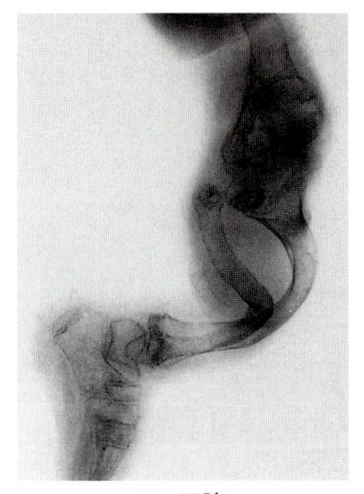

A. 脊椎　　　　　　　　B. 下肢
図 II-195　骨形成不全症（14 歳，女性）の X 線像

### 診断

主徴である易骨折性，青色強膜，難聴（耳小骨硬化症），長管骨弯曲変形の程度は各型によって異なる．鳩胸，低身長，脊柱の高度の後側弯，歯牙の象牙質形成不全を通常伴う．X線像では骨粗鬆症とともに，骨幹部が異様に細い管状骨の形態変化も特徴的である．

### 治療

思春期を過ぎると易骨折性は衰えてくるので，成長期を通して，いかに変形を少なくするかが治療上のポイントである．四肢変形に対し，極度に重症化する前に，古くから節状骨切り術や髄内釘で矯正する手術が行われてきたが，変形の再発も多く，歩行能力を高めるのは容易ではない．

## 5. 大理石骨病　osteopetrosis

### 概念

**骨硬化性疾患**（高い骨密度）の代表といえる．外見上大きな変形は目立たない．しかし骨格では"骨吸収細胞の機能不全"として理解される，全身の系統的な骨変化がみられる．

### 遺伝，原因

乳児型，中間型は常染色体劣性，成人型は常染色体優性で，他にも亜型がある．破骨細胞の機能不全による．

### 診断

正常の発育期骨モデリングでは，長管骨の骨幹端の骨表面には骨吸収細胞（破骨細胞）が配置することにより，腰のくびれたよい形状の骨が出来上がっていくが，大理石骨病ではずんぐりした方形の骨となる（Erlenmeyer flask deformity）．骨幹部では，骨表面で骨形成がなされて骨は太さを増していくが，内骨膜表面で骨吸収が行われることにより，骨は骨髄腔も徐々に広がり，正常のドーナツ状の拡大がなされていく．破骨細胞の機能障害があれば，骨髄腔はできずに閉鎖し，びまん性の骨硬化をきたし，骨のリモデリング（骨内部の代謝）も破骨細胞機能低下で障害され，チョーク様の骨となる．したがって，骨は骨折しやすい．貧血，易感染性，肝・脾腫大（乳児型の致死的合併症），（中間型に多い）脳・視神経圧迫（骨吸収障害のため，神経を容れる骨の内腔拡大が阻害される），骨髄炎などの合併症をみる．成人型では軽症で，障害は軽い．

### 治療

乳児型・重症の場合には致死性であり，合併症対策が中心となる．骨折が成長期に生じても，変形予防に努め，合併症対策に努めていくと，思春期を過ぎる頃には，破骨細胞の機能も徐々に進み，骨質は改善していく．

●文献

1) Rimoin DL, et al. International working group on constitutional diseases of bone. International Nomenclature and Classification of the Osteochondrodysplasias (1977). Am J Med Genet 1998; 79: 376-82.

〈後藤澄雄〉

# 18 小児整形外科

## A 骨端線障害（成長軟骨帯障害）

### 概念

　幼小児期において骨が成長する部位（成長軟骨帯）が障害されると，成長に伴って変形や脚長不等が生じる．これを骨端線障害（成長軟骨帯障害）という．

### 疾患の解説

　多くは外傷性で，成長軟骨帯を含む骨端線損傷（成長軟骨帯損傷）とよばれる骨折によって起こる．成長軟骨帯損傷にはいくつかのタイプがあり，ソルター-ハリス Salter-Harris の分類が用いられる（図Ⅱ-196）．

　非外傷性のものには，化膿性骨髄炎（骨髄に細菌感染が起こる疾患で，血行性に感染が起こる場合や化膿性関節炎から細菌感染が骨髄内まで波及してくる場合などがある）による骨端線障害，ブラント Blount 病（原因不明の脛骨近位成長軟骨帯の内側部の障害により膝が内反しＯ脚となる），くる病（成長期におけるビタミンＤ欠乏症で成長軟骨帯における石灰化障害が起こる）などがある．

### 検査，診断

　成長軟骨帯障害の診断は変形が起こってから明らかとなることが多い．成長軟骨帯損傷はＸ線診断が可能な場合が多いが，ソルター-ハリスⅤ型などは後になって変形が生じてから

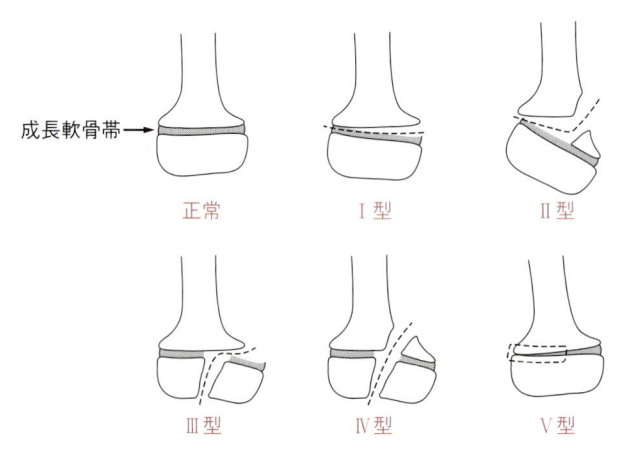

**図Ⅱ-196 成長軟骨帯損傷の分類（ソルター-ハリスの分類）**
点線は骨折線または成長軟骨板損傷部位．Ⅲ～Ⅴ型は成長障害による変形や脚長差が特に生じやすい．

A. 骨端線障害　415

診断が明らかとなる．ソルター–ハリスⅠ・Ⅱ型では，成長障害は生じにくいが，Ⅲ・Ⅳ・Ⅴ型では成長障害が生じやすい．いずれの場合も成長障害の可能性を念頭において長期にわたる経過観察を行う．ブラント病は，自然に矯正が得られる**生理的O脚**との鑑別が難しいが，5歳ころまでにO脚が改善しない場合はブラント病と診断できる（図Ⅱ-197）．くる病もブラント病と同じくO脚が主訴になる場合が多いが，脛骨以外の骨端線にもX線検査上異常がみられるため鑑別診断は容易である．

### 治療

若年齢では，成長障害を最小限にするため，手術によって骨端線障害のある部位に異常に

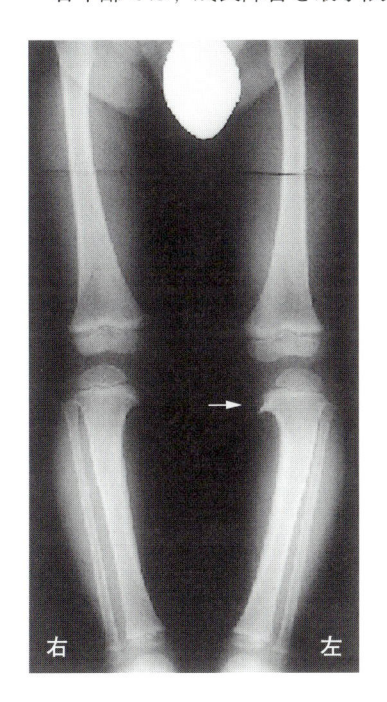

**図Ⅱ-197　ブラント病（2歳10カ月，男児）**
左ブラント病．主訴はO脚．矢印は骨端線障害部位．右は自然矯正がみられた（生理的内反膝）が，左は自然矯正がみられず6歳時に矯正骨切り術を行った．

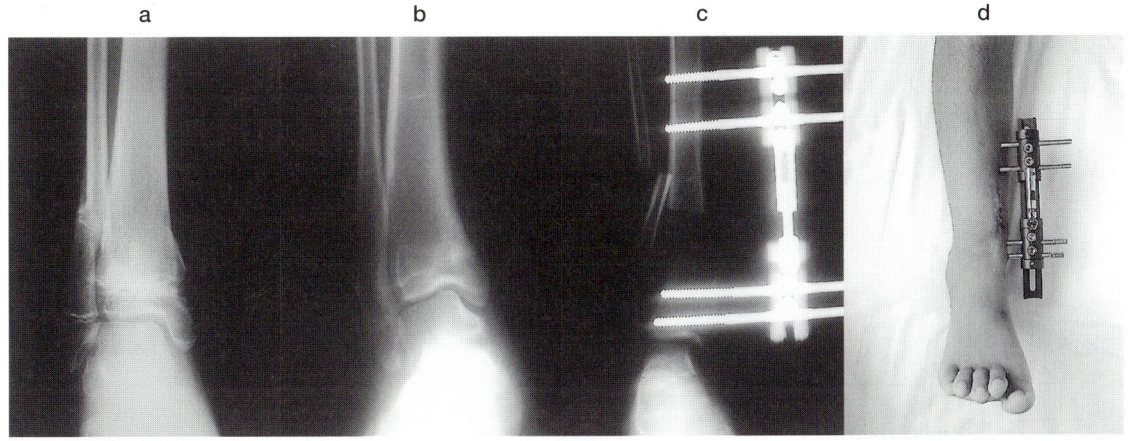

**図Ⅱ-198　成長軟骨帯損傷の治療例（8歳，女児）**
a．受傷後2カ月のX線像．ソルター–ハリスⅡ型と思われる骨折．近医でギプス治療を行い良好な整復位で骨癒合が得られた．
b．4年後のX線像．内側の成長軟骨帯障害のため内反変形と健側と比べて約3cmの脚長差が生じた．
c, d．創外固定器による変形矯正と骨延長．

形成された骨組織（骨性架橋）を取り除いて，かわりに脂肪などを移植する方法が行われる．変形や脚長不等の治療としては，創外固定を利用して変形矯正と骨延長を同時に行う方法が最近普及している（図Ⅱ-198）．

## B 先天性内反足

### 概念

生下時より足部に**内反，内転，尖足**変形がみられる疾患（図Ⅱ-199）．

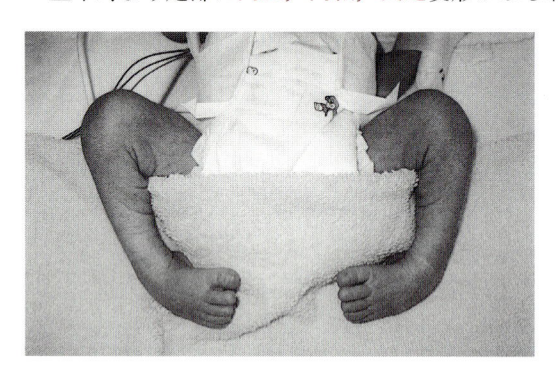

**図Ⅱ-199 先天性内反足の外観**
（生後1週男児，両側例）
足部の内反，尖足，内転変形がみられ，拘縮している．

### 疾患の解説

およそ1000人に1人の発生率といわれ，1995年に行われた全国調査では，男女比2：1で**男児に多く，約半数が両側**にみられ，片側例では2：1で右側に多い．放置すると著しい歩行障害をきたす．

### 検査，診断

みための変形により，本症を疑う．次に，徒手的に，正常な足の位置へ簡単に矯正できるかどうか，また，足関節や足部の関節の可動性が充分にあるかどうかを調べる．矯正が困難な場合や，関節の可動性が充分でない場合，先天性内反足と診断する．治療評価や手術に際しては，X線検査，MRI検査などが参考になる．

### 治療

まず**矯正ギプス**（図Ⅱ-200a）による治療を行うのが一般的である．週に1回巻きかえ，

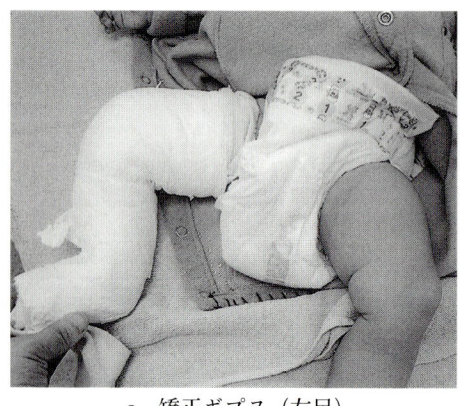

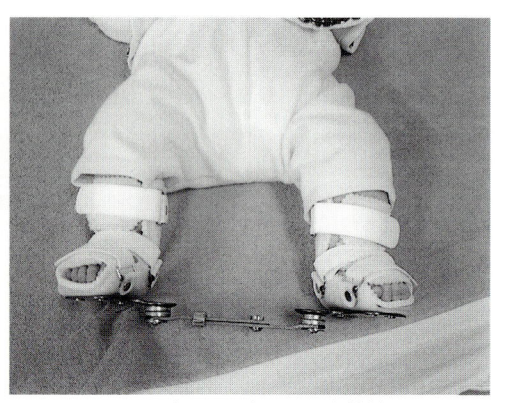

a．矯正ギプス（右足）　　　b．デニス-ブラウン型装具
**図Ⅱ-200 先天性内反足の保存療法**

2〜3ヵ月程度続ける．ある程度矯正が得られたら**デニス-ブラウン Denis Browne 型装具**（図Ⅱ-200b）や短下肢装具による矯正位の保持を行う．保存的治療で充分な矯正が得られない場合は，手術を行う．

## C 先天性股関節脱臼

**概念**

生下時よりみられる股関節の脱臼．

**疾患の解説**

およそ1000人に1〜3人の発生率で，**女児の左側に多い**．

**検査，診断**

**患肢のみかけ上の短縮や股関節の開排制限，皮膚溝の左右非対称**がみられる（図Ⅱ-201）．両側例では，患肢の短縮がないため見逃されることも多い．徒手的に整復，再脱臼させたときのコクッとした感覚が手に伝わってくれば，脱臼と診断できる（**クリックサイン**）．しかし，徒手的に整復できない例もあり，この場合はクリックサインはなく，X線検査（図Ⅱ-202）や超音波検査によって診断する．かつてはX線検査による診断および治療経過の観察が主流であったが，最近ではX線被曝を最小限にし，より確実な診断を得るために，1歳までは超音波検査によって診断および治療が行われることが多い．1歳以降では大腿骨頭の骨化が進み，超音波検査では充分な評価が難しいためX線検査が主体となる．CTやMRIによる検査は必要に応じて適宜行う．

**治療**

最も普及しているのは，**リーメンビューゲル**とよばれる装具（図Ⅱ-203）を用いて，脱臼が自然に整復されやすく，なおかつ整復位が維持されるような肢位をとらせる方法である．しかし，装具の不適切な着用により大腿骨頭の血流障害（大腿骨頭壊死またはペルテス様変化とよぶ）が起こり重大な後遺症が生ずる場合もあり注意を要する．脱臼が整復されると，患肢の動きがみられなくなり完全な開排位をとる場合があるが，このようなときに，完全な開排位を避けるべく膝の下に小さな枕を置いたり，積極的に抱き上げてあやしたりするように保護者に指導することが，大腿骨頭壊死の予防に有効と考えられている．装具によって整

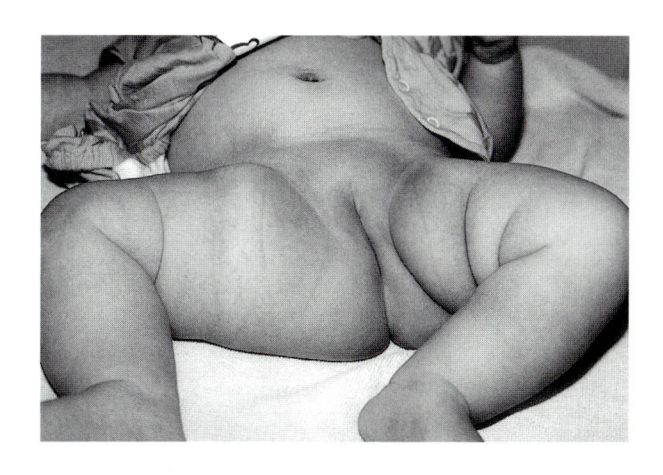

**図Ⅱ-201　先天性股関節脱臼（左側）**
左下肢の短縮，開排制限，皮膚溝の左右非対称がみられる．

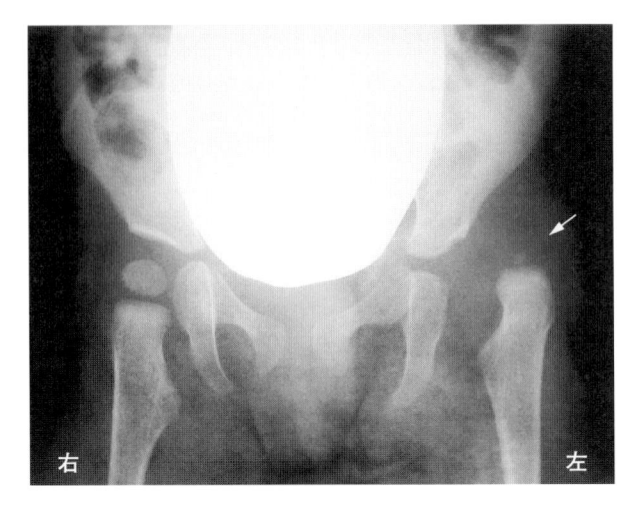

**図 II-202 先天性股関節脱臼の X線像（左側）**
矢印が脱臼した大腿骨頭．正常な位置よりも外側上方へ転位している．

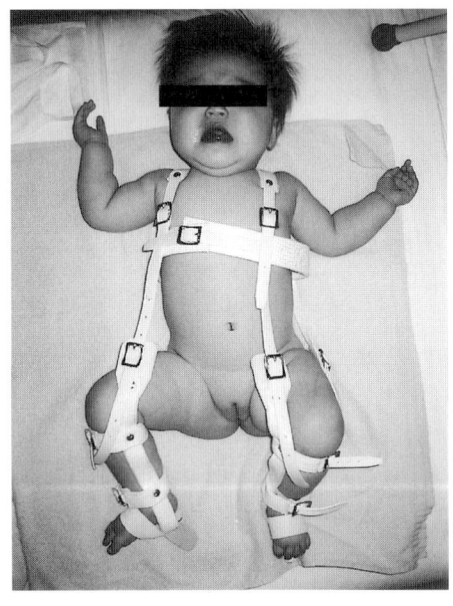

**図 II-203 リーメンビューゲル装具**
股関節の動きに一定の制限をつけることによって自然整復をうながす装具．

　復位が得られない場合は，介達牽引を行った後に全身麻酔下の整復を行うか，長期の介達牽引によって整復位を得るか，手術による観血的整復を行う．外傷による脱臼と異なり，急いで整復する必要はなく，むしろ早すぎる整復が将来の大腿骨頭の変形の危険性を高める可能性もあるので，注意が必要である．整復後数カ月は，整復位の保持について経過観察を行う．幼児期からは，後遺症として頻度の高い臼蓋形成不全症（股関節の骨盤側の骨が充分形成されない状態）や大腿骨頭壊死が生じていないかどうか，定期的な検査を行い，必要に応じて小児期に手術を行う．後遺症があっても，小児期には無症状であることが多く，成人になってから変形性股関節症となり，痛みや歩行障害を生ずることも多い．したがって，痛みがなく，歩行障害，運動障害が全くなくても，成長終了まで経過観察することが望ましい．

## D 筋性斜頸

### 概念
胸鎖乳突筋の障害により生後まもなく頭部が斜めに傾き，頸部の運動制限がみられる疾患．

### 疾患の解説
原因は不明だが，子宮内での圧迫肢位によるとする説が有力である．異常のある側（患側）の胸鎖乳突筋内に腫瘤（図 II-204）または索状物を触れ，健側への側屈制限と患側への回旋制限がみられる．自然肢位は，患側へ側屈しながら健側を向く（胸鎖乳突筋が収縮した肢位）．自然治癒せず放置された例では，顔面の変形が生じることが多い．

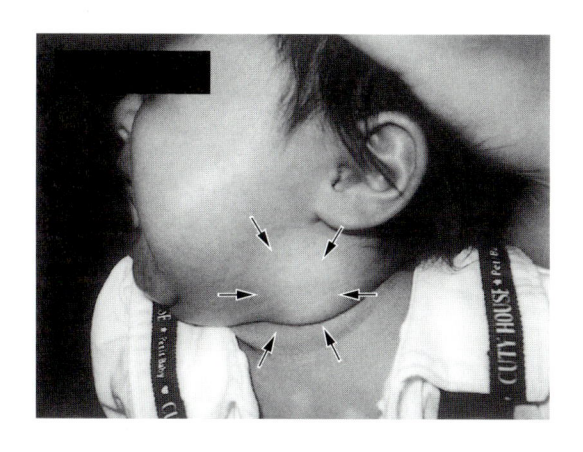

**図 II-204 筋性斜頸**
（生後1カ月，女児，左側）
矢印で示した部位（胸鎖乳突筋の中央部）に腫瘤を認める．後にこの腫瘤は自然消退するが，胸鎖乳突筋の拘縮が残り，斜頸位をとるようになる．

### 検査，診断
ほとんどの場合診察所見のみで診断できる．斜頸の原因疾患には，骨性斜頸，神経性斜頸，炎症性斜頸，外傷性斜頸，眼性斜頸など他にも数多くあるため，診断に迷う場合は，X線検査を行ったり，眼科や耳鼻科など他科の専門医に相談する．

### 治療
1歳までに自然治癒することが多い．以前はマッサージによる治療も行われていたが，現在では障害のある筋組織に外力を加えることはむしろ組織の修復を遅延させるという理由から行われていない．両親にいつも向いている側と反対側を向かせるような工夫を指導した上で経過観察する．自然治癒のみられない場合は2〜3歳以降に手術（胸鎖乳突筋の筋切離）を行う．

〈西須 孝　亀ヶ谷真琴〉

## 表 II-49 筋性斜頚に対する胸鎖乳突筋切離術のクリニカルパス

患者氏名（　　　）年齢（　　　）才（　　　ヶ月）

| | 外来 | | 入院当日 | 手術日（手術前日） | 手術当日・術前 | 手術当日・術中 | 手術当日・術後 | 術後1-3日目 | 術後4-5日目 | 術後6日目（退院当日） |
|---|---|---|---|---|---|---|---|---|---|---|
| | 手術決定 | 術前検査 | | | | | | バス使用中止　指示医 | | |
| 月日 | 月　日 | 月　日 | 月　日 | 月　日 | 月　日 | 月　日 | 月　日 | 月　日 | 月　日 | 月　日 |
| 経過 | | | | | | | | | | |
| 治療・処置 | | | □麻酔科指示による処置（上肢利き手側）□就寝前GE1mL/kg（術当日の前投薬が座薬の場合で入院当日排便のない場合） | □麻酔科指示による処置□前投薬□坐薬（必要時） | □手術□麻酔科による全身管理 | □指示による酸素吸入□必要時経口腔吸引 | | | |
| 薬剤 | | | | | | □麻酔薬等□抗生剤静注 | □輸液管理□抗生剤静注（22時）□鎮痛（疼痛時）NSAID坐薬の与薬 | □抗生剤静注（10時、22時）、点滴ラインはヘパリンロック | | |
| 診察・検査 | □アレルギー科問診□アレルギー科受診表記載 | □術前検査（血液、胸部X線） | | | | | □必要時創部の観察（包交） | □必要時創部の観察（包交） | □必要時創部の観察（包交） | □必要時創部の観察（包交） |
| 栄養 | | □食事形態・食物アレルギーのチェック | □食事形態：ミルクの量確認（2才以下必須）、食物アレルギー確認 | フリー | □麻酔科指示の時刻から絶飲食 | | □麻酔医の指示にて絶飲食 | フリー | フリー | フリー |
| 理学療法・装具 | □装具採型（入院2週前） | | □装具の適合性のチェックと調整 | | | | | □装具装着と調整／食事中1分間1かっできるか確認 | □装具調整 | □理学療法（理学療法士から保護者に指導） | □理学療法（理学療法士から保護者に指導） |
| 安静度 | | | | | □前投薬後はベッド上安静 | | □必要時抑制 | | □装具をつけていればフリー | □装具をつけていればフリー | □装具をつけていればフリー |
| 清潔 | | | | フリー | □更衣 | | | | □入浴・清拭時のみ装具オフ | □入浴・清拭時のみ装具をはずす | |
| 説明・承諾書・その他 | □入院予約（医事課）□入院パンフレット□全身麻酔のパンフレット（手術予定3週間以内に手術予防接種は受けない、流行性疾患に注意する等）□入院日のオリエンテーション | | □入院時オリエンテーション□手術説明（手術看護師）□術後保護者来院時刻、手術入室時刻の説明 | | □胸棟から手術室看護婦への情報提供 | | □術後説明□胸棟から手術室看護師から手術看護者が参加する日程と時刻の指示 | □理学療法指導（抜来時）創部保護シャワー・浴後創部交換、歩行時に階段昇降時の転倒予防、創部異常時に病棟へ連絡） | □退院説明□外来予約□退院手続き（医事課） | |
| 観察 | | | □身長・体重・体温□流行性疾患・感冒症状（皮疹、咳嗽、鼻水） | □バイタルサイン、前投薬前、前投薬後（皮疹、咳嗽、鼻水）□睡眠状況□尿量・最終尿□水分出納バランス | | □バイタルサイン（帰室時、1時間後、2時間後、準夜帯）□意識状態・覚醒状態□自排尿の有無、量□創部の状態（出血、浸出液）□嘔気、嘔吐の有無□水分出納バランス□装具による皮膚障害者の有無 | □バイタルサイン（深夜帯、日勤帯、準夜帯）□創部の状態（出血、浸出液）□排痛回数□水分出納バランス□装具による皮膚障害者の有無□移動可能範囲 | □バイタルサイン（深夜帯、日勤帯、準夜帯）□創部の状態（出血、浸出液）□疼痛の程度□排痛回数□装具による皮膚障害者の有無□移動可能範囲 | □バイタルサイン、日勤帯□創部の状態（出血、浸出液）□疼痛回数□排痛回数□装具による皮膚障害の有無□移動可能範囲 | |
| 準備 | □手術科依頼書 | | □手術室持参物品の準備（衣類・装具など） | | □術前ベッドの準備（酸素ボンベ・シャワーシリンジ・抑制帯・肩枕）□ベッドサイド床頭台の準備（点滴スタンド・輸液ポンプ・酸素・酸素マスク・口腔吸引物品） | | | | | |
| バリアンス | □無□有 | □無□有 | □無□有 | □無□有 | □無□有 | □無□有 | □無□有 | □無□有 | □無□有 | □無□有 |

# 19 老人疾患と看護
## ―老人に好発する骨折と看護を中心に―

　2001（平成13）年10月1日現在，日本の65歳以上の老年人口は総人口の18％を占め，日本はすでに**高齢社会**[注1]となっている．高齢社会では**寝たきり老人**を少しでも減らすことが重要である．現在の日本では，骨粗鬆症とそれに関連する骨折は寝たきりの原因の第二位となっている[注2]．

## A 骨粗鬆症 osteoporosis（オステオポローシス，ポローゼ）

### 概念

　骨粗鬆症とは，骨の量が病的に減って脆くなり，軽微な外力で骨折（**脆弱性骨折**）をしやすくなった状態をいう．ヒトの骨塩量は，20歳代から40歳代で最大骨塩量（**ピークボーンマス**）となるが，加齢により骨の吸収が形成を上回り，骨量が減る．特に女性は閉経を迎え，急激に骨量が減少する（図Ⅱ-205）．現代の日本では65歳以上の女性の半数近くは骨粗鬆症と推定されている．

### 診断

　**原発性骨粗鬆症**の診断基準（表Ⅱ-50）によるが，まず，悪性腫瘍の骨転移など低骨量をきたす骨粗鬆症以外の疾患，または骨量の減少が他の疾患に伴う**続発性骨粗鬆症**（図Ⅱ-206）を除外する．骨密度値が若年成人平均 young adult mean（YAM）値の80％未満で，

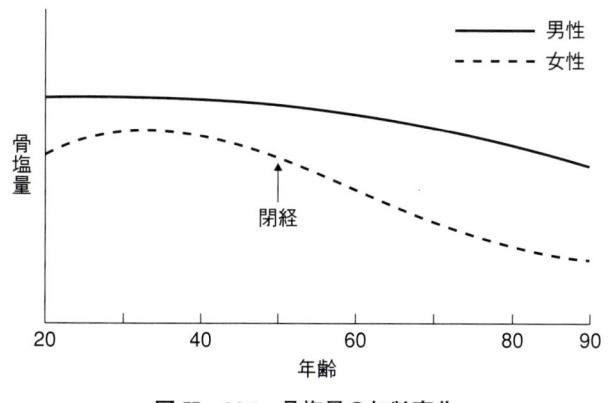

**図Ⅱ-205　骨塩量の加齢変化**

---

注1）高齢化社会とは老年人口が総人口の7％以上を占める場合をいい，高齢社会とは老年人口が総人口の14％以上を占める場合をいう．
注2）寝たきり原因の第一位は脳血管障害．

## 19. 老人疾患と看護

**表 II-50　原発性骨粗鬆症の診断基準**（日本骨代謝学会 2000 年度改訂版）

| I. 脆弱性骨折[注1] あり | | 骨粗鬆症 |
|---|---|---|
| II. 脆弱性骨折なし | | |

| 骨密度値[注2] | 脊椎 X 線像での骨粗鬆化[注3] | |
|---|---|---|
| YAM の 80% 以上 | なし | 正常 |
| YAM の 70% 以上 80% 未満 | 疑いあり | 骨量減少 |
| YAM の 70% 未満 | あり | 骨粗鬆症 |

注1）脆弱性骨折：低骨量（骨密度が YAM の 80% 未満，あるいは脊椎 X 線像で骨粗鬆化がある場合）が原因で，軽微な外力によって発生した非外傷性骨折．骨折部位は脊椎，大腿骨頸部，橈骨遠位端，その他．
　　YAM：若年成人平均値（20〜44 歳）
注2）骨密度は原則として腰椎骨密度とする．ただし，高齢者において，脊椎変形などのために腰椎骨密度の測定が適当でないと判断される場合には大腿骨頸部骨密度とする．これらの測定が困難な場合は，橈骨，第二中手骨，踵骨の骨密度を用いる．
注3）脊椎 X 線像での骨粗鬆化の評価は，従来の骨萎縮判定基準を参考にして行う．

| 従来の骨萎縮判定基準 | 脊椎 X 線像での骨粗鬆化 |
|---|---|
| 骨萎縮なし | なし |
| 骨萎縮度 I 度 | 疑いあり |
| 骨萎縮度 II 度以上 | あり |

```
                    低骨量を呈する疾患
        ┌─────────────┼─────────────┐
   原発性骨粗鬆症      続発性骨粗鬆症      その他の疾患
```

原発性骨粗鬆症：
- 閉経後骨粗鬆症 ┐
- 　　　　　　　├ 退行期骨粗鬆症
- 老人性骨粗鬆症 ┘
- 特発性骨粗鬆症（妊娠後骨粗鬆症など）

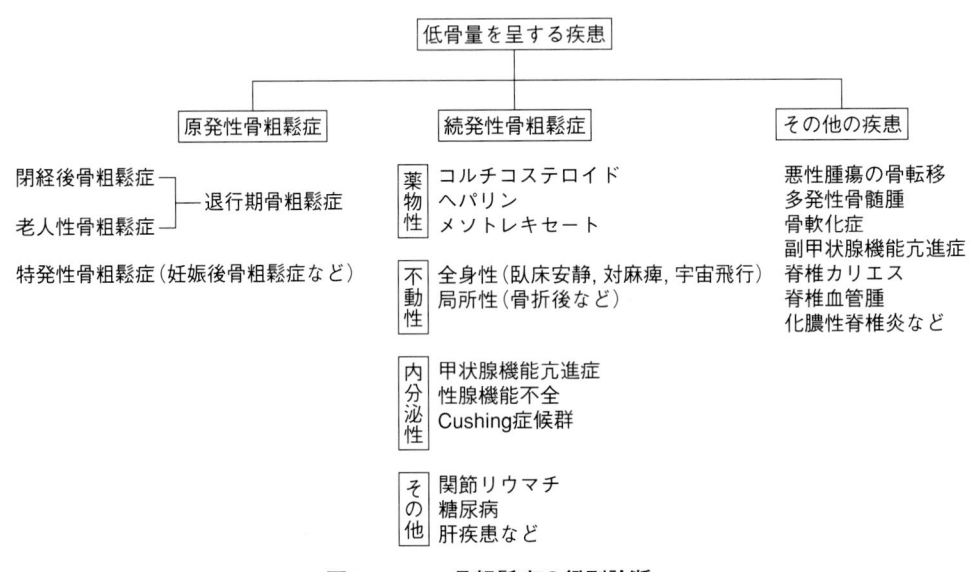

続発性骨粗鬆症：
- 薬物性：コルチコステロイド，ヘパリン，メソトレキセート
- 不動性：全身性（臥床安静，対麻痺，宇宙飛行），局所性（骨折後など）
- 内分泌性：甲状腺機能亢進症，性腺機能不全，Cushing 症候群
- その他：関節リウマチ，糖尿病，肝疾患など

その他の疾患：
- 悪性腫瘍の骨転移
- 多発性骨髄腫
- 骨軟化症
- 副甲状腺機能亢進症
- 脊椎カリエス
- 脊椎血管腫
- 化膿性脊椎炎など

**図 II-206　骨粗鬆症の鑑別診断**

X線像上，脊椎，大腿骨頸部，橈骨遠位端などに脆弱性骨折があれば骨粗鬆症と診断する．脆弱性骨折がない場合でも，骨密度値が若年成人平均値の70％未満で，脊椎X線像で骨粗鬆化があれば，骨粗鬆症といえる．脆弱性骨折がなく，骨密度値が若年成人平均値の70％以上80％未満の場合は骨量減少と捉え経過観察が必要である．骨密度は原則として腰椎骨密度を測定するが，その他，大腿骨頸部，橈骨，第二中手骨，踵骨も用いられる．

骨密度測定の方法はX線の透過性を利用したDXA（dual energy X-ray absorptiometry）法，MD（micro densitometry）法，pQCT（peripheral quantitative computed tomography）法などであるが，超音波法も簡便でX線を使用しないため検診に用いられる．

骨代謝のバランスを知る目的の検査に，骨形成マーカー（骨型アルカリフォスファターゼ：BAP），と骨吸収マーカー（I型コラーゲン架橋N-テロペプチド：NTX，デオキシピリジノリン：DPD）がある．

### 分類

閉経後骨粗鬆症と老人性骨粗鬆症をあわせて退行期骨粗鬆症という．その他，妊娠後骨粗鬆症など，原因の全くわからないものを特発性骨粗鬆症という．

### 症状

骨の粗鬆化そのものでは症状はないが，歩行中によろけて転倒しただけで骨折する．脆弱性骨折が起こるとその部位の急性疼痛と変形が出現する．患者はしばしば，その骨折による激痛がいつまでも続くのではないかと不安になるが，骨折が安定化し，癒合すれば痛みは治まる．脊椎（特に胸椎）に脆弱性骨折が繰り返し起こると背中が丸くなり（円背，脊柱後弯），身長が低下する．脊椎の変形が徐々に進む場合は痛みを訴えず，円背に伴う慢性疼痛を訴える．骨粗鬆症に関連する個々の骨折は別項で述べる．

### 予防と治療

骨粗鬆症治療の目的は骨折の防止である．そのためには，① 成長期に骨量を増加させ，高いピークボーンマスを獲得しておく，② 閉経後女性の急速な骨量減少者をスクリーニングし，さらなる骨量減少を予防する，③ 骨量がすでに低下している高齢者では骨量の維持と同時に転倒を防ぐ必要がある．

(1) 食事

骨の形成に必要な栄養素は，蛋白質，カルシウム，カリウム，マグネシウム，ビタミンC・D・Kなどである．老人ではカルシウムは1日800 mg以上の摂取が望ましい．日本人は乳製品の摂取が少なく，全体としてカルシウムの摂取は不充分である（約580 mg/日）．乳製品に含まれるカルシウムは吸収率が高く，牛乳200 m$l$に約200 mgのカルシウムが含まれる．大豆・豆類には植物性女性ホルモン（イソフラボン）が含まれ，納豆には骨形成に必要なビタミンKも含まれている．納豆摂取の少ない地域では大腿骨頸部骨折が多い．魚介類，海草類もカルシウムを多く含む．

(2) 日光浴

紫外線によりビタミンDがつくられる．長期間施設や病院に入院している患者では，血中ビタミンDが低値になる．日光浴は，1日30分程度で充分といわれている．

(3) 運動

適度な運動を継続することで，骨量も増加し，歩行能力・バランス感覚が維持され転倒の防止に役立つ．施設などでは転倒しやすい老人にヒッププロテクターを装着すると，転倒時

表 II-51 骨粗鬆症の治療薬と注意点

| 薬剤 | 作用 | 注意点 |
| --- | --- | --- |
| カルシウム剤 | 栄養素 | 便秘,高カルシウム血症 |
| 活性型ビタミン $D_3$ 製剤 | カルシウムの吸収促進 | 高カルシウム血症 |
| カルシトニン製剤 | 骨吸収抑制,鎮痛作用 | 注射剤のみ,顔面潮紅 |
| エストロゲン製剤 | 骨吸収抑制 | 乳癌,子宮癌,心臓発作,脳卒中のリスク |
| ビタミン $K_2$ | 骨基質合成 | ワーファリンとの併用禁忌 |
| イプリフラボン製剤 | フラボノイド(女性ホルモン様作用) | 消化器症状 |
| ビスフォスフォネート製剤 | 骨吸収抑制 | 空腹時投与,胃腸障害,逆流性食道炎 |
| 蛋白同化ステロイド製剤 | 骨形成促進 | 肝障害,性ホルモン作用 |

の衝撃が緩和され大腿骨頸部骨折の予防に有効である.

(4) **嗜好品**

喫煙,多量のコーヒー・アルコールの摂取は骨粗鬆症の危険因子である.

(5) **薬物治療**(表 II-51)

**カルシウム**は食品より経口摂取することが基本であるが,胃腸管切除例,乳糖不耐症例など食事からのカルシウム摂取が不充分な場合にカルシウム剤が使用される.**活性型ビタミン $D_3$ 製剤**は,現在の日本では最も広く用いられている.カルシウム剤と併用された場合の高カルシウム血症に注意が必要で,腎不全となることもある.**カルシトニン**は鎮痛作用が特徴で,腰背部痛を訴える患者に使用される.**エストロゲン**製剤は閉経直後の骨量減少を防ぐためには理論的にも有用であるが,乳癌・子宮癌の発生,心・血管系合併症の危険性があり使用が制限される.最近,骨へはエストロゲン様作用を現すものの,乳房や子宮へのエストロゲン様作用の弱い**選択的エストロゲン受容体モジュレーター selective estrogen receptor modulator(SERM)**剤が市販された.**ビタミン $K_2$** 製剤は,納豆や緑黄色野菜の摂取の少ない人への使用が,推奨される.ワーファリンとの併用は禁忌である.**イプリフラボン**は植物性エストロゲンの一種で,イソフラボンの誘導体である.**ビスフォスフォネート**剤は骨量増加と骨折の防止効果のエビデンスをもつ薬剤で,近年骨粗鬆症治療の主要な薬剤となりつつある.

## B 骨粗鬆症を基盤とする骨折とその看護

患者にとって骨折の最大の問題は急性疼痛である.骨折部が,整復・固定されると,疼痛は和らぐ.病初期には,固定された患部を,挙上・冷却し,内出血,腫脹の増大を予防し,これらに伴う二次的な循環障害,神経障害の発生を防ぐ.しかし,骨粗鬆症を有する高齢者の場合,この安静期間中に関節拘縮,筋萎縮,静脈血栓塞栓症,褥瘡など安静の副作用ともいえる合併症,続発症が発生しやすい.この**安静の副作用**を未然に防ぐ,あるいは,早期に発見することが治療上,看護上のポイントとなる.手術の有無にかかわらず,固定範囲外の健常部関節の自動運動,ストレッチ,等尺性筋収縮訓練を早期より行い,離床を促進する.老人の場合,患者自身のみならず,家族が安静を必要以上に患者に強要する場合があり,患者とその家族への指導も必要である.寝たきりは寝かせきりからつくられ,過度の安静は逆効果である.ベッド上安静の時期の体操もリハビリである.

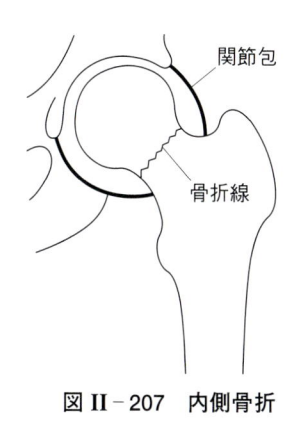

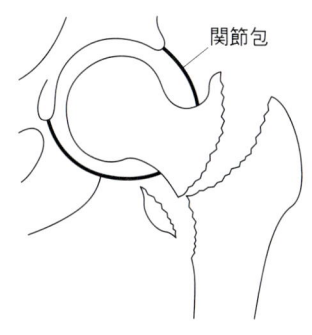

図Ⅱ-207　内側骨折　　　　図Ⅱ-208　外側骨折

## 1. 大腿骨頸部骨折

**概念**

　老人が転倒し，足の付け根の痛みで歩けなくなった場合，大腿骨頸部骨折が疑われる．来院時に，痛めた下肢が外旋位になっていることが多い．大腿骨頸部骨折は，その骨折線の存在する解剖学的部位の違いにより大きく二種類に分けられ，治療法（手術方法）が異なってくる．骨折線が股関節内の場合，**大腿骨頸部内側骨折**（図Ⅱ-207）という．骨折線が股関節外で，大転子・小転子にかかる場合を**大腿骨頸部外側骨折**（転子部骨折）（図Ⅱ-208）という．骨粗鬆症が高度の場合，転倒しなくても歩行困難となり受診する場合もある．大腿骨頸部骨折は体動が困難となるので，寝たきり，褥瘡などいろいろな合併症の原因となりやすい

**治療**

　通常骨折部は転位しており，入院後，牽引（介達牽引，直達牽引）が行われる．骨折の転位が整復されると疼痛は緩和される．しかし，この状態では体位交換・起座が困難なため，褥瘡，誤嚥性肺炎，痴呆，せん妄の発生の危険がある．これら，合併症を防ぐためには，早期に手術を行い，早期の離床が望ましい．

　内側骨折の場合，転位の程度によるGardenの分類（ステージⅠからⅣ）がある．転位の少ない場合（ステージⅠ・Ⅱ）早期に骨接合術（マルチプルピンニング，スクリュー固定，ハンソンピン）（図Ⅱ-209）を行うことで骨折の治癒が期待できる．転位が大きい場合（ステージⅢ・Ⅳ），骨接合術では偽関節や遅発性大腿骨頭壊死の発生率が高くなるため，人工骨頭置換術（図Ⅱ-210）が行われることが多い．

　外側骨折（転子部骨折）の場合，骨接合術が第一選択である．内固定材は，① プレートとラグスクリューを組み合わせたコンプレッションヒップスクリュー（図Ⅱ-211）と② 髄内釘にラグスクリューを組み合わせた物（ガンマネイル，カイネイル）（図Ⅱ-212）に大別される．

**看護のポイント**

　高齢者では牽引中の合併症を防ぐため，あえて牽引しない場合もあるが，牽引中の腓骨神経麻痺・褥瘡（特に踵）には注意が必要である．**腓骨神経麻痺**が出現すると下垂足となるので，ベッドサイドを訪れるたびに下腿外側から足趾のしびれがないこと，足関節・足趾の背屈が可能であることを確認する．患者に足の趾でグー・チョキ・パーの練習をさせる．座

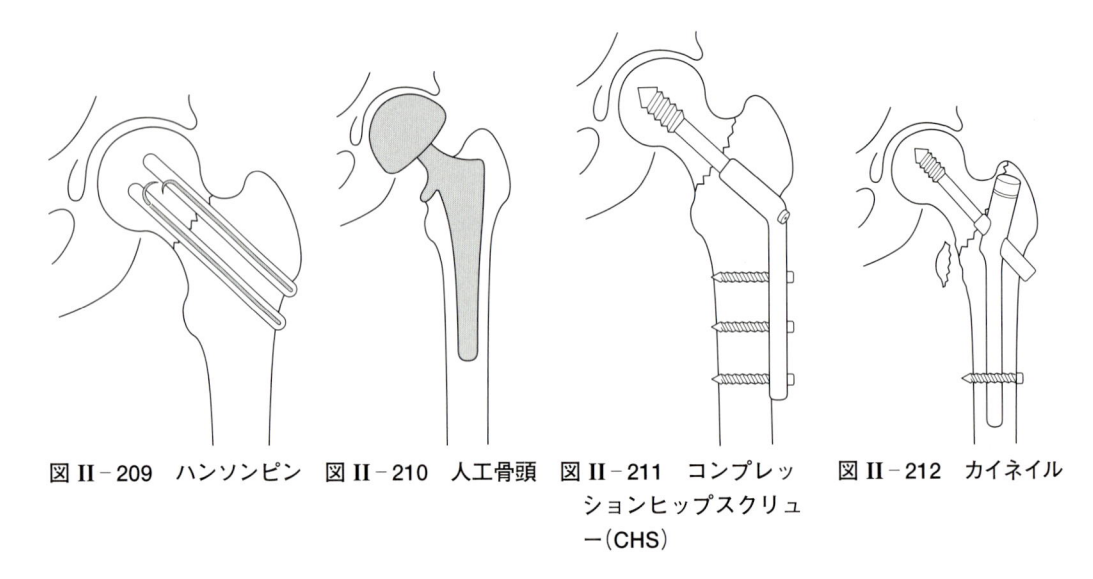

図 II-209　ハンソンピン　　図 II-210　人工骨頭　　図 II-211　コンプレッションヒップスクリュー(CHS)　　図 II-212　カイネイル

位・起立・歩行を開始すると患肢の浮腫が出現しやすいが，足趾じゃんけんは浮腫の防止・改善に有効である．浮腫が出現した場合，弾性包帯・ストッキングを装着する．

## 2. 脊椎圧迫骨折

### 概念

　老人がしりもちをつき，背中から腰にかけての痛みのため，身動きができなくなる．体位変換のときに強い痛みを訴えるが，体位が安定すると痛みは落ち着く．2〜3週で骨折部が安定化すれば痛みも軽快するが，背中が曲がり（円背），身長は低下しやすい．受傷直後に，病院を受診しても，以前に数カ所の圧迫骨折の既往による椎体の変形がある場合，単純X線像ではどれが新しい骨折か，判読できないこともある．この場合，MRI，骨スキャンを行うと判読可能となる．骨の癒合が得られず，偽関節となると，痛みが持続し，後弯変形が進行する結果，遅発性の下肢麻痺（脊髄・馬尾損傷）となることがある．X線像上，脊椎椎体の変形の形により**魚椎，楔状椎**などとよばれる（図 II-213）．

　脊椎の圧迫骨折の場合，悪性腫瘍の骨転移，多発性骨髄腫などの疾患を常に鑑別する必要がある．悪性腫瘍の転移の場合は疼痛の程度が強く，安静時にも続き，X線像では骨の輪郭が消失（溶骨性変化）する．

### 治療

　床上安静で痛みが落ち着くのを待つ．骨折部の痛みの程度，安定性によるが，コルセット

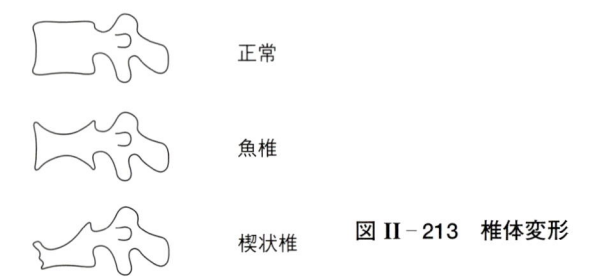

正常

魚椎

楔状椎　　図 II-213　椎体変形

（軟性コルセット，フレームコルセット）を作成し起立・歩行訓練を行う．極力安静期間が短くなるよう心がける．

### 看護のポイント

安静期間の，廃用症候群，褥瘡，誤嚥性肺炎，便秘，痴呆の進行などを防ぐため，ベッドサイドリハビリテーションを行う．仰臥位安静中であっても，便器を挿入するためにお尻を持ち上げる動作は患者自身で行うよううながす．許可されたベッドアップを守ることはもちろんであるが，疼痛が改善すれば自力での寝返り，場合によってはうつ伏せもうながしてよい．すでに円背となっている患者は，仰臥位がつらく，うつ伏せが楽な場合がある．

## 3. 上腕骨頚部骨折

### 概念

上腕骨の外科頚部分の骨折．老人がよろけた拍子に，肩を打撲し，腕があがらなくなる．肩が脱臼したのではないかと思い受診することが多い．

### 治療

包帯，三角巾などで，上肢を体幹に固定すると痛みは和らぐ．通常，保存治療が選択されるが，骨折部の転位の大きい場合，手術（鋼線固定，髄内釘固定，人工骨頭）となる．固定期間が長すぎると，肩関節の拘縮（いわゆる五十肩）が発生し，骨折部が癒合しても肩の挙上が困難となることがある．骨折後（あるいは手術後）の激痛が落ち着いた時点より1日1～2回体を前屈させながら床に指先を近づける体操（stooping exercise）を指導すると肩関節の拘縮が予防できる．

### 看護のポイント

受傷後早期は肩周囲の腫脹が主な他覚所見であるが，数日たってから内出血が胸部から上肢全体に広がる．患者・家族は肩以外の部分にも骨折があるのではないかと，不安を増大させることが多いので，前もっていっておくとよい．上腕から手指にかけ腫脹が持続しやすいので，弾力包帯を巻き，自動運動をうながす．腋窩が湿潤・不潔になりやすく清拭のときは患肢を挙上しないよう stooping exercise に準じて体幹を前屈させ，患肢の下垂位を保った状態で行う．

## 4. 前腕骨遠位端（橈骨下端）骨折

### 概念

歩行中に転倒し，手をついた結果，前腕骨（橈骨）の遠位端を骨折する．典型的な場合，骨折部より末梢が背側に転位し，フォーク状変形を示す（コーレス骨折，コレ骨折）．尺骨茎状突起部の骨折もしばしば合併する．

### 治療

変形の矯正は比較的簡単であるが，ギプスで骨折が治癒するまで整復位を保つことは困難で，しばしば変形を残して治癒する（変形治癒）．これを，避けるため手術も行われる（鋼線固定，創外固定，人工骨の充填）．

### 看護のポイント

老人の場合，変形治癒となっても，機能障害の後遺は思いの他少ないが，骨折部がよく治っても手指に拘縮が残ると後遺障害は大きい．ギプスより出ている手指（同時に肘，肩も）

の自動運動をよくうながす．この運動が腫脹を消退させるために必要であることを理解させる．また，指の間が不潔になりやすいので，指間部を清拭する．ギプス障害の発生に注意するが，「指が紫色になったら……」という言葉だけでは，患者・家族は内出血とチアノーゼを誤解する．ギプスが，除去され入浴が許可された場合は，入浴中の手指・手関節の自動運動（例：両手でお祈りの動作）がよいリハビリとなる．入浴中の湯は必ず患肢でかき混ぜ，手桶もなるべく患肢で使用するように指導する．

## 5. 疲労骨折

**概念**

骨粗鬆症が高度な場合，転倒などの外傷のきっかけが全くないのにもかかわらず，疲労骨折が発生する．恥骨部では痛みのため歩行や日常生活に支障が生じる．この場合，X線像上骨の吸収像（溶骨性変化）が目立ち悪性腫瘍の骨転移による病的骨折が疑われ，MRIや骨RI検査が必要なことが多い．気管支炎，喘息などで咳を長期に繰り返している場合肋骨の疲労骨折が発生する．

**治療**

骨折部の安静と固定（骨盤帯や肋骨固定帯）．咳が続く場合，固定帯の上からさらに，手で押さえるよう，患者・家族に指導する．

〈雄賀多　聡〉

# 索　引

## あ

| | |
|---|---|
| アナフィラキシー性ショック | 9 |
| アナペイン | 50 |
| アミロイド | 389, 390 |
| アルファアドレナリン | 21 |
| アンビューバッグ | 19 |
| 悪性腫瘍 | 402 |
| 悪性線維性組織球種 | 397 |
| 悪性軟部腫瘍の化学療法 | 403 |

## い

| | |
|---|---|
| イリザロフ | 122 |
| インスリン抵抗性 | 124 |
| インフォームド コンセント | 4, 298 |
| 　　　確立への歴史 | 4 |
| インプラント | 88 |
| 意識 | 24 |
| 異骨症 | 406 |
| 一次救命処置 | 16 |
| 一次ニューロン | 342 |
| 1回換気量 | 21 |
| 院内感染 | 40, 65 |

## う

| | |
|---|---|
| 烏口鎖骨靱帯 | 192 |
| 運動神経の伝導機能検査 | 135, 136 |

## え

| | |
|---|---|
| エアドリル | 88 |
| エピネフリン | 21 |
| エルシニア菌汚染 | 100 |
| 衛生的手洗い | 71 |
| 塩化ベンザルコニウム | 70 |
| 塩化ベンゼトニウム | 70 |
| 塩酸アルキルジアミノエチルグリシン | 70 |

## お

| | |
|---|---|
| オーバーユーズ | 369 |
| おの様顔貌 | 344 |
| 黄色靱帯骨化 | 244 |
| 横足根関節 | 320 |
| 横紋筋肉腫 | 61 |

## か

| | |
|---|---|
| ガス滅菌法 | 74 |
| カプノメータ | 24 |
| カルボカイン | 50 |
| ガワーズ徴候 | 343 |
| ガンマグロブリン大量静注療法 | 345 |
| 下位脛骨骨切り術 | 329 |
| 下位ニューロン | 342 |
| 化学療法 | 61 |
| 仮性肥大 | 343 |
| 仮面様顔貌 | 339 |
| 過酸化水素プラズマ滅菌法 | 74 |
| 鷲足 | 371 |
| 介護サービス | 163 |
| 介護保険 | 163 |
| 介達牽引 | 140 |
| 開創器 | 82 |
| 開排制限 | 417 |
| 外骨腫 | 393 |
| 外傷性頚部症候群 | 186 |
| 外側大腿皮神経 | 361 |
| 外反骨切り術 | 288 |
| 外反射 | 211 |
| 外反肘 | 212 |
| 滑車形成不全 | 216 |
| 滑膜性骨軟骨腫 | 283 |
| 滑膜切除術 | 378 |
| 肝癌 | 128 |
| 肝硬変 | 128 |
| 陥頓症状 | 368 |
| 乾癬性関節炎 | 375 |
| 乾熱滅菌法 | 74 |
| 患者退室後の業務 | 93, 95 |
| 間接介助業務 | 90 |
| 感覚神経の伝導機能検査 | 135, 136 |
| 感染リスクと滅菌・消毒法 | 65 |
| 管流法 | 71 |
| 鉗子 | 80 |
| 鉗子型開創器 | 82 |
| 関節可動域 | 287 |
| 関節可動域訓練 | 147 |
| 関節鏡 | 113 |
| 関節血症 | 370 |
| 関節造影検査 | 131 |
| 関節リウマチ | 165, 375 |
| 関連痛 | 286 |
| 寛骨臼回転骨切り術 | 287, 289 |
| 寛骨臼骨折 | 280 |
| 環椎 | 180 |
| 顔面肩甲上腕型筋ジストロフィー | 343 |

## き

| | |
|---|---|
| ギプス包帯 | 143 |
| ギラン-バレー症候群 | 345 |
| キング-モー分類 | 257, 258 |
| 気管挿管 | 20 |
| 気管挿管チューブ | 17 |
| 奇異性呼吸 | 158 |
| 起立性低血圧 | 160, 339 |
| 起立歩行訓練 | 148 |
| 機械的ショック | 10 |
| 臼蓋形成不全（症） | 286, 418 |
| 臼底肥厚 | 286 |
| 急性冠症候群 | 125 |
| 急性関節炎発作 | 381 |
| 急性腎不全 | 28 |
| 拳上位整復法 | 198 |
| 狭窄性腱鞘炎 | 236 |
| 狭心症 | 125 |
| 胸腔鏡視下手術 | 117 |
| 胸鎖乳突筋 | 419 |
| 胸椎カーブ | 257 |
| 胸椎疾患 | 244 |
| 胸椎靱帯骨化症 | 244 |
| 胸椎脱臼骨折 | 253 |

| 胸椎腰椎損傷 | 253 |
|---|---|
| 強直性脊椎炎 | 286, 384, 386 |
| 鏡視下滑膜切除術 | 288 |
| 鏡視下手術 | 113 |
| 鏡視下デブリドマン | 304 |
| 行政処分 | 168 |
| 曲剪刀 | 79 |
| 局所麻酔薬 | 48 |
| 筋萎縮性側索硬化症 | 341 |
| 筋解離術 | 288 |
| 筋強剛 | 339 |
| 筋強直性ジストロフィー | 344 |
| 筋ジストロフィー | 343 |
| 筋電図検査 | 138 |
| 筋力増強訓練 | 147 |

## く

| 9の法則 | 26 |
|---|---|
| クーパー | 79 |
| グラスゴーコーマスケール | 24 |
| グリソン牽引 | 140 |
| クリックサイン | 417 |
| クリティカルパス | 2 |
| グルコン酸クロルヘキシジン | 70 |
| グルタラール | 67 |
| クレゾール石けん | 69 |
| くる病 | 414 |
| 口口人工呼吸 | 17 |
| 屈曲拘縮 | 235 |

## け

| ゲーベンクリーム | 33 |
|---|---|
| 刑事責任 | 167 |
| 形成剪刀 | 79 |
| 経口栄養法 | 58 |
| 経中心静脈栄養 | 58 |
| 経腸栄養法 | 58 |
| 軽度低体温療法 | 24 |
| 脛骨神経 | 363 |
| 痙性歩行 | 186 |
| 楔状圧迫骨折 | 253 |
| 頸椎前方固定術 | 188 |
| 頸椎捻挫 | 186 |
| 血液製剤の使用法 | 101 |

| 血液バッグ | 98 |
|---|---|
| 　色調 | 99 |
| 　保管 | 98 |
| 血管腫 | 274 |
| 血管迷走神経反射 | 97 |
| 血漿交換療法 | 345 |
| 血漿増量液 | 22 |
| 血栓溶解剤 | 232 |
| 結果回避義務 | 168 |
| 結果予見義務 | 168 |
| 肩関節外旋位固定 | 198 |
| 肩関節脱臼 | 196 |
| 肩鎖関節脱臼 | 194 |
| 牽引療法 | 140 |
| 腱鞘炎 | 235 |
| 腱鞘内注射 | 235 |
| 原発性腫瘍 | 274, 283 |

## こ

| 5あるいは10の法則 | 26 |
|---|---|
| コバルト・クローム合金 | 119 |
| コルヒチン | 383 |
| コレ骨折 | 427 |
| コンパートメント症候群 | 144 |
| コンプレッションヒップスクリュー | 425 |
| 呼気吹き込み法 | 18 |
| 呼吸回数 | 21 |
| 姑息的手術 | 276 |
| 股関節温存術 | 287 |
| 後骨間神経損傷 | 226 |
| 後縦靱帯骨化症 | 244 |
| 後柱 | 279 |
| 後壁 | 279 |
| 口咽頭エアウェイ | 18 |
| 抗がん剤治療 | 61 |
| 抗凝固薬 | 232 |
| 高圧蒸気滅菌 | 74 |
| 高位脛骨骨切り術 | 304 |
| 高張ナトリウム輸液 | 31 |
| 高尿酸血症 | 382 |
| 喉頭鏡 | 17 |
| 硬膜外ブロック | 265, 271 |
| 硬膜外ブロック療法 | 149 |
| 鉤 | 82 |
| 膠質浸透圧 | 57 |

| 鋼線牽引 | 142 |
|---|---|
| 鋼線引き寄せ締結法 | 193 |
| 骨異形成症 | 406 |
| 骨化形態 | 245 |
| 　限局嘴型 | 245 |
| 　平坦型 | 245 |
| 骨切り術 | 287 |
| 骨鋸 | 88 |
| 骨巨細胞腫 | 283, 284, 396 |
| 骨形成性病変 | 283 |
| 骨形成不全症 | 408 |
| 骨髄浮腫 | 291, 293 |
| 骨髄抑制 | 63 |
| 骨性槌指 | 229 |
| 骨粗鬆症 | 421 |
| 骨端症 | 370 |
| 骨端線障害 | 414 |
| 骨端線損傷 | 414 |
| 骨軟骨異形成症 | 406 |
| 骨軟骨腫 | 393 |
| 骨軟部悪性腫瘍 | 61 |
| 骨肉腫 | 61, 397 |
| 骨嚢腫 | 396 |
| 骨盤入口 | 281 |
| 骨盤牽引 | 141 |
| 骨盤骨折 | 279 |
| 骨盤出口 | 281 |
| 骨盤輪骨折 | 280 |
| 骨膜剥離子 | 84 |
| 骨モデリング | 407 |
| 骨溶解性病変 | 283 |
| 混合型 | 268 |

## さ

| 3支柱説 | 272 |
|---|---|
| 3人蘇生法 | 18 |
| サーモグラフィ | 234 |
| サル手 | 347 |
| 鎖骨外側端骨折 | 191 |
| 鎖骨骨折 | 191 |
| 鎖骨バンド | 192 |
| 挫滅症候群 | 234 |
| 採血部位の消毒 | 97 |
| 細胞外液 | 54 |
| 細胞外液補充液 | 22 |
| 細胞内液 | 54 |

| | | |
|---|---|---|
| 債務不履行 | 168 | |
| 在宅サービス | 164 | |
| 擦拭法 | 72 | |
| 三角線維軟骨複合体 | 220 | |
| 酸素貯気バッグ | 19 | |

## し

| | | |
|---|---|---|
| ジャクソンテスト | 183, 184 |
| ショック | 9 |
| 　診断基準 | 12 |
| 　分類 | 9 |
| ショック時の輸液療法 | 12 |
| ショック時の輸血療法 | 13 |
| 肢体型筋ジストロフィー | 343 |
| 姿勢保持反射障害 | 339 |
| 施設サービス | 164 |
| 脂肪塞栓 | 297, 299 |
| 視床下部−下垂体系 | 110 |
| 次亜塩素酸ナトリウム | 69 |
| 自己血の返血 | 99 |
| 自律神経過反射 | 162 |
| 自律神経障害 | 339 |
| 事故の軽減 | 169 |
| 事故発生の防止 | 169 |
| 事故発生の予防 | 169 |
| 持針器 | 83 |
| 色素性絨毛結節性滑膜炎 | 283 |
| 軸椎 | 180 |
| 膝蓋靱帯 | 371 |
| 膝伸展機構 | 369 |
| 斜視鏡 | 113 |
| 尺骨神経 | 350 |
| 若年性関節リウマチ | 375 |
| 手根管症候群 | 390 |
| 手指消毒のミスが生じやすい部位 | 73 |
| 手術介助業務 | 90 |
| 手術後の介助 | 93 |
| 手術時手洗い | 72 |
| 手術前の介助 | 90 |
| 手術中の介助 | 92 |
| 手術部位感染 | 39 |
| 手術用メス | 79 |
| 手部の骨折 | 228 |
| 舟状骨骨折 | 231 |
| 鷲指変形 | 350 |

| | | |
|---|---|---|
| 出血性ショック | 9, 11 |
| 術後介助 | 94 |
| 術前準備 | 94 |
| 術中介助 | 94 |
| 循環作動薬 | 21 |
| 除細動 | 19 |
| 消毒法 | 65 |
| 消毒用エタノール | 67 |
| 症候性側彎症 | 256 |
| 焼灼器 | 86 |
| 上衣腫 | 278 |
| 上位ニューロン | 342 |
| 上皮小体機能亢進症 | 286 |
| 上腕骨近位端骨折 | 199 |
| 上腕骨頸部骨折 | 427 |
| 静脈栄養法 | 58 |
| 褥瘡 | 103 |
| 心筋梗塞 | 125 |
| 心原性ショック | 9 |
| 心肺蘇生で必要な道具，器械，薬品 | 17 |
| 心肺蘇生と合併症 | 25 |
| 心肺蘇生法 | 16 |
| 心肺保持療法 | 24 |
| 心房細動 | 127 |
| 心マッサージ | 18 |
| 伸筋支帯 | 236 |
| 神経原性ショック | 9, 11 |
| 神経根型 | 268 |
| 神経根症 | 182, 183 |
| 神経根ブロック | 152, 265, 271 |
| 神経鞘腫 | 278 |
| 神経性間欠跛行 | 268 |
| 神経伝導検査 | 135 |
| 振戦 | 339 |
| 浸漬法 | 71, 72 |
| 深部静脈血栓（症） | 46, 272, 379 |
| 進行性筋ジストロフィー | 343 |
| 新鮮凍結血漿 | 23 |
| 人工関節置換術 | 287, 288, 378 |
| 人工呼吸 | 18 |
| 人工股関節 | 378 |
| 人工股関節置換術 | 289 |
| 人工骨頭置換術 | 288 |
| 人工膝関節置換術 | 304, 378 |
| 人工靱帯 | 120 |

| | | |
|---|---|---|
| 腎性骨異栄養症 | 391 |
| 靱帯骨化症 | 244 |

## す

| | | |
|---|---|---|
| スカルパ三角 | 286 |
| スクラブ法 | 72 |
| スクリュー | 118 |
| ズデック骨萎縮 | 326 |
| ステロイド剤 | 235 |
| ステンレス鋼 | 118 |
| スパーリングテスト | 183, 184, 185 |
| スピードトラック牽引 | 141 |
| スポーツ外傷 | 366 |
| スポーツ障害 | 366 |
| スワブ法 | 72 |
| 水酸アパタイト | 119 |
| 錐体路症状 | 185 |
| 髄核 | 262 |
| 髄膜腫 | 278 |
| 杉岡法 | 292 |

## せ

| | | |
|---|---|---|
| セラミック | 119 |
| 正中神経 | 346 |
| 生検 | 401 |
| 生体物質隔離策 | 66 |
| 成長軟骨帯 | 414 |
| 清拭法 | 71, 72 |
| 脊髄腔造影検査 | 133 |
| 脊髄腫瘍 | 274 |
| 脊髄症 | 182, 183 |
| 脊髄ショック | 156 |
| 脊髄造影検査 | 263 |
| 脊柱管拡大術 | 188 |
| 脊柱の不安定性 | 272 |
| 脊椎インスツルメント | 122 |
| 脊椎固定術 | 267 |
| 脊椎骨端異形成症 | 286 |
| 脊椎腫瘍 | 274 |
| 脊椎靱帯骨化症 | 244 |
| 脊椎全摘出術 | 275 |
| 脊椎麻酔 | 47 |
| 脊椎麻酔後の頭痛 | 48 |
| 切除関節形成術 | 378 |
| 接触予防策 | 41 |
| 鑷子 | 81 |

| 仙髄回避 | 158 |
| --- | --- |
| 仙腸関節 | 384 |
| 仙腸関節炎 | 385 |
| 先天性股関節脱臼 | 286, 417 |
| 先天性脊椎骨端異形成症 | 408 |
| 先天性側彎症 | 256 |
| 先天性内反足 | 416 |
| 洗浄法 | 72 |
| 穿刺針 | 21 |
| 剪刀 | 79 |
| 線維性骨異形成 | 396 |
| 線維性皮質骨欠損 | 393 |
| 線維輪 | 262 |
| 前柱 | 279 |
| 前投薬 | 47 |
| 前壁 | 279 |
| 前方引き出しテスト | 370 |
| 前腕骨遠位端骨折 | 427 |
| 全自動除細動器 | 20 |
| 全身麻酔 | 51 |
| 全人工足関節置換術 | 331 |
| 全末梢血管抵抗 | 29 |

### そ

| 蘇生後の管理 | 24 |
| --- | --- |
| 蘇生術の中止 | 24 |
| 創外固定法 | 122 |
| 足関節固定術 | 330 |
| 足根中足関節 | 320 |

### た

| ダッシュボード損傷 | 280 |
| --- | --- |
| タニケット | 106 |
| 多臓器不全 | 28 |
| 多発性骨端異形成症 | 291, 408 |
| 大腿骨頸部骨折 | 46, 166, 425 |
| 大腿骨頸部内側骨折 | 295 |
| 大腿骨頭壊死症 | 286, 290 |
| 大腿骨頭回転骨切り術 | 292 |
| 大理石骨病の各型 | 408 |
| 代用血漿 | 22 |
| 第五中足骨骨折 | 328 |
| 第2号被保険者 | 164 |
| 脱臼骨折 | 254 |
| 脱毛 | 63 |
| 単純X線写真 | 131 |

| 単純骨折 | 230 |
| --- | --- |
| 蛋白細胞乖離 | 345 |
| 弾性ストッキング | 304 |
| 弾発現象 | 235 |

### ち

| チーム医療コミュニケーション | 175 |
| --- | --- |
| チタン合金 | 119 |
| 治療的薬物モニタリング | 42 |
| 遅発性尺骨神経麻痺 | 211 |
| 中心静脈圧 | 29 |
| 中足骨骨折 | 327 |
| 注意義務違反 | 168 |
| 貯血式自己血輸血 | 96 |
| 貯血時の細菌汚染 | 96 |
| 貯血法 | 96 |
| 　　適応となる患者 | 96 |
| 超音波手術器 | 87 |
| 超高分子ポリエチレン | 121 |
| 直視鏡 | 113 |
| 直接介助業務（器械出し） | 90 |
| 直剪刀 | 79 |
| 直達牽引 | 140 |

### つ

| 椎間板造影検査 | 264 |
| --- | --- |
| 椎弓根スクリュー固定法 | 123 |
| 痛風 | 381 |
| 痛風結節 | 381 |

### て

| テーピング | 144 |
| --- | --- |
| ディプリバン | 51 |
| デニス-ブラウン型装具 | 417 |
| 低分子デキストラン | 234 |
| 適応 | 96 |
| 鉄剤投与 | 97 |
| 天蓋 | 280 |
| 転位性骨腫瘍 | 283, 285 |
| 転移性腫瘍 | 283 |
| 転移性脊椎腫瘍 | 249, 274 |
| 電気メス | 86 |

### と

| トラフ値 | 42 |
| --- | --- |

| トンプソンテスト | 372 |
| --- | --- |
| 当該患者自身の血液であることの確認 | 101 |
| 透析アミロイドーシス | 391 |
| 透析性脊椎症 | 387 |
| 登はん性起立 | 343 |
| 糖尿病 | 124 |
| 　1型糖尿病 | 124 |
| 　2型糖尿病 | 124 |
| 橈骨遠位端(部)骨折 | 229, 231 |
| 同期性筋収縮 | 373 |
| 同種血輸血 | 96 |
| 動力手術器 | 88 |
| 特発性側彎症 | 256 |

### な

| ナイチンゲールの誓詞 | 7 |
| --- | --- |
| 内視鏡下椎間板ヘルニア切除術 | 266 |
| 内軟骨腫 | 393 |
| 内反骨切り術 | 288 |
| 内反肘 | 209 |
| 軟骨終板 | 262 |
| 軟骨肉腫 | 397 |
| 軟骨無形成症 | 408 |
| 軟部腫瘍 | 401 |
| 軟部肉腫 | 61 |

### に・の

| 2相性 | 20 |
| --- | --- |
| 2相性通電 | 20 |
| ニューヨーク基準 | 385 |
| 二次救命処置 | 21 |
| 二次ニューロン | 342 |
| 日常生活動作 | 163 |
| 日常生活動作訓練 | 148 |
| 日常的手洗い | 71 |
| 日本医師会生命倫理懇談会「説明と同意」についての報告 | 6 |
| 濃厚血小板 | 23 |

### は

| パーキンソン病 | 339 |
| --- | --- |
| バースライド型 | 82 |
| バイタリウム | 119, 120 |

| 項目 | ページ |
|---|---|
| バイトブロック | 17 |
| ハイドロキシアパタイト | 43 |
| バソプレシン | 21 |
| バッグマスク換気 | 17, 18 |
| バニオン | 335 |
| ハムストリング | 369 |
| バランス訓練 | 148 |
| パルスオキシメータ | 24 |
| ハンソンピン | 425 |
| ばね様固定 | 197 |
| 破壊性関節症 | 387, 388 |
| 破壊性脊椎関節症 | 387 |
| 馬尾圧迫症候群 | 266 |
| 馬尾型 | 268 |
| 馬尾腫瘍 | 278 |
| 肺梗塞 | 297 |
| 肺塞栓 | 46 |
| 排尿障害 | 339 |
| 敗血症性ショック | 9 |
| 発熱を伴う好中球減少 | 63 |

## ひ

| 項目 | ページ |
|---|---|
| ピーク値 | 42 |
| ピークボーンマス | 421 |
| ヒドロキシエチルデンプン | 22 |
| ヒポクラテスの誓詞 | 5 |
| 日和見感染 | 39 |
| 引き抜き損傷 | 186 |
| 皮膚温モニター | 234 |
| 非骨化性線維腫 | 393 |
| 疲労骨折 | 367, 428 |
| 腓骨神経 | 299 |
| 腓骨神経麻痺 | 108, 299, 425 |
| 鼻咽頭エアウェイ | 18 |
| 鼻腔内定着 | 40 |
| 膝くずれ現象 | 315 |
| 病巣切除手術 | 276 |
| 病巣搔爬 | 276 |

## ふ

| 項目 | ページ |
|---|---|
| フェノール | 69 |
| フォームラバー牽引 | 141 |
| フック付鎖骨プレート | 193 |
| フットポンプ | 304 |
| ブラウンセカール型 | 187 |
| プラスチックキャスト | 143 |

| 項目 | ページ |
|---|---|
| フランケル分類 | 158 |
| ブラント病 | 414 |
| ブリードマン | 288 |
| プレート | 118 |
| プロスタグランジン | 234 |
| ブロッカーの法則 | 26 |
| ブロック療法 | 264 |
| 不感蒸泄量 | 32 |
| 付着部痛 | 384 |
| 腹腔鏡視下手術 | 117 |
| 複雑骨折 | 230 |
| 粉砕骨折 | 254 |
| 粉砕脱臼骨折 | 254 |
| 噴霧法 | 71 |

## へ

| 項目 | ページ |
|---|---|
| ペインクリニック | 52 |
| ヘガール型持針器 | 83 |
| ヘモクロマトーシス | 286 |
| ペルテス病 | 286 |
| 閉塞性ショック | 10 |
| 返血時の取り違え事故 | 96 |
| 変形性股関節症 | 418 |
| 変形性脊椎症 | 386 |
| 便秘 | 339 |

## ほ

| 項目 | ページ |
|---|---|
| ボイヤーの分類 | 26 |
| ポビドンヨード | 69 |
| ホメオスタシス | 104 |
| ポリ乳酸 | 121 |
| 母指の手根中手関節症 | 236 |
| 放射線照射 | 23 |
| 放射線滅菌 | 74 |
| 棚形成術 | 288 |
| 訪問介護 | 165 |
| 訪問看護 | 165 |
| 縫合糸 | 84 |
| 　分類 | 85 |

## ま

| 項目 | ページ |
|---|---|
| マーカイン | 50 |
| マスクの持ち方 | 17 |
| マッチウ型持針器 | 83 |
| 末梢血管拡張剤 | 232 |
| 末端肥大症 | 286 |

| 項目 | ページ |
|---|---|
| 慢性肝炎 | 128 |
| 慢性関節リウマチ | 46 |

## み

| 項目 | ページ |
|---|---|
| 3つの救助 | 16 |
| ミエロパシー | 182, 183 |
| 民事責任 | 167 |

## む

| 項目 | ページ |
|---|---|
| ムコ多糖症 | 408 |
| ムピロシン | 40 |
| 無影灯 | 85 |
| 無気肺 | 160 |
| 無動 | 339 |

## め

| 項目 | ページ |
|---|---|
| メイヨー | 79 |
| メチシリン耐性黄色ブドウ球菌 | 30 |
| 滅菌法 | 65 |

## も

| 項目 | ページ |
|---|---|
| モーターバイクふかし音 | 345 |
| モルキオ症候群 | 408 |
| 門歯から気管分岐部までの距離 | 20 |

## や行

| 項目 | ページ |
|---|---|
| 薬剤の気管内投与 | 23 |
| ユーイング肉腫 | 61, 400 |
| 輸血は一種の臓器移植 | 102 |
| 有痛弧徴候 | 367 |
| 腰椎カーブ | 257 |
| 腰椎椎間板ヘルニア | 262 |
| 腰椎こり症 | 267 |
| 腰部脊柱管狭窄症 | 267 |
| 翼状肩甲 | 343 |

## ら

| 項目 | ページ |
|---|---|
| ライター症候群 | 375 |
| ラウゲ-ハンセンの分類 | 321 |
| ラディキュロパシー | 182, 183 |
| ラビング法 | 72 |
| ラミノプラスティー | 188 |
| ラリンジアルマスク | 51 |

## り・る

| | |
|---|---|
| リーメンビューゲル | 417 |
| リウマトイド因子 | 376 |
| リスクの移転 | 169 |
| リスクの回避 | 169 |
| リスクの分離（拡散） | 169 |
| リスクマネジメントプロセス | 169 |
| リスフラン関節損傷 | 327 |
| リスフラン関節脱臼骨折 | 326 |
| リハビリテーション | 165 |
| リルゾール | 341 |
| ルシュカ関節 | 183 |
| 類骨骨腫 | 275, 393 |

## れ・ろ

| | |
|---|---|
| レーザーコアグレータ | 87 |
| レーザー手術装置 | 87 |
| レボドパ | 340 |
| レンケ分類 | 258, 259 |
| 裂離骨折 | 369 |
| 濾過除菌法 | 74 |

## わ

| | |
|---|---|
| 腕神経叢 | 355 |
| 腕神経叢ブロック | 51 |

## A

| | |
|---|---|
| ABO 不適合輸血 | 100 |
| achondroplasia | 408 |
| ACTH | 110 |
| acute renal failure (ARF) | 28 |
| ADH | 110 |
| AHI (acetabular head index) | 286 |
| ALS の陰性徴候 | 341 |
| ankylosing spondylitis | 384 |
| anterior bowing | 225 |
| ape hand | 347 |
| ARDS (adult respiratory distress syndrome) | 28 |

## B

| | |
|---|---|
| Bado 分類 | 224 |
| Bennett 骨折 | 229, 231 |
| biological dressing | 33 |
| Blocker の法則 | 26 |
| bone marrow edema | 293 |
| Boyer の分類 | 26 |
| bunion | 335 |
| burn index | 26 |

## C

| | |
|---|---|
| Cadenat 変法 | 195 |
| capital drop | 286 |
| CDC | 39 |
| CE (center-edge) 角 | 286 |
| Chiari 骨盤骨切り術 | 288 |
| Chopart 関節 | 320 |
| Chopart 関節損傷 | 327 |
| CHS (compression hip screw) 固定術 | 301 |
| claw finger | 350 |
| cold in hot 像 | 291 |
| cold shock | 42 |
| Colton の分類 | 221 |
| core decompression | 292 |
| crescent sign | 291, 292 |
| crush syndrome | 234 |
| CVP | 29 |

## D

| | |
|---|---|
| decubitus | 103 |
| deep venous thrombosis | 272 |
| DIC (disseminated intravascular coagulation syndrome) | 28 |
| discography | 264 |
| double floor | 286 |
| drop finger | 224 |
| Duchenne 型筋ジストロフィー | 343 |
| Duchenne 跛行 | 286 |
| DXA | 423 |
| dysostosis | 406 |
| dysplasia | 406 |

## E

| | |
|---|---|
| EBM | 3 |
| Elmslie-Trillat 変法 | 314 |
| Erb 麻痺 | 357 |
| Essex-Lopresti 骨折 | 220 |
| Evans 分類 | 296, 297 |

## F

| | |
|---|---|
| false profile 像 | 288 |
| fat pad sign | 204 |
| Finkelstein test | 236 |
| Frankel 分類 | 273 |
| Froment 徴候 | 351 |

## G

| | |
|---|---|
| γ ネイル固定術 | 301 |
| Garden 分類 | 295, 296, 425 |
| giving way | 315 |
| golden time | 230 |
| grip myotonia | 344 |
| Guyon 管症候群 | 351 |
| GVHD (graft versus host disease) | 107 |

## H

| | |
|---|---|
| Hanley と Eskay の分類 | 253 |
| Hippocrates 法 | 198 |
| HLA-B27 | 384 |
| HLS (hypertonic lactated saline solution) | 31 |
| homeostasis | 104 |
| Horner 徴候 | 358 |

## I

| | |
|---|---|
| ICT | 41 |
| inlet | 281 |
| intravenous hyperalimentation (IVH) | 58 |

## J

| | |
|---|---|
| Jeffery 骨折 | 217 |
| Jones 骨折 | 373 |

## K

| | |
|---|---|
| K チャネル遮断薬 | 22 |
| King-Moe 分類 | 257, 258 |
| Klumpke 麻痺 | 357 |
| Kocher 法 | 198 |
| Kotz system | 283 |

## L

| | |
|---|---|
| Lachman テスト | 370 |

| | | |
|---|---|---|
| Larsen 分類 | 377 |
| lateral thrust | 303 |
| Lauge-Hansen の分類 | 321 |
| Lenke 分類 | 258 |
| Letts 分類 | 225 |
| Lisfranc 関節 | 320 |
| Lisfranc 関節脱臼骨折 | 326 |
| Love 法 | 266 |

## M

| | |
|---|---|
| Mann 法 | 336 |
| MAP | 23 |
| MAP 加赤血球濃厚液 | 23 |
| marginal sclerosis | 284 |
| Mason-Morrey 分類 | 218 |
| McBride 変法 | 337 |
| McBride 法 | 336 |
| MED | 291 |
| meningioma | 278 |
| metastatic spinal tumor | 274 |
| methicillin resistant *Staphylococcus aureus*（MRSA） | 30 |
| Mitchell 法 | 336 |
| MOF（multiple organ failure） | 28 |
| Monteggia lesion | 224 |
| Morquio 症候群 | 408 |
| MRI | 264 |
| mucopolysaccharidosis | 408 |
| multiple epiphyseal dysplasias | 408 |
| myelography | 263 |

## N

| | |
|---|---|
| Neer の分類 | 191 |
| neurinoma | 278 |
| no man's land | 230 |
| NTX | 423 |

## O

| | |
|---|---|
| O'mally 法 | 288 |
| Orr と Fainer の分類 | 38 |
| osteochondrodysplasia | 406 |
| osteogenesis imperfecta | 408 |
| osteopetrosis の各型 | 408 |
| outlet | 281 |

## P・Q

| | |
|---|---|
| percussion myotonia | 344 |
| peroneal nerve palsy | 108 |
| Phalen テスト | 348 |
| piano-key sign | 194 |
| PMMA | 121 |
| posterior sagging | 315, 370 |
| primary spinal tumors | 274 |
| prognostic burn index | 26 |
| punched-out area | 382 |
| PVS | 283 |
| quality of daily life（QOL） | 294 |

## R

| | |
|---|---|
| RICE | 326, 367 |
| Rockwood 分類 | 194 |
| ROM | 287 |

## S

| | |
|---|---|
| Salter-Harris | 214, 221 |
| Scarpa 三角 | 286 |
| Schwannoma | 278 |
| SED | 291 |
| Sharp 角 | 286 |
| Silver sulfadiazine | 33 |
| SLR テスト | 263 |
| Smith-阿部の分類 | 205 |
| spinal cord tumors | 274 |
| spinal tumors | 274 |
| spondyloepiphyseal dysplasia congenita | 408 |
| SSI | 39 |
| standard precautions（SP） | 66 |
| Steinbrocker Stage 分類 | 376 |
| Stimson 法 | 198 |
| SVR | 29 |

## T

| | |
|---|---|
| TDM | 42 |
| TFCC（triangular fibrocartilage complex） | 220 |
| third space | 110 |
| Thompson テスト | 372 |
| three-column theory | 253, 272 |
| Tinel's sign | 348 |
| Tossy 分類 | 194 |
| tourniquet | 106 |
| Trendelenburg 跛行 | 286 |

## V・W

| | |
|---|---|
| Volkmann 拘縮 | 207 |
| warm shock | 42 |
| Watson-Jones 分類 | 213 |

ナースの整形外科学　©

| 発　行 | 2005年3月25日　初版1刷 |
|---|---|

編著者　勝呂　　徹
　　　　出沢　　明

発行者　株式会社　中外医学社
　　　　代表取締役　青木　　滋

〒162-0805　東京都新宿区矢来町62
電　話　03-3268-2701(代)
振替口座　00190-1-98814番

印刷・製本/三和印刷㈱　　＜KO・SH＞
Printed in Japan
JCLS ＜㈱日本著作出版権管理システム委託出版物＞